W0239725

JEAN-PIERRE JEUNET
GUILLAUME LAURANT
AVEC
PHIL CASOAR ET BRUNO LEANDRI

MICMAC
ENCYCLO
A

S

PÉDIQUES

TIRE-LARIGOT

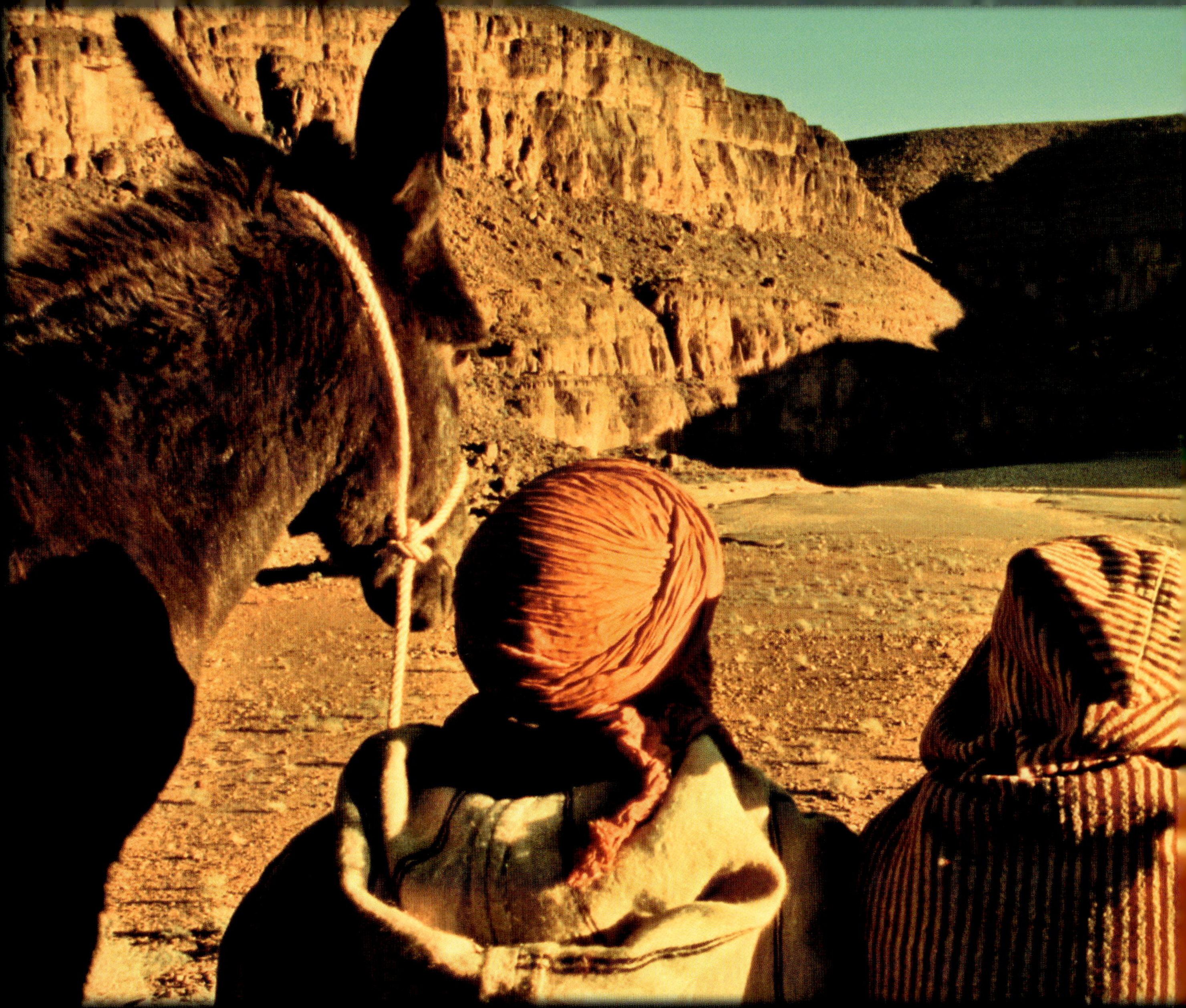

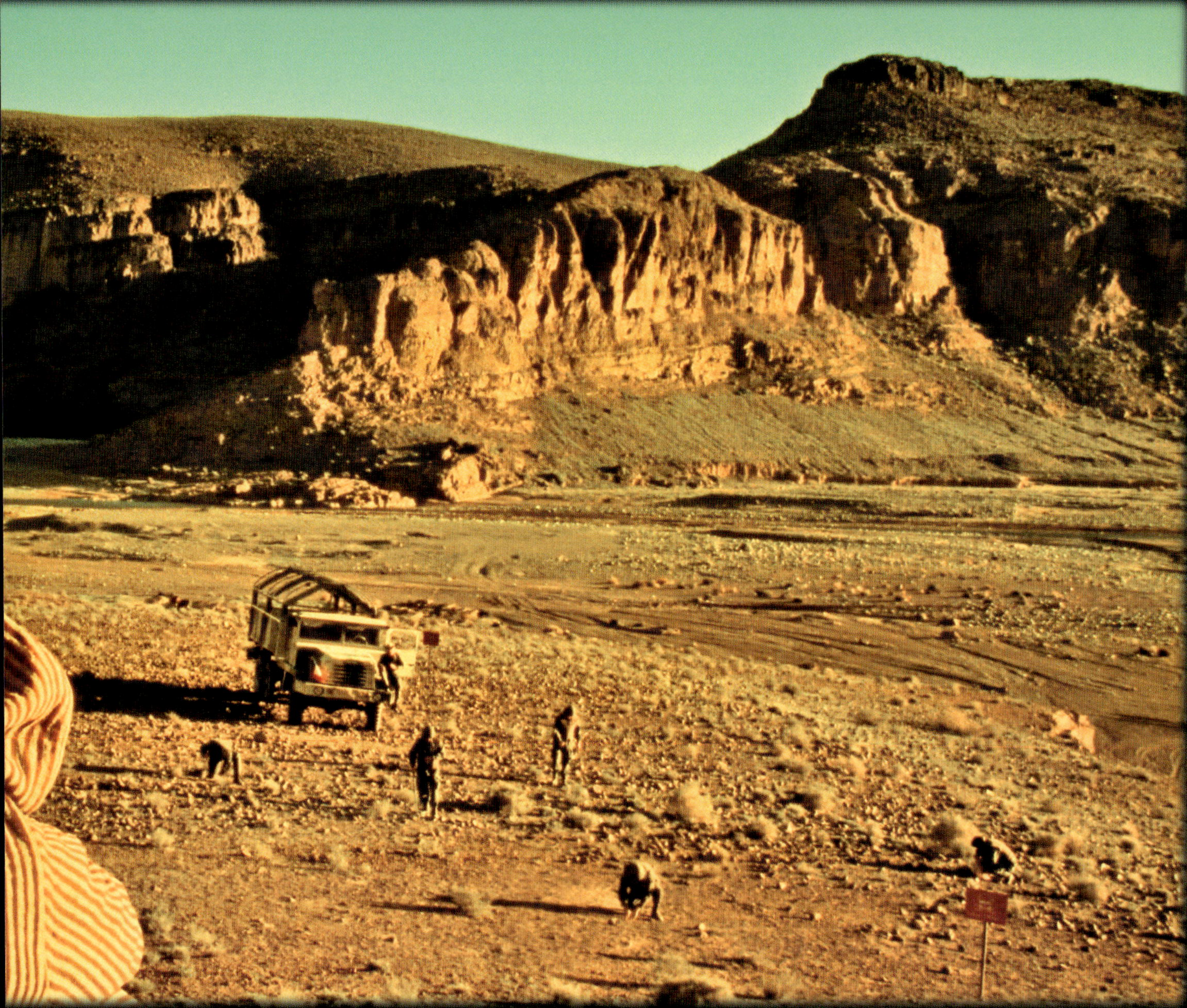

Avril 1979 – Sahara occidental – Région de Bir Anzarane

PRINCIPE D'UNE MINE ET TECHNIQUE DE DÉMINAGE

DÉMINEZ VOTRE SALON VOUS-MÊME

Malgré son auréole de danger omniprésent, le déminage est d'une simplicité déconcertante dès qu'on s'y penche un peu. C'est que, malgré tout ce qu'on a pu lire, la bête mine n'a quasiment pas fait de progrès depuis la dernière guerre mondiale, et ce pour une raison qui tient en un mot : son prix. Pour rester en dessous de 3 $, prix moyen d'une mine antipersonnel sur le marché actuel, on doit oublier les produits sophistiqués. Ressorts, TNT[1] et bouts de ficelle, la vieille mine de papa est donc toujours la même. Et son déminage identique. Sur la mine antipersonnel la plus commune, celle donc qui explose quand on marche dessus, il faut savoir deux choses, pas une de plus : 1) une pression de 5 kg sur le plateau de la mine est nécessaire pour déclencher le percuteur ; 2) la mine comporte comme les grenades une goupille de sécurité : un simple fil de fer en anneau qu'on peut enlever et remettre comme on veut, et qui la rend inopérante. Donc, si on n'appuie pas plus de 5 kg, on peut jouer aux cartes ou couper son sandwich sur une mine sans qu'elle bouge, et si on introduit la goupille dans son orifice, on peut carrément jouer au foot ou au Frisbee avec.

Voilà les gestes : quand, avec le détecteur de métaux, vous avez repéré une mine dans votre jardin, vous dégagez la terre autour avec une petite truelle, ayez pas peur, 5 kg on vous a dit, vous repérez le modèle : 72B3, ah, cette vieille 72B3 ! vous dégagez le trou de la goupille, vous cherchez dans votre poche une goupille de 72B3 que vous introduisez dans le trou, c'est fini, la mine est neutralisée, vous pouvez la ramasser d'un geste souple et désinvolte pour la… BOUM !

Eh oui, car l'homme est vicieux, et ça peut se compliquer : la mine peut être elle-même minée, avec par exemple une grenade cachée en dessous, qui explose quand on la déplace. Mais la cause la plus fréquente d'accident de déminage, c'est lorsque le temps et l'érosion ont niqué le boîtier ou corrodé le mécanisme de percussion. Là, ça devient imprévisible.

1. Ou son copain l'hexogène, ou encore l'hexolite, coquin mélange des deux.

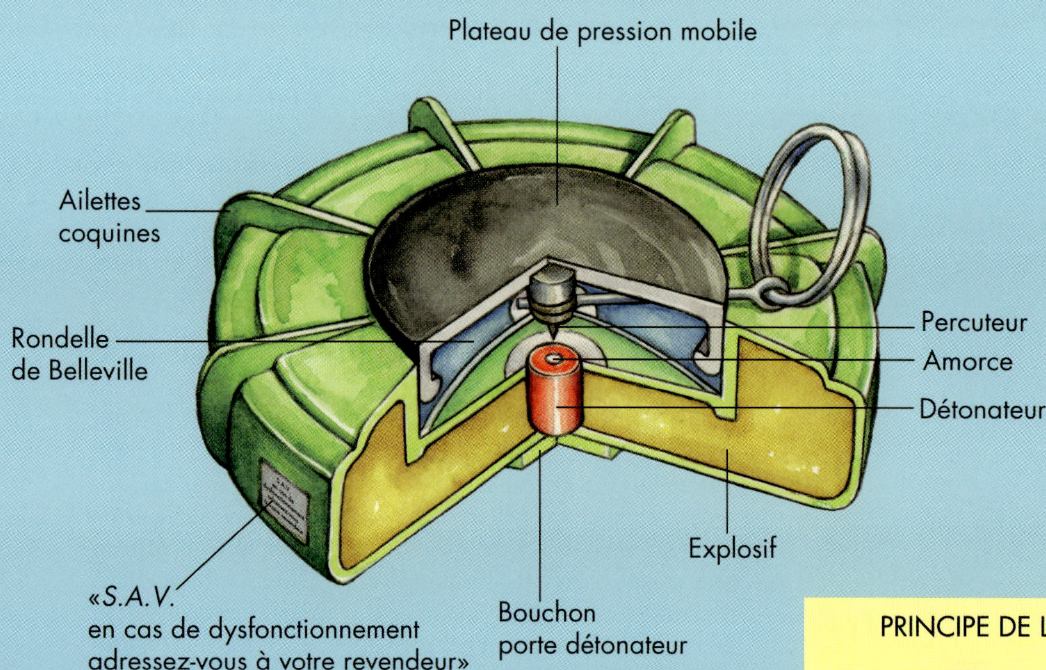

Le principe de fonctionnement d'une mine antipersonnel est le même que celui d'une balle ou d'une grenade, il est semblable dans 90 % des modèles. Ici, une mine à pression. La rondelle de Belleville est un rond de métal concave (comme la lame d'un criquet). Une pression sur la mine appuie sur la rondelle, la concavité s'inverse comme un ressort et vient percuter l'amorce qui fait exploser le détonateur qui fait exploser l'explosif. La goupille empêche le percuteur de bouger.

PRINCIPE DE LA RONDELLE DE BELLEVILLE

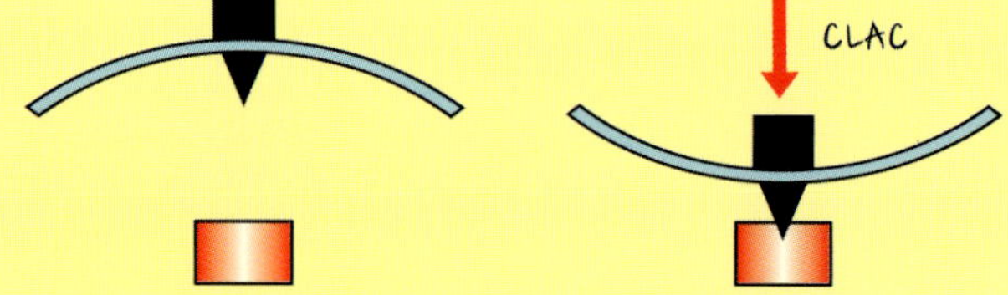

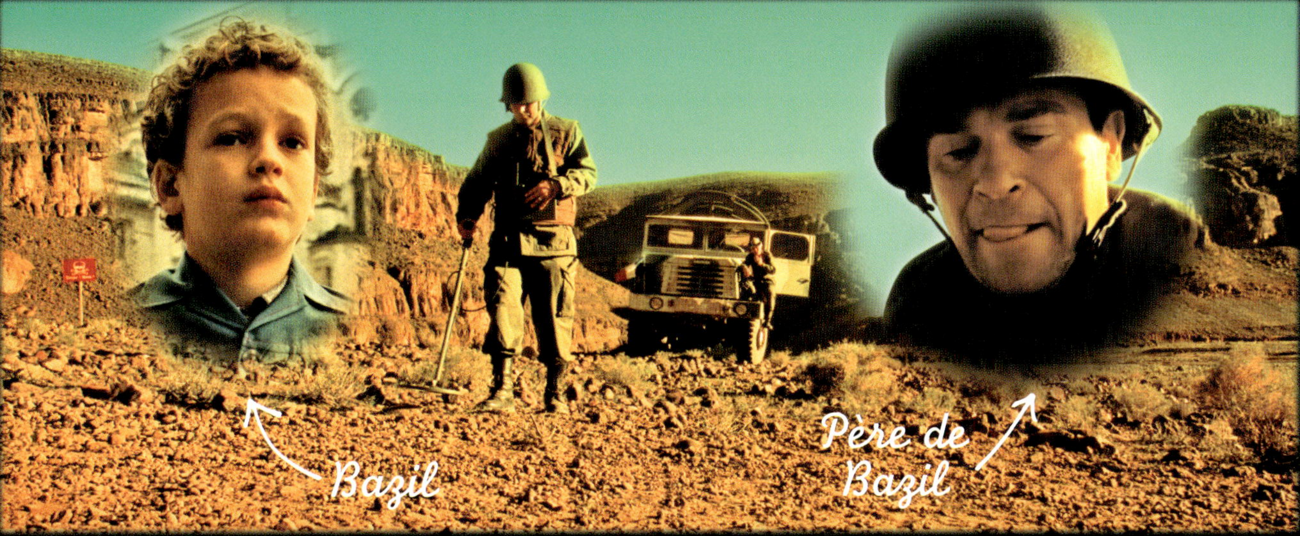

Dans la fournaise, un détecteur de métaux grésille…

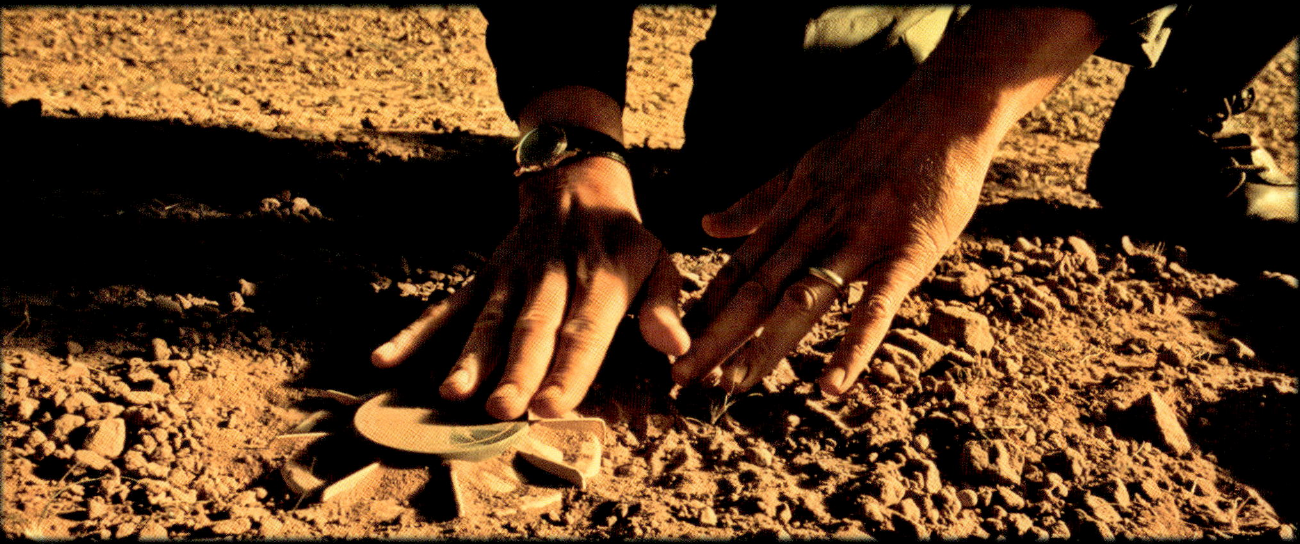

… des doigts écartent délicatement la terre poussiéreuse…

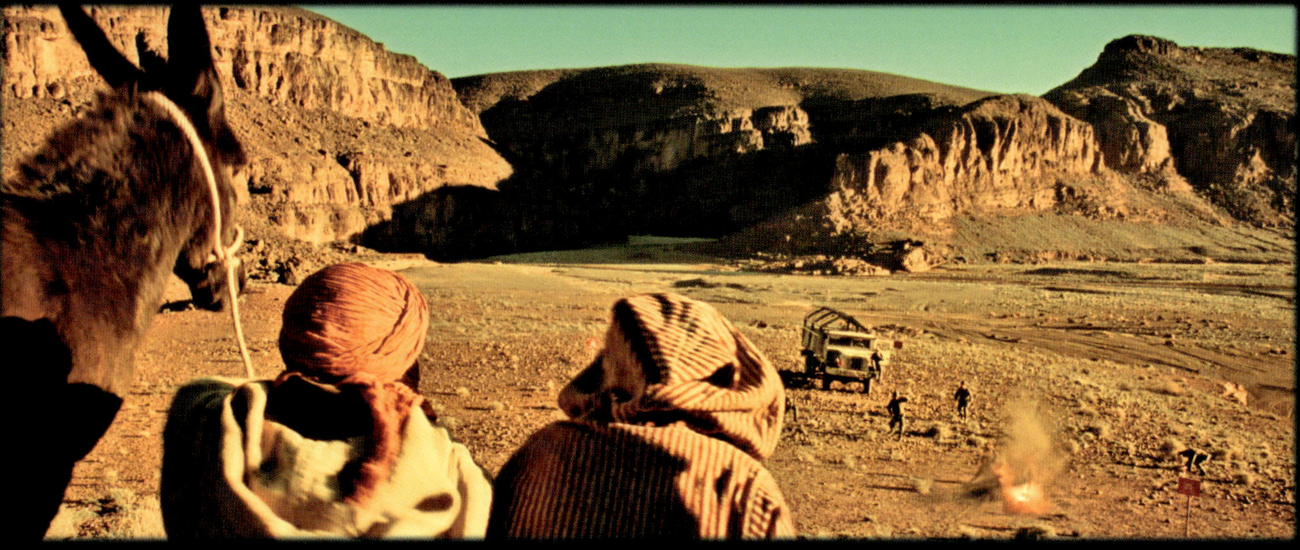

… et une déflagration secoue la vallée.

LES MAQUETTES EN PLASTIQUE ET LA SOCIÉTÉ HELLER

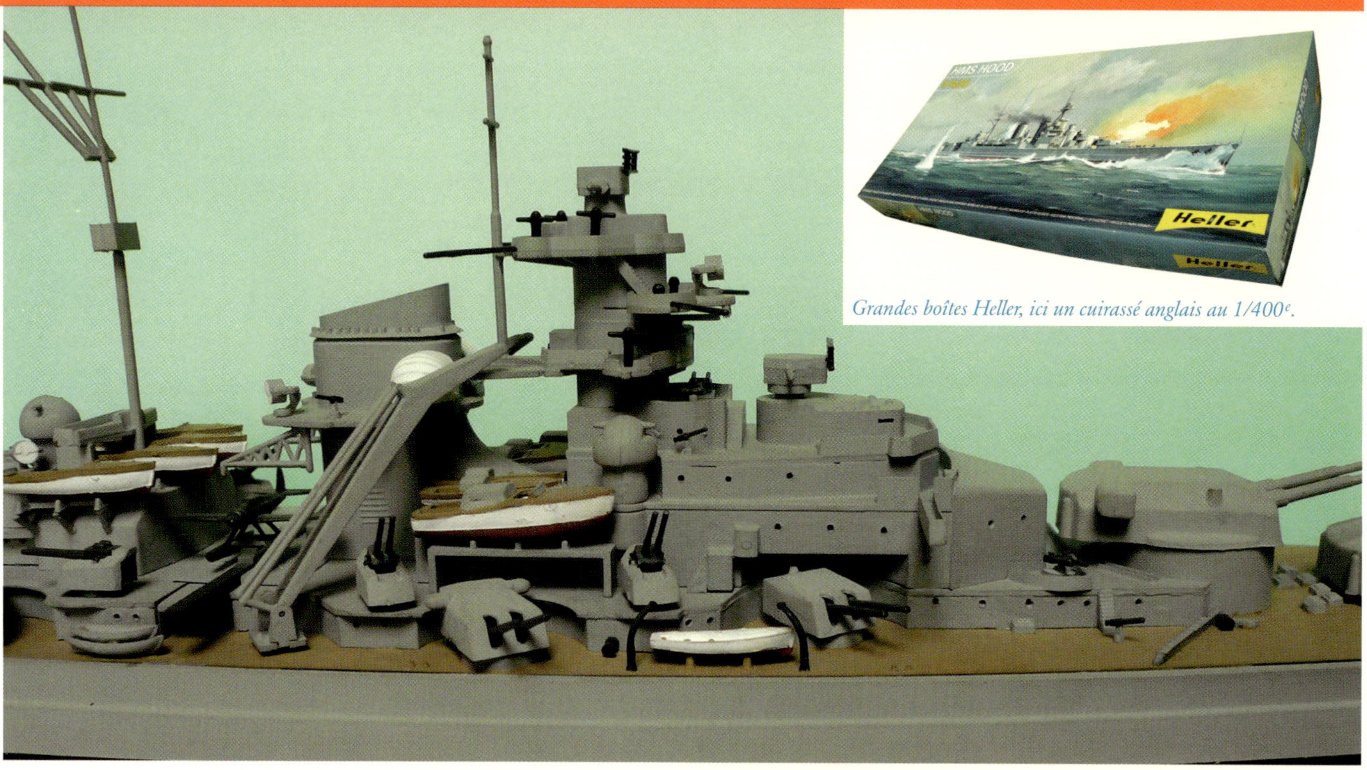

Grandes boîtes Heller, ici un cuirassé anglais au 1/400e.

La maquette de Bazil, finie. (Sans les rambardes. Heller n'a jamais su faire des rambardes en plastique présentables.)

Des années 1960 aux années 1980, la construction de maquettes en plastique fut un loisir très répandu chez les enfants au-dessus de dix ans. Avions, bateaux, autos, tanks, chaque moutard y allait de son tube de colle et amalgamait, les yeux louchant et les doigts tremblant, des petits bouts de polystyrène grisâtres pour donner à la fin quelque chose qui pouvait ressembler à un Messerschmitt, pendant ce temps-là il fait pas de bêtises. Surfant sur ce loisir venu des pays anglo-saxons, la société Heller, fondée en 1957 à Paris, connut un développement fulgurant après avoir fait un carton avec son premier modèle : 400 000 exemplaires vendus d'une maquette au 1/100e de la Caravelle, premier avion de ligne de fabrication française à rencontrer après guerre un succès international que nous les Français on n'est pas des bras cassés. C'est que les produits de la société n'avaient rien à envier en qualité à ses grands concurrents Revell ou Airfix. En 1974, Heller est à son zénith avec plus de 400 modèles en vente, allant du chalutier à l'autobus, dont les plus célèbres sont le vaisseau *Royal Soleil*, le porte-avions *Clemenceau* au 1/400e, et toute la gamme des cuirassés de la seconde Guerre mondiale, *Jean Bart, Richelieu, Tirpitz* ou *Bismarck* (que monte le petit Bazil, avec juste la tour collée à l'envers).

Seulement voilà, à partir des années 1990, la mode change, et le grand public, juvénile autant qu'adulte, se tourne vers d'autres amusements. Le déclin est lent mais irrévocable : après plusieurs convulsions et regroupements, la société est mise en règlement judiciaire en 2006. Le nom et les produits encore commercialisés dans les magasins de maquettes survivants ont été rachetés en 2007 par la société Manop, sous le nom de Heller-Joustra SAS.

LA MENTION « MORT POUR LA FRANCE »

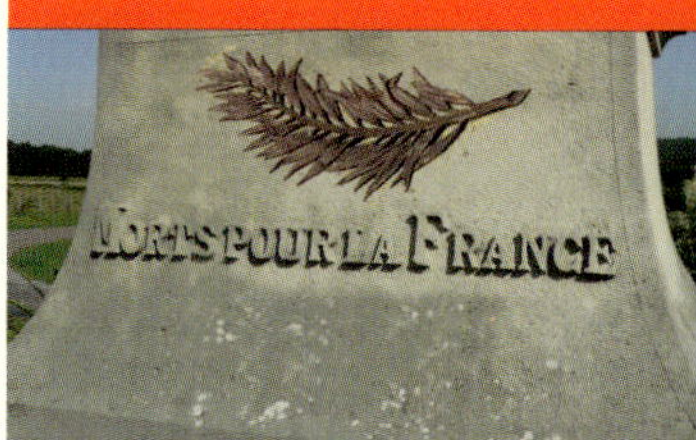

La mention « Mort pour la France » n'est pas qu'un libellé à l'emporte-pièce destiné à faire joli sur les monuments aux morts. Les articles 488 et suivants du Code des pensions militaires stipulent qu'à cette distinction, ont droit :

les membres des forces armées françaises, y compris les supplétifs, requis ou engagés à titre étranger, tués au combat, morts des suites de maladies contractées ou d'accidents survenus en service commandé au cours des guerres mondiales, d'Indochine, d'Algérie, des opérations extérieures de maintien de l'ordre ou de la paix, notamment sous mandat de l'ONU. (…)

Le père de Bazil relève de la dernière ligne et, outre la pension, sa veuve pouvait donc prétendre, entre autres :

- au droit à la sépulture perpétuelle aux frais de l'État pour son mari (si elle ne réclamait pas le corps) ;
- au droit pour ses orphelins d'être adoptés par la nation ;
- au droit à l'insigne des pères, mères, veuves et veufs des "Morts pour la France" : module de 23 millimètres, « frappé en bronze patiné, qui représente la flamme du souvenir s'élevant sur une carte de France encadrée d'une palme et d'une branche d'olivier, porté sans ruban ».

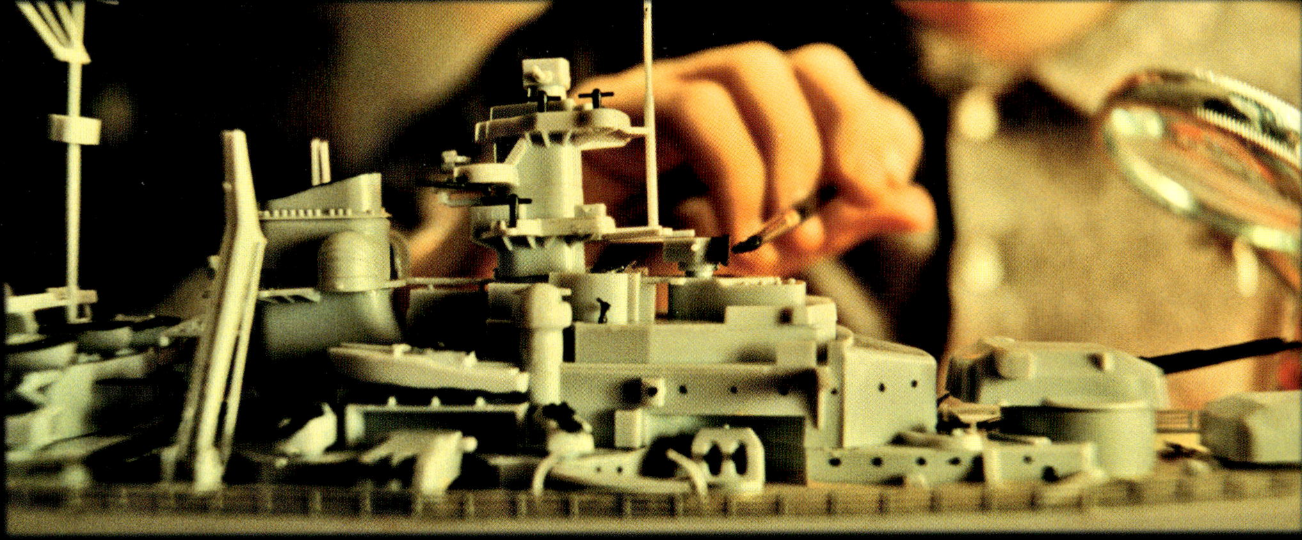

Peu après, loin de là, plus au nord…

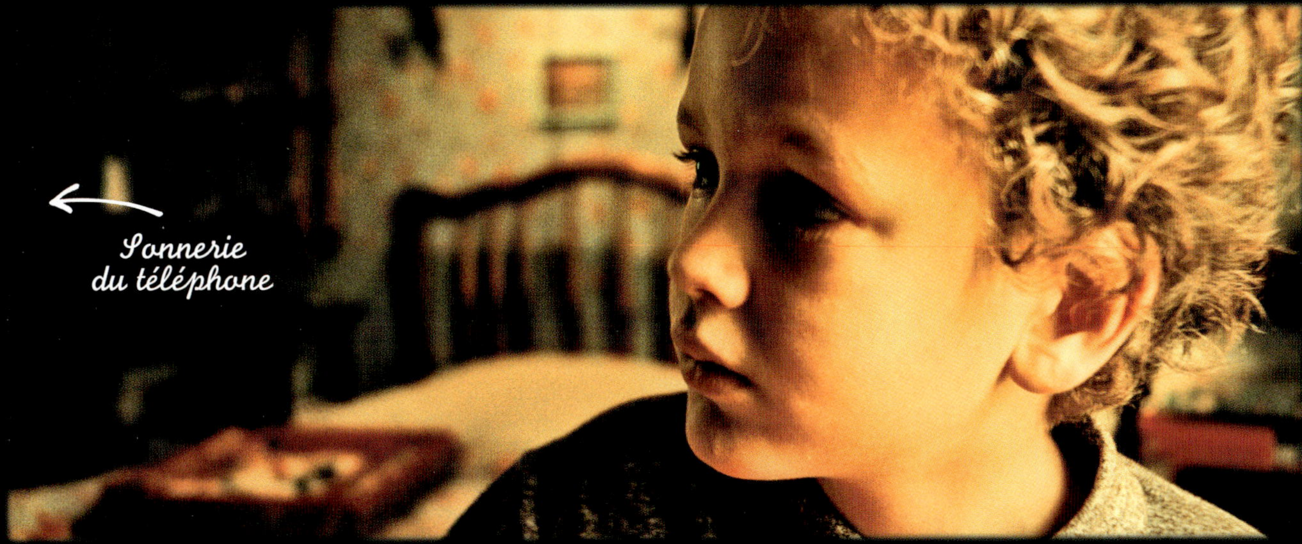

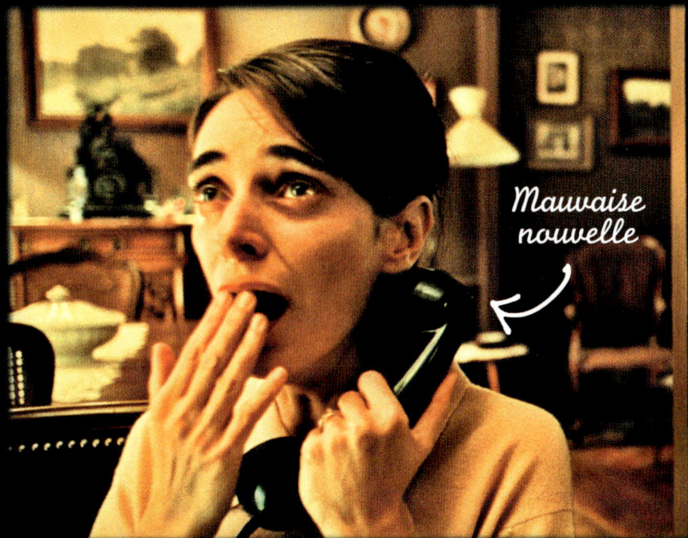

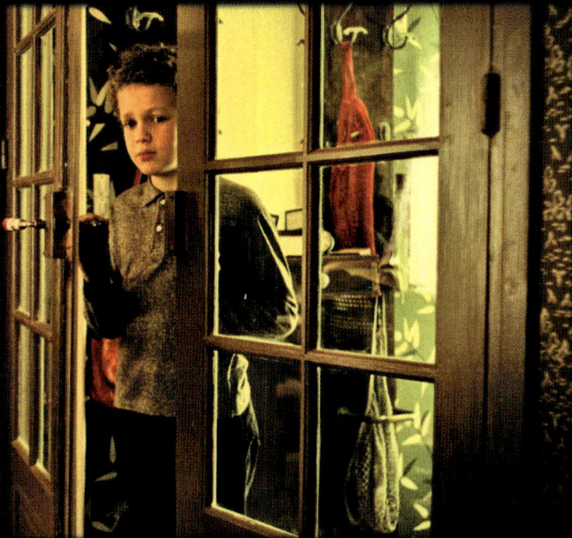

LES MINES ANTIPERSONNEL et autres surprises explosives

Il y a les grosses mines antibateaux, les moyennes mines antivéhicules, et les petites mines antihumains, autrement appelées mines antipersonnel.

C'est de celles-là dont on parle le plus, car plus nombreuses et plus disséminées, ce sont elles qui font le plus de dégâts dans la population civile. Parmi les quelque 1 500 modèles de mines antipersonnel actuellement répandus dans le monde, seule une cinquantaine sont véritablement courants, mais l'imagination par ailleurs fertile des inventeurs de mort est en la matière assez limitée : il n'y a en fait que trois sortes de mines antipersonnel. Celles qui font boum, celles qui font psschuiit et celles qui font ptoing. Les premières, banales et sans aucune originalité, se contentent d'exploser bêtement et de tuer ou blesser par ce qu'on appelle l'effet de souffle. Les deuxièmes, déjà plus primesautières, dites à « effet dirigé », n'explosent que dans une seule direction, d'autant plus efficace, car à fragmentation. Avec les troisièmes, là, on sent déjà un effort de fantaisie et de créativité plus ludique : la mine dite « bondissante » saute à 80 cm quand on la déclenche et, à cette hauteur, explose en envoyant autour d'elle une giclée de billes en acier ou de grenaille, composée de petits éclats de métal prédécoupés en usine.

Et c'est à peu près tout. D'autres systèmes vicieux, comme les mines entièrement fabriquées en plastique et donc invisibles aux détecteurs de métaux, sont simplement trop chères pour les pays qui s'en servent couramment et donc très rares.

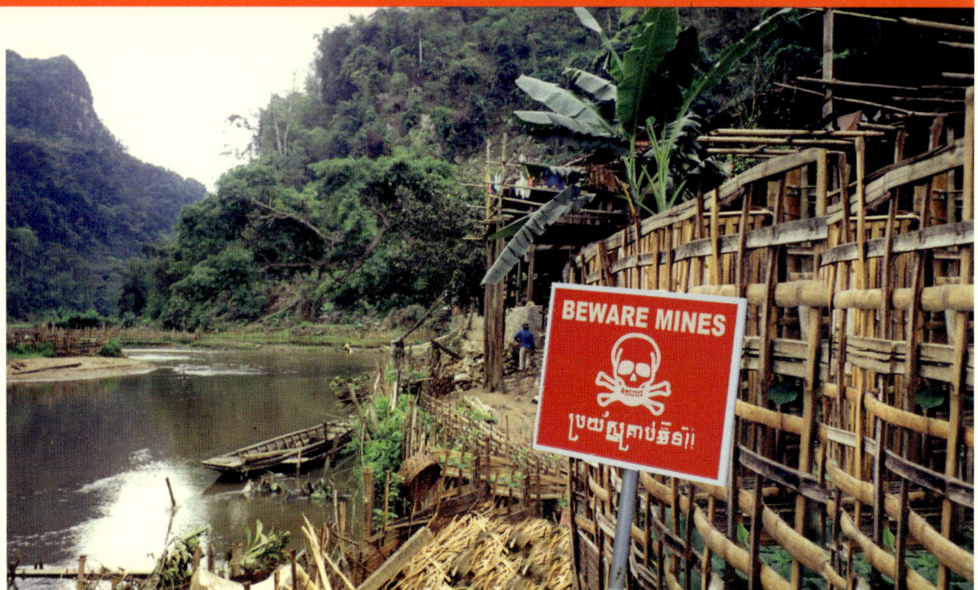

Les trois pays actuellement les plus pollués par les mines sont l'Afghanistan, l'Angola et le Cambodge. Depuis 1992, un million de mines antipersonnel ont été retirées de quelques 500 km² cambodgiens. Ici une paisible rivière cambodgienne.

Les systèmes qui déclenchent les mines antipersonnel ne sont aussi que trois. La pression : on marche dessus, boum (à gauche). La traction : on tire un fil dissimulé, boum (les deux à droite). Le mouvement : on effleure un bouquet d'antennes malicieuses, boum (deuxième à gauche). Quant à la mine elle-même, elle est la plupart du temps enterrée, mais on en trouve aussi fixées à hauteur d'homme sur des piquets cachés dans l'herbe ou la végétation, avec déclencheurs à fil ou antennes. Celles envoyées par mail ne sont pas prises en compte.

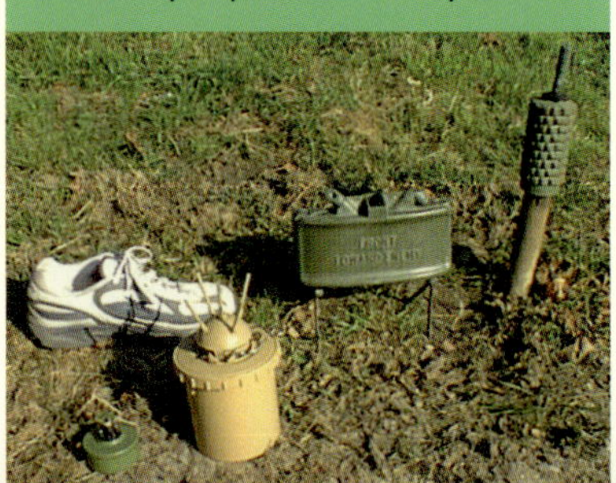

Jeu-test pour vérifier si vous suivez bien : À laquelle des trois catégories appartient la mine dont est victime le père de Bazil ?

LES OPÉRATIONS DE DÉMINAGE

Si l'armée française intervient souvent pour des opérations de déminage humanitaire[1] ou pour former des démineurs, le déminage en soi est une activité rentable pour d'autres : ainsi, au Cambodge, l'armée cambogienne forme des démineurs à tours de bras - souvent ceux-là mêmes qui ont posé les mines, ça facilite les choses – qu'elle met à la disposition de l'ONU. Le salaire moyen d'un soldat est de 400 $ par an, l'ONU paie un démineur 1 000 $ par mois. Et il n'y a pas que l'ONU qui a besoin de démineurs : les grosses compagnies minières et pétrolières qui veulent prospecter dans des terrains suspects, ou de plus modestes, comme les entreprises de travaux publics, louent généreusement les services de démineurs professionnels (32 000 $ une mission de quatre mois en Angola). Pour certains, le déminage est une affaire qui marche.

Le groupe des démineurs de l'armée française, commun à la marine, à l'aviation et à l'armée de terre porte le nom de NEDEX (pour Neutralisation, Enlèvement et Destruction d'Explosifs). Le NEDEX déploie son indéniable savoir-faire sur de nombreux terrains minés, autant en France qu'à l'étranger : Kosovo, Afghanistan, Liban, Djibouti, siège du PS, débat télévisé pré-électoral… Il est doté d'un matériel haut-de-gamme : combinaison antisouffle, robots, chiens détecteurs. Si ses interventions sous l'égide de l'ONU sont aussi payées par l'ONU, une des missions de l'armée française est d'apprendre aux populations à déminer elles-mêmes. « Va chercher le ballon, Ahmed. Regardez bien : si ça explose, y avait une mine, si Ahmed revient avec le ballon, y avait pas de mine. »

1. Appelé ainsi par opposition au déminage militaire, chargé de dégager le terrain opérationnel.

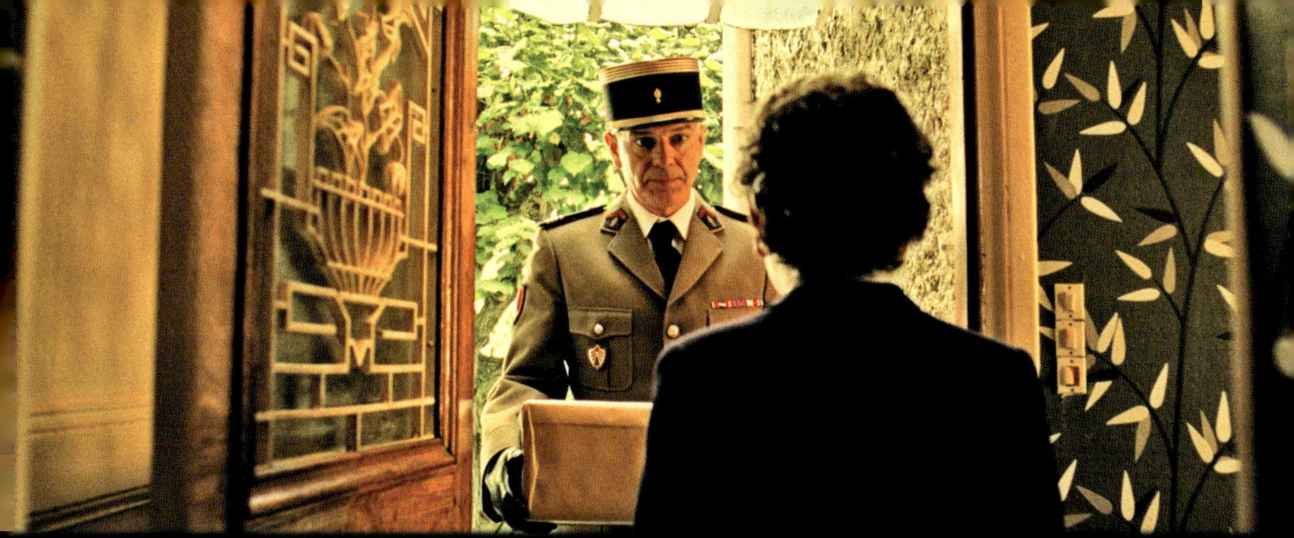

Un livreur galonné et compatissant restitue les effets du défunt dans un emballage succinct mais réglementaire…

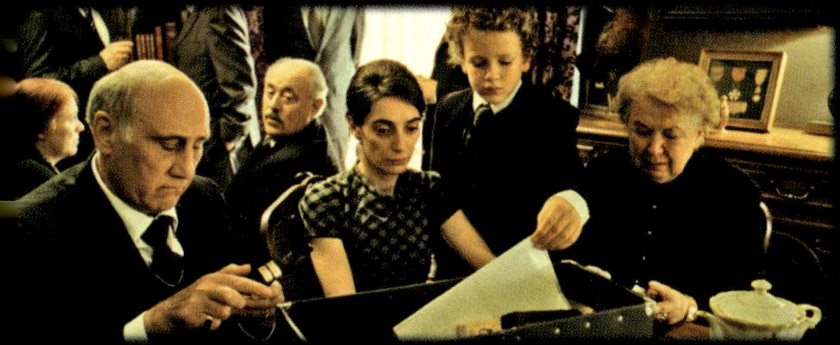

Le désormais orphelin y prélève une enveloppe…

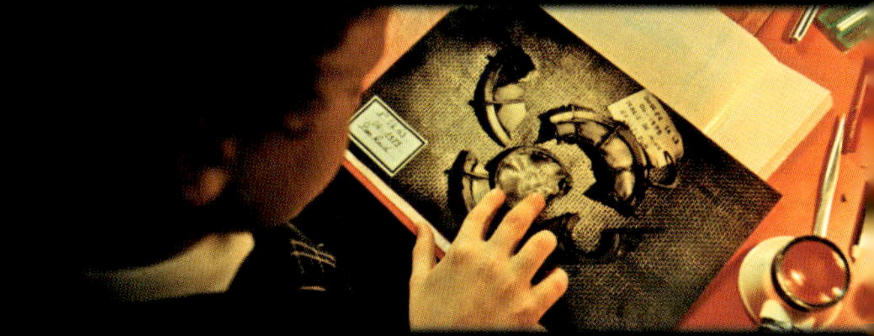

… qui contient des documents intrigants :

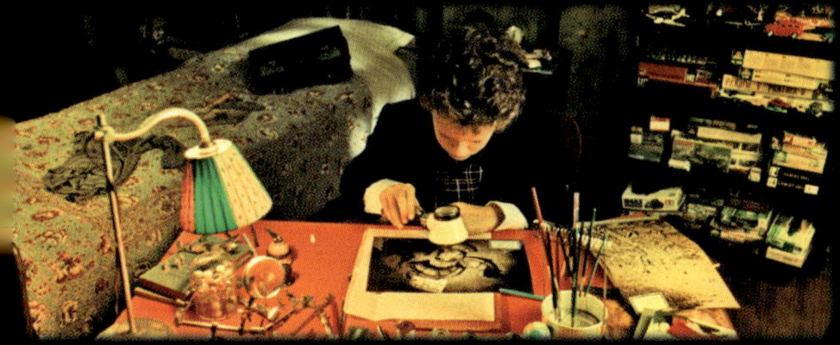

… la photo des débris d'un objet circulaire et explosif…

… agrémentés d'un sigle.

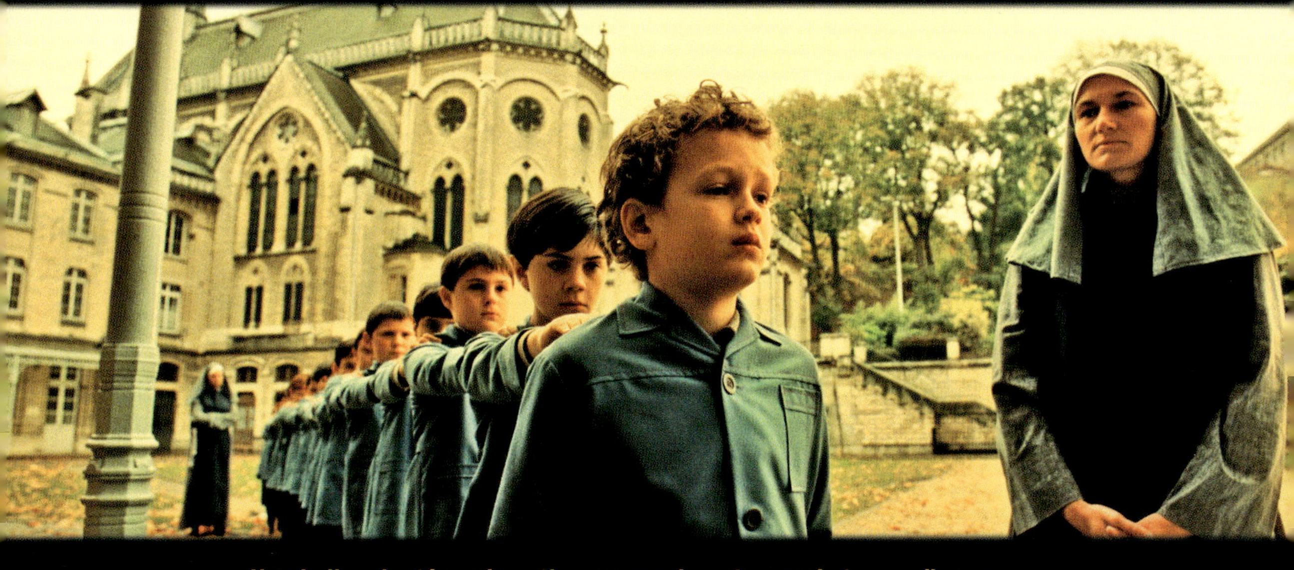

L'orphelin adopté par la nation reconnaissante aura le temps d'y penser

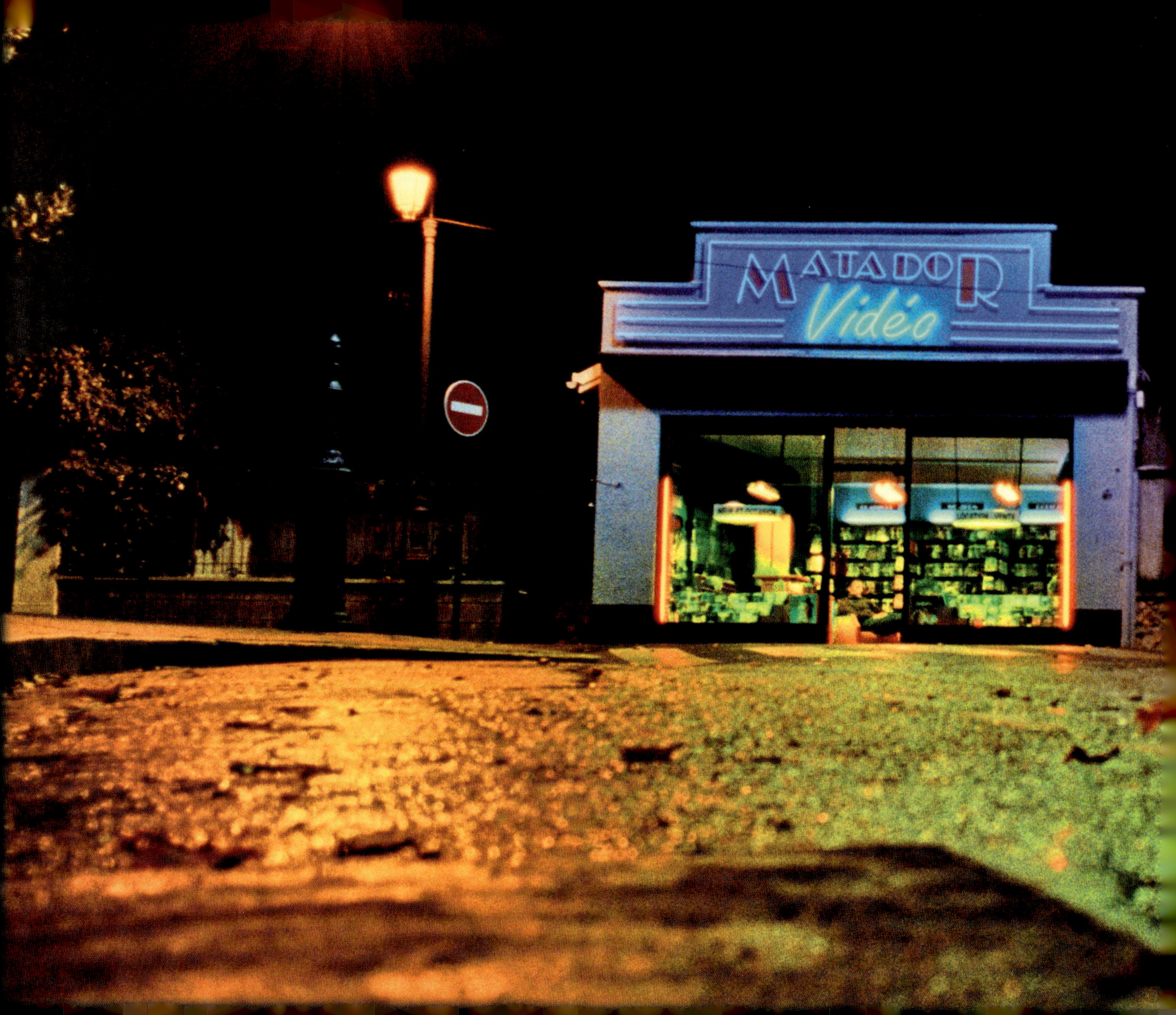
MATADOR
Vidéo

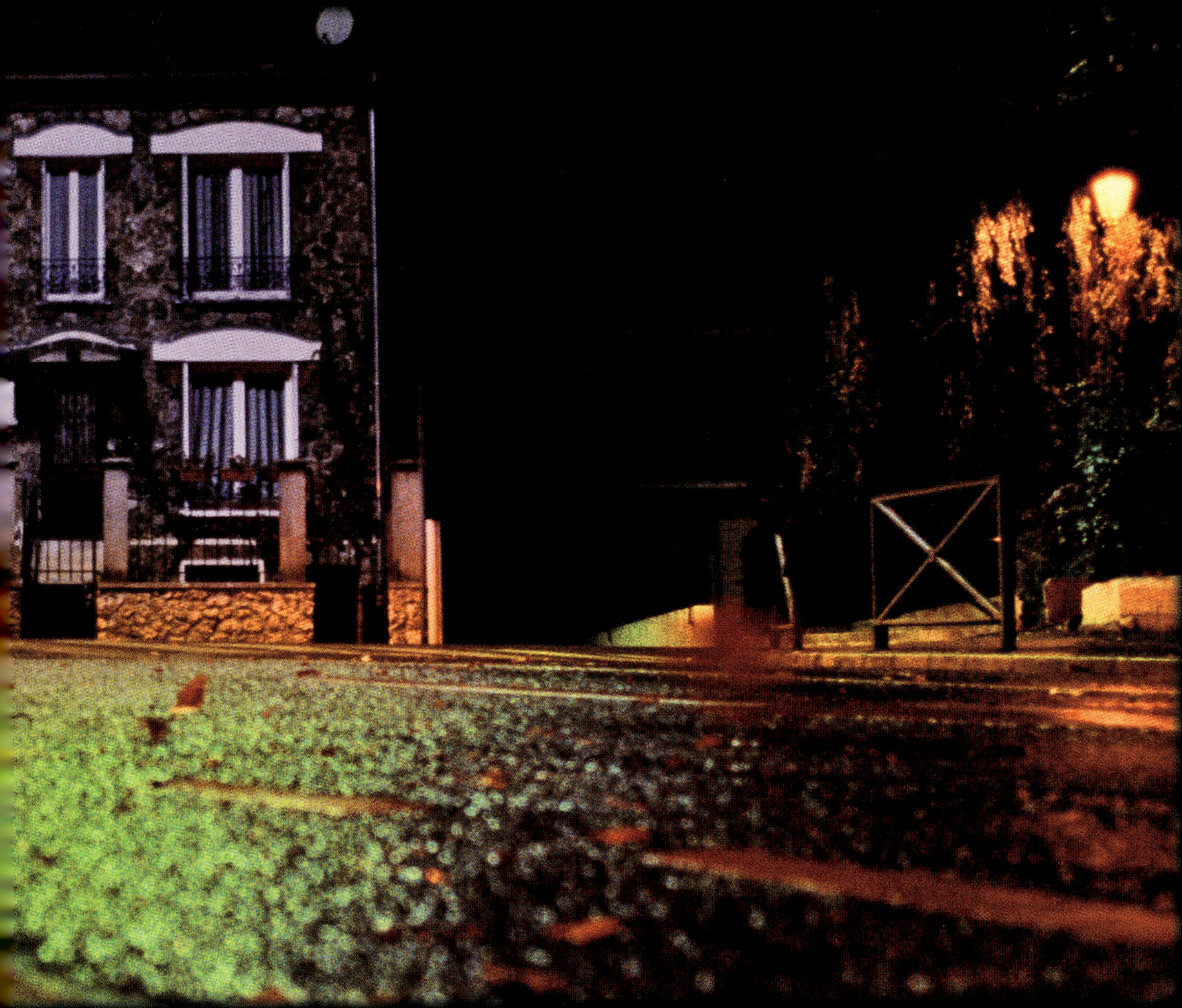

Trente ans plus tard. Bazil travaille dans un vidéo-club.

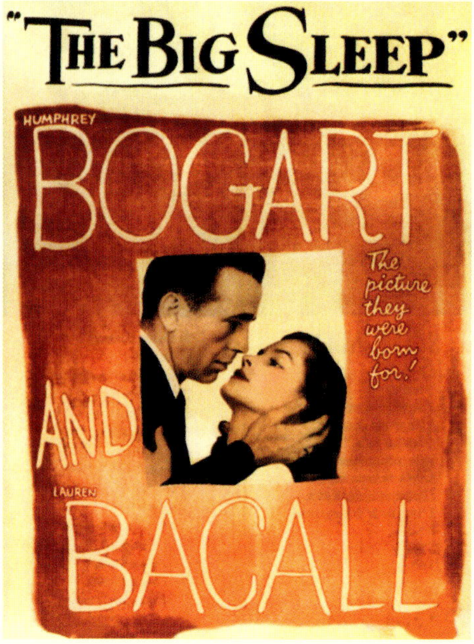

LE MEURTRE SANS TUEUR DU *GRAND SOMMEIL*

Tourné par Howard Hawks en 1946 avec Humphrey Bogart et Lauren Bacall, *Le Grand Sommeil*, en plus d'incarner l'un des plus fameux fleurons du cinéma noir américain, présente la particularité rare et étrange de posséder une intrigue à peu près incompréhensible par tout humain normalement constitué. L'anecdote est connue mais rarement racontée : en plein tournage, Howard Hawks se demande soudain qui a tué un des personnages. N'arrivant pas à trouver de réponse dans le script, il demande au scénariste, William Faulkner, lequel se gratte le menton d'un air perplexe. Il n'en sait rien. Qu'à cela ne tienne, il téléphone à l'auteur du roman dont est tiré le film, Raymond Chandler, en villégiature à Londres. Lequel, fâché contre la production, l'envoie sur les roses en lui conseillant de mieux lire, la réponse est dans son livre. Quelques heures plus tard, radouci, il rappelle Faulkner : ayant cherché lui-même dans son propre roman, il n'a pas trouvé la réponse et propose au scénariste de décider lui-même. Faulkner suggère alors à Hawks de s'en foutre. C'est la solution qui sera adoptée, et si l'anecdote n'avait pas été rendue publique, personne n'aurait jamais vu le problème.

LA VACHE QUI RIT

Créée en 1921 par Léon Bel, fondateur des fromageries du même nom, actuellement groupe alimentaire considérable qui commercialise un paquet de marques, Kiri, Port Salut ou Bonbel, la Vache qui Rit doit plus sa popularité à ses curiosités qu'à ses qualités gastronomiques. Sur son célébrissime emballage, dix fois modifié mais toujours déclinant la même image, la première étiquette a été dessinée par Benjamin Rabier. L'idée des boucles d'oreilles en boîtes de Vache qui Rit sur laquelle une vache qui rit porte des boucles d'oreilles en boîtes de Vache qui rit a été trouvée dit-on par Mme Bel avant que l'expression « mise en abyme » ne soit popularisée. Un des avatars de ces emballages recelait dans les années 1960, au temps du gaullisme, un secret prodigieux. Le prodige relevant surtout du type incroyablement observateur qui l'avait découvert : un découpage judicieux faisait apparaître un général de Gaulle plus vrai que nature, avec même un képi, des étoiles sur l'uniforme, si parfait que nul ne doutait qu'il y ait été glissé volontairement. Les dénégations véhémentes des fromageries Bel n'y firent rien. Seul le n-ième ravalement fit disparaître le nez, le képi et le général. Un musée de la Vache qui Rit a récemment ouvert à Lons-le-Saunier.

LES DIFFÉRENTES MANIÈRES DE MANGER LA VACHE QUI RIT

Chic : présentée emballage ouvert sur une soucoupe de porcelaine, la portion est délicatement étalée avec un couteau en argent sur un toast de pain bio légèrement grillé.

Efficace : (en l'absence de couteau) on n'ouvre qu'une moitié d'emballage et, en tenant la portion par le papier argenté, on fait tomber le fromage entre deux tartines de pain. La pression des deux tartines provoquant l'écrasement de la portion, le tartinage est automatique.

Jouissive : la préférée des jeunes et des plus jeunes. On presse la portion emballée dans sa main et on avale avec volupté le serpent de fromage blanchâtre qui sort par le trou de l'emballage crevé (bien presser pour éviter les pertes).

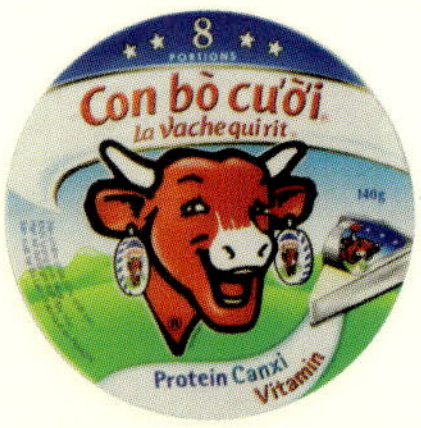

Sans doute à cause des souvenirs de la colonisation française, et aussi à cause de sa résistance au climat tropical, la Vache qui Rit est le seul fromage couramment consommé dans un pays d'Asie. Au Viêt-nam, on la trouve sur tous les étals de rue, à côté du Coca.

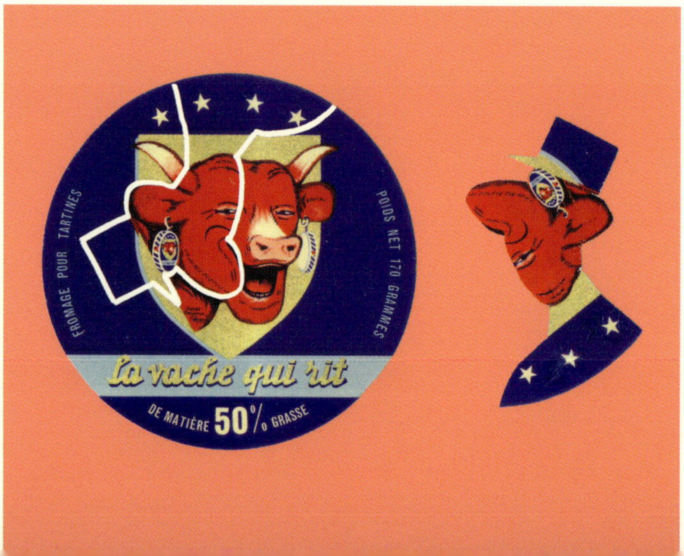

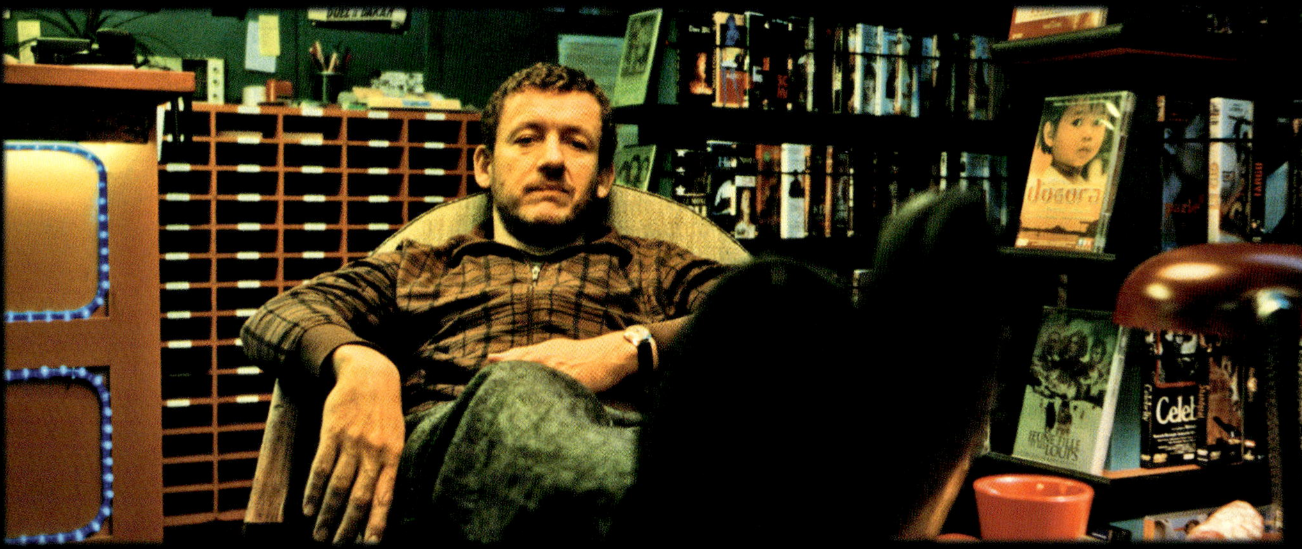

Il remplit les heures creuses à doubler en live de vieux films américains, comme *Le grand sommeil*…

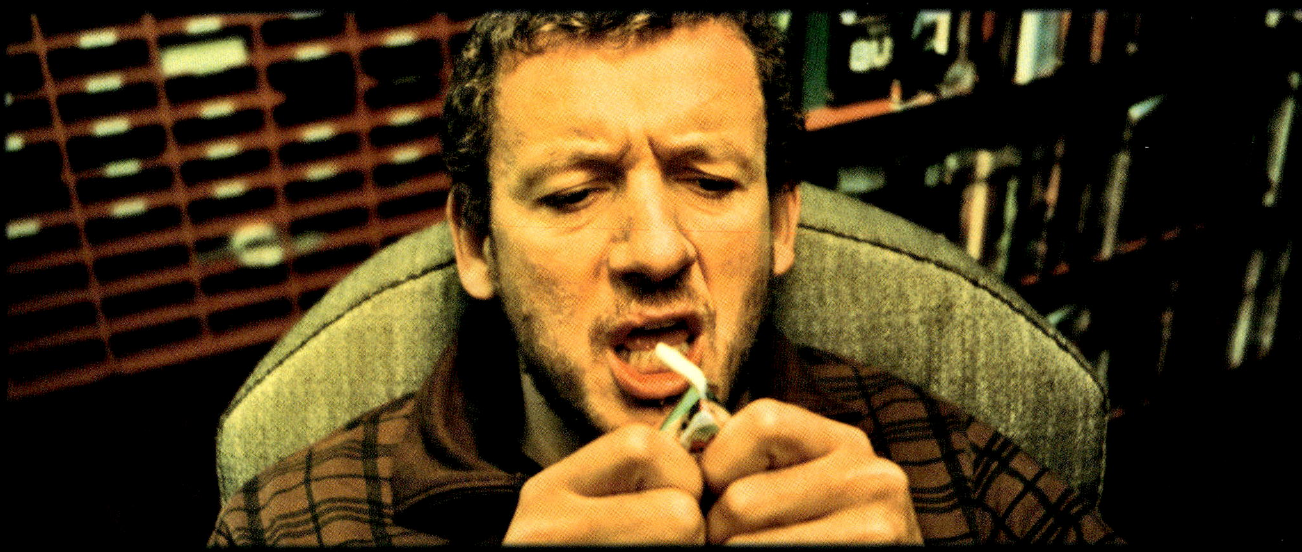

… et à manger des Vache qui Rit.

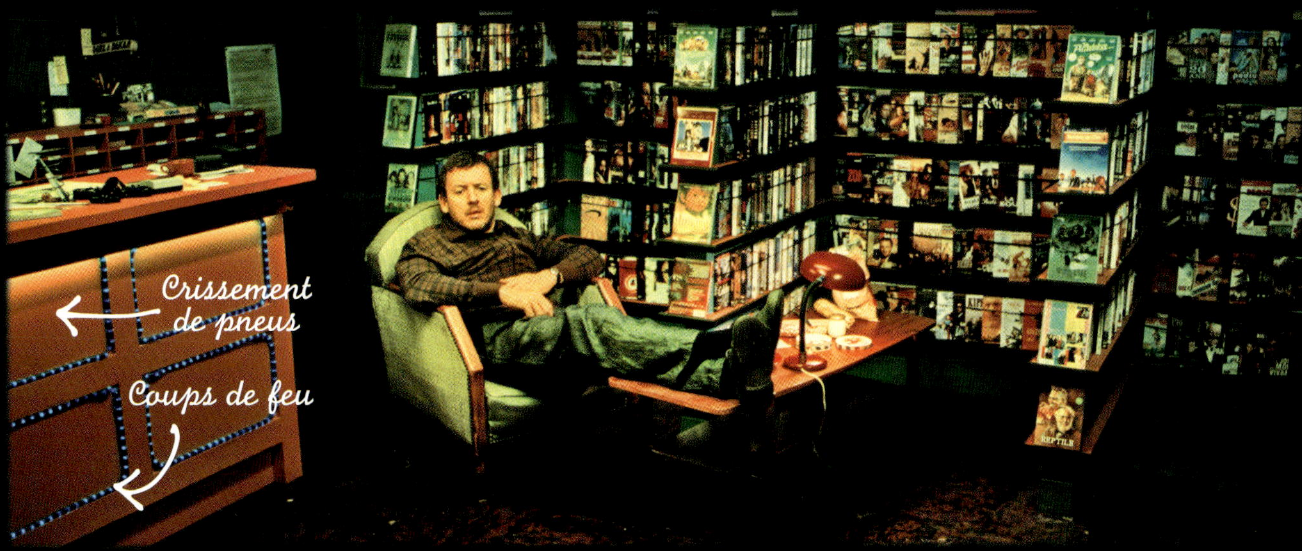

Jusqu'au soir fatal où les bruitages passent de l'écran à la réalité…

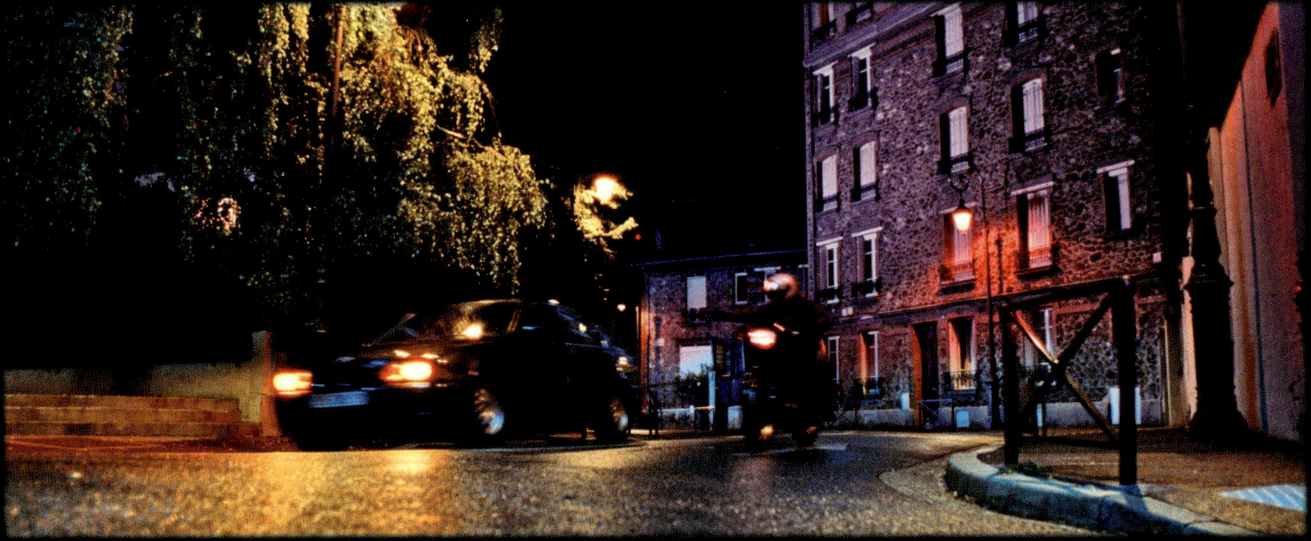

... une réalité où un motard truffe de balles un automobiliste...

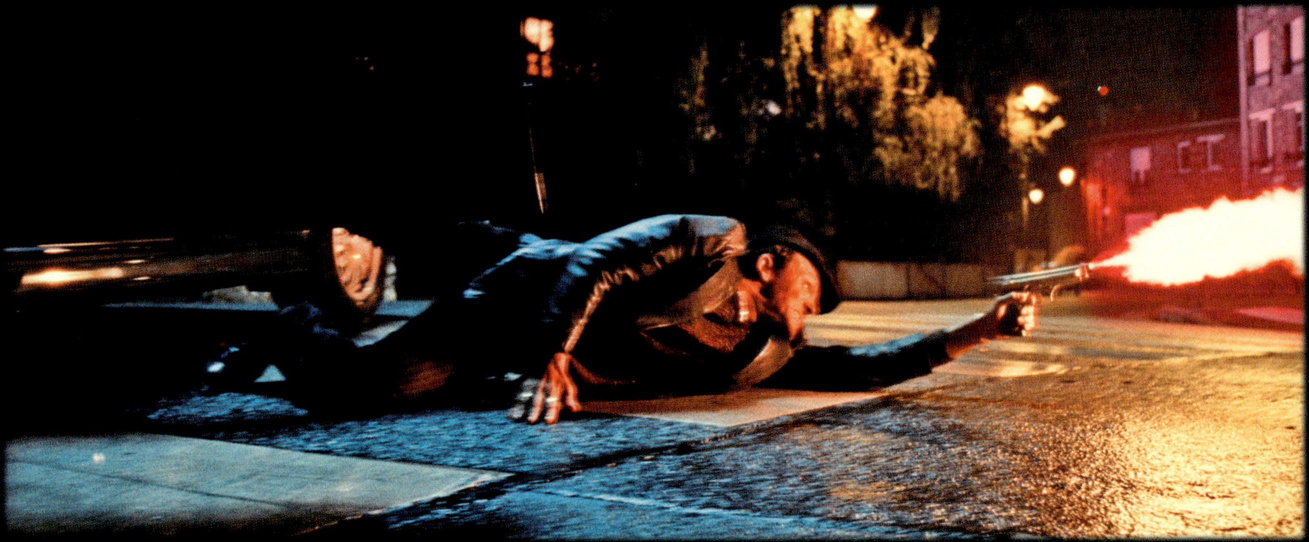

... où l'automobiliste truffé se rebiffe...

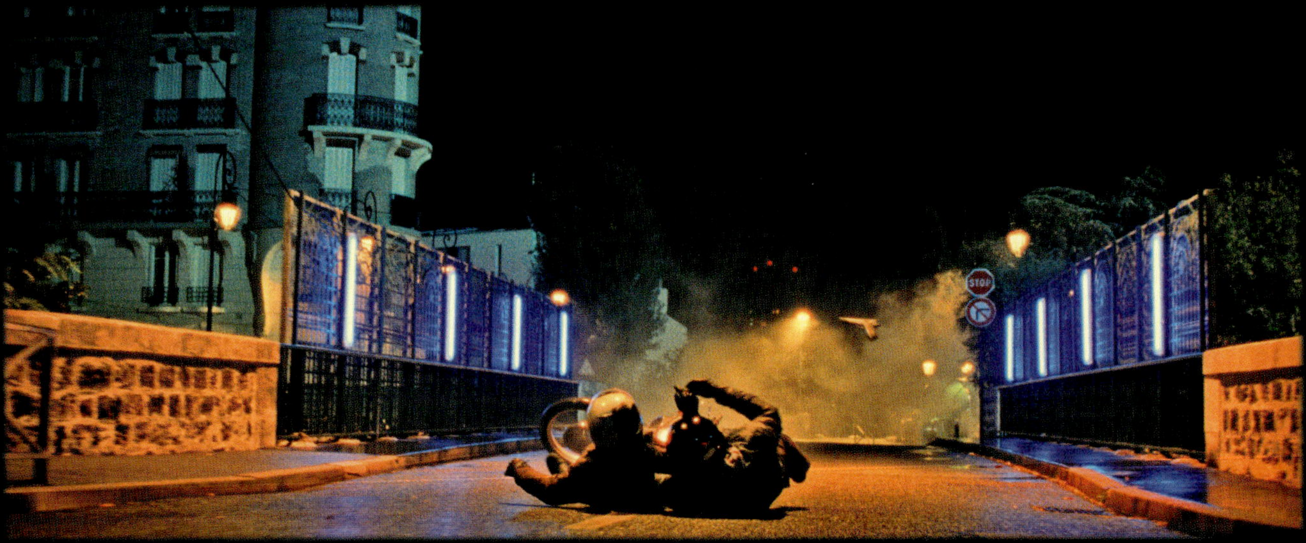

... où le motard morfle...

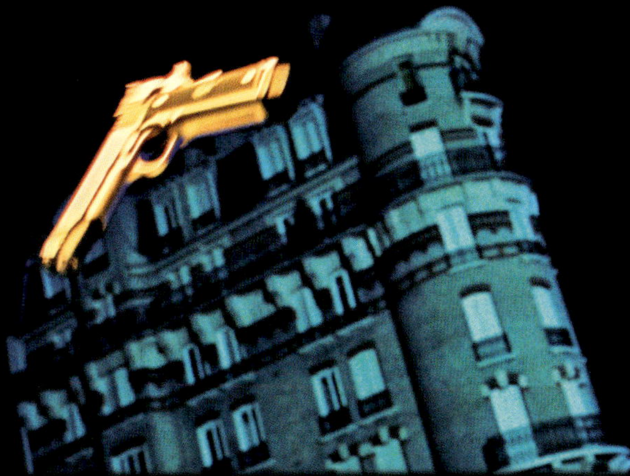

... où un pistolet s'émancipe en vol plané...

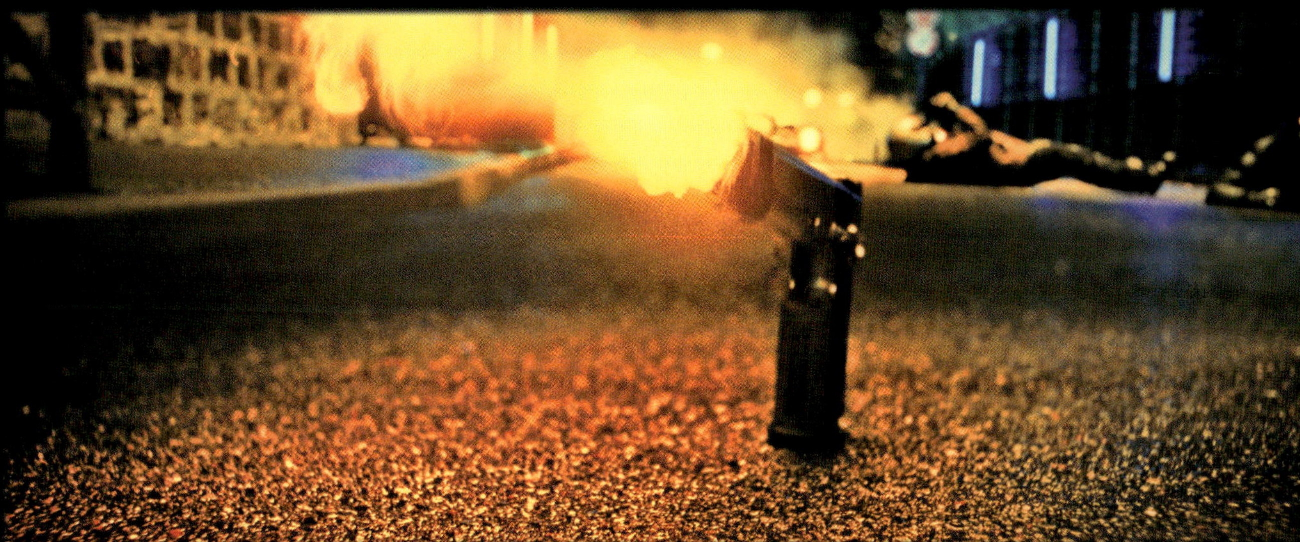

... s'épanouit à l'atterrissage...

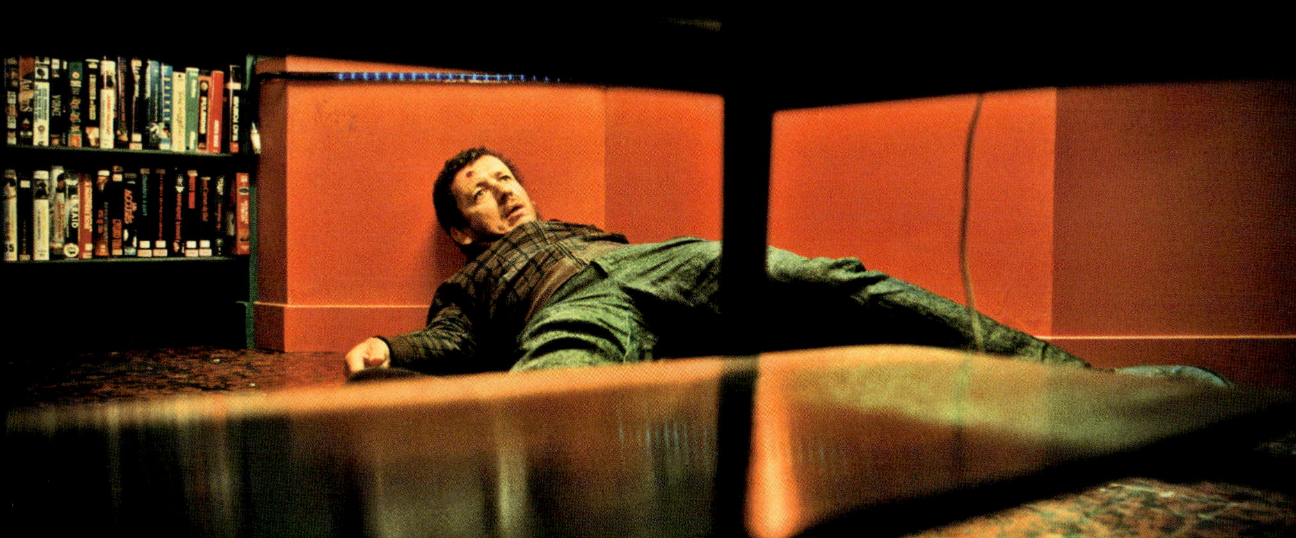

... et où une balle perdue ne l'est pas pour tout le monde.

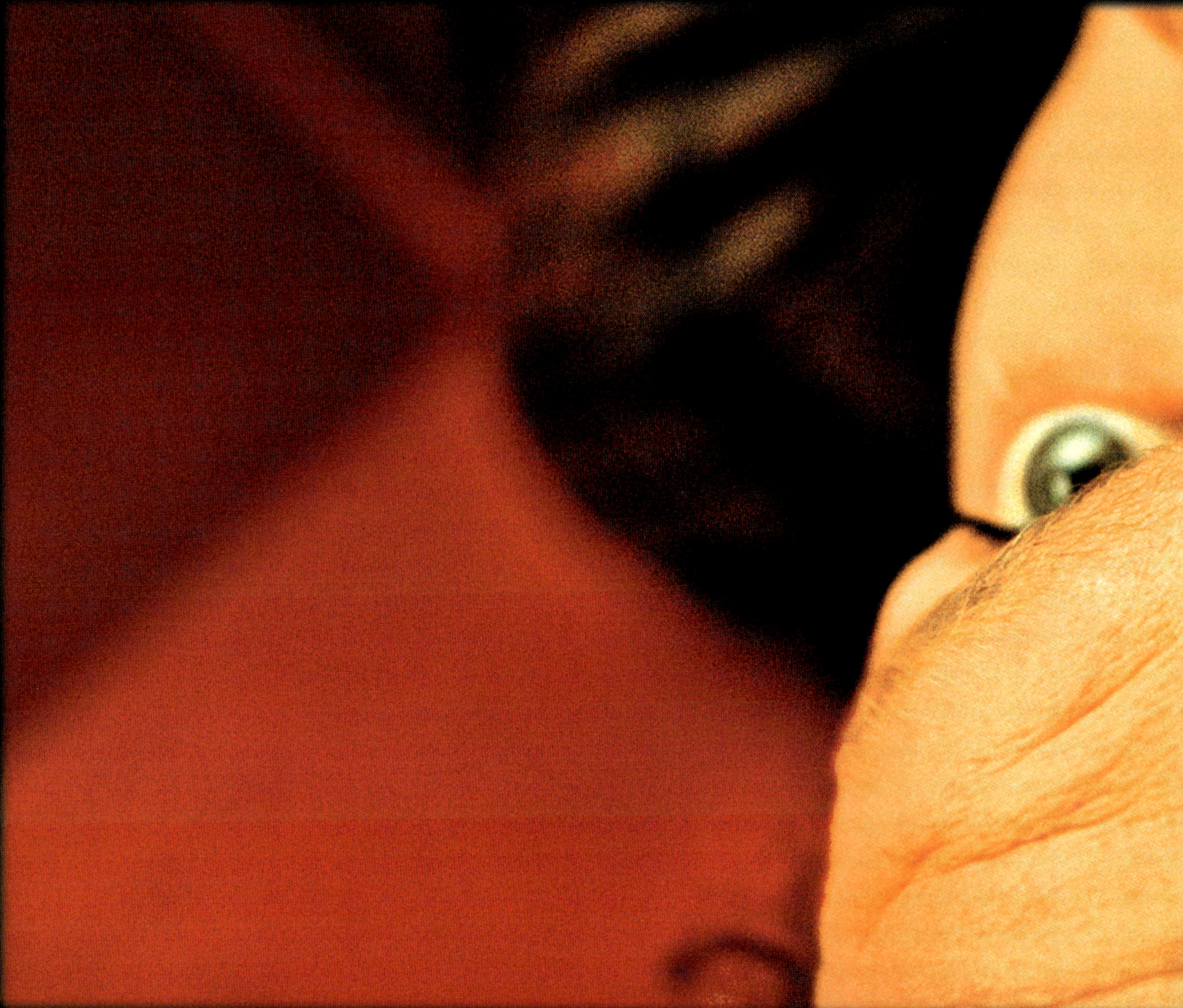

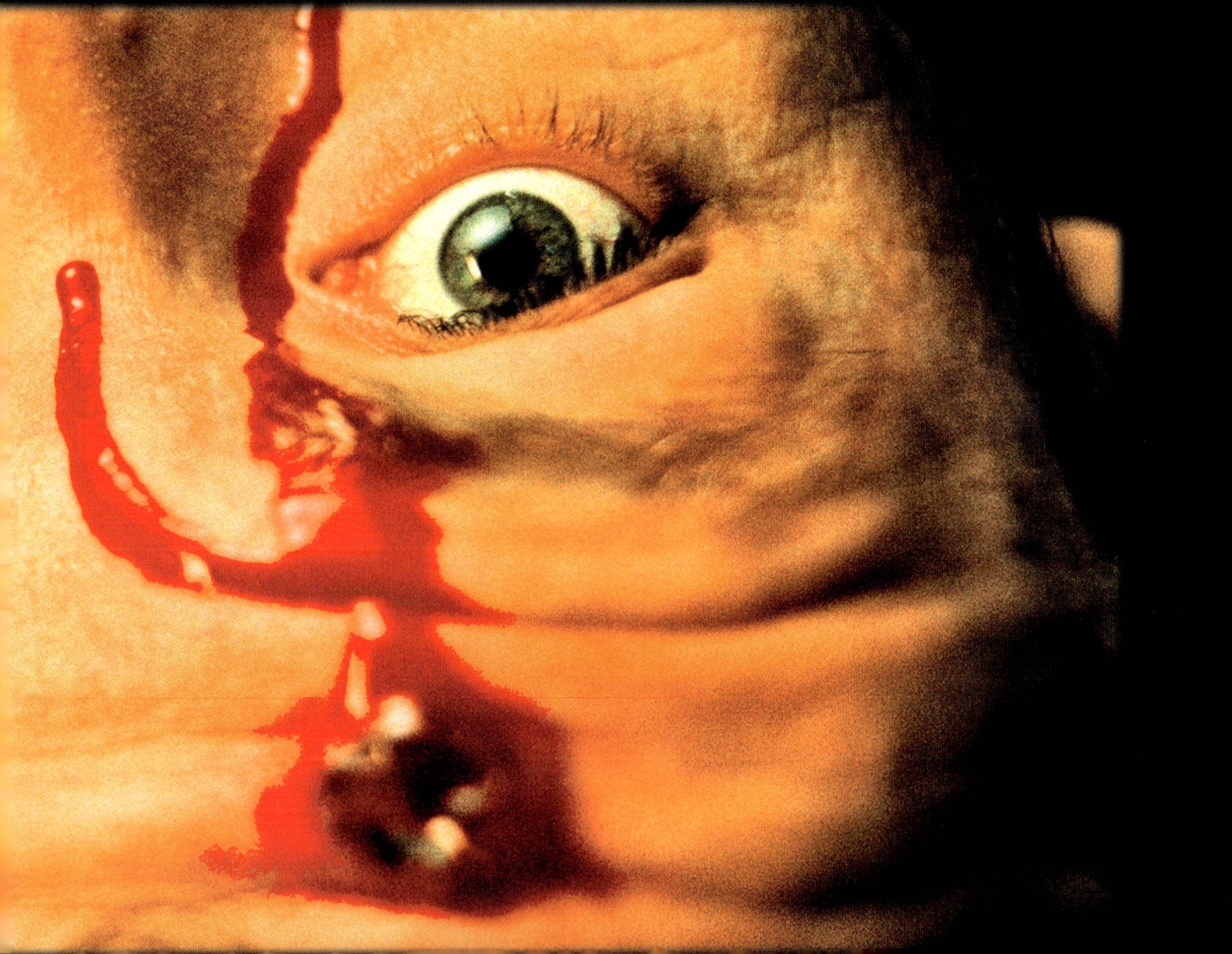

VIVRE AVEC UNE BALLE DANS LA TÊTE

Quelqu'un qui s'est pris un pruneau dans le citron a une chance de survie proportionnelle à la distance entre ledit pruneau et le centre du cerveau. Plus c'est profond, plus c'est foutu ; plus c'est proche de la périphérie, plus y a des chances. Après, c'est une loterie : selon que la balle est ici ou là, on perdra l'usage de la parole ou la capacité de comprendre les blagues de Dany Boon. Et même, le projectile peut se trouver dans un emplacement où, si aucune zone cérébrale stratégique n'a été lésée, les effets secondaires peuvent se montrer faibles. Si la plaie ne s'infecte pas, la balle se fait oublier. La peau et l'os se referment mais il n'y a pas de cicatrisation interne autour du projectile, car les tissus du cerveau ne se régénèrent pas. Il se forme alors une poche de sang et d'eau entre le métal et les tissus, qui servira de coussin amortisseur. Les effets secondaires peuvent être curieux : le principal, qu'entraîne tout corps étranger dans le crâne, c'est une tendance à l'épilepsie, mais le plus étrange, quand le lobe frontal a été affecté, c'est un changement de personnalité. Très typique, car cette zone est celle de la sociabilité : une désinhibition se manifeste, qui pousse le patient à accentuer un comportement social volontariste : il va plus facilement vers les gens, cherche à nouer toutes sortes de liens, amicaux, sociaux, voire sexuels, jusqu'à un point qui dans certains cas atteint l'excès. Bon maintenant, t'arrête de tripoter ma femme ou je t'en recolle une deuxième !

DES CAS

Parmi les cas d'école, citons ce soldat de la Seconde Guerre mondiale qui s'est pris dans les lobes frontaux un éclat d'obus non opérable car trop près des artères carotides internes, il vécut avec. Mais même si son existence fut physiquement normale, le moral n'y était pas. Sa personnalité avait changé à un point tel que sa femme divorça. Déprime, alcoolisme, suicide. Un autre cas, totalement inverse, est fameux pour d'autres raisons : l'émission de téléréalité de TF1 *Secret Story* a rendu célèbre en 2008 un des candidats, un jeune rappeur canadien nommé Hayder Khadim, dont le secret résidait dans le fait qu'il vivra avec une balle dans le crâne pour le restant de ses jours. Balle tirée par un tueur fou à Montréal en 2006, lors du massacre du collège de Dawson où Hayder était élève.

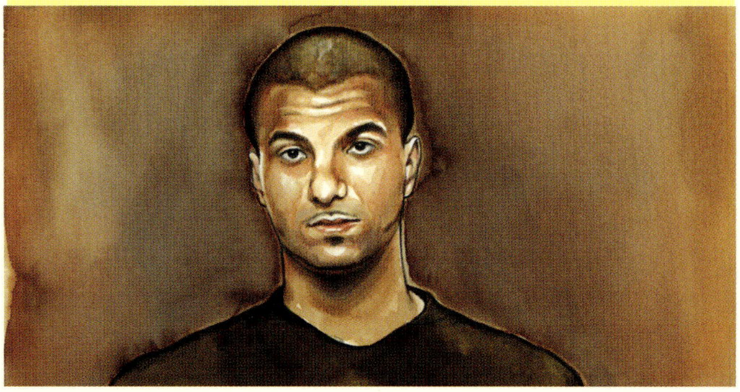

Star de Secret Story, *Hayder Khadim, son fan-club et ses paparazzis. Un véritable enfant de la balle…*

LES PRODIGES DE LA MICROCHIRURGIE DU CERVEAU

Pour intervenir chirurgicalement sur un organe enfermé dans une boîte osseuse comme le crâne, y a pas trente-six solutions : ou on passe par des trous existants, ou on fait un trou. Longtemps, la trépanation fut la seule méthode, scie circulaire ou égoïne, perceuse, marteau, burin (c'est pas un gag). Mais le cerveau est un truc terriblement compliqué et délicat, on y touche à peine, on le regarde à peine que déjà y a des dégâts, que son propriétaire se met à aimer les telenovelas brésiliennes ou les polyphonies corses, alors l'ouvrir, couper ce qui va pas, rescotcher et refermer, vous imaginez pas. L'intervention par le nez au moyen de fibres optiques a constitué un vrai progrès, mais toutes les parties du cerveau n'étant pas accessibles par ce moyen, de nouvelles méthodes de pénétration ont été élaborées, s'appuyant sur les technologies de pointe, en surmultipliant le coût, mais d'une efficacité redoutable. La plus courante est la microtrépanation, 3 mm maxi, qui permet d'introduire dans la cafetière un nombre invraisemblable de micromachins. Microsondes, microforceps, fibre optique à rayonnement laser induit, microscope opératoire, piercing gothique… et qui permet à des trucs au nom barbare de s'épanouir, en vrac : exploration stéréotaxique, neuronavigation guidée par imagerie cérébrale par résonance magnétique ou scanner, radiochirurgie fragmentée, ultrasons focalisés de haute énergie et j'en passe… C'est à peine croyable, en ce début de XXIe siècle, on rentre dans le cerveau comme dans un moulin, on peut y jouer aux osselets ou y faire du patin à glace et le patient se réveille en pleine forme, qu'est-ce qu'il y a à la télé ce soir ? De quoi donner la migraine.

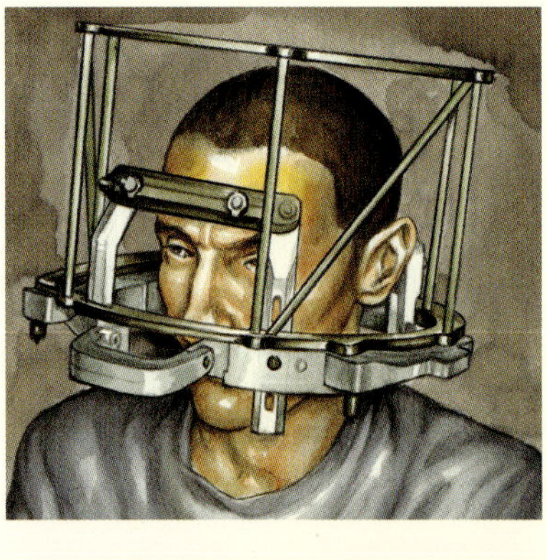

La stéréotaxie, sorte de géographie ultra-précise du cerveau en trois dimensions, nécessite la pose d'un système de contention sur le crâne du patient pour en établir les coordonnées de chaque point dans l'espace au 10e de millimètre près.

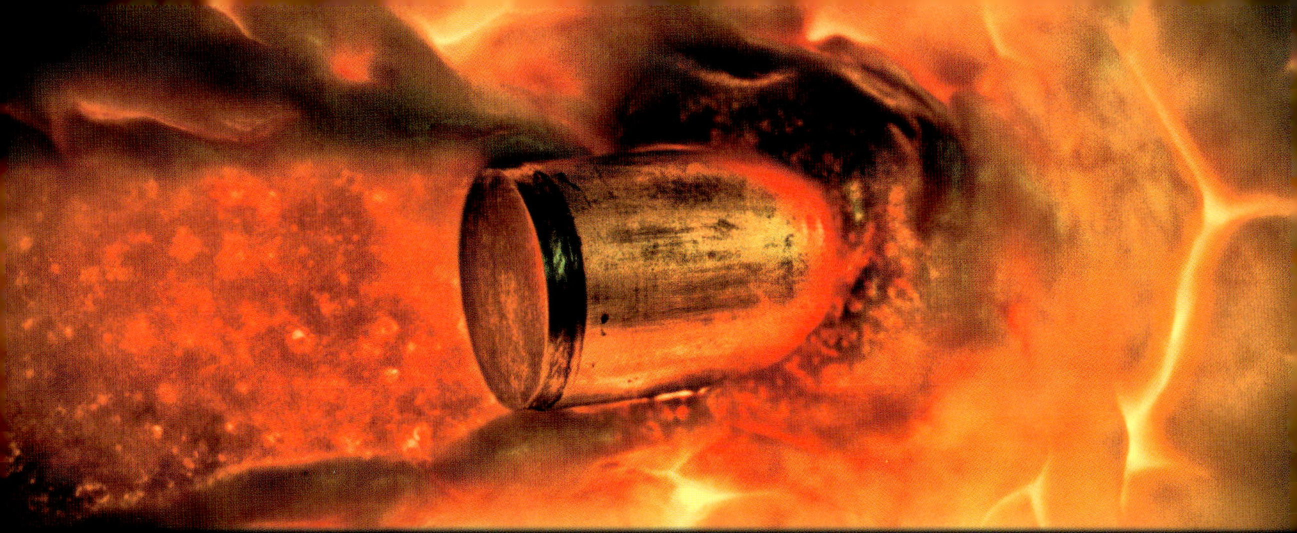

– Si j'extrais la balle, j'ai neuf chances sur dix d'en faire un légume.
Si j'extrais pas, il a neuf chances sur dix de mourir subitement un de ces quatre matins.

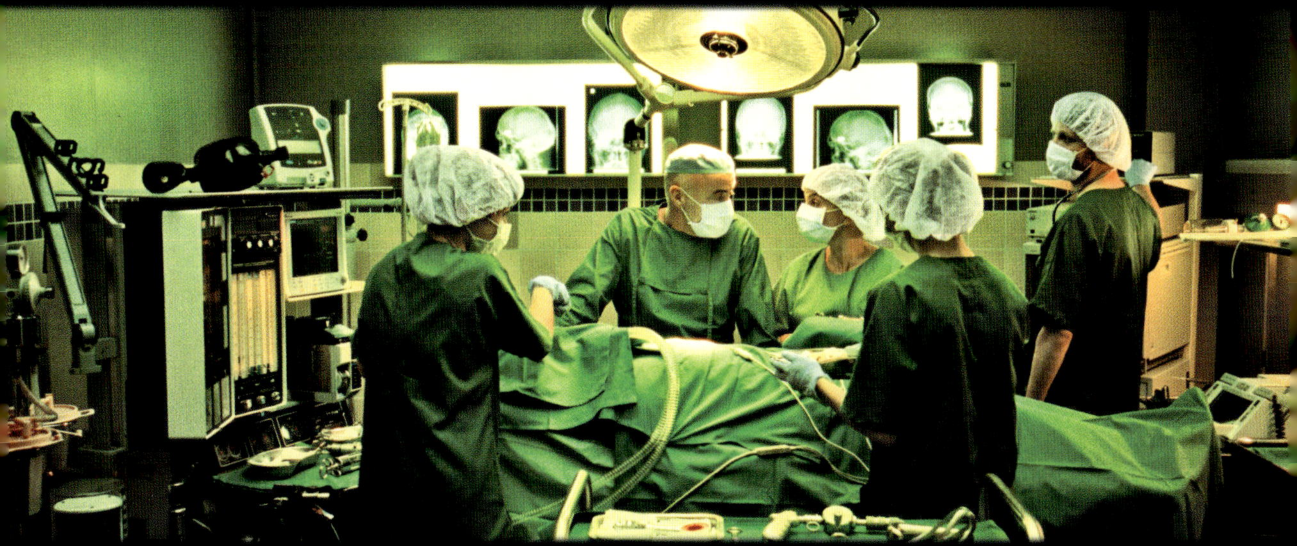

– Mieux vaut être vivant et risquer de mourir subitement que de ne pas être conscient d'être vivant, même sans risque de mourir.

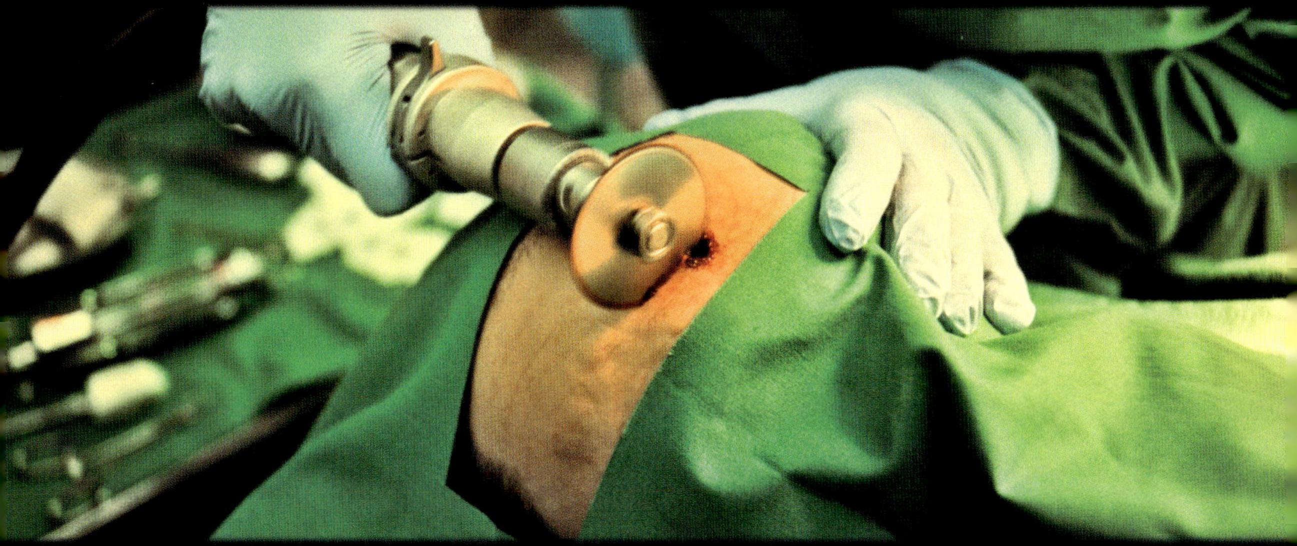

L'INCROYABLE VIE DE TEX AVERY

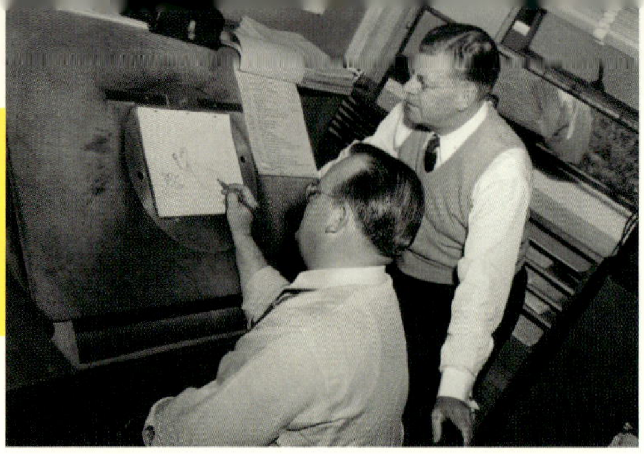

Les photos de Tex Avery sont assez rares tant il cultivait le goût du secret et de la discrétion. Sur cette photo du temps de la MGM, on le voit assis à sa table à dessin en compagnie de son producteur un tantinet abusif, Fred Quimby.

Génie absolu de l'explosion de zygomatiques et de la dilatation de rate, le responsable de millions de collapsus, thromboses et infarctus dans le monde pour cause d'excès d'hilarité devant un écran, Tex Avery, dit « le Rimbaud du cartoon », a eu une existence marquée par une telle injustice que les larmes de rire deviennent des larmes de sanglots. Né en 1908, Frederick Bean, dit « Tex » Avery a connu dix années d'un état de grâce créatif inouï, en gros de 1940 à 1950, quand il travailla à la Warner puis à la MGM. Dix années durant lesquelles, avec ses équipes de dessinateurs, dans une centaine de dessins animés ravageurs, il a tout pété, tout créé, tout explosé. On raconte qu'il était tellement vissé à sa table de travail qu'il reculait jusqu'à la dernière limite le moment d'aller aux toilettes, et qu'il fut hospitalisé une paire de fois pour occlusion de la vessie. Puis il s'est fait virer, brutalement, à l'américaine, car la montée en puissance de la télévision rendait ses films moins rentables. Curieusement, cette même télévision qui le tua fit, quelques décennies plus tard, une star mondiale de ce réalisateur alors totalement inconnu aux USA, sauf des professionnels.

Après son éviction, il ne fit plus rien de notable : à l'instar de Bazil dans son vidéo-club, des millions de téléspectateurs dans le monde entier pissaient de rire devant ses chefs-d'œuvre, quand l'auteur lui-même vivotait difficilement en travaillant à des films publicitaires que de jeunes directeurs artistiques lui refusaient, car trop compliqués ou pas assez commerciaux : Goya réduit à peindre des Pères Noël sur les vitres des cafés. C'est qu'il n'était propriétaire de rien du tout de ses créations, et quand ses œuvres furent vendues, lui ne toucha pas un dollar.

Misère, divorce, mort de son fils, cancer, ses dernières années furent sinistres. En 1980, alors que ses films étaient multidiffusés dans tous les pays de la planète dans des tornades de rires, il mourut pauvre, seul et anonyme dans un hôpital de Burbanks. What's down, doc ?

LE MAILLOT DE FOOT

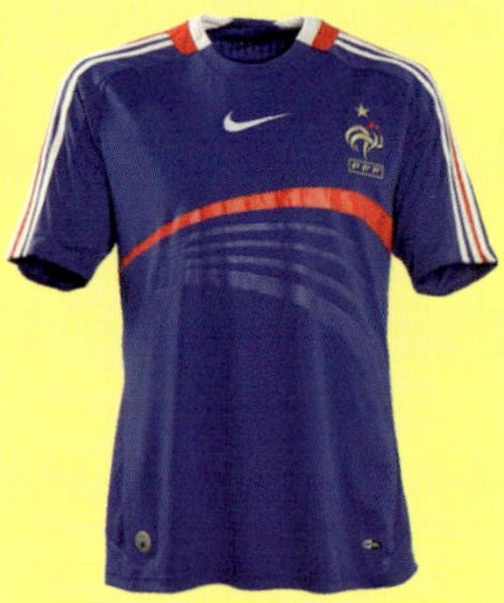

Le célèbre maillot de l'équipe de France, dont Bazil récupère un sac plein. Bleu depuis 1919, il porte sur le côté gauche de la poitrine un coq surmontant les lettres FFF. Après Adidas, c'est désormais Nike qui paie 40 millions d'euros par saison depuis 2008 pour avoir le droit de le fabriquer en y laissant sa virgule, ce qui en fait le maillot le plus cher du monde (pour Nike).

Le maillot de foot est une denrée abondante, pas chère, décorative, affective, énergisante, aussi indispensable au supporter de foot que les chaussures ou l'oxygène. Il s'achète, se collectionne, s'échange, s'affiche et présente en plus un aspect utilitaire qui n'est pas le moindre de ses avantages : il peut aussi servir de maillot.
Pour le footballeur, il est obligatoire. Dûment prévu, décrit, par la loi n° 4 du règlement international du football, il doit toujours se porter à l'intérieur du short et curieusement, le joueur qui l'enlève, pris dans la joie d'avoir marqué un but, risque un carton jaune.

Pour acheter un maillot de foot de son équipe favorite, il suffit en général de se rendre à la boutique du club de supporters. Fabriqués en polyester et polyamide, ils ne coûtent que quelques euros à la base, mais le prix peut s'envoler très vite. Déjà, un maillot de l'AS Bécon-les-Bruyères (10 €) ne coûte pas le même prix qu'un maillot de l'O.M. neuf (75 €). Ensuite, vous pouvez y faire floquer votre nom (+ 15 €), ça augmente l'addition, mais c'est du dernier chic pour regarder les matches à la télé. Surtout, vous pouvez en acheter d'occasion, qui ont été portés par un joueur, avec sa sueur, ses pellicules et ses antisèches écrites dans les manches (« ne pas oublier de passer à mon voisin »). Le prix s'envole si le joueur est connu (de 100 à 500 €), encore plus s'il l'a porté pendant un match célèbre (+ de 1 000 €). Et si, en outre, ledit joueur a marqué un but pendant ledit match, on atteint les sommets (deals entre collectionneurs, prix non communiqués). Mais le vrai top du top, le lingot d'or du maillot, c'est quand, en plus d'avoir été porté par une star qui a marqué pendant un match célèbre, il est dédicacé par son porteur. Prévoir de louer un coffre en Suisse.

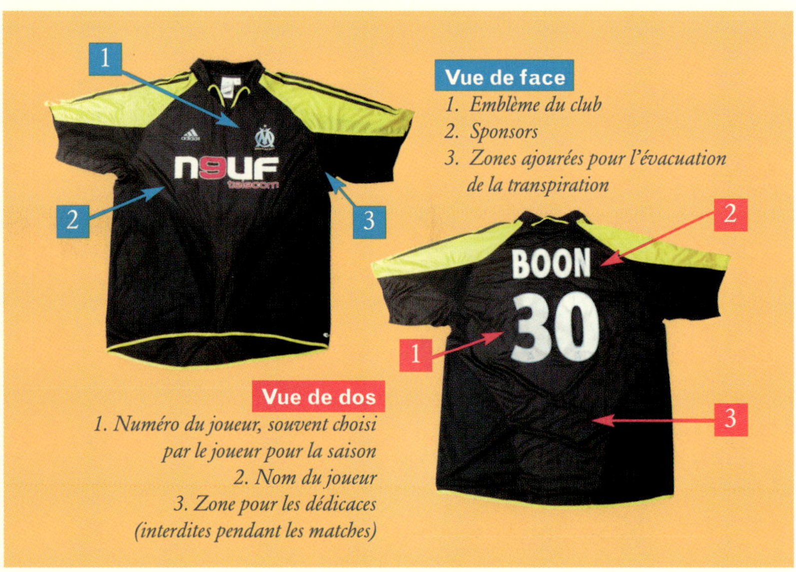
1
2
3
n9uf
Vue de face
1. Emblème du club
2. Sponsors
3. Zones ajourées pour l'évacuation de la transpiration
BOON
30
1
2
3
Vue de dos
1. Numéro du joueur, souvent choisi par le joueur pour la saison
2. Nom du joueur
3. Zone pour les dédicaces (interdites pendant les matches)

Prototype de maillot. Ici, gardien de but de l'OM, floqué au nom d'un célèbre acteur (juste pour l'exemple, et qui ne présume en rien des préférences footballistiques dudit acteur). Mise à prix : 3,50 €.

À cause d'une mine antipersonnel, Bazil a perdu ses parents et son enfance, à cause d'une balle de 9 mm,
Bazil a perdu la santé. Mais pas seulement. Il a perdu aussi son appartement, son travail et ses affaires.
Il n'a sauvé qu'un bonnet, et n'a gagné en consolation qu'un sac rempli de maillots de foot de l'équipe de France.

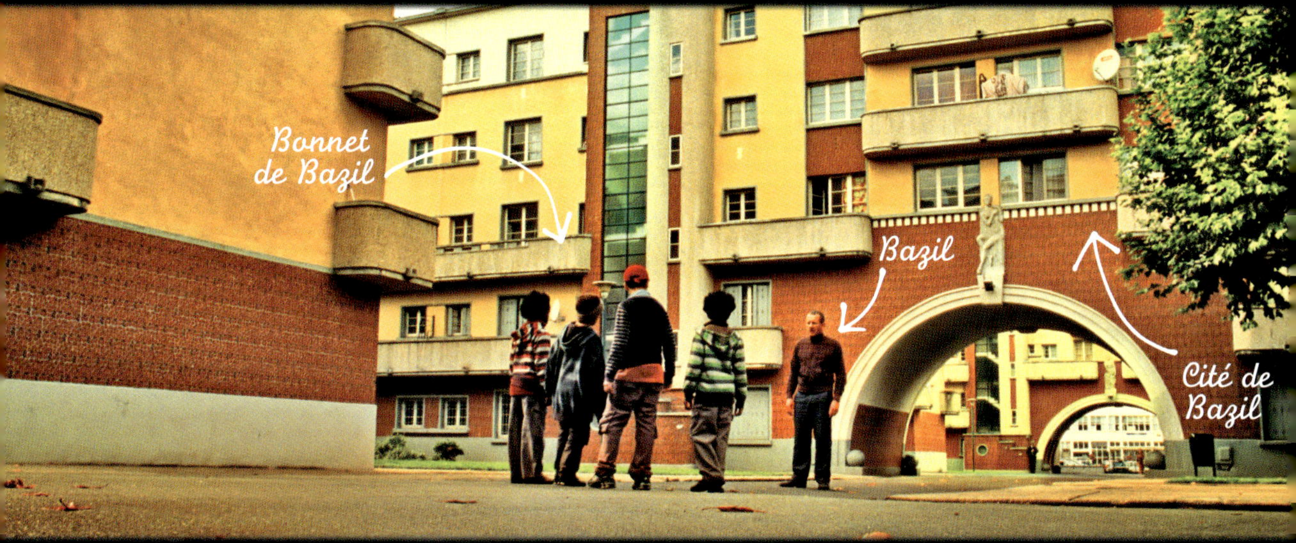

– Hé toi, là-bas… Il est pas à moi, ce bonnet ?

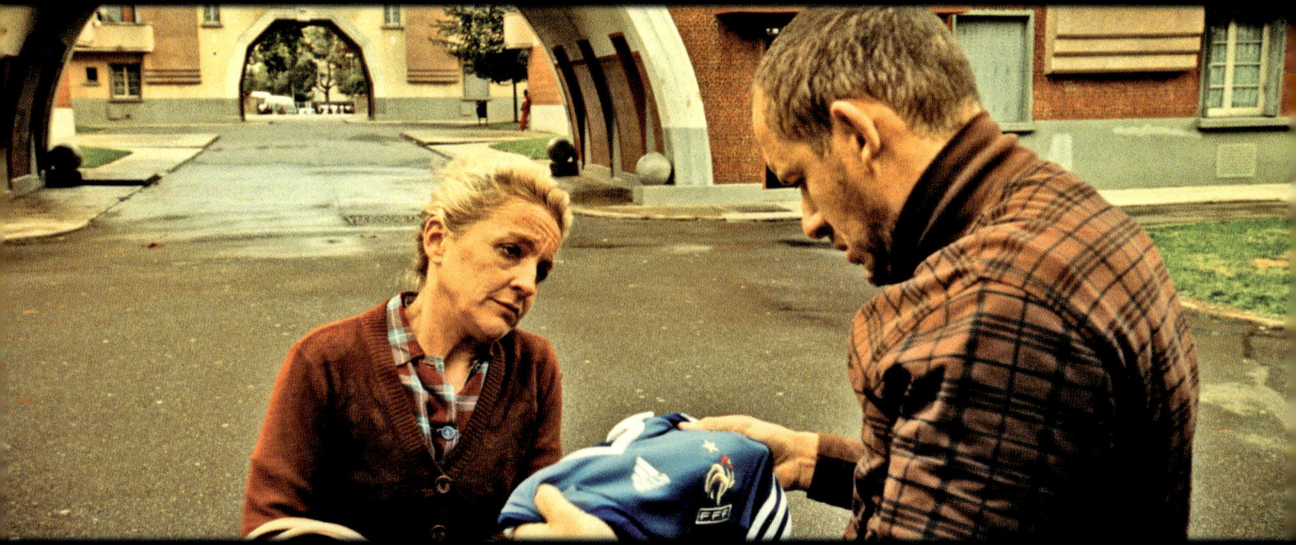

– Et mes vêtements, ils sont où ?
– Au début, à la cave, mais vous connaissez les gens d'ici…
Tenez, c'est pour vous. Tombés d'un camion. 100 % coton.

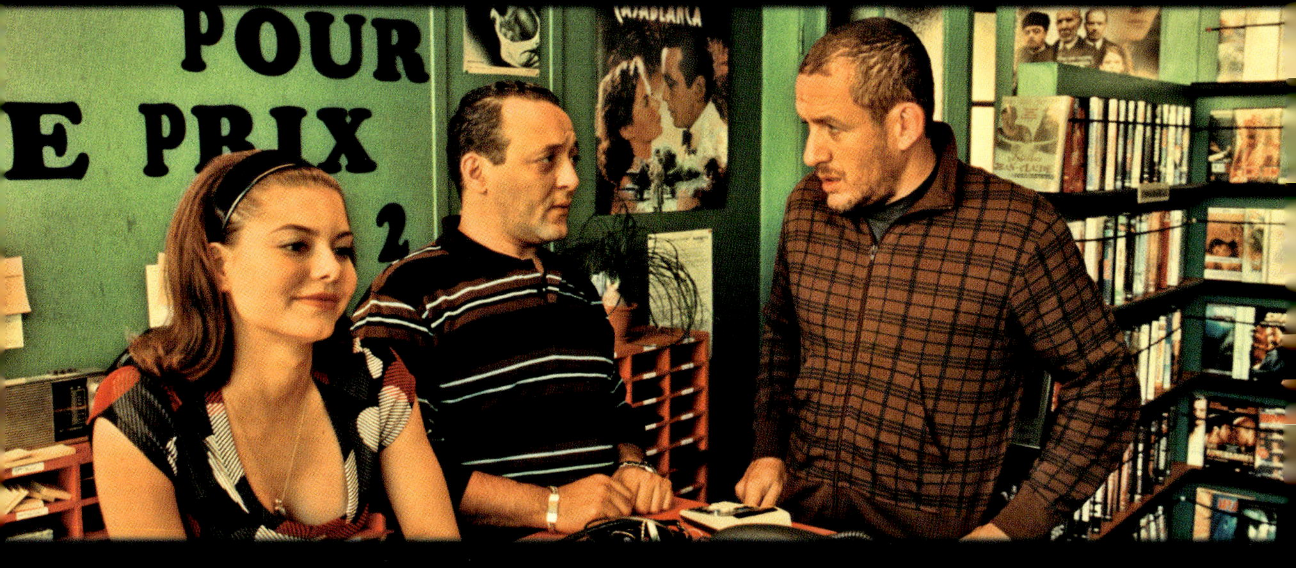

FONCTIONNEMENT D'UNE BALLE

C'est l'invention de la cartouche en 1825 qui a fait de l'arme à feu un engin à tuer supérieurement efficace. Sous l'Empire, avec les fusils à silex de la Grande Armée par exemple, il fallait mettre séparément dans le fusil la balle, la poudre et l'amorce : le manuel de tir prescrivait vingt mouvements différents pour charger une balle, et la cadence la plus rapide était de trente secondes entre chaque coup. La cartouche, qui comprend, dans une même douille, la balle, la poudre et l'amorce, permet de tirer en deux mouvements : on introduit la cartouche et on appuie sur la détente. Justement, à ce stade, regardons de près comment fonctionne ce prodige, qui n'a peut-être pas changé la face de l'humanité mais qui a quelque peu par-ci, par-là ralenti son accroissement.

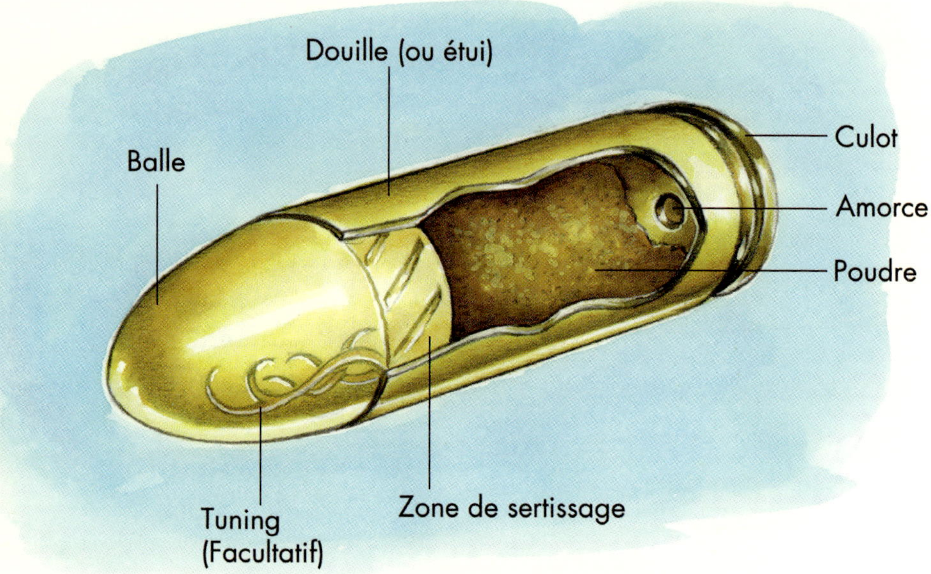

Toute cartouche digne de ce nom se compose d'une douille (on dit un « étui » chez les pros), d'une charge de poudre, d'une amorce et d'un projectile, ou balle. Les variantes sont nombreuses mais la douille est généralement en cuivre et la balle en plomb ou alliage voisin. La balle est « sertie » dans la douille, c'est-à-dire qu'une presse a resserré fortement le métal autour d'elle et elle ne peut s'en dégager qu'avec une énergie qu'on va appeler « Germaine » pour changer de E ou X. Vous appuyez sur la détente, donc. Le percuteur frappe l'amorce qui éclate et enflamme la poudre par contact. L'explosion de la poudre produit une surpression dans l'étui. Quand cette pression sera égale ou supérieure à Germaine, la balle va se dégager en libérant l'énergie accumulée dans une seule direction. La balle s'accélère encore dans le canon de l'arme avant la sortie mais ça, c'est plus nos oignons. Plus grande est la quantité de poudre, plus loin va le projectile. Ce principe est exactement le même pour toute munition à douille, de la minuscule balle de 22 long rifle (= 5 mm de diamètre, alors pourquoi on l'appelle pas « 5 » tout simplement ? laisse tomber, c'est trop compliqué pour toi), à l'énorme obus de 155 (= 155 mm de diamètre, des fois c'est simple).

POUDRE NOIRE

La fabrication et la détention de cartouches est interdite ou strictement réglementée (le décret de 1998 a étendu l'interdiction à des munitions auparavant en vente libre comme le 22 long rifle), MAIS. Mais il existe une catégorie, la huitième, dont la détention est encore totalement libre : les armes et munitions historiques et de collection. Les munitions concernées ne fonctionnent qu'à la poudre noire. Sauf que la poudre noire c'est, à peu de chose près, la même que celle des cartouches modernes, en un peu plus primitif. Ce qui signifie que pour un pistolet historique de la guerre de Sécession, comme celui sur la photo ci-dessous, vous êtes libre de fabriquer chez vous des cartouches historiques avec une petite presse et une sertisseuse en vente dans le commerce, munitions qui n'ont pas grand-chose à envier aux cartouches pas historiques, et avec lesquelles vous pouvez tuer historiquement quelqu'un avec une honorable efficacité.

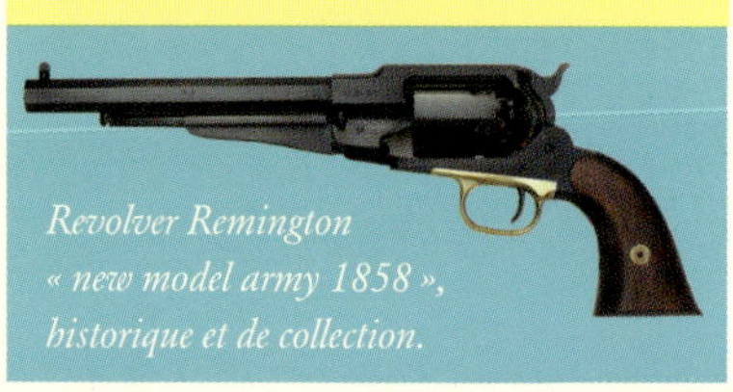

Revolver Remington « new model army 1858 », historique et de collection.

SORTES DE PROJECTILES

Sur le culot d'une balle, on peut lire tellement de choses que c'est un véritable roman-feuilleton. D'abord la marque et la nationalité du fabricant : chaque société a un sigle ou un logo ou un acronyme qui permet au connoisseur de savoir d'où vient la balle, qui l'a fabriquée, et même de quand elle date. Mais il faut vraiment être érudit : il n'y a pas de véritable code, chaque fabricant et chaque pays a sa méthode, faut les savoir par cœur. Ensuite, la trace que fait le percuteur sur l'amorce laisse, à en croire les spécialistes, une véritable empreinte digitale de l'arme qui l'a tirée. Et en regardant mieux, on peut même en déduire si elle a été tirée méchamment ou pas.

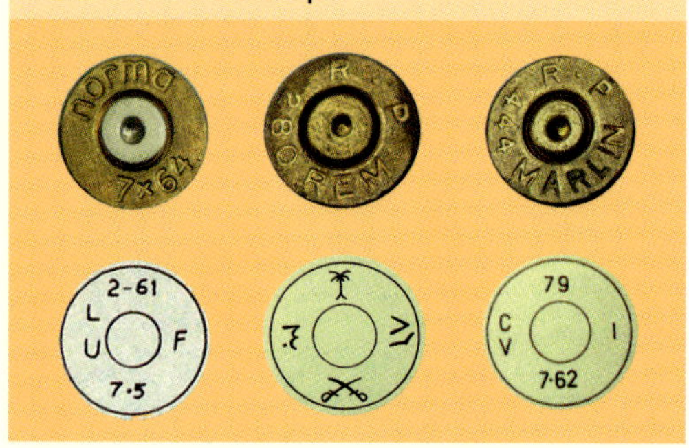

Quelques exemples de culots de douilles, en haut. Et quelques marques d'origine, en bas : de gauche à droite, balle française fabriquée par les établissements Luchaire à Évreux, balle saoudienne, (notez les caractères arabes et les délicats dessins, palmiers et emblème), et burkinabè, fabriquée par la Cartoucherie voltaïque à Ouagadougou.

C'est sur le culot d'une douille que Bazil découvre la marque de son deuxième fournisseur de calamités.

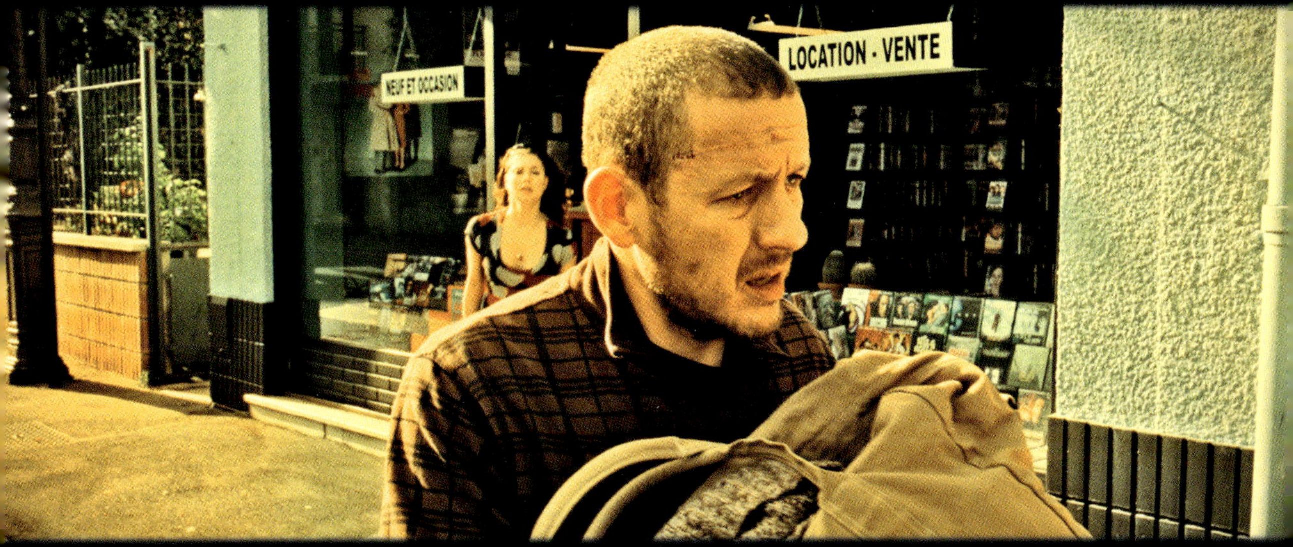

– Monsieur Bazil, j'ai quelque chose pour vous.

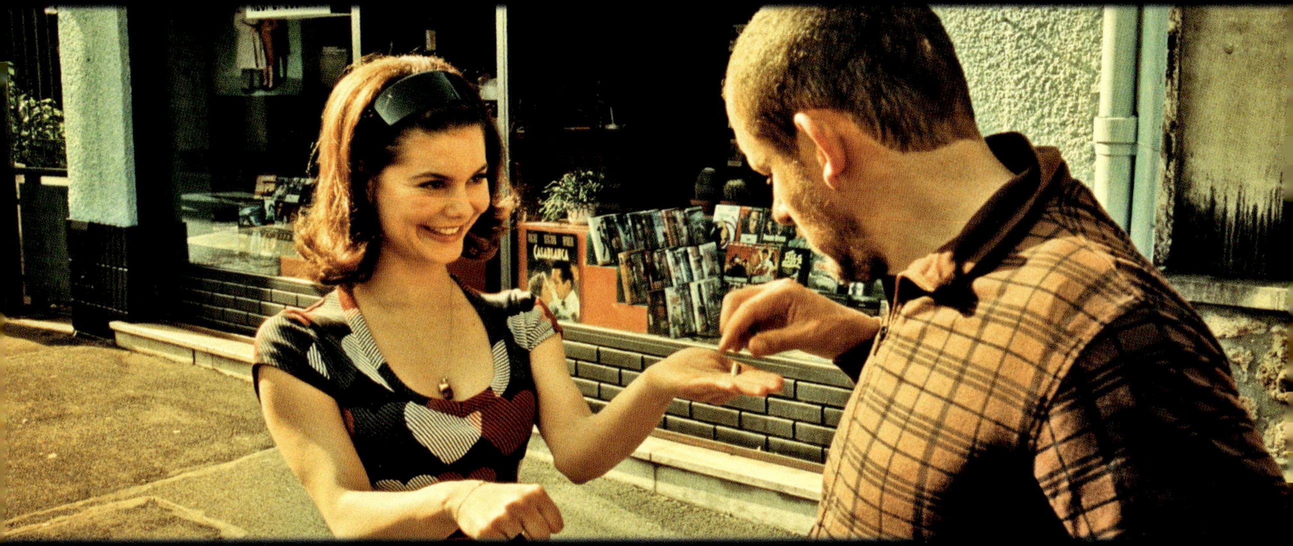

– On l'a trouvée à l'endroit où on vous a tiré dessus.

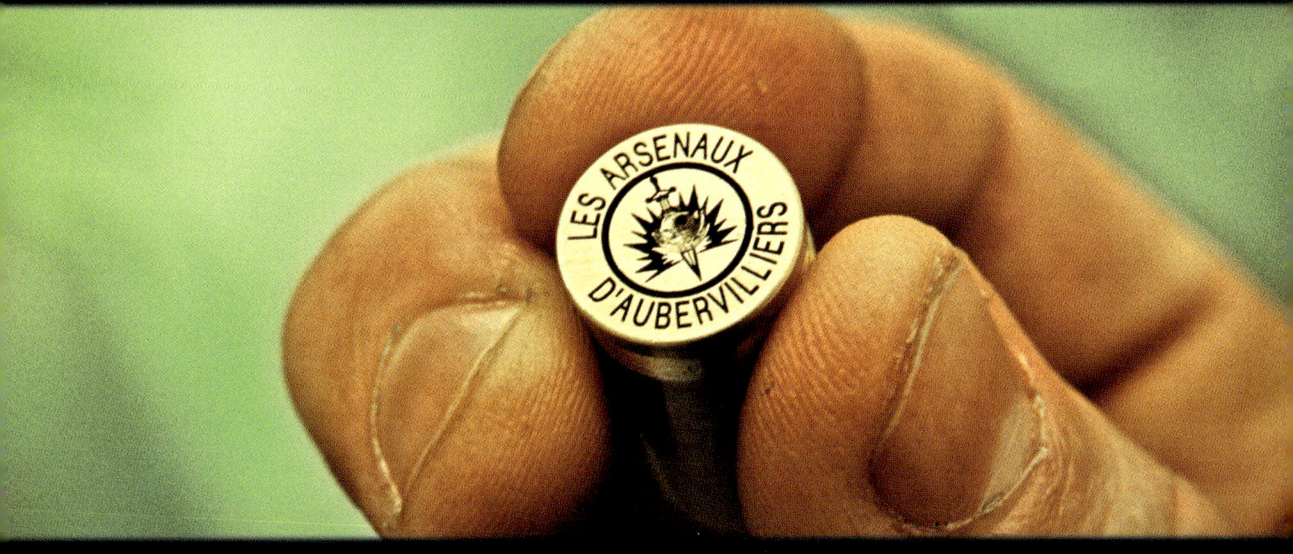

– J'ai hésité à m'en faire un pendentif, mais après tout, c'est à vous que ça revient.

SDF MODE D'EMPLOI

Imaginez-vous au pied du mur. Un soir d'hiver, dans une grande ville, pour des raisons que vous pouvez trouver dans n'importe quel bon roman ou simplement en regardant devant votre porte, rupture, licenciement, papiers volés, etc., vous n'avez plus de domicile, plus d'argent, et personne à qui demander de l'aide. Là, pratiquement, qu'est-ce que vous faites ?

Il y a quelques années, la multiplicité des adresses n'avait pour corollaire que l'incertitude de l'accueil : pas la bonne heure, pas le bon profil, pas le bon endroit, pas de place..., mais si l'assistanat social a fait moins de progrès que la pauvreté, il en a fait quand même, et un truc vraiment précieux s'est développé depuis les années 1990, jusqu'à fonctionner dans toutes les villes et les départements de France : les Samu sociaux et le 115. Selon l'organisation locale, les deux sont regroupés ou distincts, mais le principe est le même : un simple coup de fil à toute heure et on vous oriente vers l'endroit qui pourra vous donner dans l'urgence une aide immédiate : hébergement, nourriture, vêtements, voire petite allocation. Fonctionnant sur des financements assez complexes entre collectivités locales d'échelles diverses et associations, le système est néanmoins fonctionnel, et dans la nuit hostile vous trouverez réellement un pied secourable (pour changer de la main).

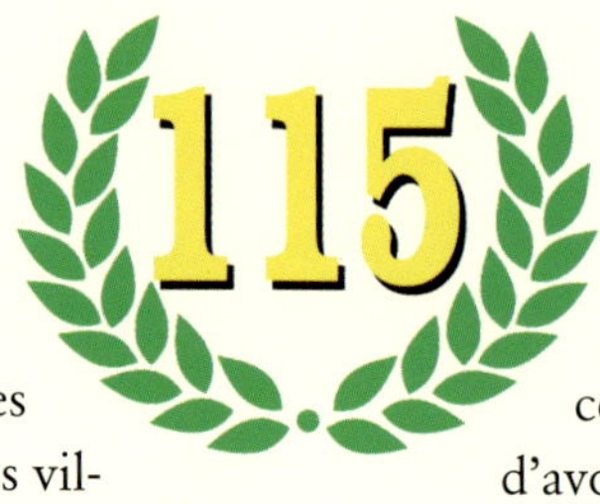

C'est après que ça se complique. Si vous voulez vraiment trouver un travail et un logement, c'est une autre paire de manches. Ce ne sont pas les bouées qui manquent, il faut juste savoir quelle est la bonne, entre les centres communaux d'action sociale, les centres sociaux départementaux, les ONG, les associations laïques ou religieuses, les refuges, les centres d'hébergement, l'assistance aux sans-abri, on se déchire le pauvre, pourtant denrée pléthorique. Sans ricaner, si le suivi social est proclamé partout, son efficacité est variable. Enfin bon, vous savez au moins par où commencer... Ah mais je vous vois trépigner, tout content d'avoir trouvé l'objection vicieuse : si comme t'as dit, il a pas une thune, ton SDF, ni pièce ni carte, il fait comment pour téléphoner ? Ça a été prévu : le monde n'est pas si laid. Le 115 fonctionne sans pièce ni carte dans n'importe quelle cabine. Oh, Bazil ! T'as entendu ? Le 115 ! Le 115, Bazil ! Laisse tomber, il va trouver mieux...

LA MENDICITÉ DANS LE MÉTRO

Si vous préférez chanter *le petit pont de bois* d'Yves Duteil sur le quai de la Rapée, plutôt que sous la douche, ou répéter le *Concerto d'Aranjuez* dans les couloirs de la station Châtelet, parce que l'acoustique est meilleure que dans votre chambre de bonne, il vous faudra passer une audition devant le jury d'un organisme appelé Espace Métro Accord, lequel permet d'attribuer aux musiciens un badge qui les autorise à jouer dans les couloirs à des emplacements répertoriés. « Ces auditions garantissent la qualité de la prestation proposée aux usagers » ; viré, le manouche qui fait pin-pon avec son accordéon pérave.

Depuis l'entrée en vigueur du nouveau Code pénal au début des années 1990, la mendicité n'est plus un délit (l'ancien Code pouvait vous envoyer en prison pour six mois). Mais selon un certain arrêté de 1942, rédigé par l'État français sous l'autorité du maréchal Pétain, le maintien de l'ordre public dans le métro relève de la compétence du préfet. Et le préfet, par l'article 85 dudit décret, interdit donc la mendicité. La contravention pour ce qui n'est pas un délit est de 50 €, mais la RATP, se sentant des ailes de poète, a décidé d'ouvrir un créneau de légalité aux musiciens mancheurs. Une audition. Bon. Mais comment font-ils pour demander de l'argent, ces artistes homologués, puisque la mendicité est interdite et la quête proscrite, alinéa 7b. La RATP va-t-elle enfreindre ses propres règlements ? Holà, non ! La pièce donnée par l'usager est assimilée à un « pourboire » ! Spontanément offert ! Donc parfaitement licite ! Ouf, on a eu peur. T'as compris, Bazil ? Un pourboire, faut demander.

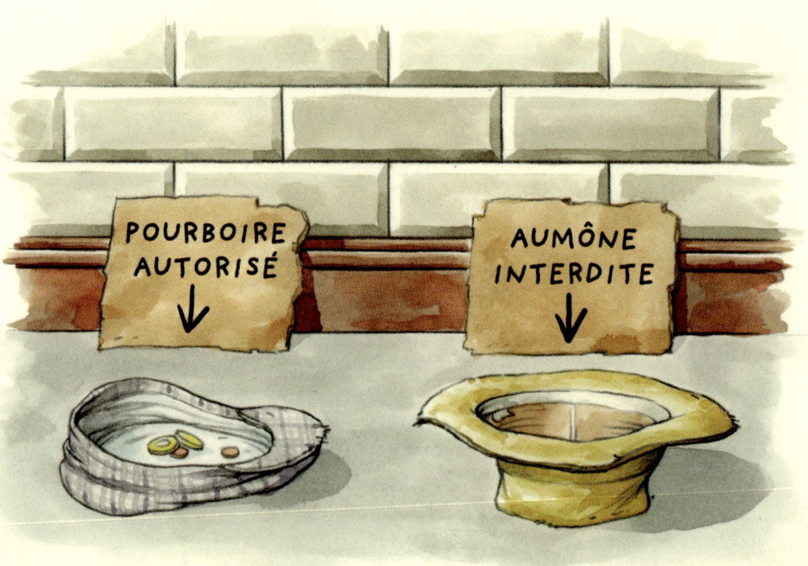

Sans toit, sans travail, Bazil étrenne la vie enrichissante des SDF...

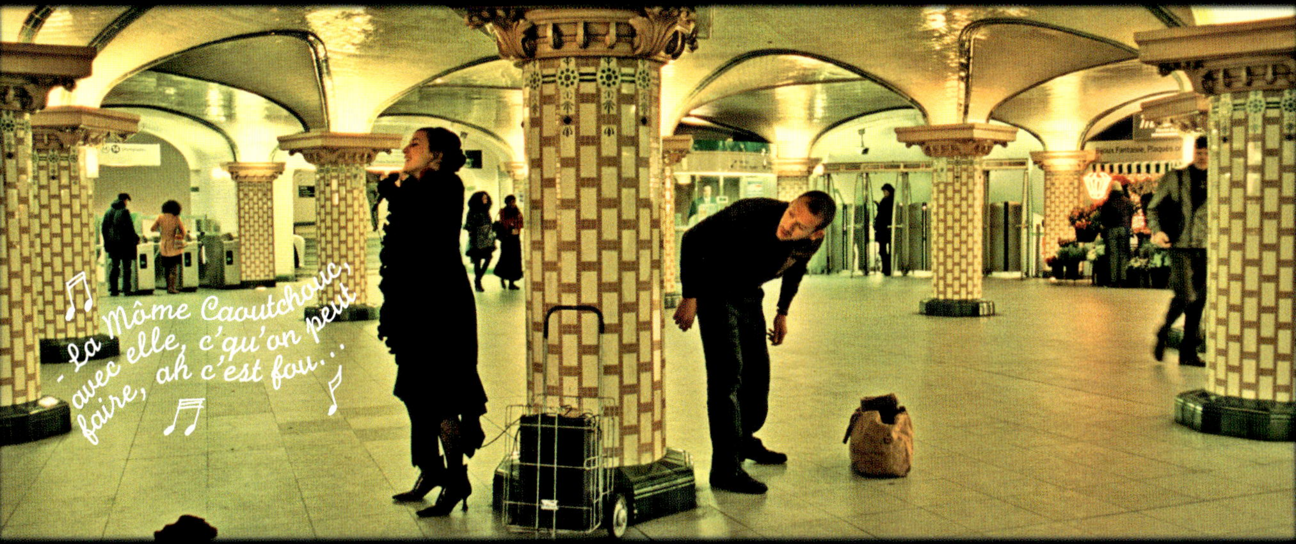
- La Môme Caoutchouc, avec elle, c'qu'on peut faire, ah c'est fou...

... ses spectacles...

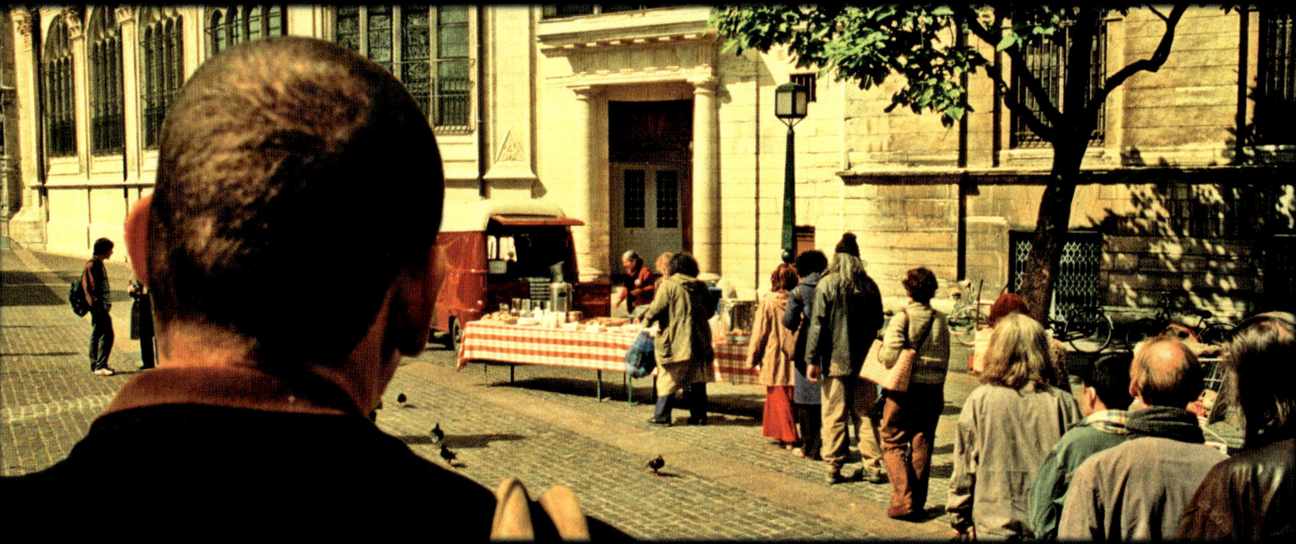

... ses restaurants gastronomiques...

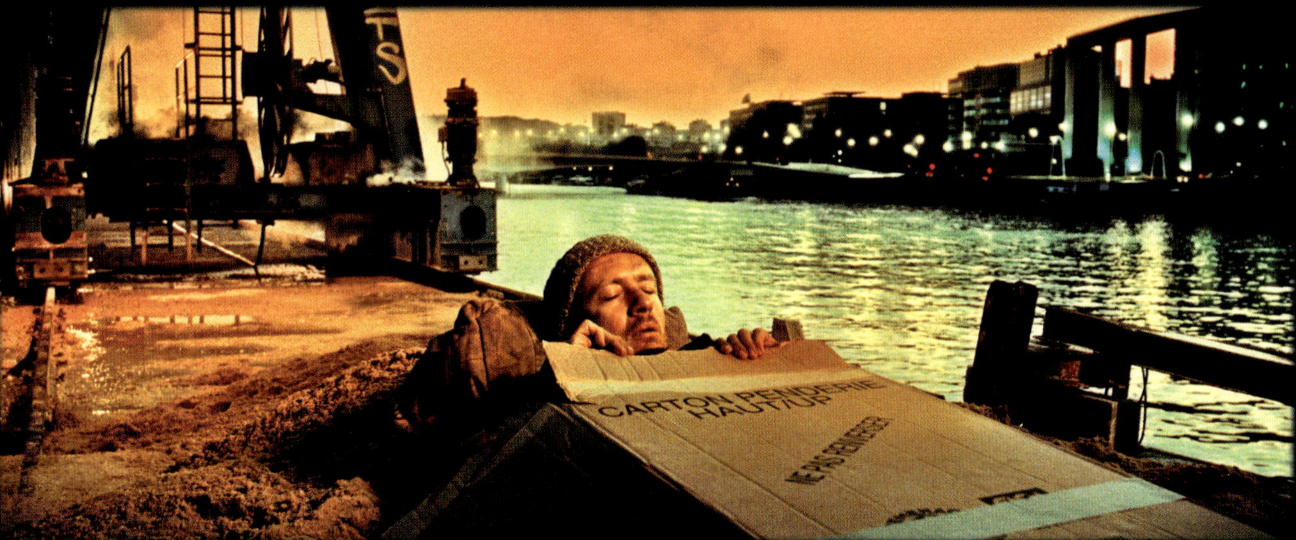
CARTON PENDERIE
HAUT/UP
NE PAS RENVERSER

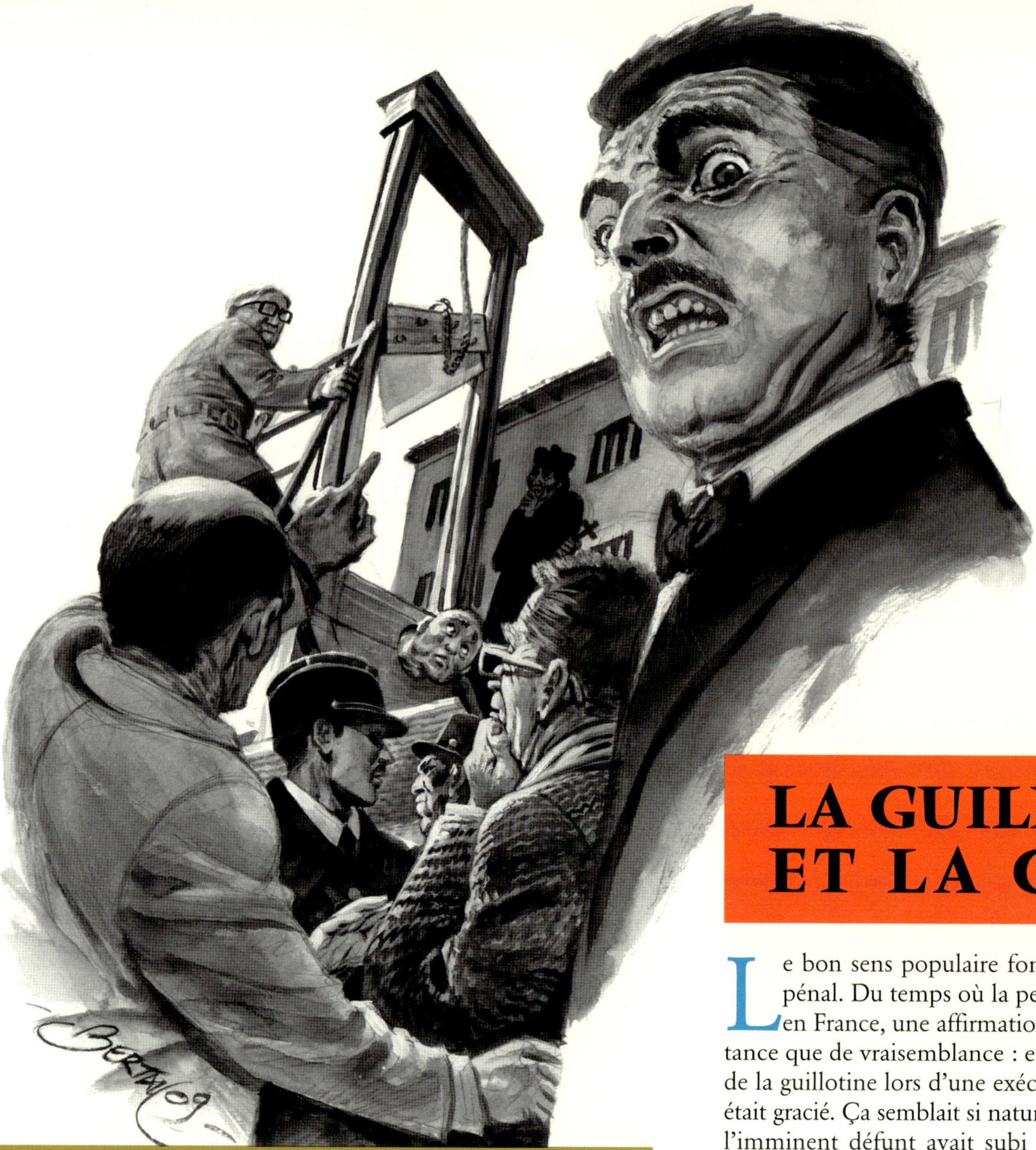

AUTOMATES ET STATUES

Si la pantomime de l'automate appartient depuis longtemps à la tradition de la manche sur le trottoir, une nouvelle méthode pour solliciter la générosité du passant proliféra à partir des années 1990 : les statues.

À l'aide d'un drapé ou d'un costume monochrome, la peau maquillée de la même couleur, le numéro consistait à adopter une immobilité si longue et si parfaite que le badaud – du moins au début – pouvait en venir à se poser la question : comédien ou vraie statue ? Momies égyptiennes, statues de la Liberté, discoboles, gentilshommes vénitiens, pierrots, démons mythologiques et bien d'autres, une statuaire d'inspiration et de qualité diverse a proliféré alors sur les trottoirs des capitales, aux alentours des lieux touristiques.

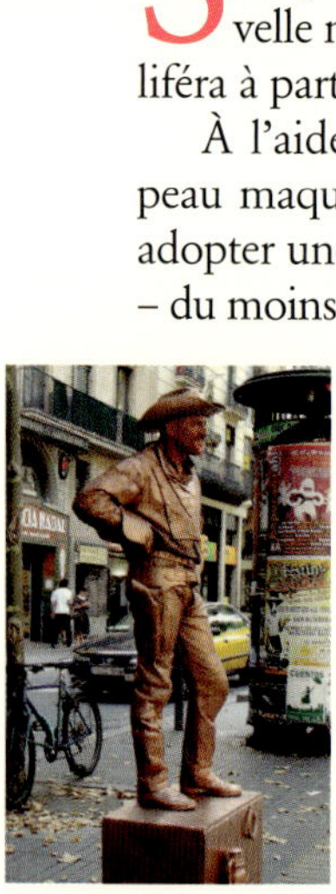

Dans les derniers avatars : les cadavres dans les cercueils (facile !) et les cow-boys (ici sur les Ramblas de Barcelone).

Mais si les premières prestations étaient troublantes – la nouveauté aidant –, là comme ailleurs, l'inflation tue le prodige et la rigueur de l'interprète a diminué, en même temps que le numéro se répandait. Maintenant, ça se gratte, ça tousse, ça cligne de l'œil, ça sourit, c'est tout juste si les dernières momies en service à Paris ne lisent pas le journal en mangeant un sandwich pendant leur prestation. Tout fout l'camp.

LA GUILLOTINE ET LA GRÂCE

Le bon sens populaire fonde parfois son propre droit pénal. Du temps où la peine de mort était en vigueur en France, une affirmation courait avec autant d'insistance que de vraisemblance : en cas de dysfonctionnement de la guillotine lors d'une exécution capitale, le condamné était gracié. Ça semblait si naturel, si normalement humain : l'imminent défunt avait subi les préparations, la ligature sur la bascule, il avait sa nuque tondue coincée dans le chevalet, il avait entendu la lecture de la sentence, il percevait les derniers mots du curé, le couperet qui chutait dans ses glissières et… toc, on arrête tout, le couperet coincé à mi-chemin, en raison d'un incident indépendant de notre volonté le service est interrompu… On se disait, le type, ça y est, il a déjà payé une grosse partie, bon, il a senti la mort au point de l'être quasiment, mort, ça va, il a eu du pot, on en reste là, au bagne, zou, et le bourreau, il passe à mon bureau, le bourreau, on va causer de l'entretien de son matériel. Ça semblait si logique, que j'en étais persuadé moi-même et que j'ai même cherché cette disposition réglementaire dans l'ancien Code pénal autour de l'article 12 « tout condamné à mort aura la tête tranchée… » sans jamais rien trouver mais le Code pénal, c'est aussi difficile à comprendre qu'une notice traduite du coréen.

J'aurais pu chercher longtemps car cet article n'a jamais existé. Renseignements pris auprès d'érudits du sujet, non seulement aucune disposition approchante n'a jamais été édictée, mais aucune panne de la machine à raccourcir les enthousiasmes n'a jamais été rapportée. Des scandales, des démonstrations honteuses autour de l'échafaud – comme lors de la dernière exécution publique en 1933 – ça oui, mais des pannes, jamais. Et quand bien même, le droit pénal est impitoyable : un condamné à mort doit être exécuté quelles que soient les circonstances, et si on n'y arrive pas du premier coup, on s'y reprendra autant de fois que nécessaire.

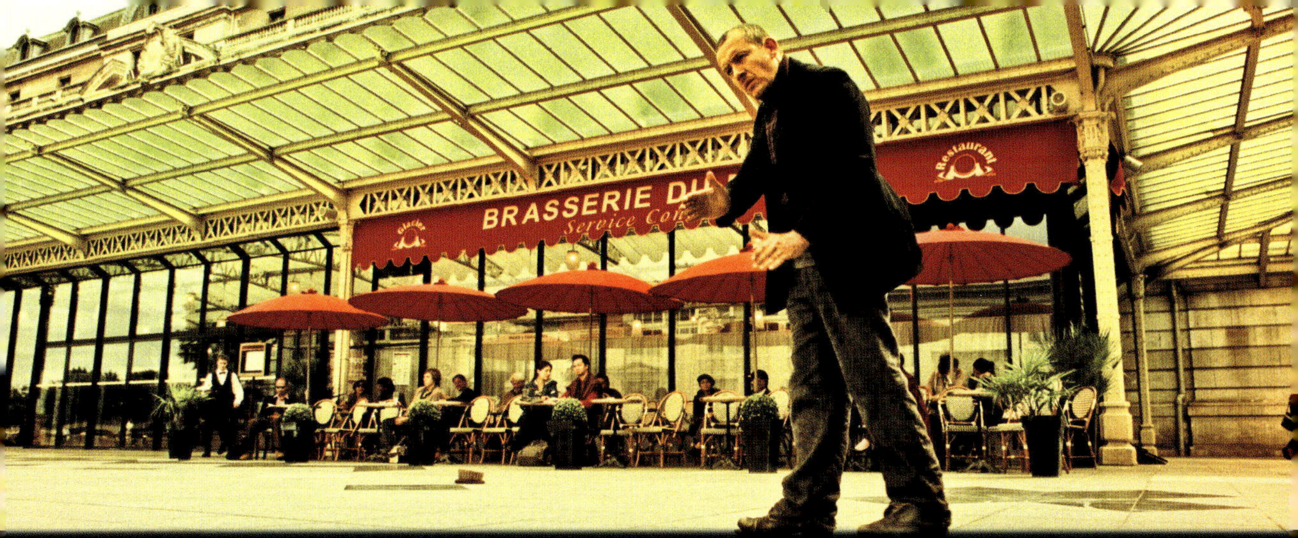

– Eh toi ! T'as cinq minutes ?…

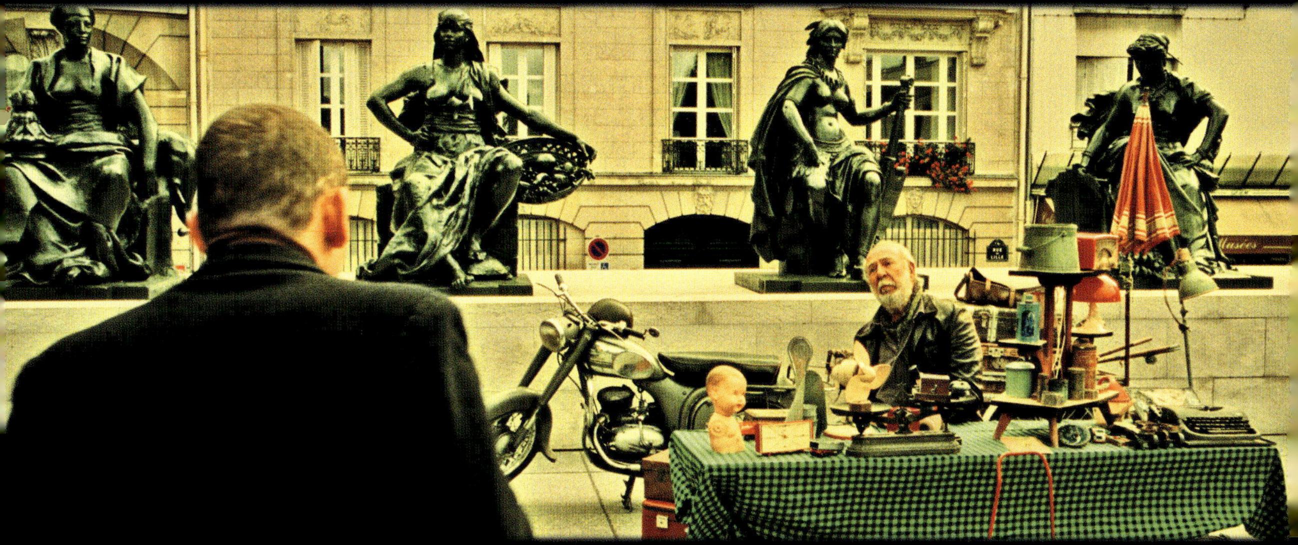

… Les trois quarts de ma vie, je les ai passés en taule. Du coup, tous mes amis m'appellent Placard.
– Moi, c'est Bazil.
– Je sais. T'as une dragée dans le bocal. T'es à la rue mais tu te débrouilles.
Ceux qui plongent pas tout de suite, c'est qu'ils ont un but. C'est quoi, ton but, petit ?…

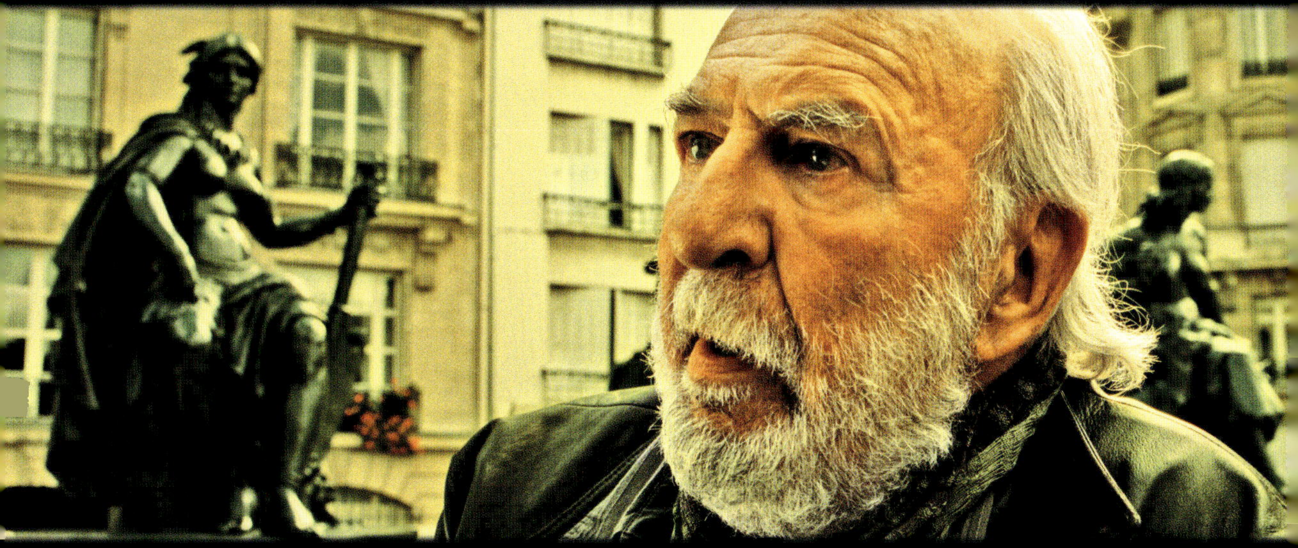

Moi, c'est la Veuve qui m'a fait le coup de la panne. La guillotine… En 59, le couperet s'est bloqué. On m'a gracié.

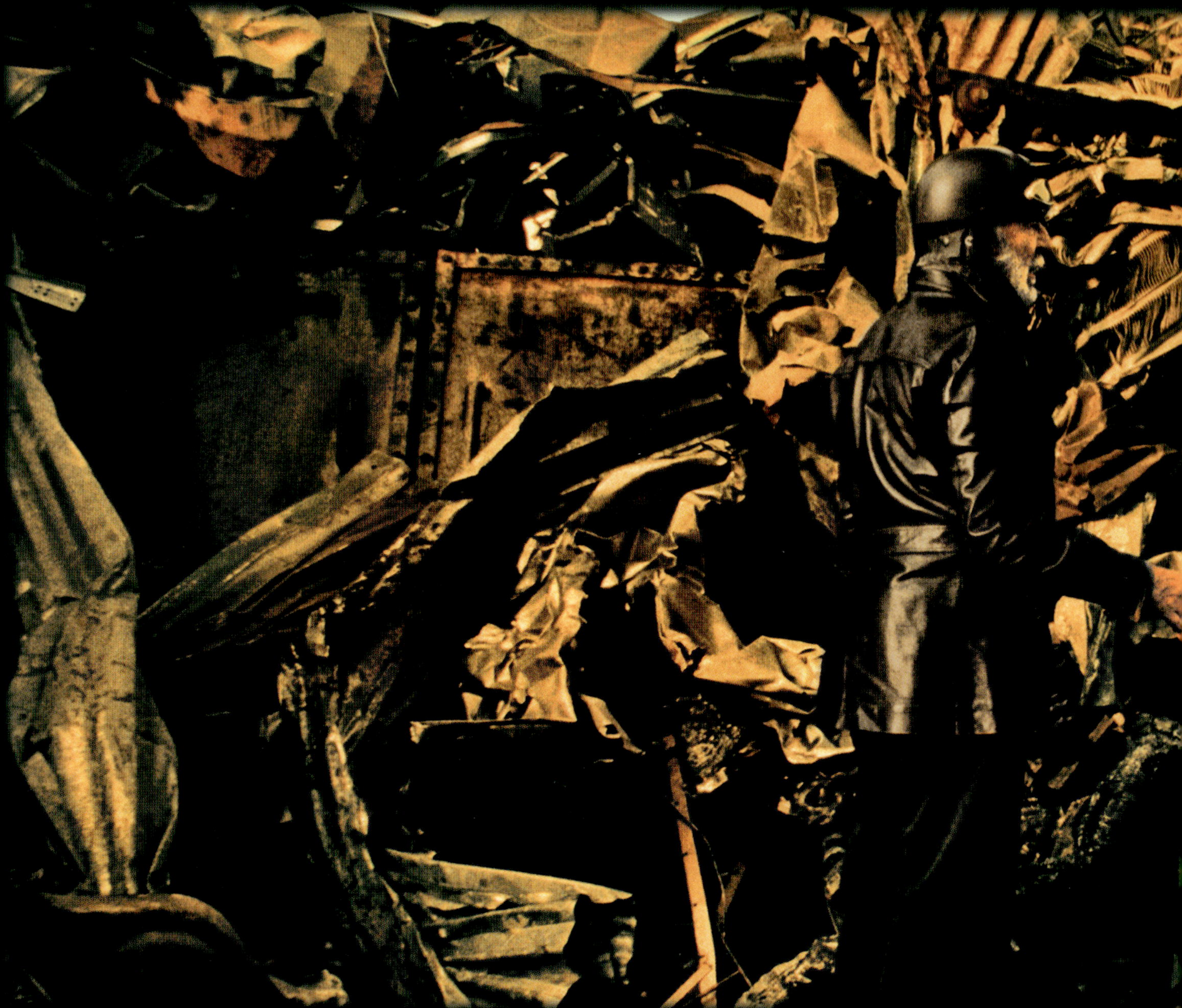

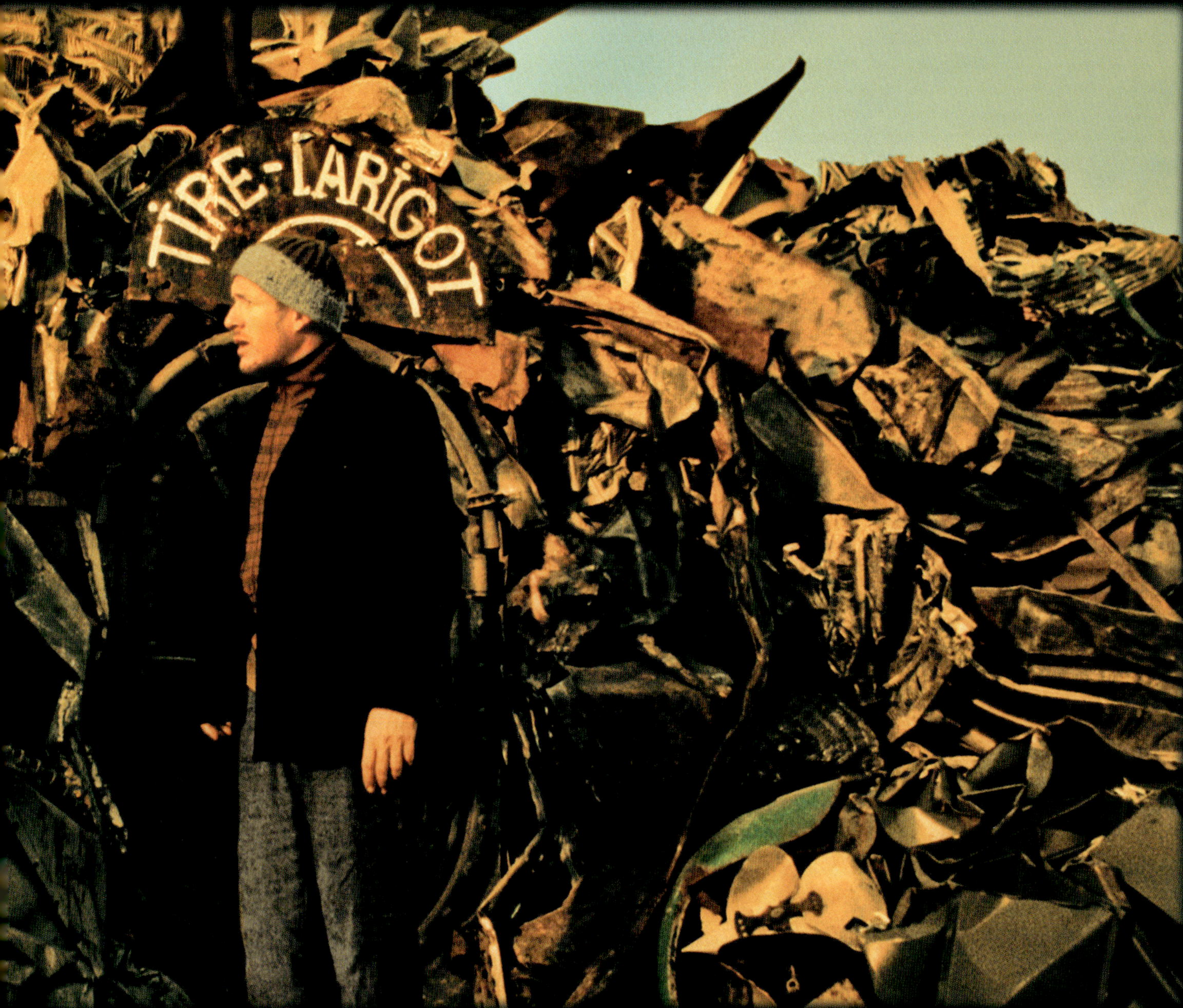

– Suis-moi… Y'a une famille qui veut t'adopter.

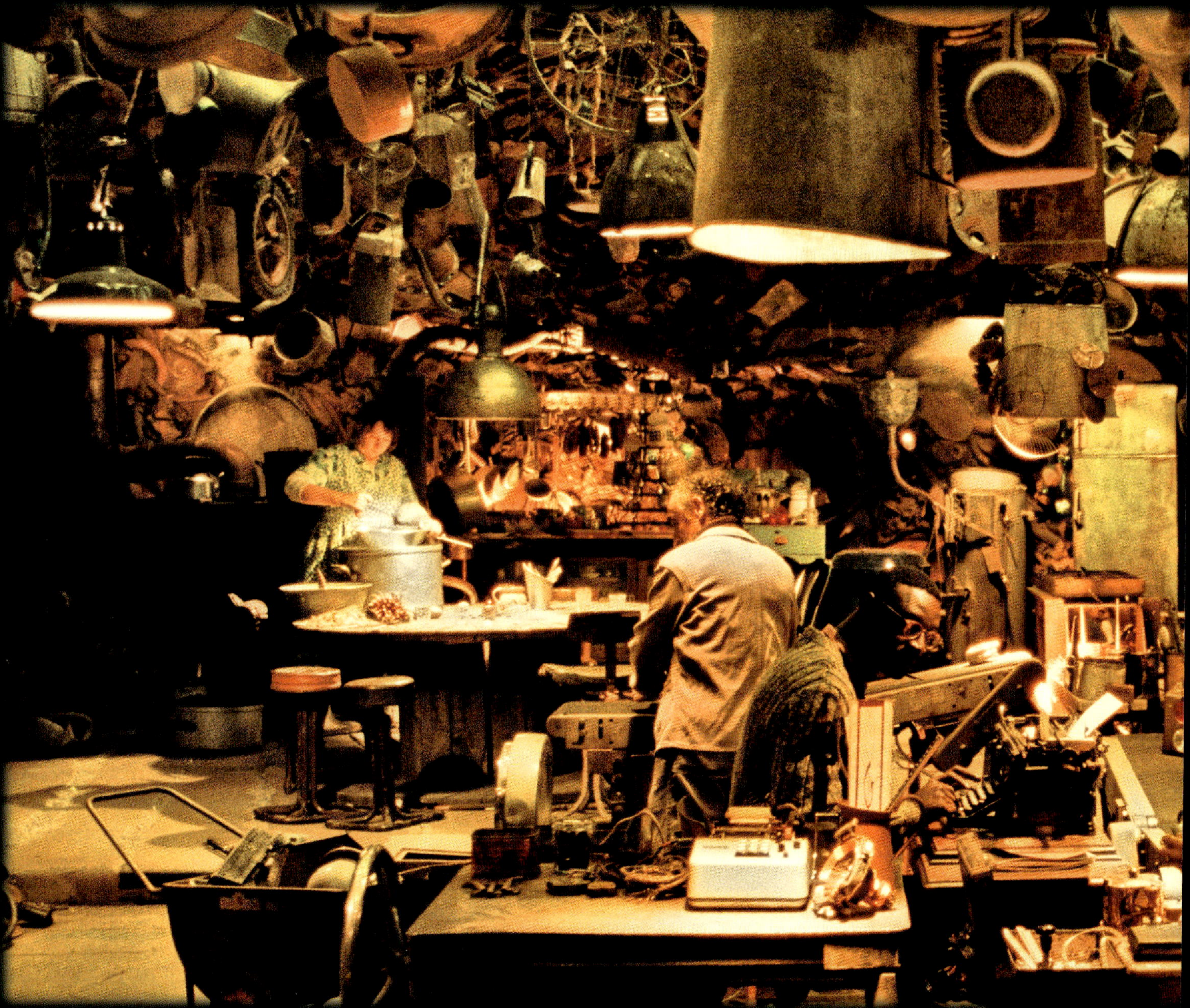

– Pourquoi «Tire-Larigot» ?

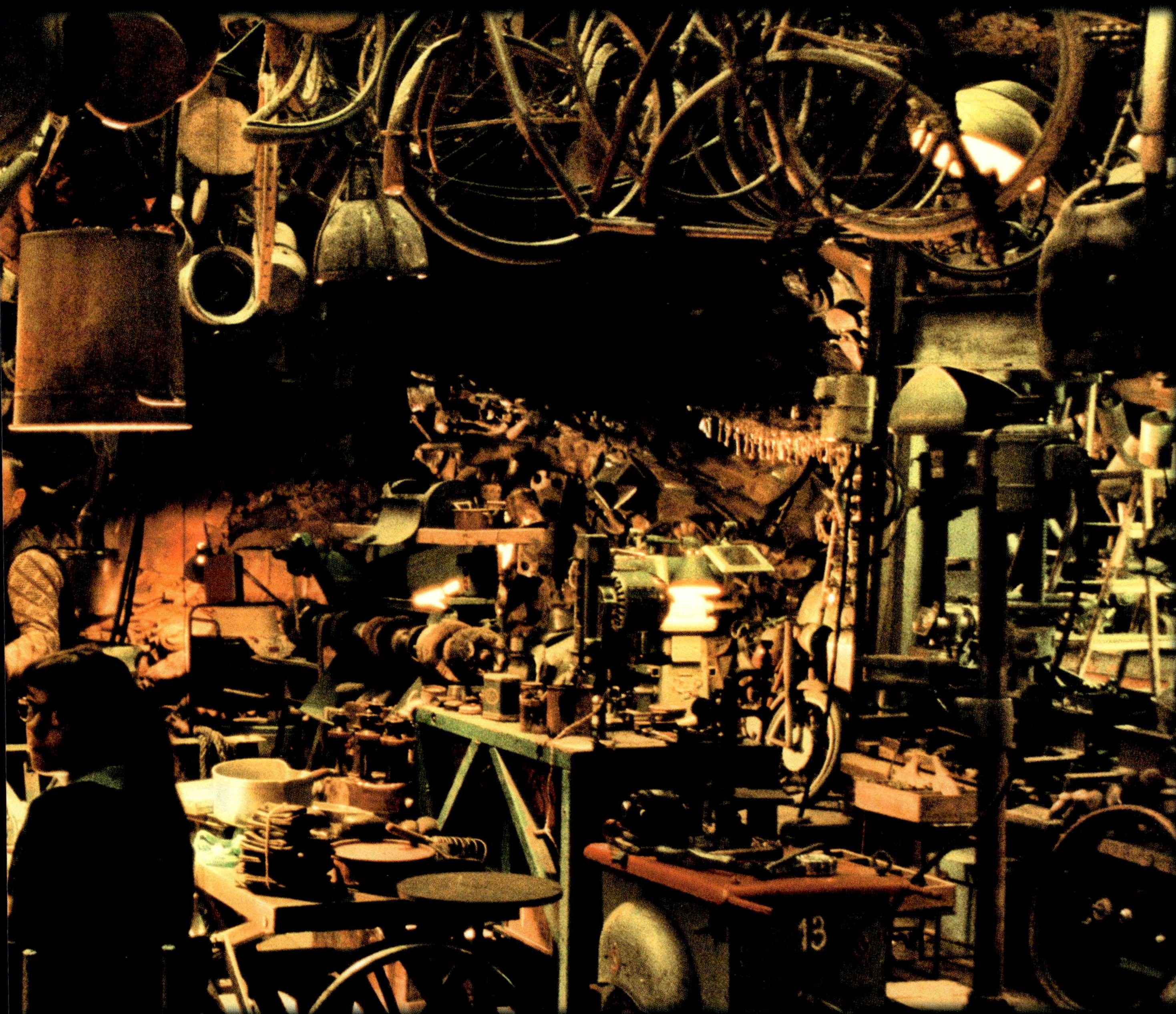

– Parce qu'ici on récupère la ferraille à... ?
– TIRE-LARIGOT !

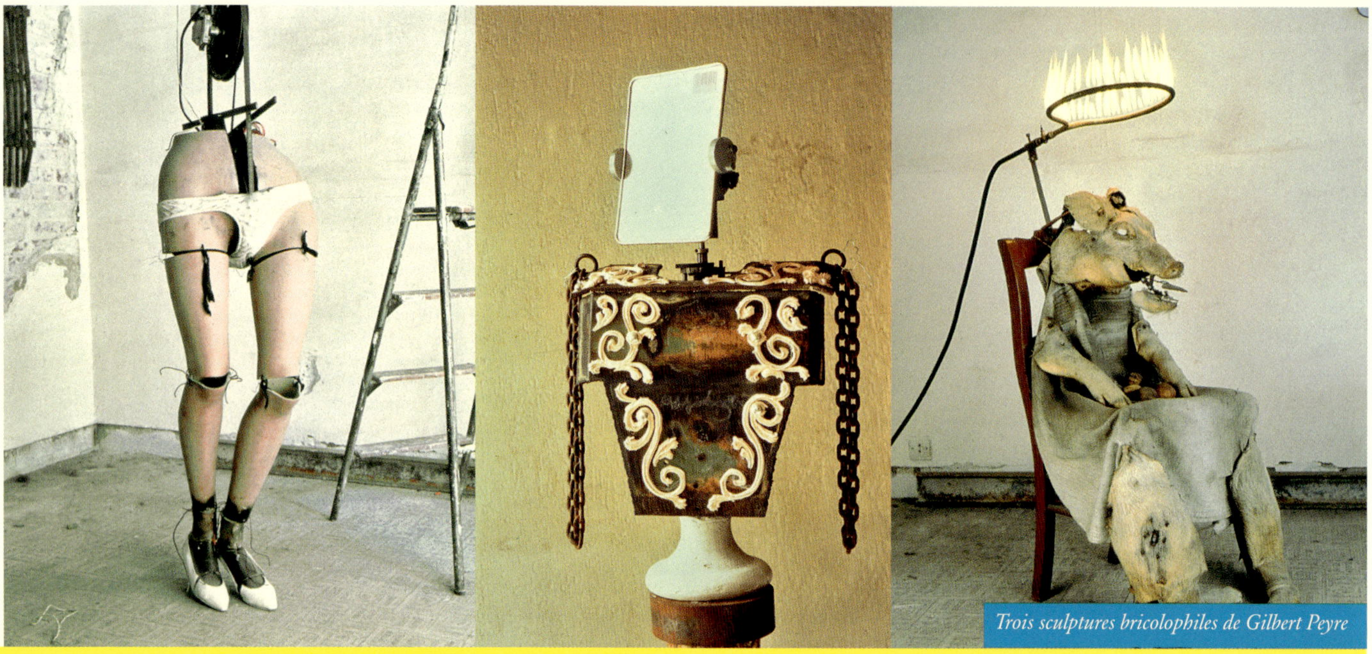

Trois sculptures bricolophiles de Gilbert Peyre

DE TINGUELY À GILBERT PEYRE, LES ARTISTES BRICOLOS

L'artiste qui a créé les robots foldingues et les sculptures animées de Petit Pierre dans *Micmacs* s'appelle Gilbert Peyre[1]. C'est un digne représentant de toute une catégorie d'artistes technophiles qui se multiplient depuis trois décennies, et dont le point commun tient en deux mots : récupération / recyclage. Le pape fondateur et pionnier de ce mouvement fut évidemment le sculpteur-mécanicien-soudeur suisse Jean Tinguely. D'abord décorateur de vitrine, dépourvu de tout bagage technique, c'est sa fascination pour le métal et le mouvement mécanique qui fit tout le travail. À partir de 1950, il déploya des trésors d'astuce et d'ingéniosité autodidacte pour fabriquer de monumentales sculptures mouvantes tournantes percutantes vibrantes rotatives translatives alternatives, à base de métaux et matériaux récupérés dans les casses et de tout ce que l'imagination humaine a pu inventer de systèmes pour transmettre l'énergie mécanique.

Qu'ils soient bricolos-rêveurs-accumulateurs, bruts ou pas (« Facteur Cheval », Roddia, Picassiette, Arman…), ou bricolos figuratifs (ceux qui détectent des formes zoomorphes ou anthropomorphes dans les pièces métalliques de récup' : ce ressort ! c'est le portrait craché de Tata Sandrine !), ou bricolos performeurs (ceux qui lancent leurs mécaniques infernales dans la rue ou sur les scènes avec musique et comédiens : Calder et son microcirque, Royal de Luxe, Gilbert Peyre, quand il sort de ses expos….), les as du ciment ou du chalumeau oxyacéthylénique ont en commun de hanter les décharges pour y trouver leurs matériaux de base. Sauf que les décharges disparaissent, inexorablement. Que vont-ils devenir ? Mais que fait donc le ministre de la Culture ?

1. www.gilbert-peyre.com

LE VRAI PETIT PIERRE

Défiguré par une maladie congénitale, borgne, sourd-muet, le garçon-vacher Pierre Avezard, dit Petit Pierre, a en plus été touché en 1937 par le virus de la fièvre artistique, manquait plus que ça. Son truc à lui, c'est un manège, entièrement fonctionnel et articulé, qu'il construisit pendant trente ans avec des débris trouvés dans les poubelles. Génie du bidouillage mécanique en carton, il a accumulé les trouvailles pour faire remuer les joujoux de son manège, visible au musée de la Fabuloserie à Dicy, dans l'Yonne, jusqu'à sa mort, à quatre-vingt-un ans.

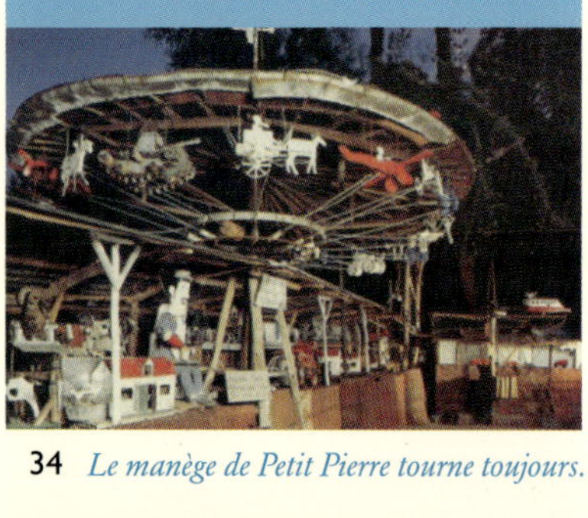

Le manège de Petit Pierre tourne toujours.

RECYCLAGE

Longtemps réservée aux chiffonniers-ferrailleurs qui sillonnaient les rues avec leurs cris, leurs charrettes à chevaux ou à bras, et plus tard leurs camionnettes, la récupération de matériels, métaux et matériaux retrouve la faveur du public depuis que les vertus de la société de consommation ne sont plus annonciatrices d'un avenir bleu azur qui sent le jasmin.

En vingt ans, comme un réflexe de survie impératif, le recyclage est passé d'une activité semi-marginale qui évoluait dans l'écume de la consommation au statut d'un créneau industriel prometteur sinon partout rentable. La réparation des appareils quasi intacts que les gens balancent reste encore une micro-activité réservée à de rares associations spécialisées et aux organisations caritatives comme Emmaüs (jadis la légende attribuait cette spécialité aux Arabes : le jargon mythologique des bricolos appelle « boulon arabe » un rafistolage au fil de fer et dans leur bouche ce n'est pas obligatoirement péjoratif), mais la pratique est de plus en plus difficile. La nouvelle tendance économique est impitoyable, c'est toute la chaîne industrielle qui est maintenant jetable : quelle que soit la panne, on ne répare plus (d'ailleurs les zinzins sont conçus pour ne plus l'être, réparables), on détruit, on recycle à la sauce verte, et on revend un neuf.

Les immenses décharges publiques désormais condamnées par les normes européennes ont laissé la place à des déchetteries chic et techno, branchées avec des sociétés de recyclage ou de retraitement modernes, théoriquement soumises aux mêmes normes mais on n'a pas été voir.

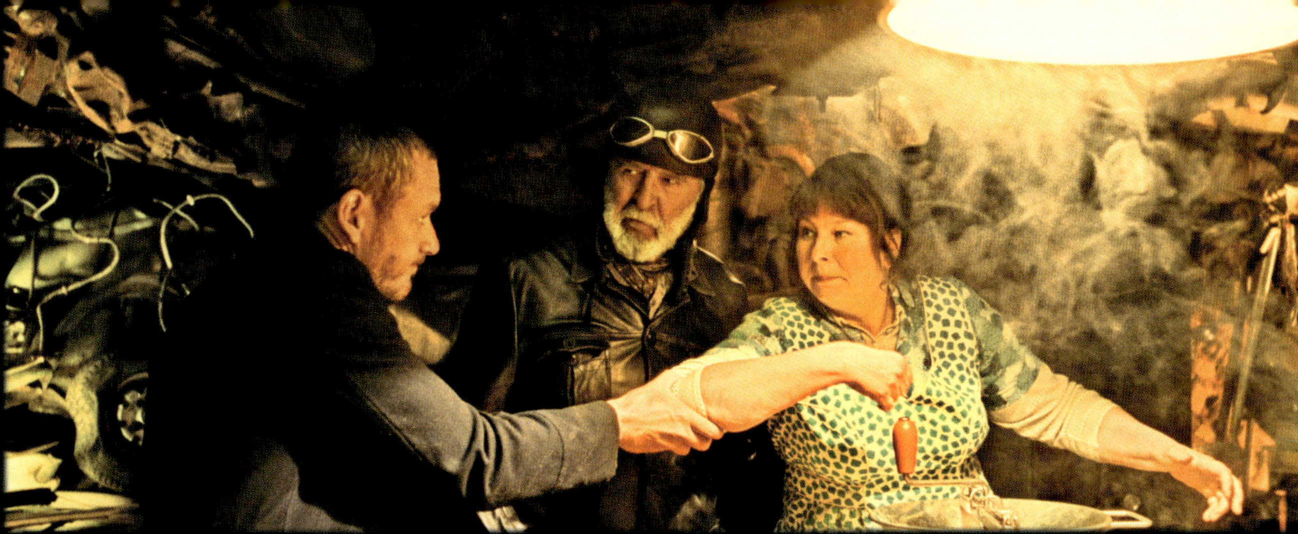

– Viens, faut que je te présente… Pour le recrutement, c'est elle qui décide.
– Je m'appelle Tambouille.
– Ici, on récupère, on trie, on répare. Tout le monde s'y colle…

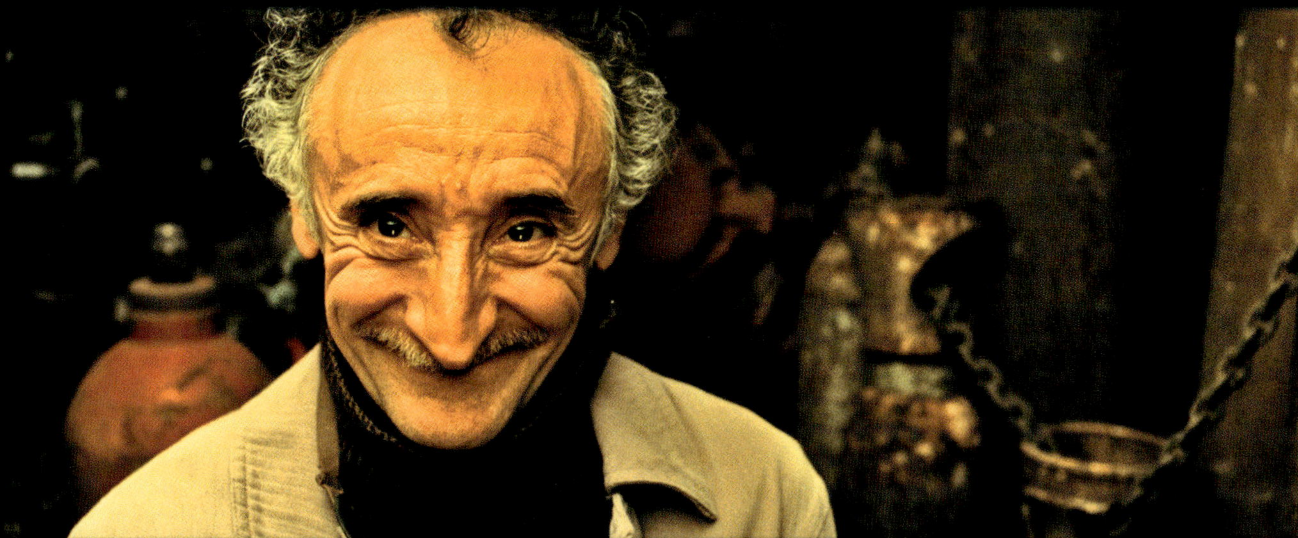

… sauf Petit Pierre.

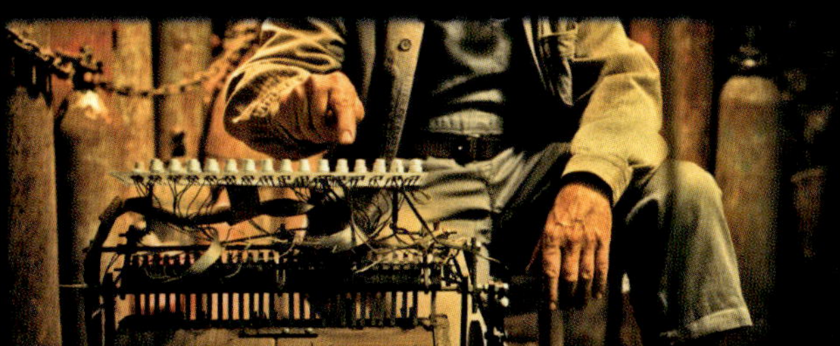

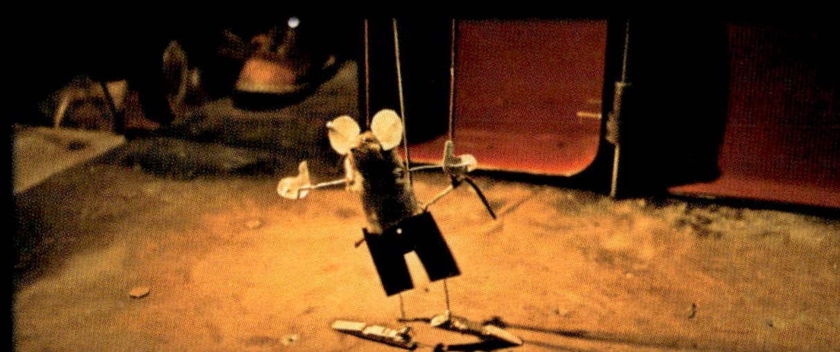

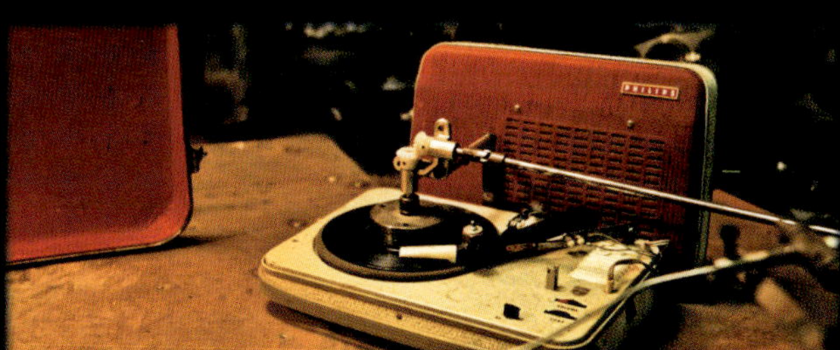

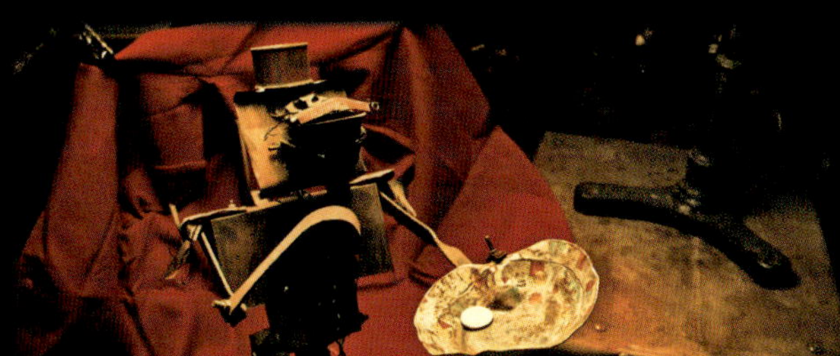

Lui, c'est pas pareil… C'est un artiste.

LES SAVANTS AUTISTES

Rendus célèbres par le film américain *Rain Man*, ceux qu'on appelle les « savants autistes », ou les « déficients surdoués », développent d'incroyables capacités intellectuelles dans des domaines très limités : le calcul, la mémoire de détail, les langues, l'estimation des mesures, à côté de handicaps plus ou moins lourds, caractéristiques de l'autisme, par ordre d'importance : social, cognitif, caractériel, voire moteur. On appelle « syndrome d'Asperger » l'apparition de ces capacités lorsqu'elles s'accompagnent d'un autisme léger, dit de « haut niveau » comme Calculette. Lequel peut évoluer, jusqu'à s'approcher de la guérison.

Le plus célèbre de ces savants autistes est évidemment Kim Peek, qui a inspiré le film *Rain Man*, mais l'autre star, Daniel Tammet, Anglais d'origine, a gagné une notoriété médiatique mondiale le 14 mars 2004 en battant le record de mémorisation des décimales de pi : il en a récité 22 514 sans erreur pendant 5 h et 9 mn pour une cause humanitaire. Guéri de son autisme, il a raconté son histoire dans un livre fascinant[1], où il explique son truc pour manipuler mentalement des nombres monstrueux. Pour lui, un nombre est une forme colorée qu'il voit dans sa tête. S'il lui accole une autre forme colorée (= un autre nombre) dans une direction ou dans une autre (= addition, multiplication, racine, puissance, etc.), une troisième forme apparaît, dotée d'une autre couleur, dont le nom lui semble évident : c'est le nombre du résultat recherché. C'est pas plus compliqué que ça.

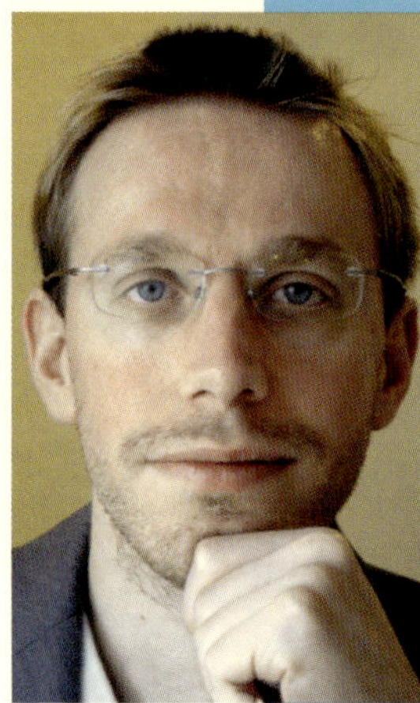

Daniel Tammet

1. *Je suis né un jour bleu*, Éditions Les Arènes.

HÉMISPHÈRE, HÉMISPHÈRE !

On est encore loin d'expliquer scientifiquement les cas des savants autistes, mais les recherches avancent. Une des hypothèses actuellement envisagée, citée par Daniel Tammet, est celle-ci : une déficience congénitale de l'hémisphère temporal gauche dans le cerveau entraîne un surdéveloppement de l'hémisphère temporal droit, comme un handicapé du bras gauche développe son bras droit. Or, les dons des savants autistes, calculs, nombres, langues, sont toujours associés à l'hémisphère droit. C'est pas plus compliqué que ça.

TESTEZ VOS CAPACITÉS D'ESTIMATION

Chez tout un chacun, les capacités d'estimation, autrement appelées « vue de nez » ou « pifomètre » dépendent de l'habitude : un maçon estimera beaucoup plus facilement à l'œil la longueur d'une poutre qu'un dentiste ou un écrivain. Mais pas seulement. L'aptitude à assimiler une mesure vient de la perception formelle, laquelle peut être plus développée chez certains que chez d'autres. On entre là dans les microdifférences d'aptitudes entre personnes. Pour connaître les vôtres, répondez à ces questions mémo-estimatives <u>sans réfléchir plus de 5 secondes</u> à chaque fois, notez vos réponses au fur et à mesure et comparez avec les résultats.

1 - Combien mesure la hauteur de ce livre ?
2 - Combien pèse-t-il ?
3 - Quelle distance y a-t-il entre les 2 points rouges de cette page ?
4 - Combien y a-t-il de fleurs dans le rectangle ci-dessous ?
5 - Combien y a-t-il de lettres dans le paragraphe intitulé "Les savants autistes" ?

Regardez la photo du haut de la page 39 pendant 5 secondes... TOP ! tournez la page et répondez aux questions suivantes :

6 - Combien y a-t-il de personnages visibles ?
7 - Que fait Calculette, la fille aux lunettes du second plan ?
8 - De quoi est vêtu le personnage du premier plan ?
9 - A-t-il des lunettes ?
10 - Quel objet est posé devant lui ?

Solutions

1 - 29,7 cm. Bonne réponse entre 28 cm et 31cm
2 - 1250g. Bonne réponse entre 1100 et 1300g
3 - 18 cm. Bonne réponse entre 16 cm et 20 cm
4 - 33 fleurs. Bonne réponse entre 31 et 35
5 - 1195 lettres. Bonne réponse entre 1100 et 1300
6 - Bonne réponse : 6
7 - Bonne réponse : elle écrit.
8 - Bonne réponse : d'un pull
9 - Bonne réponse : oui
10 - Bonne réponse : une machine à écrire (de marque Remington)

Comptez vos bonnes réponses

Résultats du test

• Si vous avez 10 bonnes réponses (y compris la marque de la machine) : vous êtes surdoué. Il ne vous reste plus qu'à être autiste pour être parfait.

• Vous avez plus de 5 bonnes réponses : vous bénéficiez d'excellentes capacités. Envoyez votre CV à J.-P. Jeunet, il vous prendra pour son prochain film.

• Vous avez moins de 5 bonnes réponses. Vous êtes un peu déficient, mais c'est pas grave. Vous énervez pas. Et arrêtez de baver sur le livre, on va pas pouvoir le revendre.

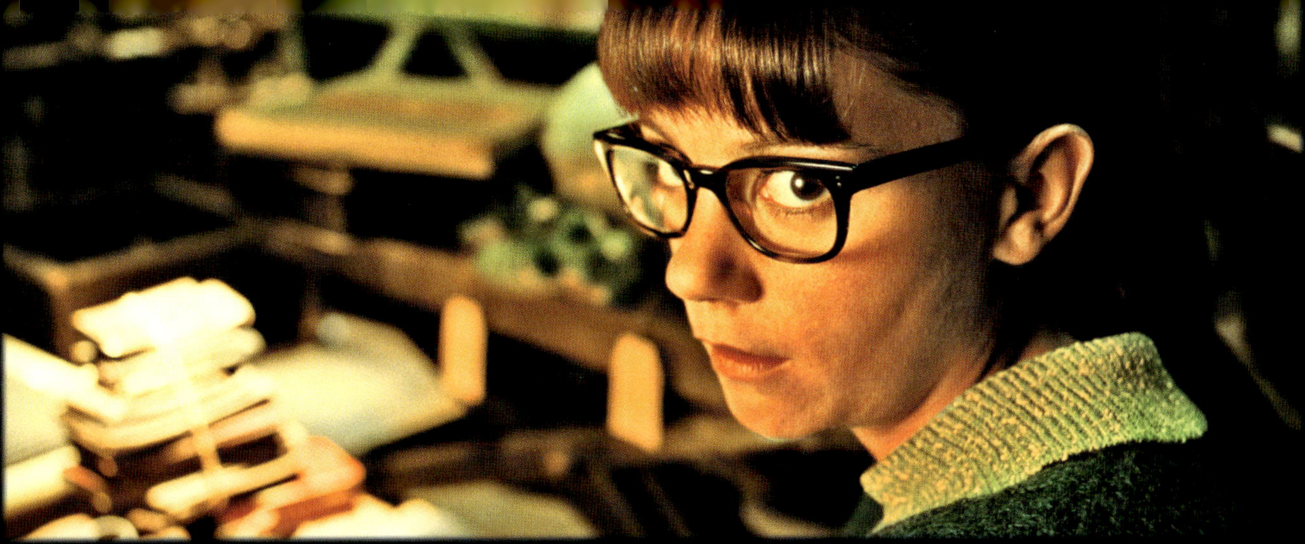

– 59… 104… 42.
– On l'appelle Calculette. Elle a un pois chiche dans le crâne mais le compas dans l'œil.

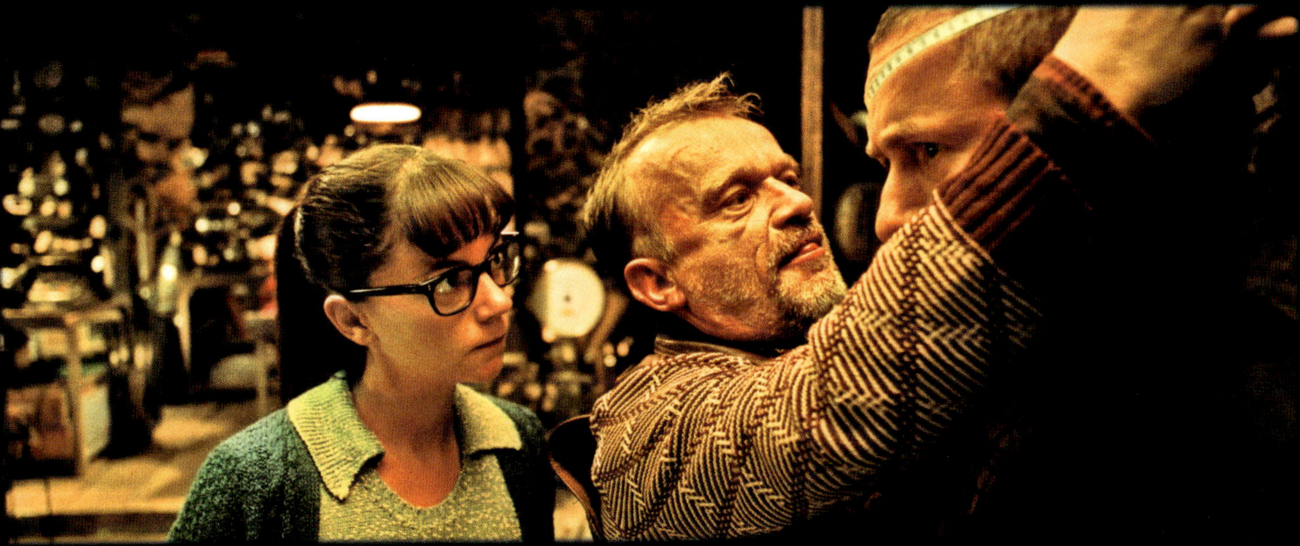

– 59 cm… 104 cm… 42 cm.

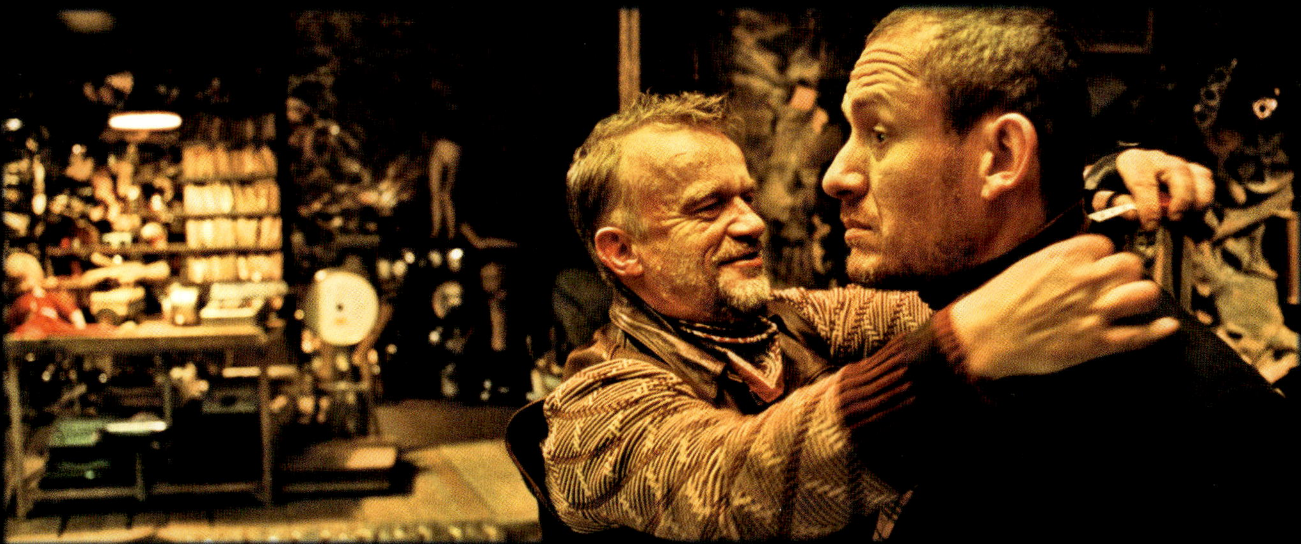

C'est exactement ça…

LE CONSERVATOIRE DE LA FRANCOPHONIE

Les locutions, expressions, métaphores et clichés qui parsèment le langage parlé sont drainés par le tourbillon qui mène l'évolution des langues, chaque génération apportant sa vague, sa couche, ses modes, ses préférences et ses exclusions. Les expressions employées par nos parents disparaissent du langage courant actuel, remplacées par d'autres, que personne n'aurait pu imaginer. Seuls les linguistes, parce que c'est leur boulot, s'attachent à conserver la mémoire des expressions jadis courantes, mais pour le français, ils sont aidés par un allié précieux dont beaucoup de langues ne disposent pas : la francophonie. En effet, l'évolution différente du français en Belgique, en Suisse, au Québec, en Afrique ou aux Antilles, laisse des espaces où des expressions-locutions abandonnées dans l'Hexagone survivent sur plusieurs générations pour le bonheur des amateurs. Car ce n'est pas la dernière curiosité du langage vivant que de voir des modes linguistiques disparues réapparaître sans qu'on les attende. Le cas du verlan, jargon de la pègre inventé au XIXe siècle, disparu après la Seconde Guerre mondiale, réapparu chez les musiciens des années 1970 pour s'étendre en banlieue, est le plus spectaculaire. Mais de simples locutions comme « avoir la tête dans le cul, avoir la tête pleine d'eau, jeter à la baille, se prendre une gamelle, mettre au rancard » font partie de ces revenants.

Liste des expressions-locutions collectées par Remington

🟠 = **Encore employées dans le langage courant**
🔵 = **Désuètes, disparues ou en voie de disparition**

🟠 le compas dans l'œil
🔵 l'estomac dans les talons
🔵 tenir la dragée haute
🔵 se mettre martel en tête
🟠 passer du coq à l'âne
🔵 soupe au lait
🔵 Gros-Jean comme devant
🔵 baver des ronds de chapeau
🟠 tirer les vers du nez
🔵 anguille sous roche
🟠 se serrer les coudes
🟠 mettre la charrue avant les bœufs
🔵 avoir les deux pieds dans le même sabot
🟠 poser un lapin
🔵 gagner ses pénates
🟠 rangé des voitures
🟠 ça ne mange pas de pain
🔵 prendre ses jambes à son cou
🔵 monter au pinacle
🔵 espèces sonnantes et trébuchantes
🔵 chercher midi à quatorze heures
🔵 pas né de la dernière pluie (maintenant : « oublié d'être con »)
🟠 inventer le fil à couper le beurre (maintenant : « l'eau chaude »)
🔵 prendre des vessies pour des lanternes
🟠 revenir à ses moutons
🟠 se taper la cloche
🔵 battre le fer tant qu'il chaud
🔵 mettre flamberge au vent
🟠 faire une croix sur…
🟠 mettre du beurre dans les épinards
🔵 prendre la poudre d'escampette
🟠 à bon entendeur, salut
🔵 rouler dans la farine
🔵 minute papillon (maintenant « Popopop »)
🔵 vouer aux gémonies
🔵 crier haro sur le baudet
🟠 la fin des haricots
🔵 courir sur le haricot
🔵 les carottes sont cuites
🟠 être sur le carreau
🔵 battre sa coulpe
🔵 faire amende honorable
🔵 chercher des noises (maintenant : « des embrouilles »)
🔵 monter sur ses grands chevaux
🔵 secret de Polichinelle
🔵 s'entendre comme larrons en foire

Quelques expressions complémentaires :

🟠 joindre les deux bouts
🔵 la soupe à la grimace
🔵 cautère sur jambe de bois
🔵 arriver le bec enfariné
🟠 trois francs six sous
🔵 donner le bon Dieu sans confession
🟠 le cœur sur la main
🟠 donner sa chemise
🔵 fagoté comme l'as de pique

QUELQUES ORIGINES

micmac : celui-là vient de loin. Au XVIIe siècle, le Néerlandais moyen employait le mot « muytmaker » pour dire mutin. L'emploi est passé en ancien français avec la forme « meutemacre » et le sens de « rebelle ». On trouve son altération en « miquemaque » vers 1640, sa forme définitive « micmac » en 1691, avec le sens de « manigance ».

à tire-larigot : le larigot était une flûte rustique utilisée dès le XVIe siècle, « tirer » est synonyme d'« aspirer », encore utilisé dans « tirer une bouffée, une taffe ». L'ensemble a pris le sens de « beaucoup, en quantité », comme l'air qu'on aspire dans le larigot, et s'est d'abord employé avec « boire ».

poser un lapin : au milieu du XIXe siècle, on appelait « lapin » un paiement non effectué. En 1880, « poser un lapin » signifie : ne pas payer une fille vénale. Le glissement de sens vers « ne pas honorer un rendez-vous » s'est produit plus tard sous l'influence de l'espagnol « hacer un mico = faire un singe » qui signifie à la fois « ne pas payer » et « rater un rendez-vous ».

la fin des haricots : origine incertaine, mais vient vraisemblablement du plus médiocre des aliments servis dans les internats au XIXe siècle : quand on en était à « la fin des haricots », c'est qu'il n'y avait vraiment plus rien à manger derrière.

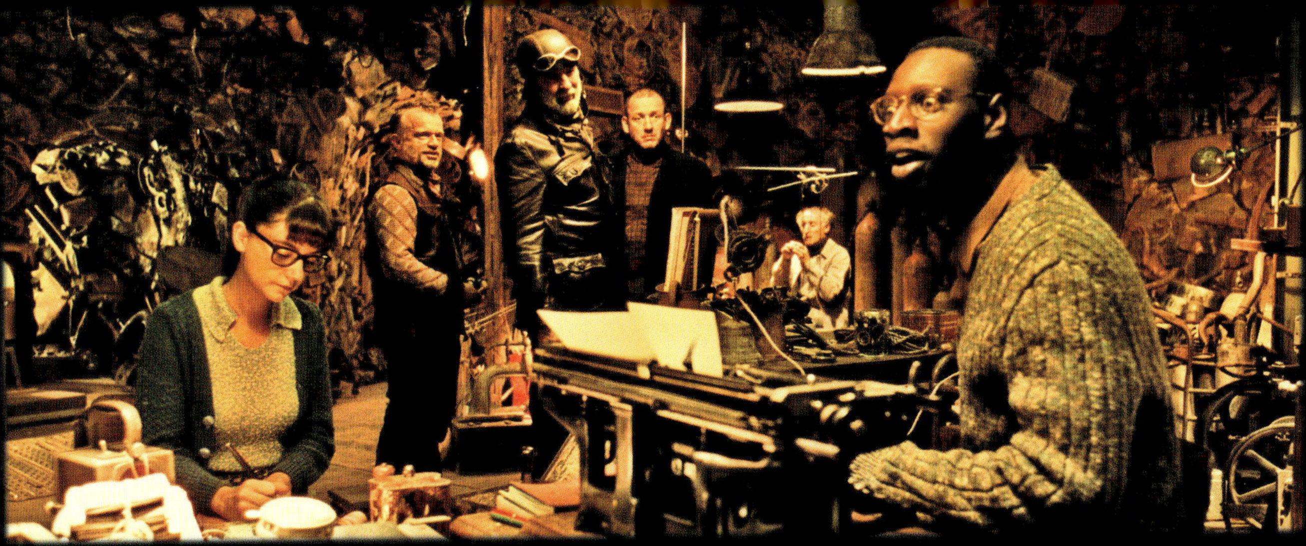

– L'homme blanc a le « compas dans l'œil », il a « l'estomac dans les talons »…

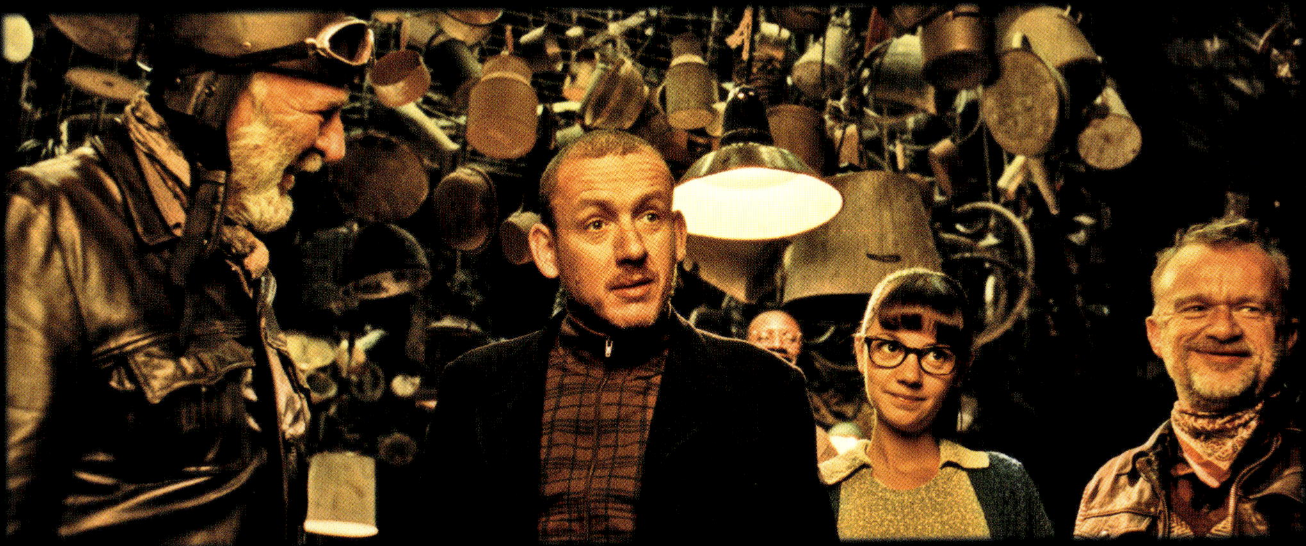

… Il tient la « dragée haute »…
– On l'appelle Remington. Il était ethnographe à Brazzaville…

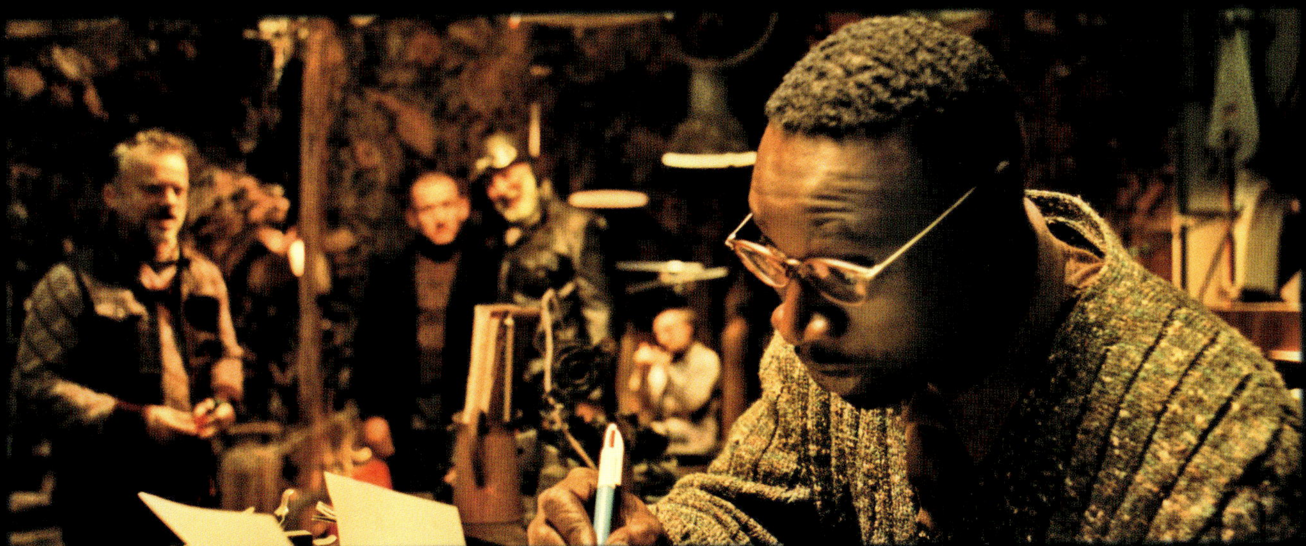

– Il se met « martel en tête » et « passe du coq à l'âne »…
– Il collectionne les expressions.

CASCADEURS ET TROMPE-LA-MORT

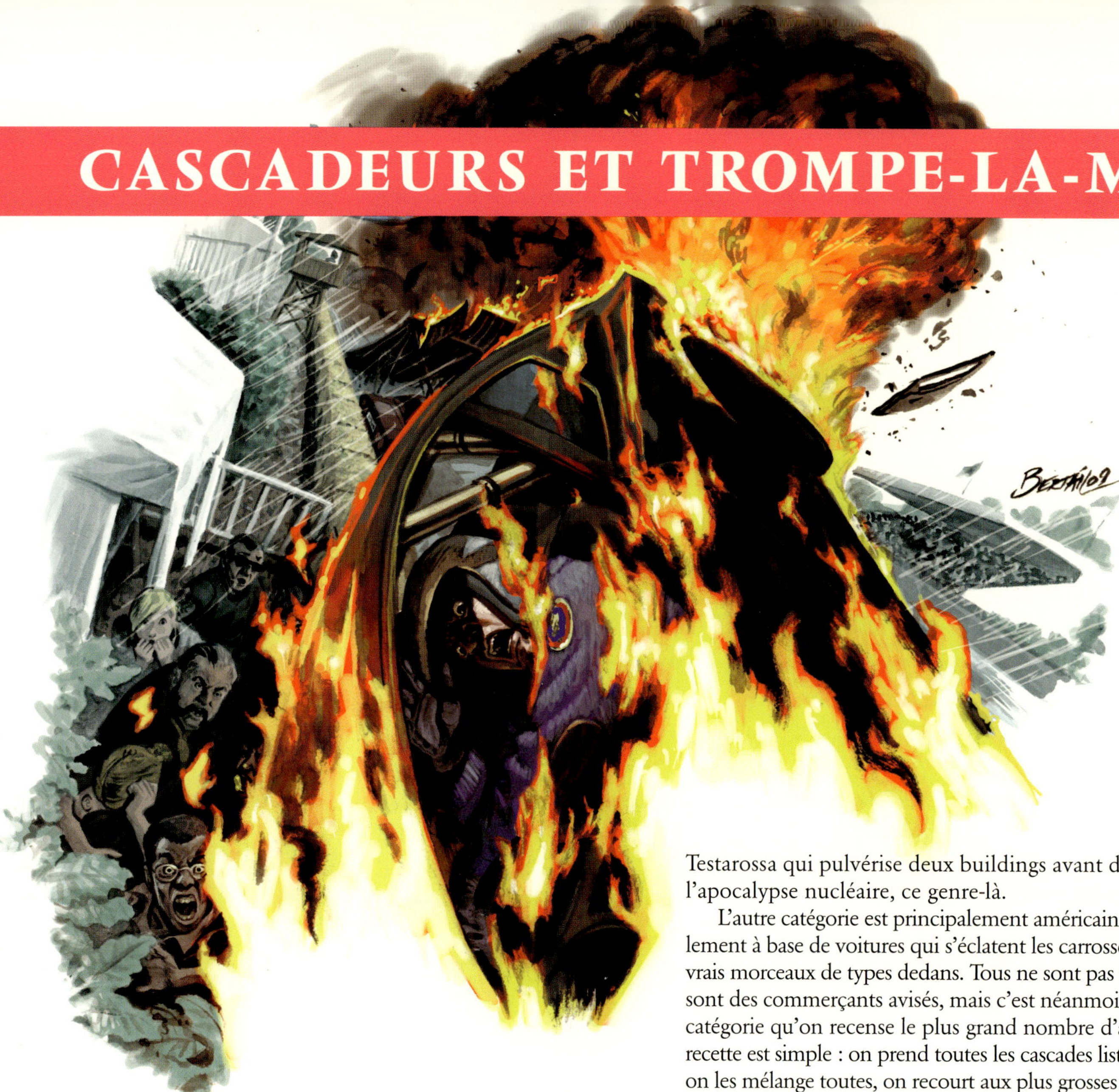

Voir des gens prendre des risques pour votre seul plaisir est une attraction que le public n'a jamais boudée. Il y a une indéniable et louche jouissance à voir des trucs péter dans tous les sens avec des gusses au milieu dont c'est le métier et, de tout temps, les artistes du danger ont attiré les foules, même si leurs accessoires ne sont plus les mêmes. De nos jours, il y a deux sortes de cascadeurs : les professionnels et les fous. Les premiers se rencontrent surtout au cinéma, où, comme les acteurs, ils ont leurs spécialités : chevaux, bagarres, explosifs, plongeons ou voitures. Les plus célèbres en France furent Gil Delamare, Rémy Julienne, Stéphane Boulay ou Jean Sunny. La préparation minutieuse des cascades (certains font appel à des ingénieurs pour calculer une trajectoire ou le souffle d'une explosion), l'entraînement physique, la parfaite connaissance des matériels, ne servent qu'à une seule équation : un risque minimum pour un effet maximum. On pourrait penser qu'avec l'avènement du trucage numérique, et surtout la baisse de son prix, les prestations de cascadeurs dans les films seraient de moins en moins utiles. Mais si l'on constate une baisse effective de leur activité, elle reste nécessaire pour la simple raison qu'un trucage numérique a souvent besoin d'une base de départ, assurée par un tournage réel : une Renault pérave percute deux piles de cartons pour finir contre un matelas avec deux pétards d'artifice, et dans le film c'est une Ferrari Testarossa qui pulvérise deux buildings avant de provoquer l'apocalypse nucléaire, ce genre-là.

L'autre catégorie est principalement américaine et principalement à base de voitures qui s'éclatent les carrosseries avec des vrais morceaux de types dedans. Tous ne sont pas fous, certains sont des commerçants avisés, mais c'est néanmoins dans cette catégorie qu'on recense le plus grand nombre d'accidents. La recette est simple : on prend toutes les cascades listées ci-dessus, on les mélange toutes, on recourt aux plus grosses voitures, aux plus gros explosifs, aux hôtesses aux plus gros seins, au costume le plus fluo et en voiture Simone. Si ça passe, on est riche, si ça casse, on a perdu. Le public américain en est très friand. C'est que l'économie ultra-libérale fixe peu de limites au risque rétribué : le spectacle du type qui joue vraiment sa peau n'était pas du tout une métaphore quand il s'est répandu outre-Atlantique entre les deux guerres mondiales, la crise aidant. Tous les risques étaient bons pour attirer le public, sauts de la mort dans des déluges de feu, acrobaties sur un avion en vol, surenchères de hauteur, de vitesse et d'explosifs, sans aucun dispositif de sécurité, les artistes tombaient comme des mouches au grand plaisir du Texan moyen, un accident mortel rentabilisant le prix du billet. Jusqu'à ce que certains États serrent le frein à main. Si les tournées du Grand-Billy-et-de-son-saut-de-l'ange-au-dessus-de-32-voitures-en-flammes existe toujours, les dérapages se font moins fréquents.

RISQUES LOW COST

Dans le cinéma français, les accidents de cascades ont été rares. Le dernier qui a fait couler beaucoup d'encre est celui survenu durant le tournage de *Taxi 2* à Paris en 1999. À la deuxième prise d'une cascade avec tremplin mise au point par Rémy Julienne, la voiture a fait un saut plus long que prévu et s'est écrasée sur un groupe de techniciens, entraînant la mort d'un caméraman. Si le cascadeur a été considéré comme responsable, la production a été également condamnée, sa volonté de réduire le coût du tournage l'ayant amenée à refuser le devis d'essais préalables qu'elle jugeait trop cher, dixit le jugement.

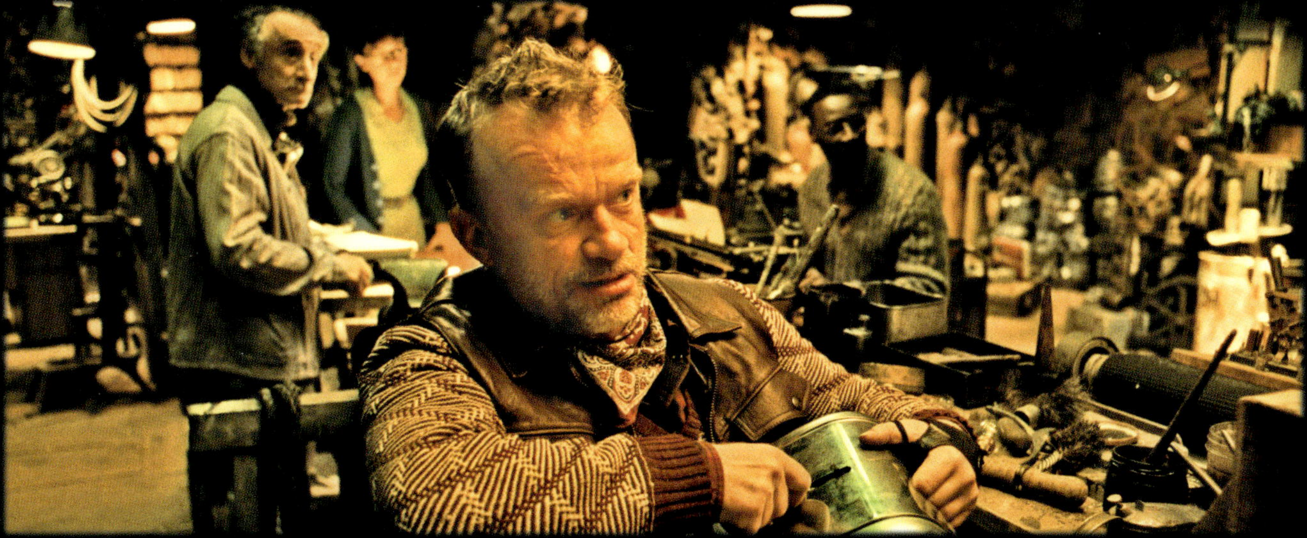

– On m'appelle Fracasse.
– Quand il était cracheur de feu, un jour, il a avalé de travers.
– Il s'est éclaté un poumon dans un concours d'explosion de bouillottes.
– Son rêve c'est d'avoir son nom dans le Guinness des Records.

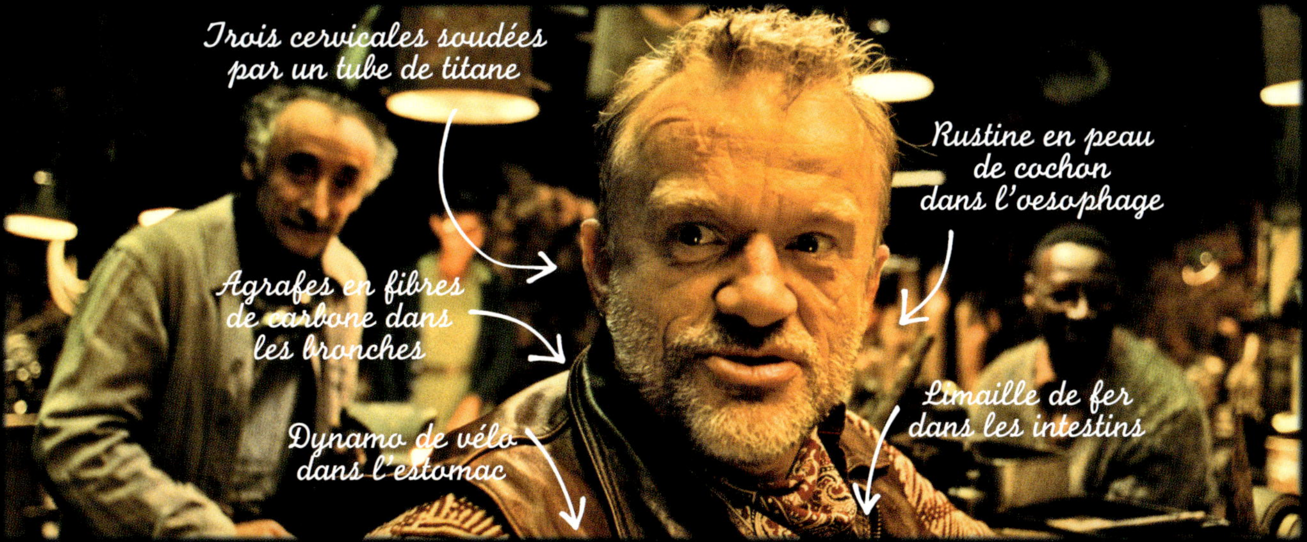

Trois cervicales soudées par un tube de titane
Rustine en peau de cochon dans l'oesophage
Agrafes en fibres de carbone dans les bronches
Limaille de fer dans les intestins
Dynamo de vélo dans l'estomac

– J'l'ai eu déjà en 1974 ! J'ai pulvérisé le record de l'homme-canon ! 212 mètres !

LES CONTORSIONNISTES

Pour être contorsionniste, nul besoin de prédispositions, inutile d'avoir été oublié bébé dans le tambour d'une machine à laver, tout le monde peut y arriver, ce n'est qu'une affaire d'entraînement, et il suffit de commencer tôt. Mais alors vraiment tôt, quand la structure osseuse et ligamentaire n'est pas encore finie, pleure pas c'est pour ton bien. Dans le monde du cirque, on est contorsionniste de père en fils, enfin on essaie, on soumet les mômes à des exercices d'assouplissement dès l'âge de 6-7 ans. Mais ils restent libres d'en faire ou pas leur métier plus tard, nous a-t-on juré avant qu'on appelle la DDASS. S'ils le choisissent, ils continuent l'entraînement en disposant déjà d'une confortable avance, sinon ils arrêtent et deviennent clercs de notaire comme ils en rêvaient. Le résultat de cet entraînement quotidien et opiniâtre porte le nom scientifique d'hyperlaxité ligamentaire, c'est-à-dire que les ligaments qui retiennent les os deviennent comme du chewing-gum et qu'on peut se plier en douze et se ranger dans l'armoire avec de la lavande. C'est qu'une fois libérées de ces liens mécaniques, beaucoup d'articulations du corps peuvent pivoter sur un angle bien plus large que leur course ordinaire : seule la configuration osseuse fixe des limites, et encore. Les positions spectaculaires des contorsionnistes constituent sans doute un des plus vieux spectacles de cirque de l'humanité puisqu'on en trouve déjà mention chez les Perses (une variante répandue, le contorsionnisme politique, est tout aussi vieille mais beaucoup moins appréciée du public).

ARTICULATION DU COUDE

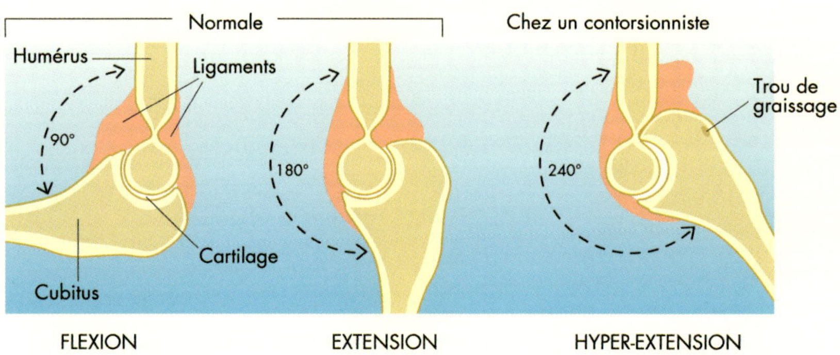

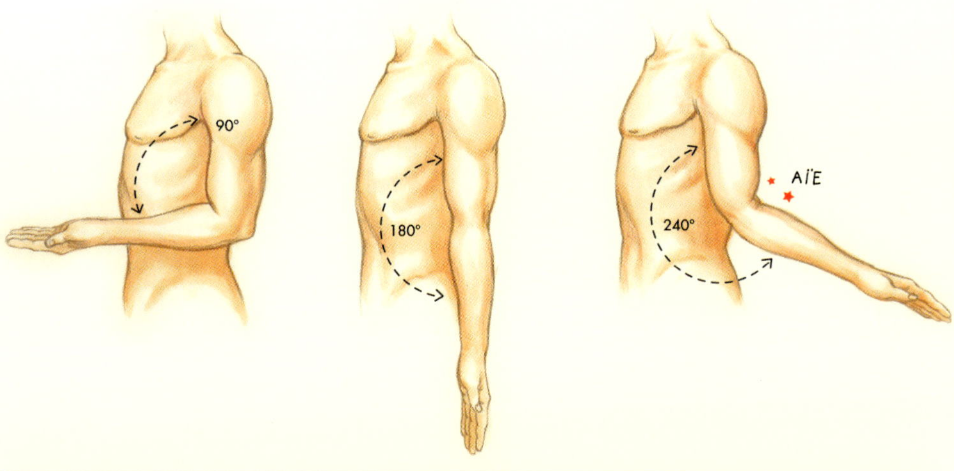

FAVORISÉS Si aucune prédisposition ne facilite la pratique de la contorsion, deux maladies génétiques rares, comportant dans leurs symptômes l'hyperlaxité ligamentaire, autorisent néanmoins certains patients qui ont le moral à tirer profit de leur infortune : la maladie de Marfan, qui atteint les os, les vaisseaux et les yeux (de Gaulle en fut une victime célèbre, même si le cirque qui l'entourait n'avait rien de distrayant), et la maladie de Ehlers-Danlos la bien nommée, qui, elle, se manifeste, en plus du relâchement articulaire, par une hyper élasticité de la peau. Ses patients trouvent une maigre mais facile consolation dans l'ébahissement de leur entourage quand ils jouent au pizzaiolo avec l'épiderme de leurs bras. Dans ces deux cas, le contorsionnisme n'étant alors que l'expression contrôlée du symptôme, les exercices d'entraînement apportent à leur pratiquant une densité musculaire qui peut parfois compenser la faiblesse des ligaments.

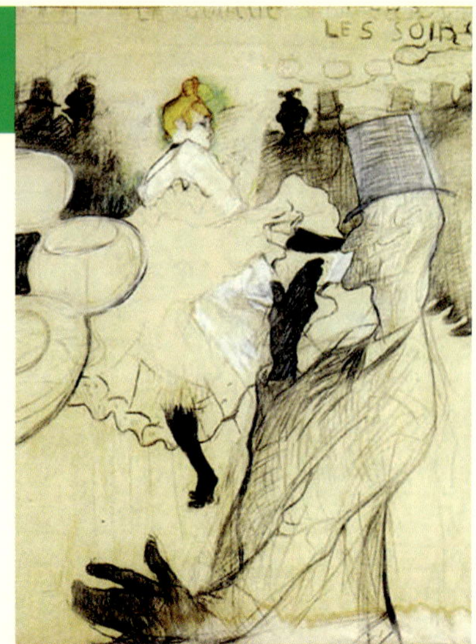

Le célébrissime dessin de Valentin et de la Goulue par Toulouse-Lautrec.

LES CONTORTIONNISTES CÉLÈBRES

Si l'on parle encore d'Oréval, fameux contortionniste qui se produisait sur les plus grandes pistes de cirque dans les années 1920 sous le pseudonyme éloquent d'Elastic Man, le plus célèbre est incontestablement Valentin le Désossé, immortalisé par Toulouse-Lautrec, et dont la vie fit même le sujet d'une pièce de théâtre en 1932. De son vrai nom Jules Renaudin, personnage légendaire de Montmartre, il vivait de ses rentes et pratiquait le soir la danse par passion, avant de se tourner vers un numéro contorsionniste. Cette mutation de son art ne provenait pas d'un changement d'humeur mais plutôt d'une disposition tout accidentelle : à un certain stade, la syphilis entraîne l'insensibilité à la douleur ligamentaire, et Valentin, qui avait été, dit-on, plombé par une danseuse du Moulin-Rouge nommée Nini Pattes-en-l'air autrement connue sous le nom de Nini Peau d'chien, pouvait accomplir des prouesses acrobatiques indolores.

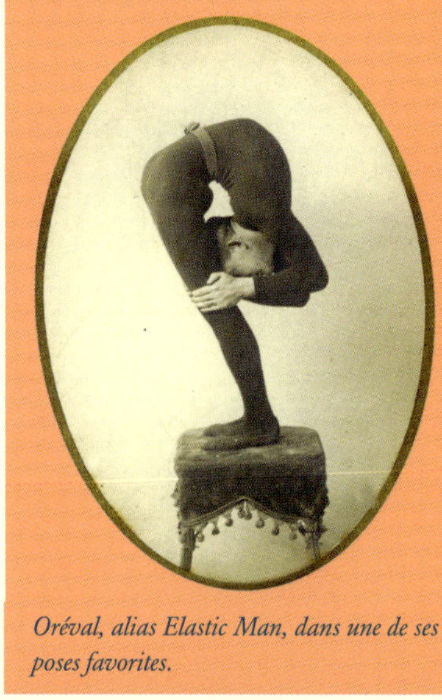

Oréval, alias Elastic Man, dans une de ses poses favorites.

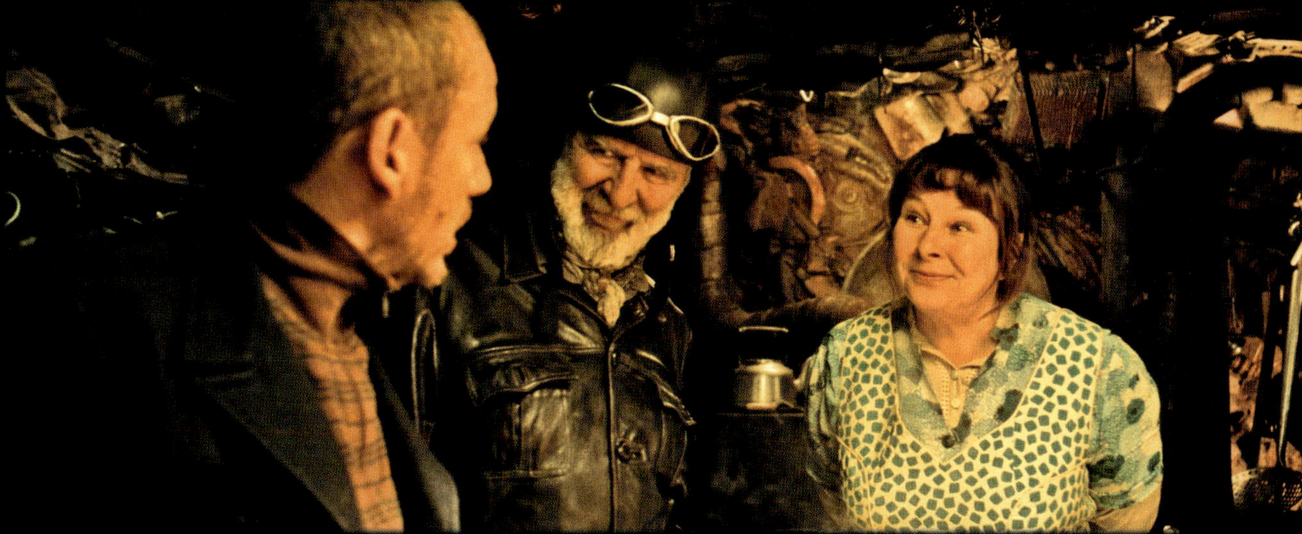

– Maintenant que tu fais partie de la famille, va donc me chercher de la crème fraîche au frigo…

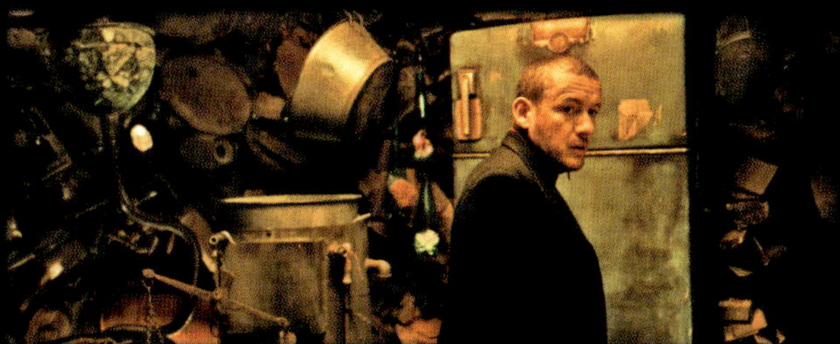

– Au frigo ? Là ?

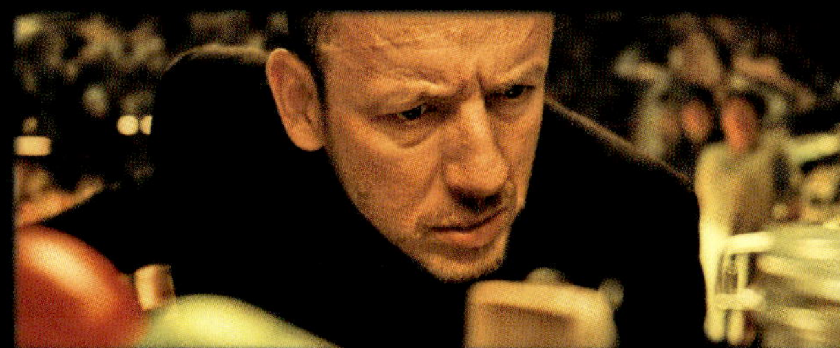

– La crème fraîche… la crème fraîche…

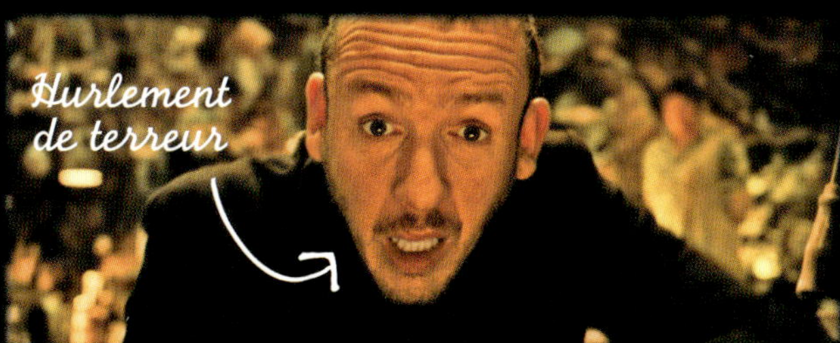

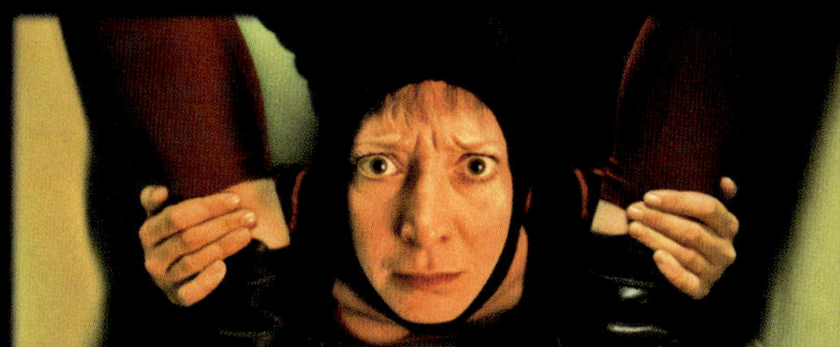

– Tu veux ma photo ? D'abord t'es qui, toi ?

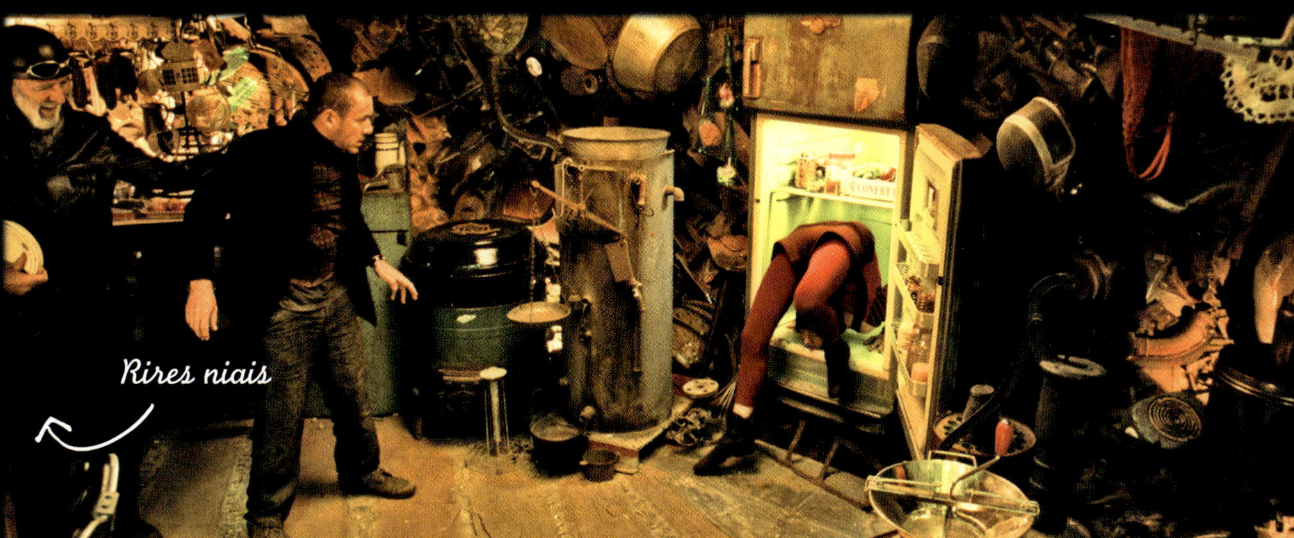

– C'est la Môme Caoutchouc. Elle est un peu soupe au lait, mais toujours à se plier en quatre pour les autres…

LES TRIPORTEURS TEMPO

Le triporteur très particulier qu'utilise Bazil a une curieuse histoire. Il a été conçu en Allemagne juste après la Seconde Guerre mondiale par les Ateliers Tempo de la société Vidal & Sohn, du nom de son fondateur, Allemand de lointaine origine française. Déjà spécialisés dans les années 1930 dans le véhicule léger utilitaire, les constructeurs s'associèrent après guerre avec la firme Hanomag et imaginèrent plusieurs modèles de véhicules pas chers à trois roues – sans doute parce que l'Allemagne exsangue n'avait alors plus assez de roues pour en mettre quatre – dont l'un fut baptisé « Hanseat ». Avec sa cabine fermée et sa puissance qui pouvait en faire l'équivalent d'une petite voiture, il connut un certain succès dans les années 1950, d'autant plus qu'il n'y avait pas besoin du permis pour l'utiliser. En 1962, la licence fut rachetée par la firme indienne Bajaj, séduite par la qualité, la rusticité et le faible coût de l'engin, et la fabrication reprit en Inde. Là, se produisit un phénomène étrange : prenant la place du cheval (ou de l'éléphant) de trait, le triporteur Tempo connut un tel triomphe, sous toutes ses variantes, qu'il se répandit dans de nombreuses villes, devenant aussi bien transporteur de charge que taxi collectif low cost, microbus, et que le mot « tempo » entra comme nom commun dans plusieurs langues du sous-continent indien (rappelons qu'il y a vingt-deux langues officielles) pour désigner tout véhicule léger à moteur servant à transporter tout ce que l'univers offre de transportable. On dit : « Pour porter les caisses de bouteilles, je prendrai un Tempo. » Ou : « Appelle un Tempo pour emmener la famille à la gare », comme chez nous on dit « Le Frigidaire est plein », comme quoi la marque qui devient nom commun est un phénomène partagé par tous les pays.

Chose rare pour un engin conçu en 1950, le triporteur a continué à être fabriqué en Inde pendant de longues décennies, et certains modèles ont été exportés en Europe jusqu'en Allemagne, où on les trouve parfois à côté d'exemplaires allemands d'origine qui roulent toujours, apparemment increvables ! Celui de Bazil appartient d'ailleurs à cette dernière catégorie.

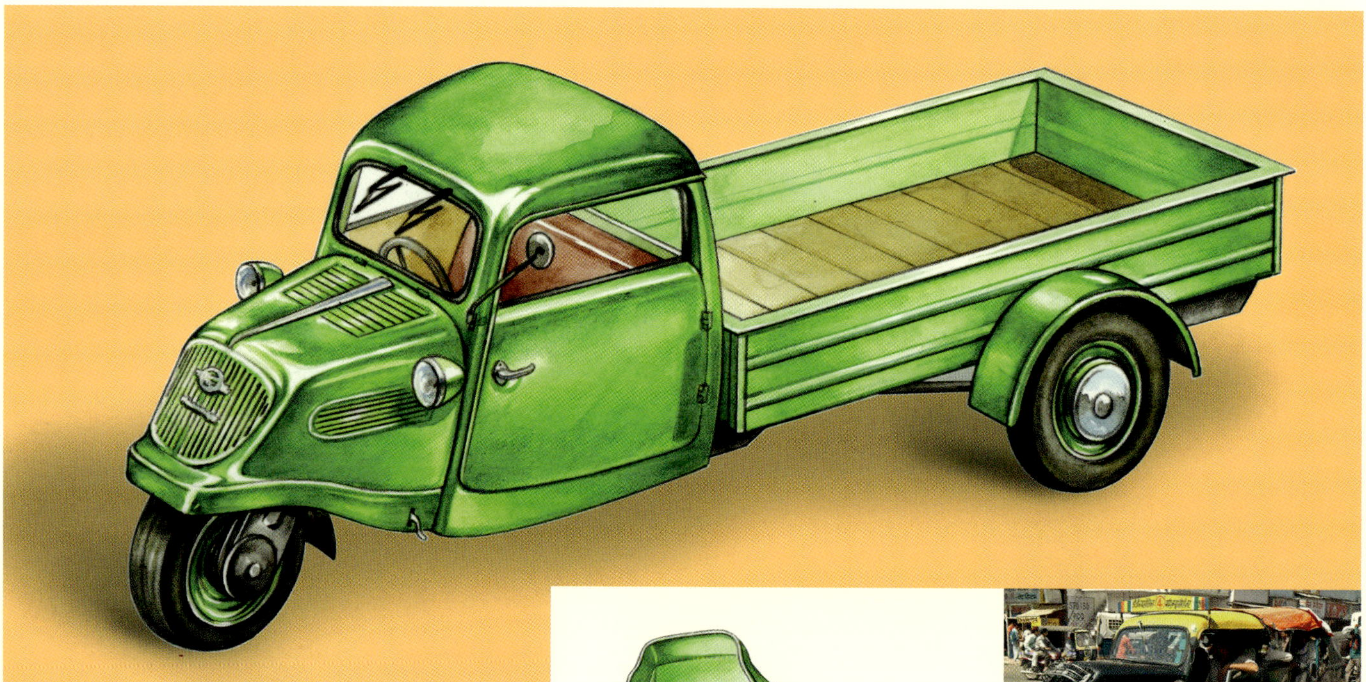

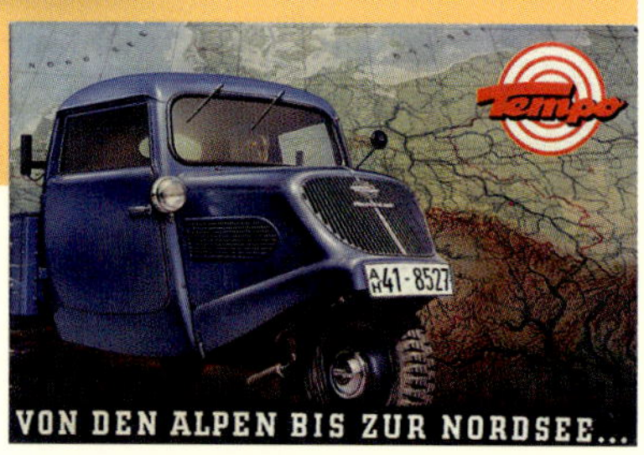

Catalogue Tempo des années 1960 présentant la gamme Hanseat. Il existe évidemment, parmi les clubs de fans de triporteurs, des clubs d'amateurs de Tempos (absents en France, plutôt en Allemagne et en Angleterre) qui font des défilés de Tempos et des concentr' de Tempos.

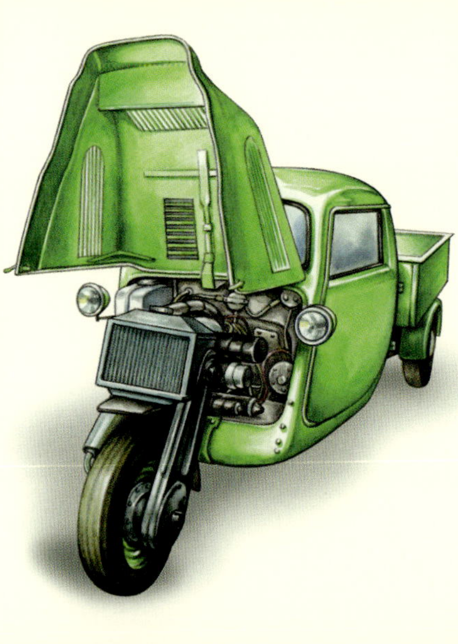

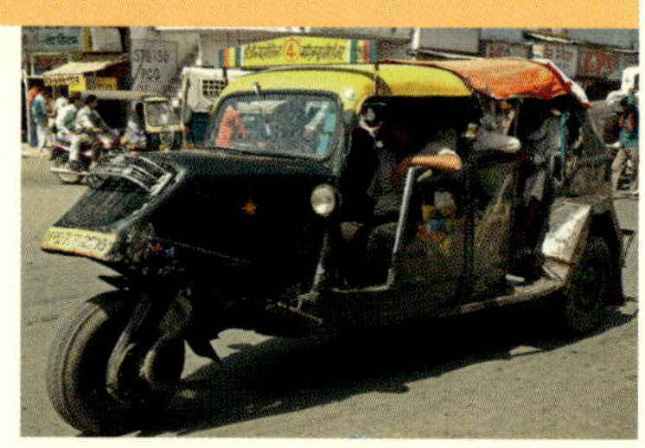

Un microbus Tempo quelque part vers Calcutta.

FICHE TECHNIQUE
Traction avant
(le moteur est situé au-dessus de la roue motrice).
Moteur : 2 cylindres 2 temps de 400 cc.
(Fonctionne au mélange huile/essence)
Puissance : 15 cv
Freins à tambours et câbles
Charge utile : 750 kg
3 vitesses
Vitesse max. : 50 km/h

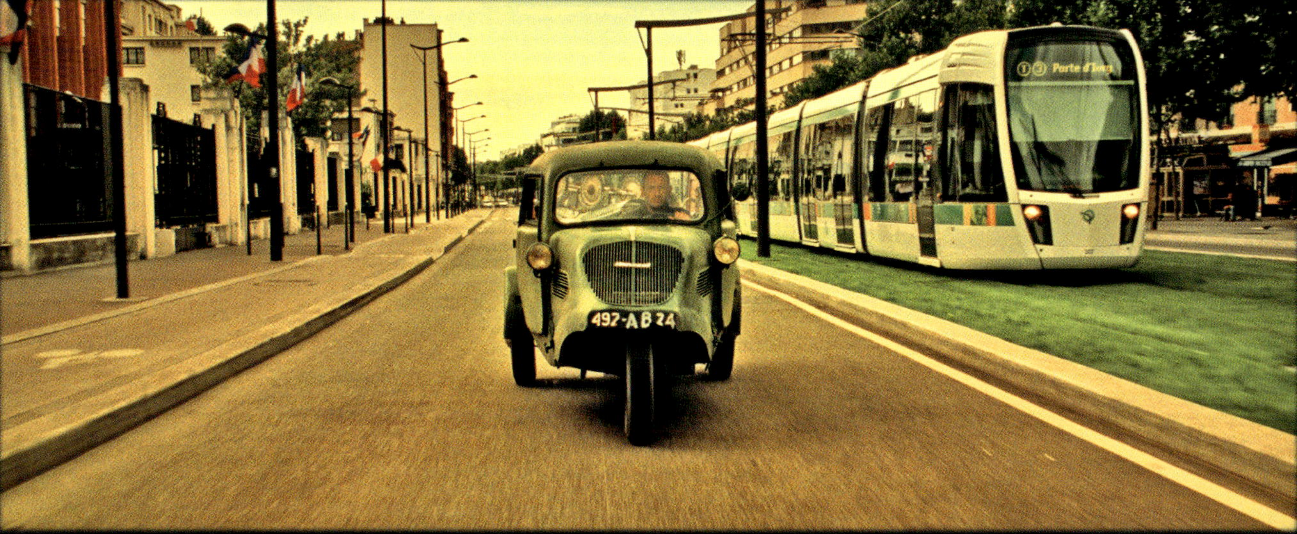

Adopté par la famille des Tirelarigotistes…

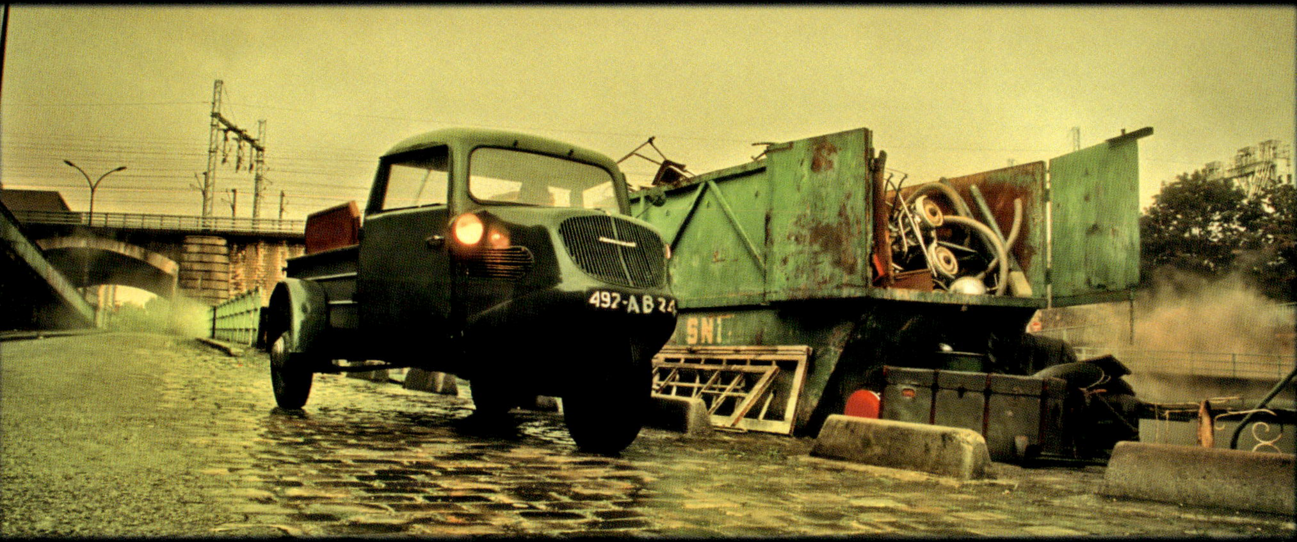

… notre héros s'initie à son nouveau travail…

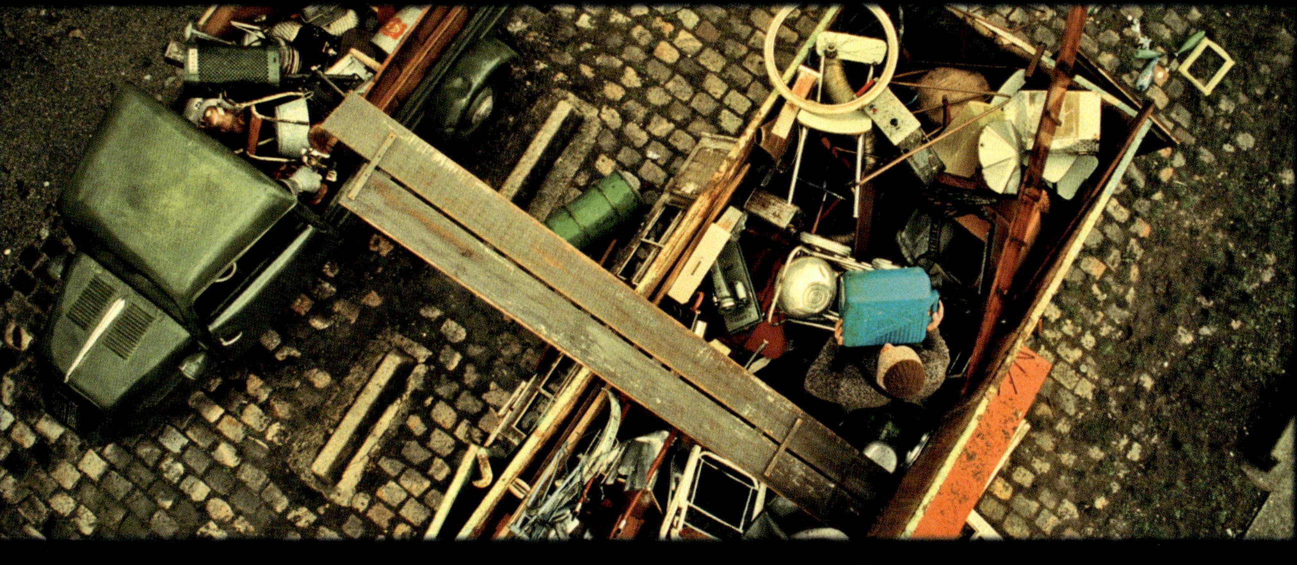

On ramasse, on ramasse…

… jusqu'au jour où, dans une rue inconnue, on lève la tête.

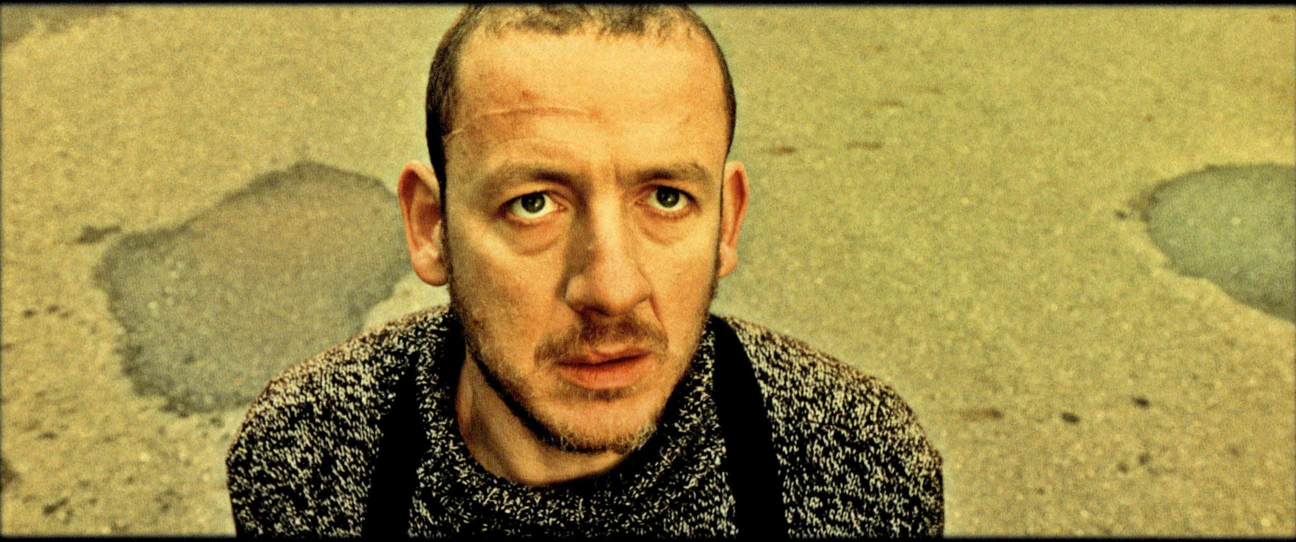

D'un côté…

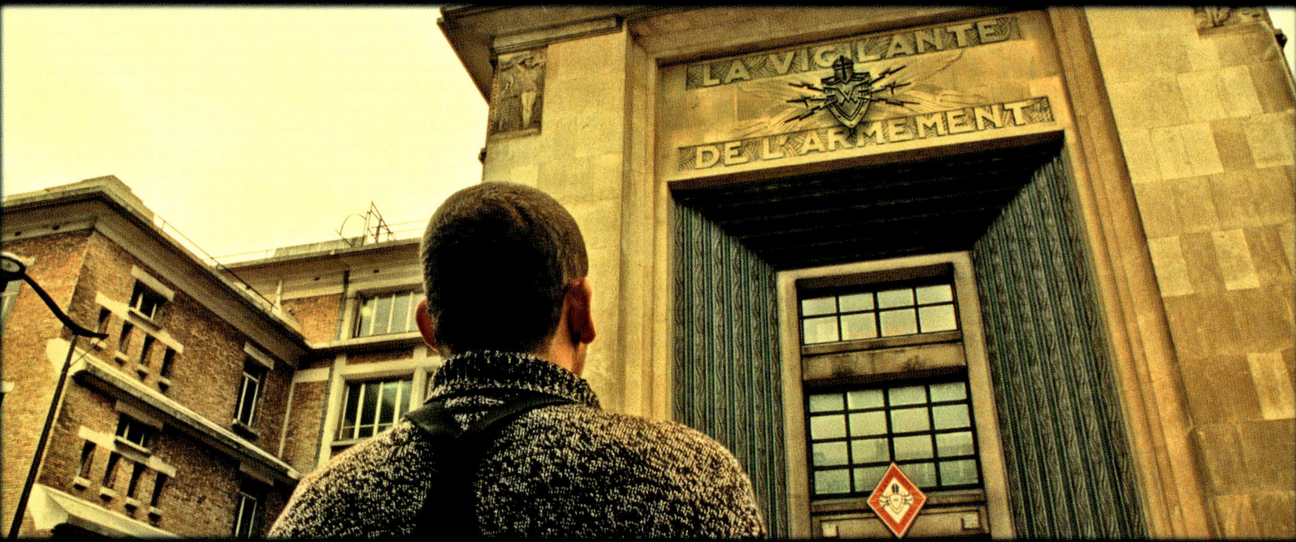

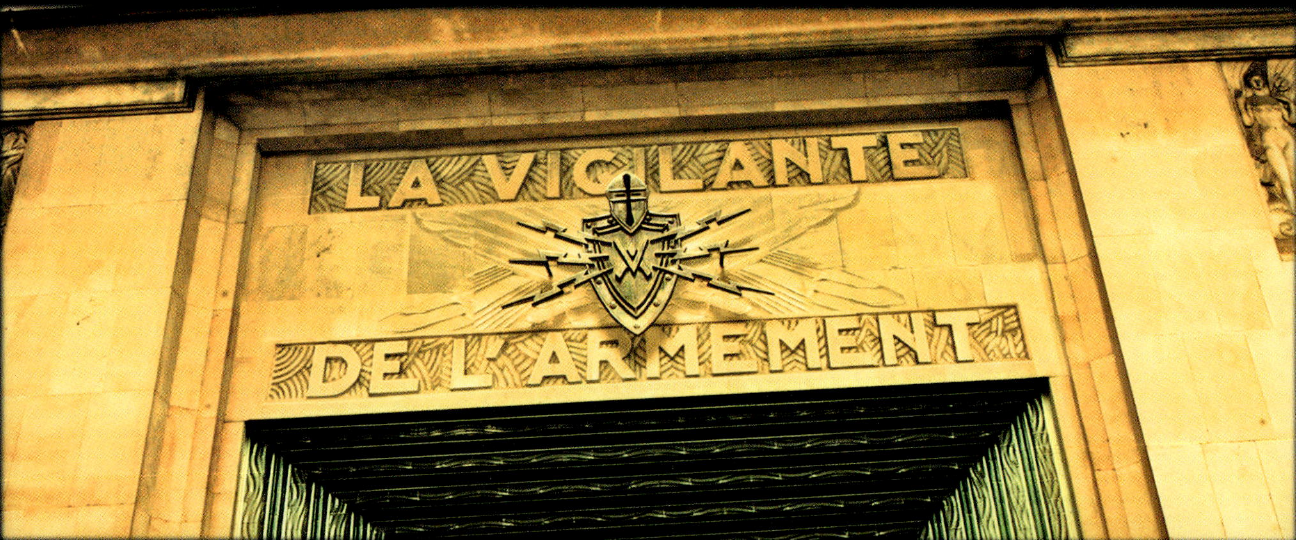

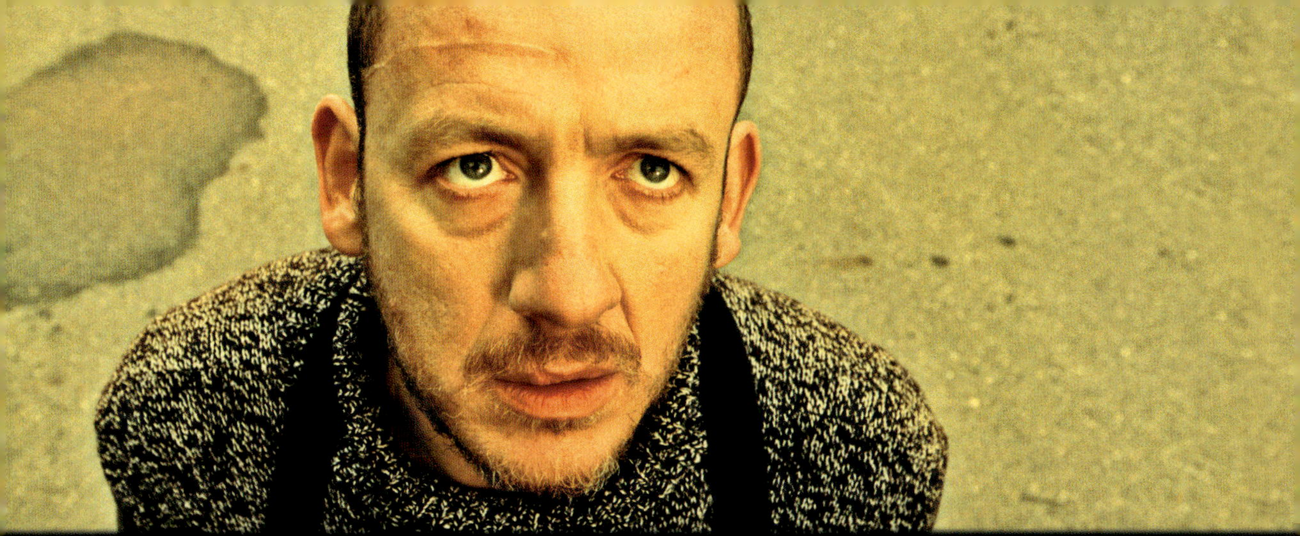

… et de l'autre.

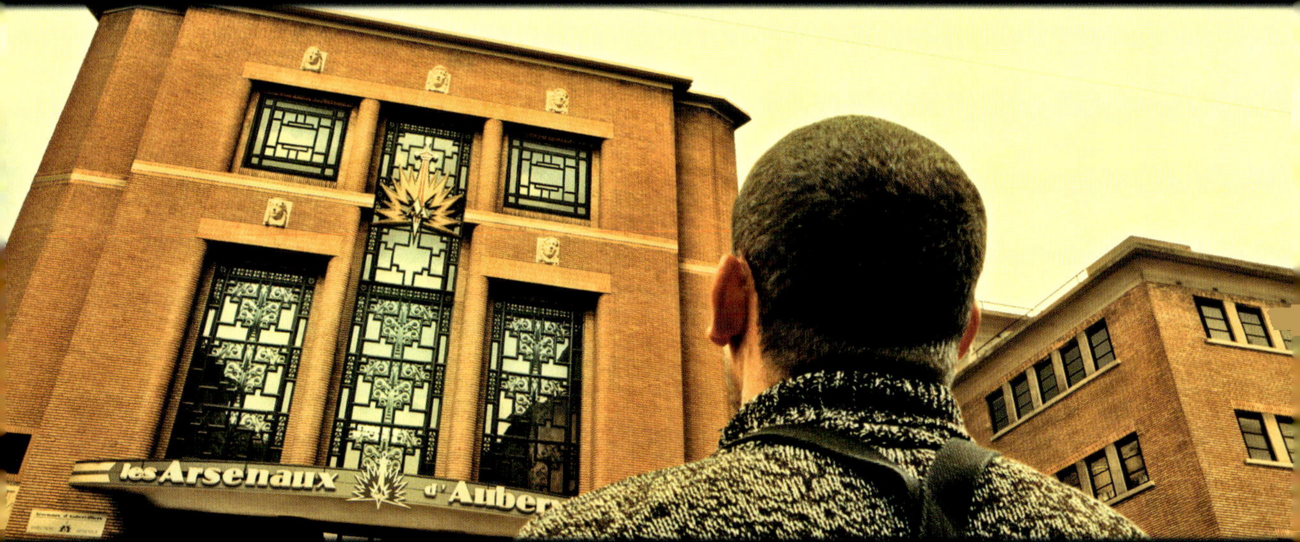

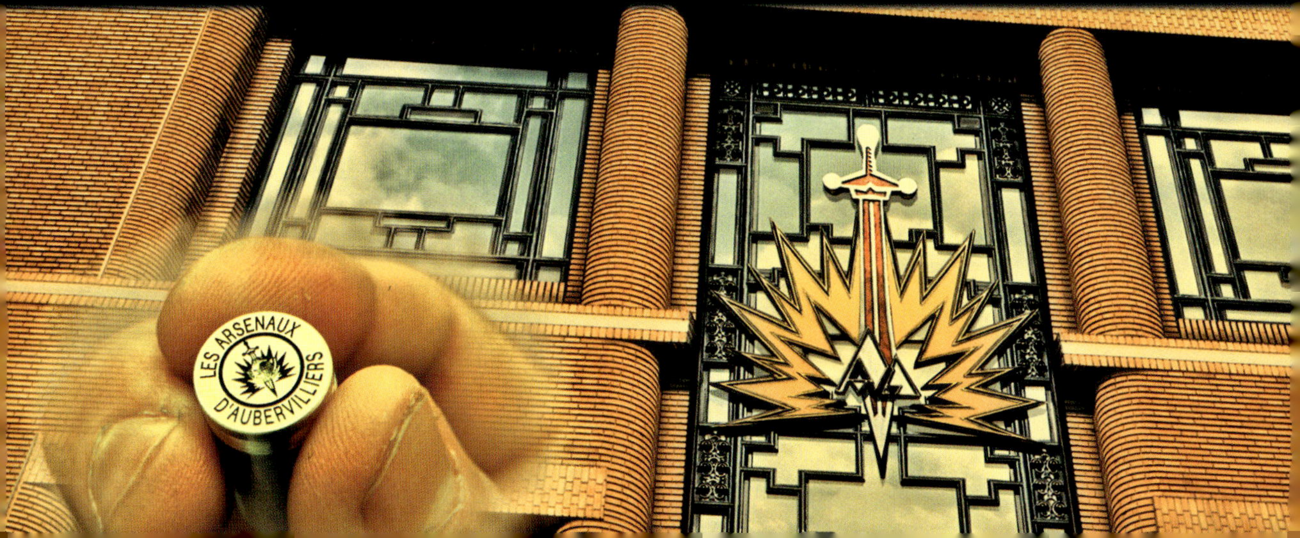

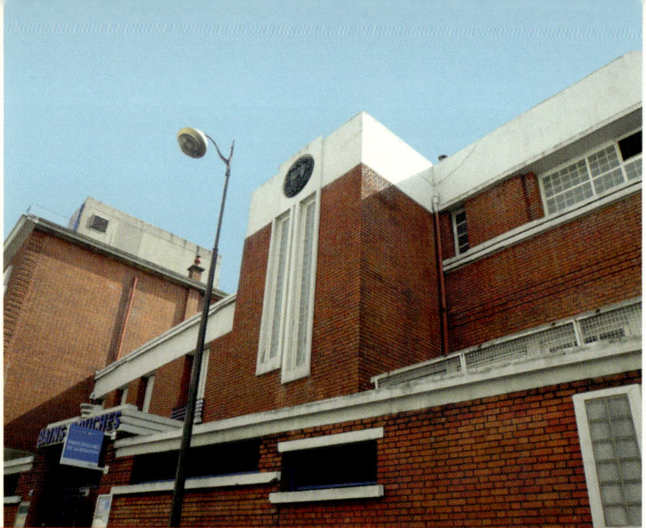

LE RÈGNE DE LA BRIQUE ROUGE

Comme beaucoup d'activités humaines, l'architecture, normalement sensible à toute évolution technologique, est aussi sujette aux phénomènes de mode : les architectes ont tendance à se copier par-dessus l'épaule pour ne pas se faire distancer par le collègue, apparaître dépassé étant le plus grand danger de la profession. L'invasion de la brique rouge dans les grands bâtiments collectifs ou administratifs construits en France entre 1920 et 1950 est une mode parmi d'autres. Dans le mouvement architectural venu d'Allemagne appelé « modernisme », la brique rouge fut en France un des matériaux de prédilection. À l'instar des Toulousains qui la pratiquaient depuis des siècles, les architectes au top de l'époque se mirent tous à empiler de la brique rouge sur leurs façades, à la décliner en volutes, arcades, reliefs. Il faut dire que l'industrialisation de sa fabrication à la fin de XIXe siècle, avec des argiles de base de meilleure qualité et des cuissons à haute température, facilitait les choses, en donnant des briques plus résistantes, plus lisses et plus claires.

La brique rouge se propagea donc d'un cabinet d'archi à l'autre pendant trois décennies, on ne compte plus les postes, collèges, écoles, jusqu'aux HBM, qui arborèrent leurs petits parallélépipèdes écarlates. Elle devint représentative de l'air du temps, comme actuellement le béton poli, qu'on retrouve dans tous les projets chic-modernes, de même que l'alliance bow-window-revêtements faïence-couleurs primaires a incarné la vogue post-moderne des années 1990. Et de même que la faveur du développement durable annonce le retour du bois sur les façades tendance des prochaines années.

LES FABRICANTS D'ARMES EN FRANCE

Vigilante de l'Armement, Arsenaux d'Aubervilliers : selon la formule consacrée, « toute ressemblance avec des personnes ou des situations existantes ou ayant existé ne saurait être que fortuite ». Par conséquent, ces entreprises fictives n'ont rien à voir avec de vraies manufactures d'armes, et bien entendu, aucun rapport avec les six grands groupes qui en France fabriquent et exportent des armes, par ordre décroissant de chiffre d'affaires : Thales, EADS, Safran, Dassault Aviation, DCNS et Nexter (anciennement GIAT industries). À ces groupes il faut ajouter les centaines de PME-PMI, le tout regroupant trois cent mille emplois directs ou indirects.

La plupart européennes, ces entreprises n'ont rien qui les distingue des autres : une com' d'enfer, des sigles modernes, des pelouses accueillantes, des hôtesses stylées, des cadres supérieurs souriants au regard clair et sympathique, à la main ouverte et à la vie transparente, coiffure arty, costumes ou tailleurs de marque, grosses voitures aux normes écologiques, ordinateurs équitables, plurilinguisme européen (Dassault est un charmant commensal, aux yeux malicieux et à la lippe rieuse). Syndicats, comités d'entreprise, restaurants, machines à café où on se retrouve en rigolant, photos des petits enfants posées sur le bureau et cartes postales de vacances dans des pays sans fumées. Tout comme les autres.

Sauf un détail. D'un étage à l'autre de cette fourmilière, on ne mentionne JAMAIS la trivialité du bout du tapis : ôter les fonctions vitales à des organismes humains. Que croient-ils, ceux qui, là, tout en début de chaîne, sont chargés de concevoir ce qui va pénétrer les tissus vivants, de dessiner la forme si aérodynamique du bout du projectile au bout de la sous-munition au bout de la roquette au bout de l'avion ? Percer des éponges ? Des pastèques ? Surtout pas de la viande d'homme. Bref, faut pas en parler.

Et celui qui le rappelle, il paie sa tournée !

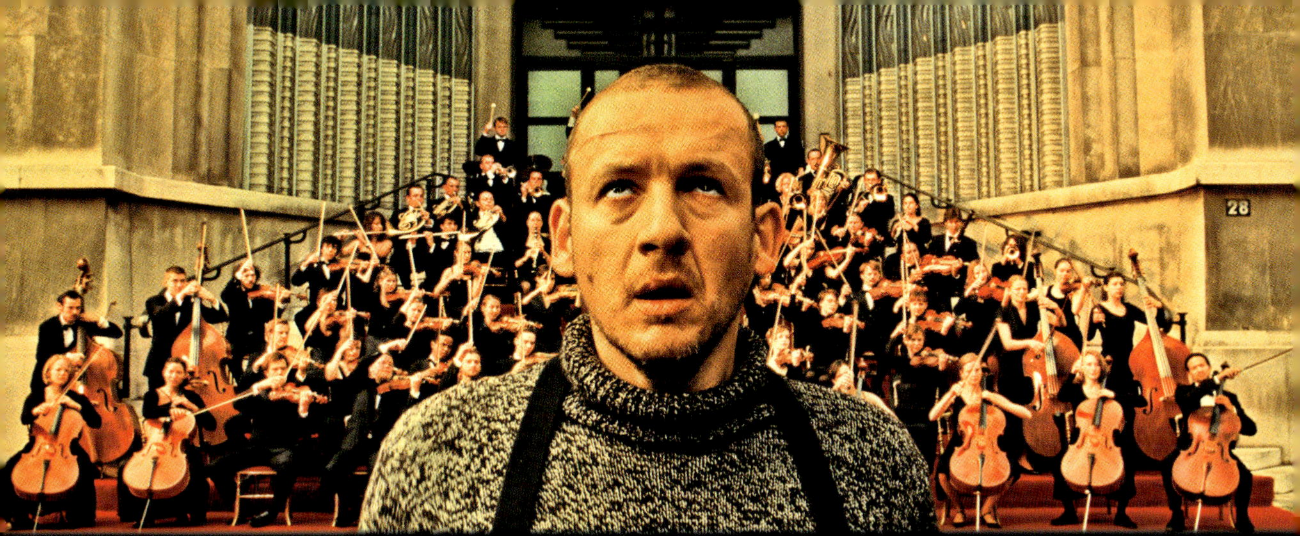

Son but, Bazil vient de le trouver, il est double. Les deux objectifs qui vont désormais lui remplir la vie se font face de chaque côté de la rue et portent les noms bucoliques de Vigilante de l'Armement, souvenir d'une mine, et Arsenaux d'Aubervilliers, souvenir d'une balle.

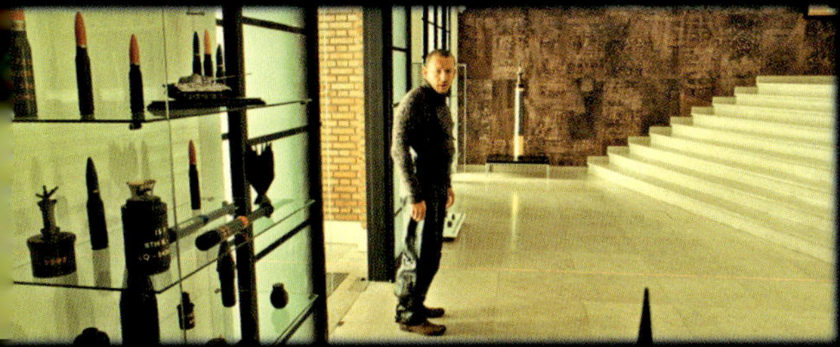

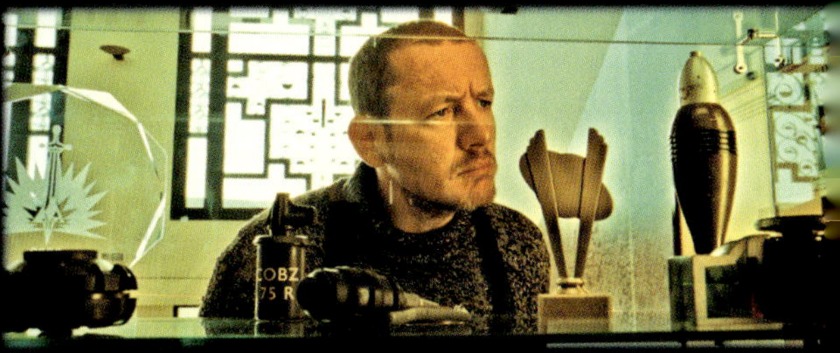

Une petite visite s'impose.

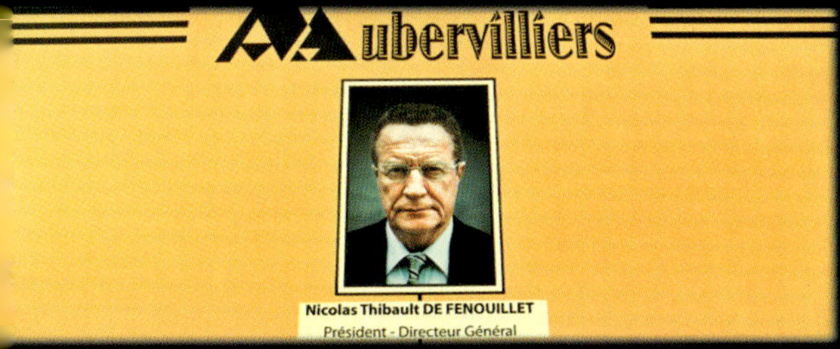

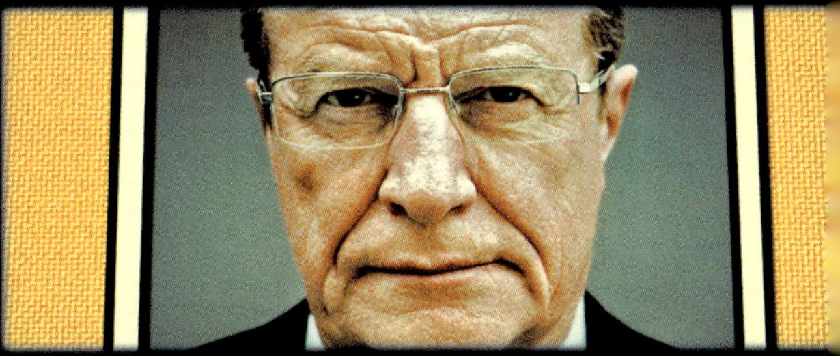

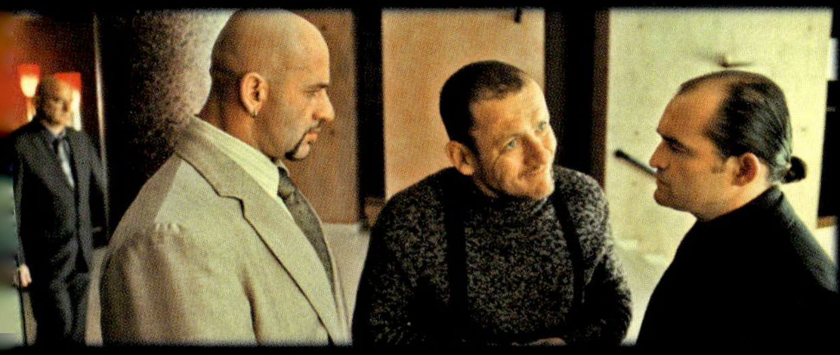

– Je voudrais voir M. De Fenouillet.
– Vous avez rendez-vous ?

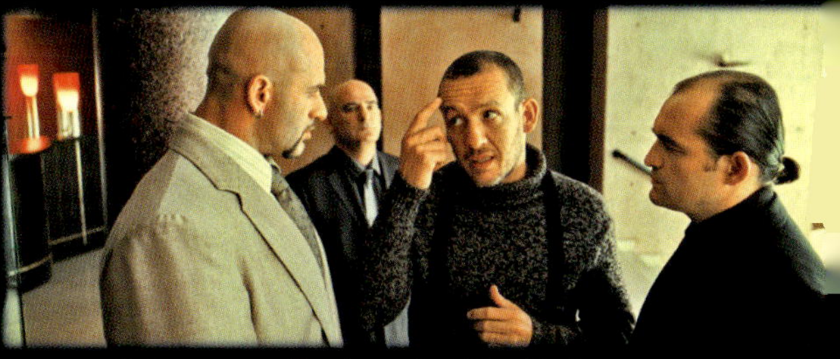

– J'ai un truc, là, dans la tête. Ça le concerne.
– S'il s'agit d'un projet, le mieux c'est d'adresser un courrie

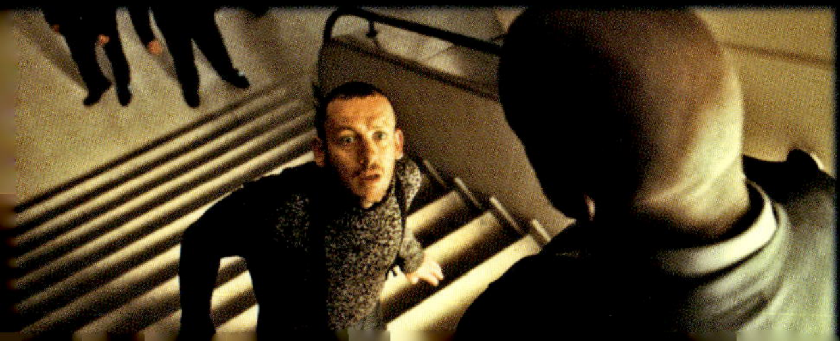

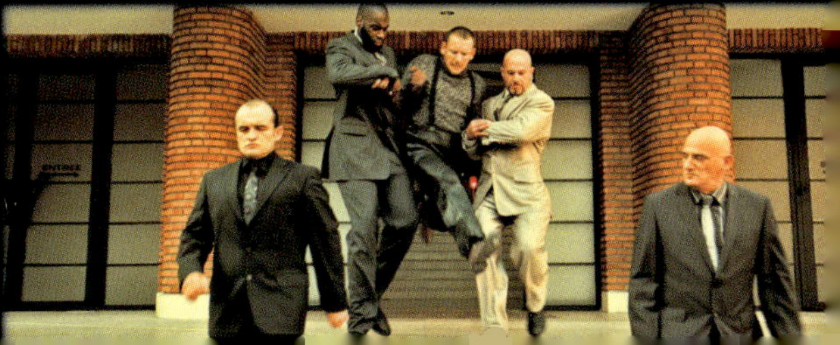

LES MARCHANDS D'ARMES CÉLÈBRES

Figure légendaire du commerce d'armes au XXe siècle, le Grec Bazil Zaharoff a cumulé sur lui tout ce que la caricature satirique la plus virulente aurait pu imaginer : escroc dans sa jeunesse, menteur, voleur, arrogant, saboteur, manipulateur, assoiffé de puissance et d'argent, n'hésitant devant aucune traîtrise pour saper la concurrence. Une seule morale : la conquête des marchés ; un seul honneur : ses bénéfices. Les agissements du personnage qu'en a fait Hergé dans *Tintin et l'oreille cassée*, vendant les mêmes armes à deux États sud-américains qu'il pousse à la guerre l'un contre l'autre, partent de faits réels. Alors intermédiaire débutant pour le fabricant d'armes suédois Nordenfelt, Zaharoff parvient à vendre un sous-marin à ses compatriotes hellènes. Passant chez les Turcs, il leur fait valoir quelle menace représente pour eux dorénavant leur adversaire traditionnel équipé d'un sous-marin : les Turcs lui en achètent deux. Il file alors chez les Russes pour informer le tsar que deux des pays les plus remuants à ses frontières maritimes ont désormais une flotte sous-marine : le tsar lui en achète trois.

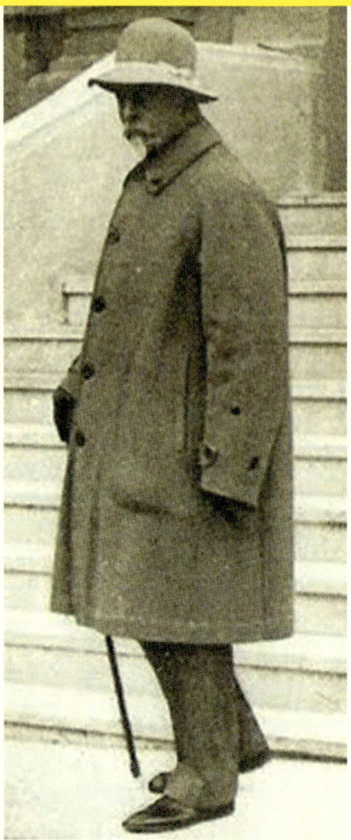
Basil Zaharoff dans les années 1930.

La première Guerre mondiale fut pour lui un lit de roses sur un fleuve de miel : propriétaire de la firme Vickers, de banques et de journaux, ses bénéfices devinrent colossaux. Quand il n'y avait plus de guerre, Zaharoff en provoquait. Pour renouveler de juteuses commandes, il parvint à persuader le roi grec Constantin d'attaquer la Turquie. Mal lui en prit, l'épisode a été baptisé par les Grecs « La grande catastrophe ».

Richissime, comblé de titres et de distinctions, officier de la Légion d'honneur en France, anobli en Angleterre, Sir Basil Zaharoff mourut dans son lit en 1936.

BOUT DU ROULEAU

Moins classe, mais plus contemporain, le russe Viktor Bout semble être le recordman moderne du trafic d'armes tous azimuts, minimum de scrupules pour maximum de thunes. Détournant tous les embargos, profitant de toutes les occasions, fournisseur de tous les belligérants, truands ou terroristes, sautant d'une limousine blindée à un jet privé, Viktor Bout a été le roi du monde avant de glisser sur une peau de banane. Poursuivi par une douzaine de pays, il a été arrêté en Thaïlande en 2008. Comme Zaharoff a inspiré Hergé, Bout est devenu personnage de fiction dans le film d'Andrew Nicoll, *Lord of war*. La consécration.

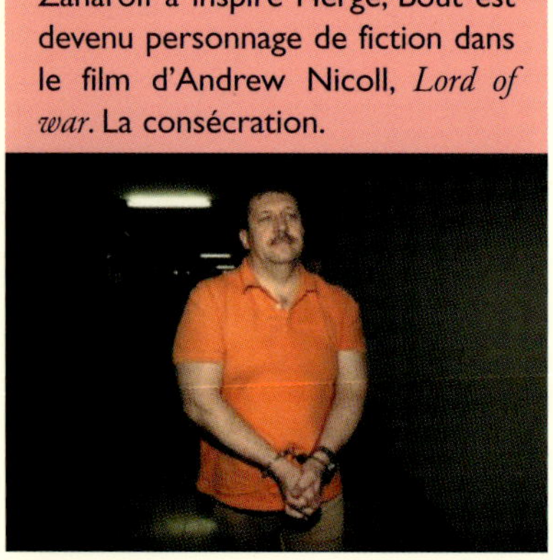
Viktor Bout, le jour de son arrestation.

L'INCROYABLE VIE DE RIMBAUD

L'une de nos gloires nationales en poésie a eu la plus stupéfiante biographie que peut offrir notre littérature pourtant riche en phénomènes. C'est l'histoire fulgurante d'un génie surdoué, né en 1854 dans les Ardennes, explosant tous les records de virtuosité intellectuelle au collège et au lycée, écrivant entre 16 et 19 ans, à l'âge où d'autres louchent sur leurs boutons d'acné, une œuvre qui rayonne sur la littérature depuis un siècle et demi, tout en menant pendant ces trois ans une turbo-existence de déplacements hystériques, entre Paris, Londres, Bruxelles, Charleville, remplie de défonces, de bitures, d'amours homosexuelles, de bagarres, avec ou sans pistolet, et brutalement, un jour de novembre 1873, pfuit, plus rien. À l'âge où les mêmes cités plus haut commencent à envisager les moyens d'organiser leur vie, lui, il arrête tout. « Je dois enterrer mon imagination et mes souvenirs. » Il dit adieu à la littérature et à la France et se barre, d'abord à Chypre, puis en Éthiopie, dans une région encore partiellement inexplorée, le Harar, où il se livre à la seule activité rentable en ces lieux pour un Occidental : le commerce des armes, fusils principalement. Beaucoup moins doué en calibres qu'en prosodie, il n'arrivera à gagner un peu d'argent qu'après de longues années d'ennui, coupées de tentatives diverses et vaines, parmi lesquelles il faut noter des rapports d'exploration à la société de géographie, qui ne donna pas suite. Mais de vers, plus jamais. Atteint d'un cancer au genou, il se fait rapatrier sur Marseille où il survit quelques mois à une amputation avant de mourir en 1891, âgé de trente-sept ans. Rien qu'à lire ça, on se sent un peu fatigué.

PAS POÈTE POUR TOUT LE MONDE

(Extrait d'une lettre de Rimbaud à sa sœur)
« Quant au Harar, il n'y a aucun consul, aucune poste, aucune route, on y va à chameau et on y vit exclusivement avec des nègres ; on est obligés de parler leur baragouin, de manger de leurs sales mets, de subir mille ennuis provenant de leur paresse, de leur trahison, de leur stupidité. »

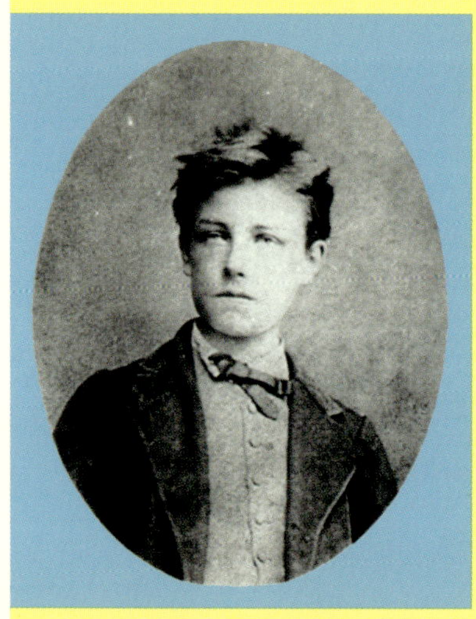
La photo de Rimbaud adulte qu'on voit toujours, pour la bonne raison que c'est la seule. Elle a été prise sur l'initiative de Verlaine par le photographe Carjat en octobre 1871. Une autre photo attribuée au même photographe pourrait n'être que la reproduction d'un cliché bien antérieur. Quant aux quatre photos faites par Rimbaud lui-même au Harar, elles sont difficilement décryptables.

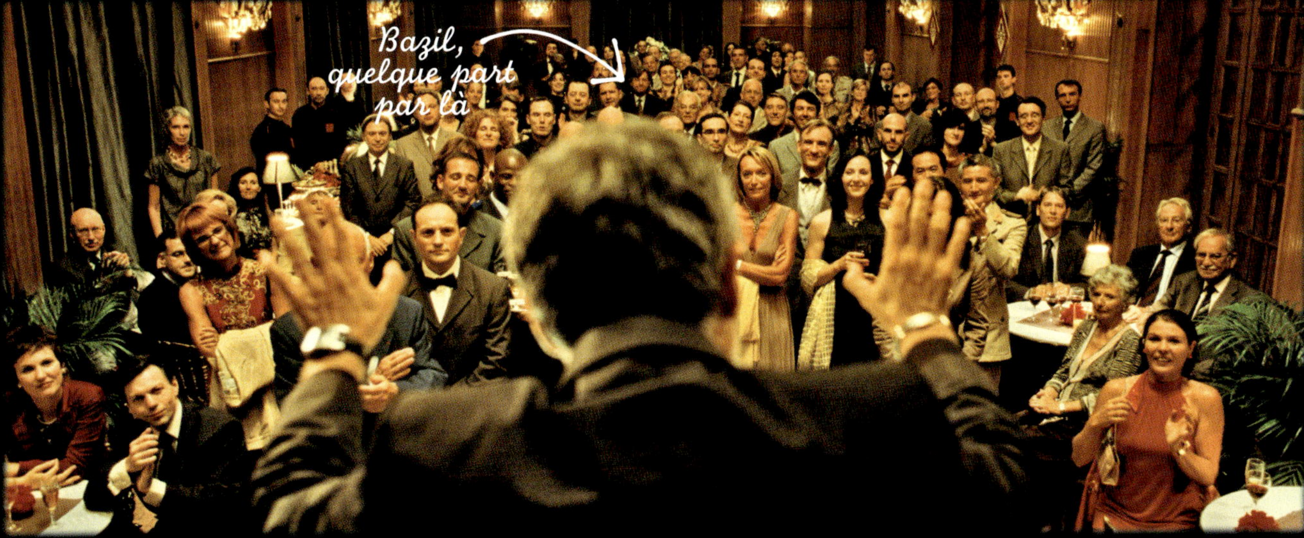

Éjecté des Arsenaux d'Aubervilliers, Bazil trouve la faille pour s'introduire chez le concurrent, la Vigilante de l'Armement sise en face : habillé en serveur, il s'infiltre dans une réception où pérore François Marconi, le président.

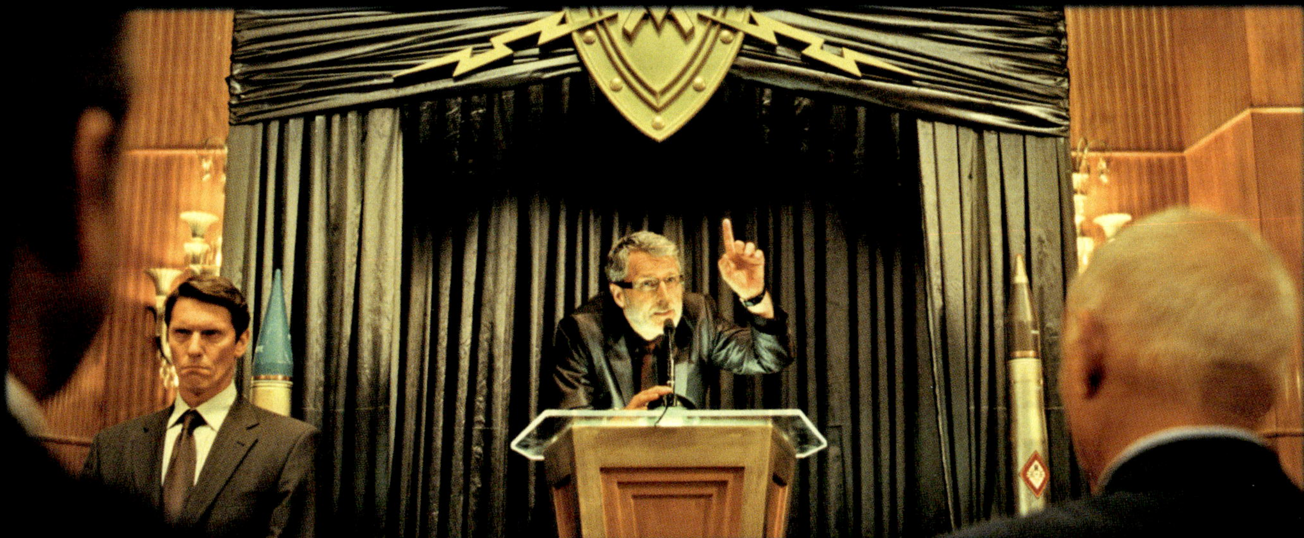

– Balles traçantes, explosives ou perforantes, nous avons les plus tranchantes, les plus offensives, les plus performantes !

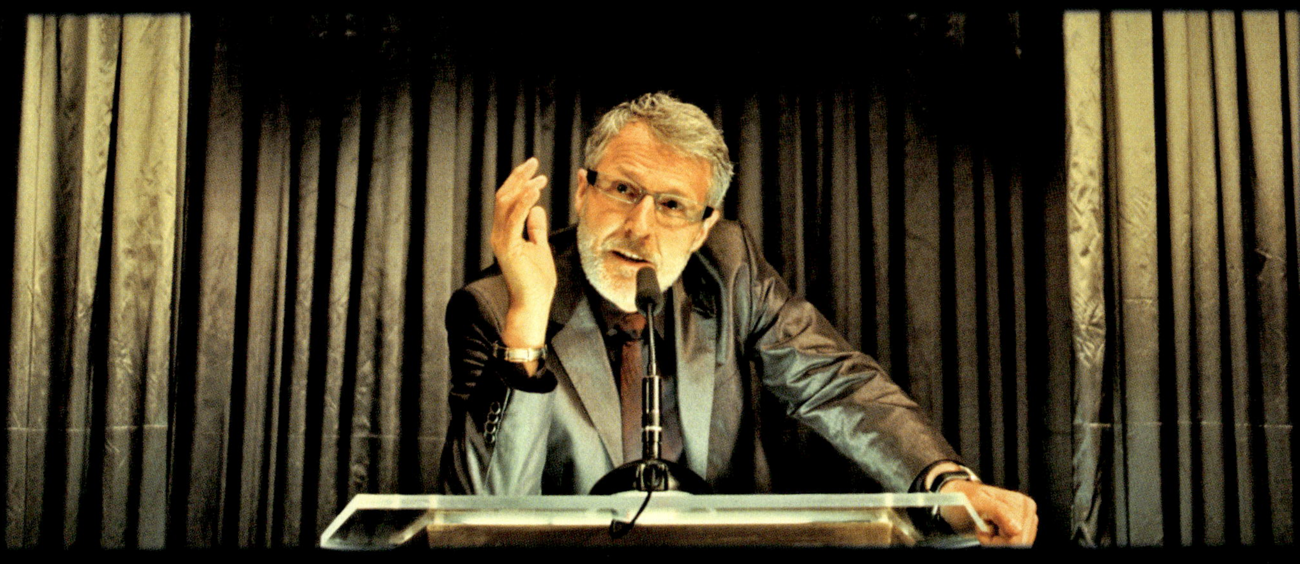

– Rimbaud a commencé sa carrière poète pour finir marchand d'armes, moi, je vais faire le contraire !

POÈTE, PEINTRE OU MUSICIEN, MIEUX VAUT VIVRE RICHE ET NUL QUE MOURIR GÉNIAL ET MISÉRABLE

Charles Baudelaire est mort en 1867 poursuivi par les censeurs, les créanciers, et miné par la syphilis.

Paul Verlaine est mort alcoolique dans un hospice de clochards en 1896.

Federico Garcia Lorca a été arrêté à Grenade lors de l'arrivée des rebelles franquistes. Fusillé le jour même, son corps fut jeté à la fosse commune.

Après s'être opposé aux excès de la Révolution, **André Chénier** refusa de s'enfuir, fut arrêté le 7 mars 1794, et guillotiné le lendemain. Fauché, sans soutien, abandonné de tous, **Gérard de Nerval** s'est pendu à une grille près du Châtelet le 26 janvier 1855.

Emprisonné pour homosexualité, interdit de séjour, seul et pauvre, **Oscar Wilde** est mort d'une méningite à Paris le 30 novembre 1900. Ruiné, malade, **Rembrandt** est enterré en 1669 avec les indigents. **Honoré Daumier** est mort en 1879, aveugle, inconnu et couvert de dettes. Dans la détresse morale et l'anonymat, **Vincent Van Gogh** peint une dernière toile dans un champ et se tire une balle dans la poitrine le 27 juillet 1890. **Paul Gauguin** est mort à Hiva Hoa en 1901 d'alcool, de syphilis et de chagrin. **Johan Barthold Jongkind** est mort fou et alcoolique, à l'asile d'aliénés de Grenoble en 1891.

Maurice Utrillo est mort de delirium tremens en 1955. **Amedeo Modigliani** est mort alcoolique et pauvre en 1920. **Jackson Pollock** est mort alcoolique et pauvre en 1956. **Fréhel** est morte alcoolique et pauvre dans un hôtel de passe en 1951.

Charlie Parker est mort alcoolique et pauvre en 1934. **Billie Holiday** est morte droguée, alcoolique et pauvre en 1959. **Bud Powell** est mort drogué, alcoolique et pauvre en 1966. **Chet Baker** est mort drogué et pauvre en se jetant de la fenêtre de son hôtel en 1988. **Jaco Pastorius** est mort SDF, drogué, alcoolique, fou et pauvre sous les coups d'un videur de boîte le 21 septembre 1987.

LES COLLECTIONNEURS DE VOITURES

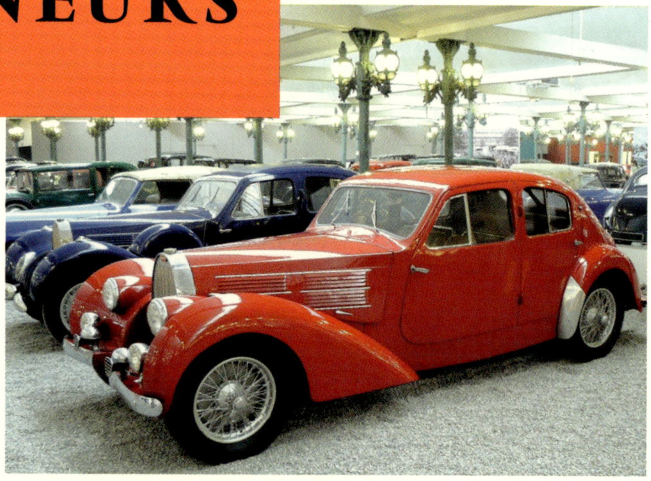

Les collectionneurs de Bugatti sont des milliardaires transis… (Collection Schlumpf à Mulhouse)

Passion onéreuse et encombrante, la collectionnite automobile regroupe un éventail très large d'intoxiqués. Au bout le plus fortuné se trouve le plus passionné collectionneur de voitures de tous les temps, l'industriel alsacien Fritz Schlumpf. À la tête, avec son frère, d'un grand groupe d'industrie textile à Mulhouse, il accumula des voitures anciennes rares et précieuses pendant vingt ans, négociant dans le monde entier les modèles les plus prestigieux et, raffinement suprême, disposant d'un atelier d'artisanat complet, du mécanicien au sellier, en passant par ébénistes et ferronniers pour restaurer à l'identique les perles les plus rares. Dans sa brochette unique au monde de Bugatti, tous les exemplaires fonctionnent. Résultat : une collection unique au monde (allez dire ça sans vous répéter, vous) de cinq cent soixante voitures légendaires en parfait état de marche, rassemblées dans un immense hall spécialement aménagé pour ses chéries, avec des copies exactes des réverbères du pont Alexandre-III !

C'est quand son groupe dégringola avec la capilotade du secteur textile dans les années 1970 qu'on se posa la question de savoir qui avait payé ses joujoux.

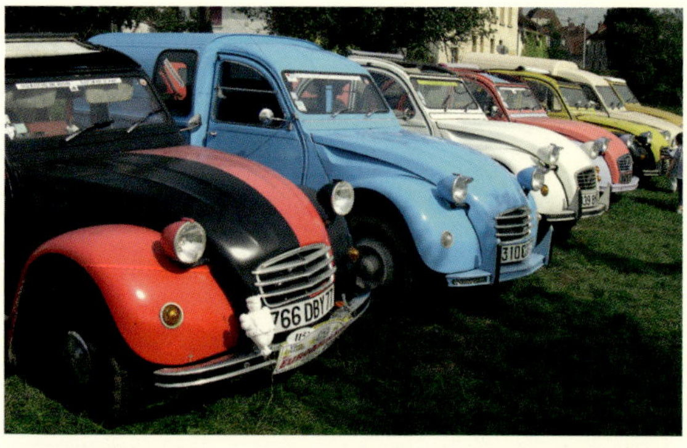

La polémique n'est pas éteinte, mais l'État, lui, a tranché. Le propriétaire en fuite en Suisse, sa collection a été confisquée pour devenir un musée national. À l'autre bout de l'échelle, vous avez les collectionneurs du dimanche qui bichonnent leur exemplaire de Renault 8 peinture d'origine ou leur DS de série (ou, depuis la chute du Mur, leur Trabant en carton), et se rassemblent avec d'autres accros du pare-chocs vintage dans des clubs, concentr' ou assos, où ils échangent des secrets et reconstituent les pièces à la main.

… mais les collectionneurs de deux chevaux sont bien plus rigolos. (Collectionneurs de deux chevaux Citroën, quelque part dans l' Aisne)

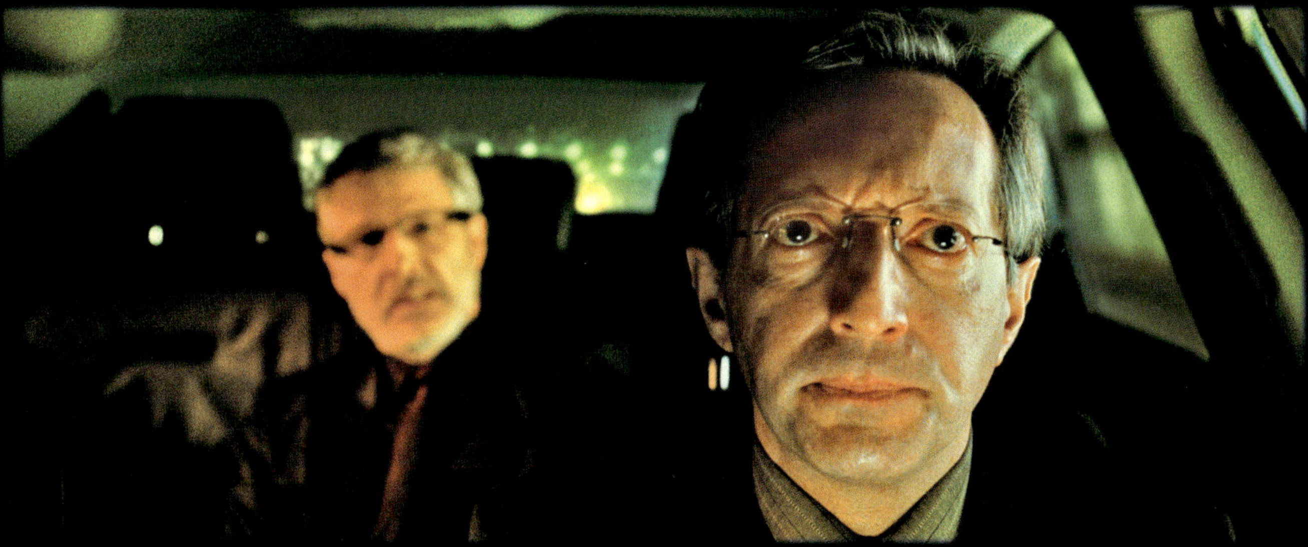

– Monsieur a été brillant, ce soir… Arthur Rimbaud finissant dans le commerce des armes, c'est historique ?
– Absolument. Ça ne l'a pas empêché de finir avec la gangrène, amputé d'une jambe.

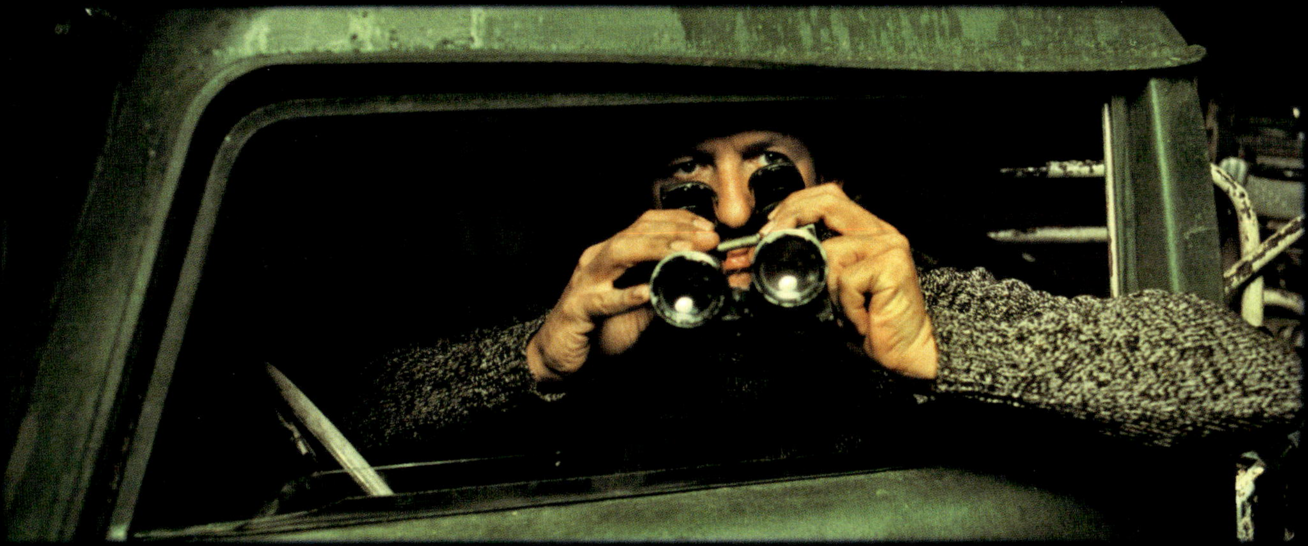

Embusqué dans son triporteur, Bazil à l'affût…

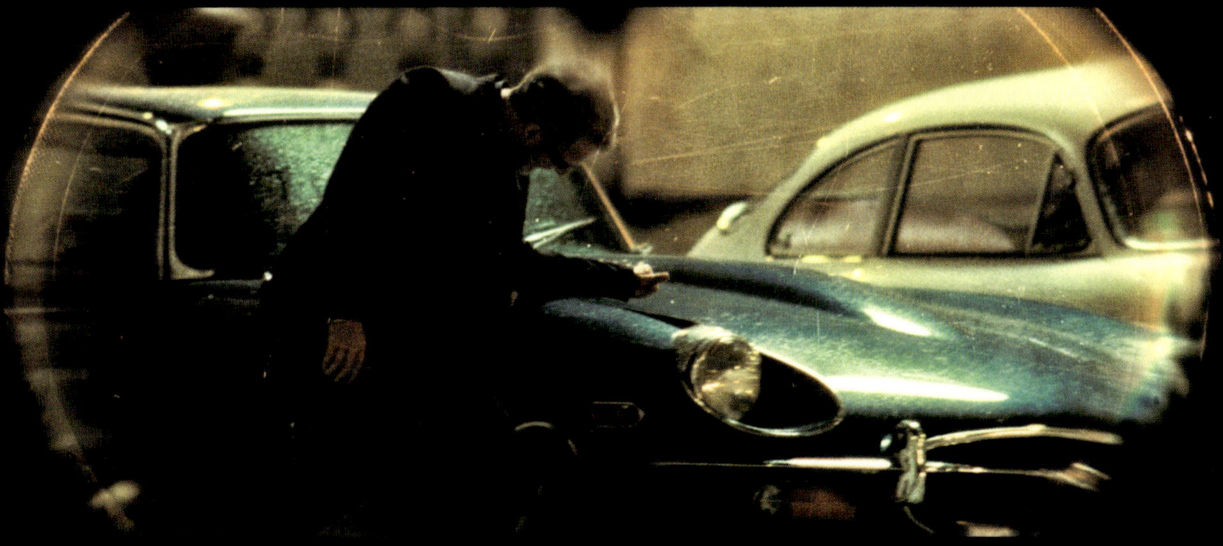

… surprend une émouvante scène d'amour : le Président qui, à peine rentré chez lui, caresse avec tendresse ses joujoux favoris, une dispendieuse collection de voitures de luxe.

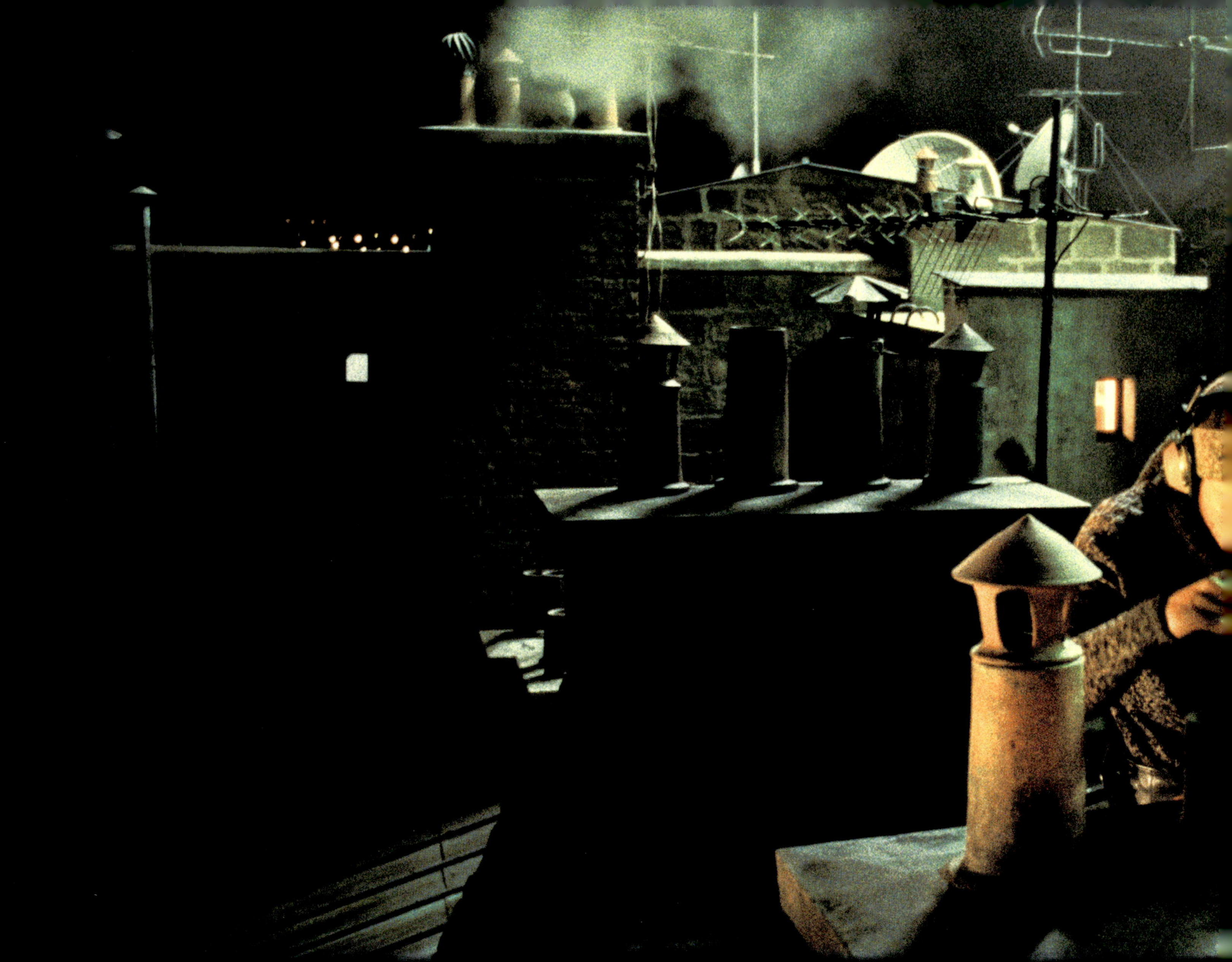

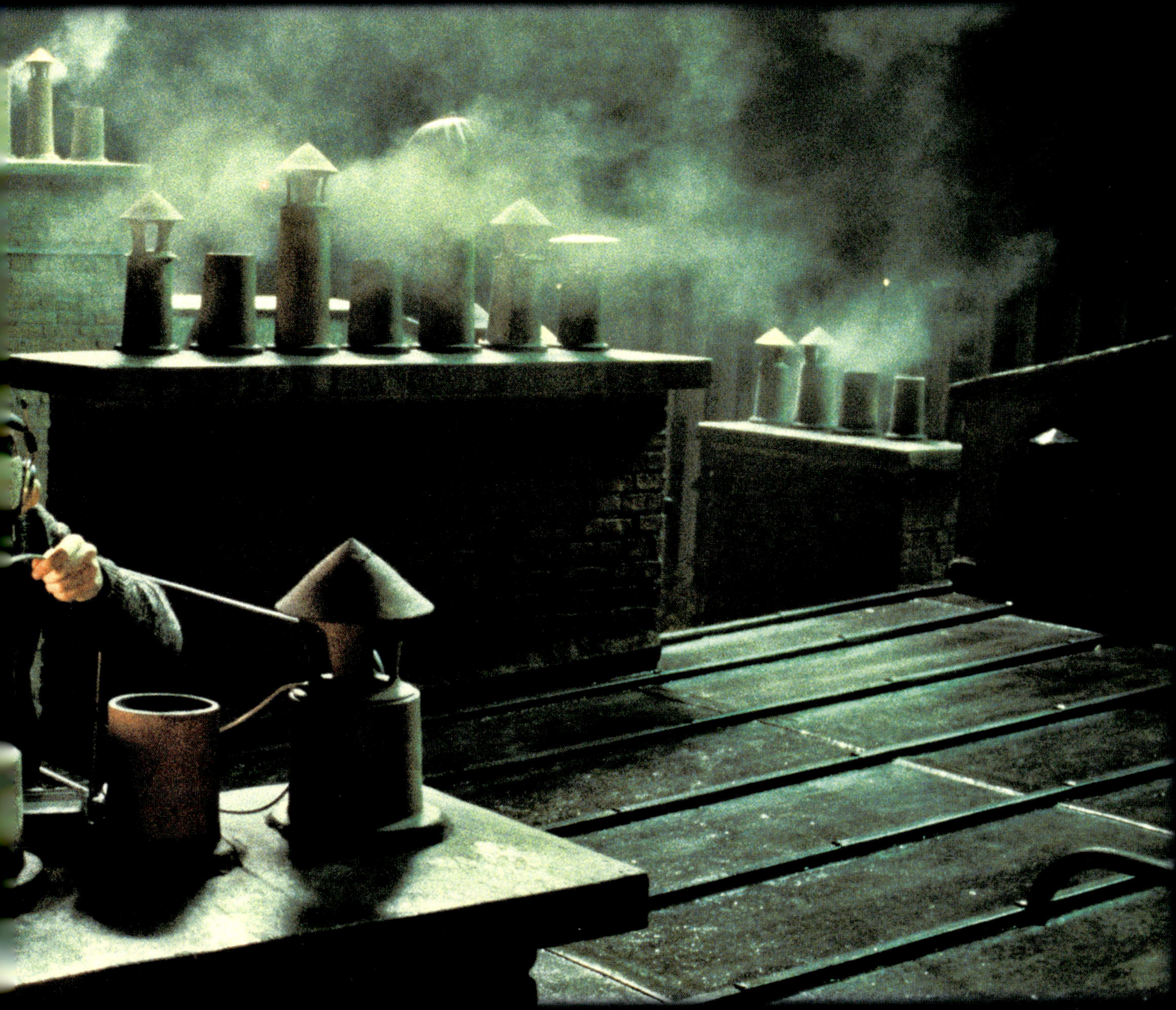

Sur le toit de l'immeuble de Marconi, notre héros part à la pêche aux informations avec un micro de récup'.

JEU : parmi toutes ces cheminées, sauras-tu trouver la bonne ?

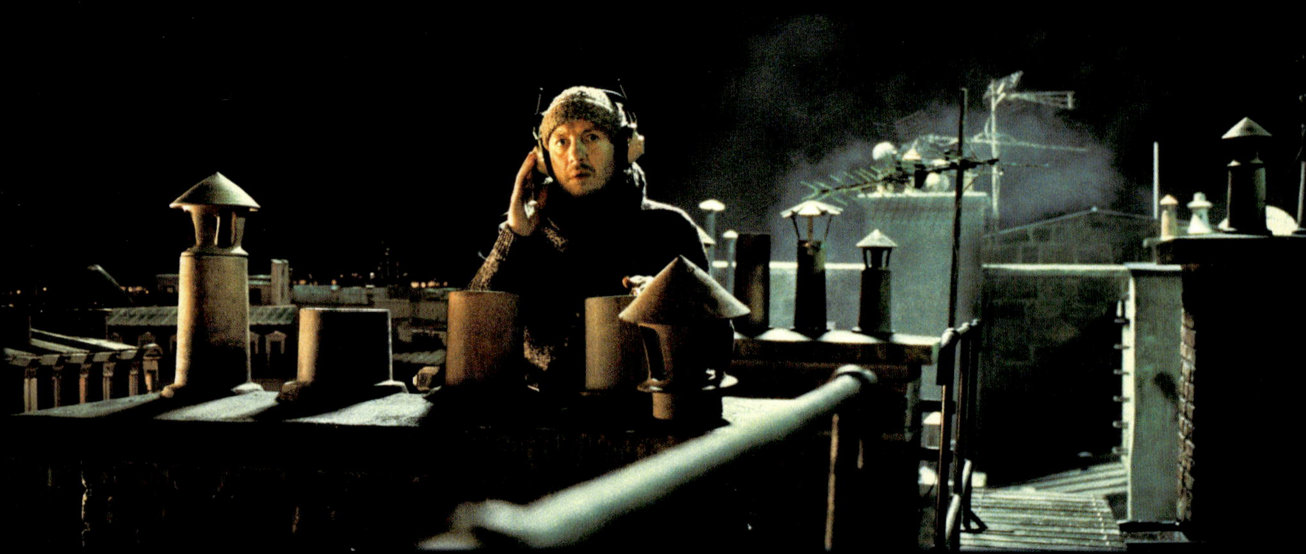

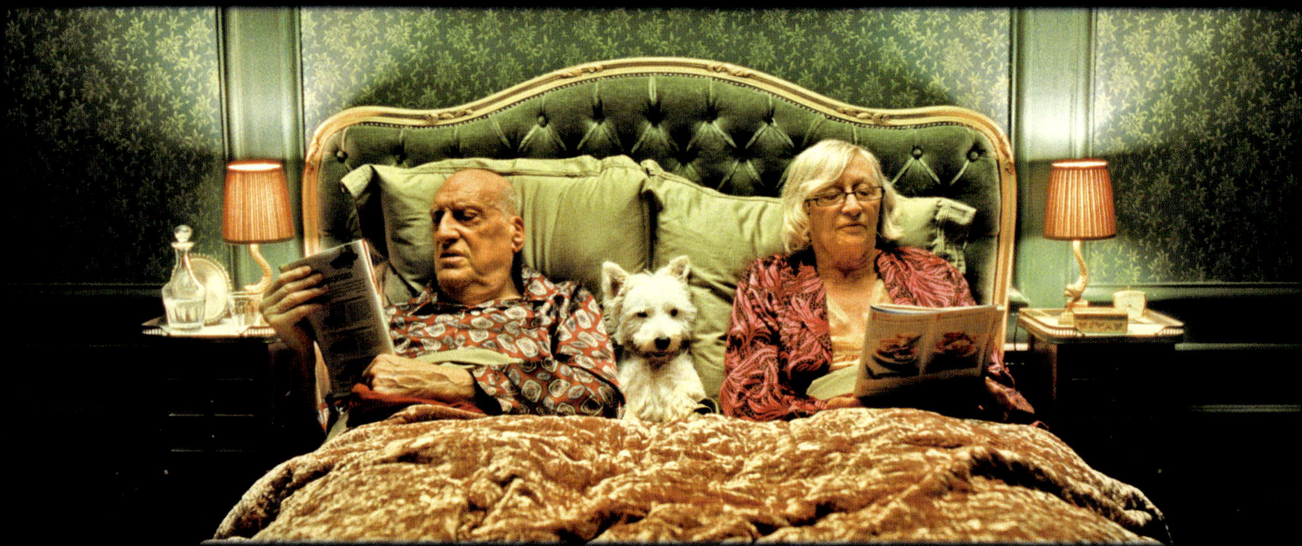

– Tu te plains tout le temps ! Ça fait quarante ans que t'arrêtes pas de te plaindre !
– Ça fait quarante ans que tu te plains que j'arrête pas de me plaindre.
ON SE DISPUTE : PERDU

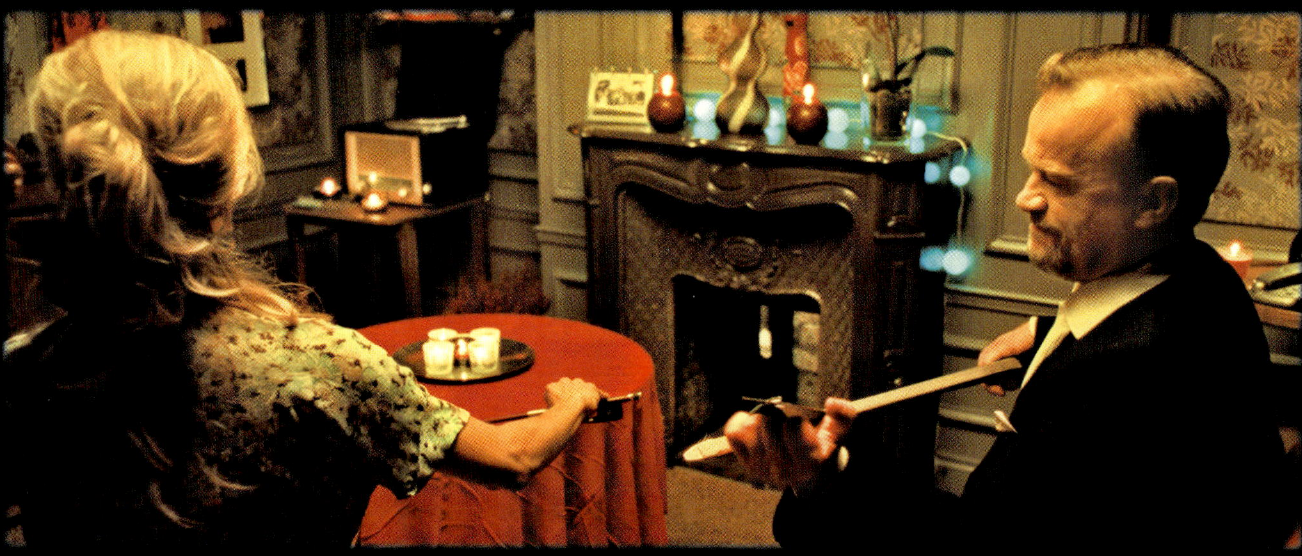

(Impression bizarre de déjà-vu.)
ON RÉPÈTE DU BACH À LA SCIE MUSICALE : PERDU

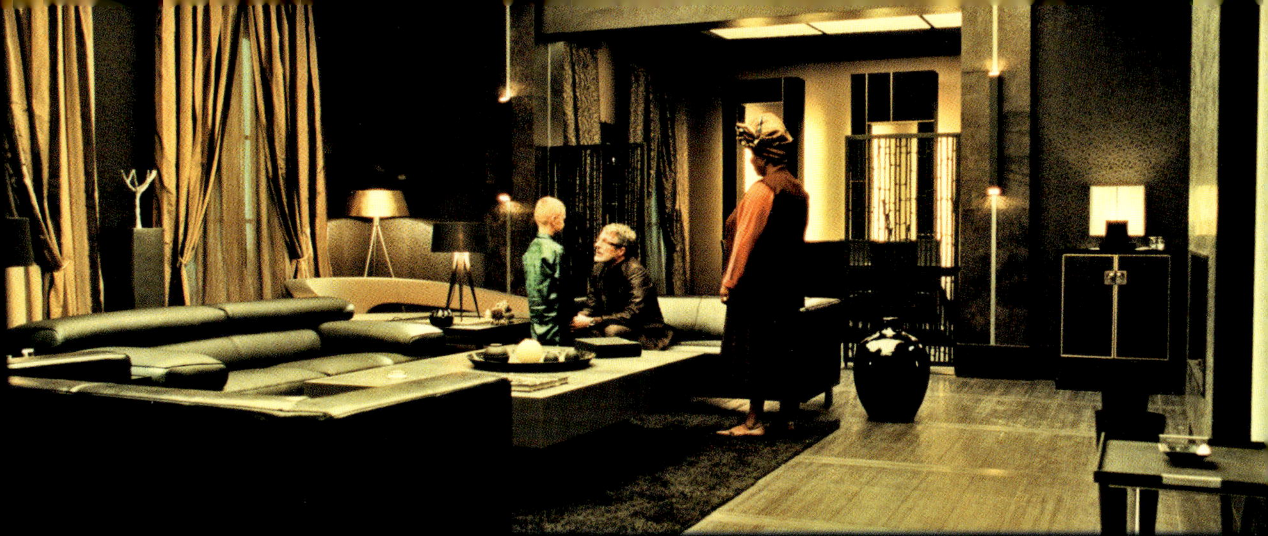

– J'ai fait un très bon discours, aujourd'hui… Je me suis même comparé à Rimbaud. Tu sais qui c'est ?
– Bien sûr. Mais faudrait que tu te mettes à la muscu. – Pas Rambo. Rimbaud.

UN PAPA COUCHE SON FISTON : GAGNÉ

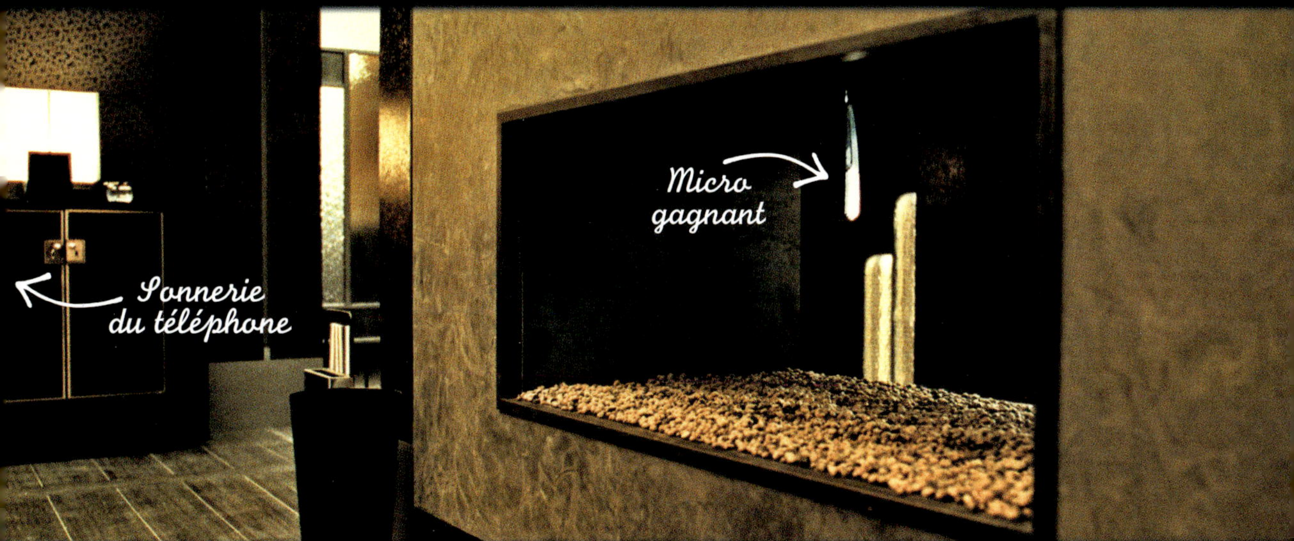

– Allô ? Comment avez-vous eu ce numéro ? (Silence) Je vois…

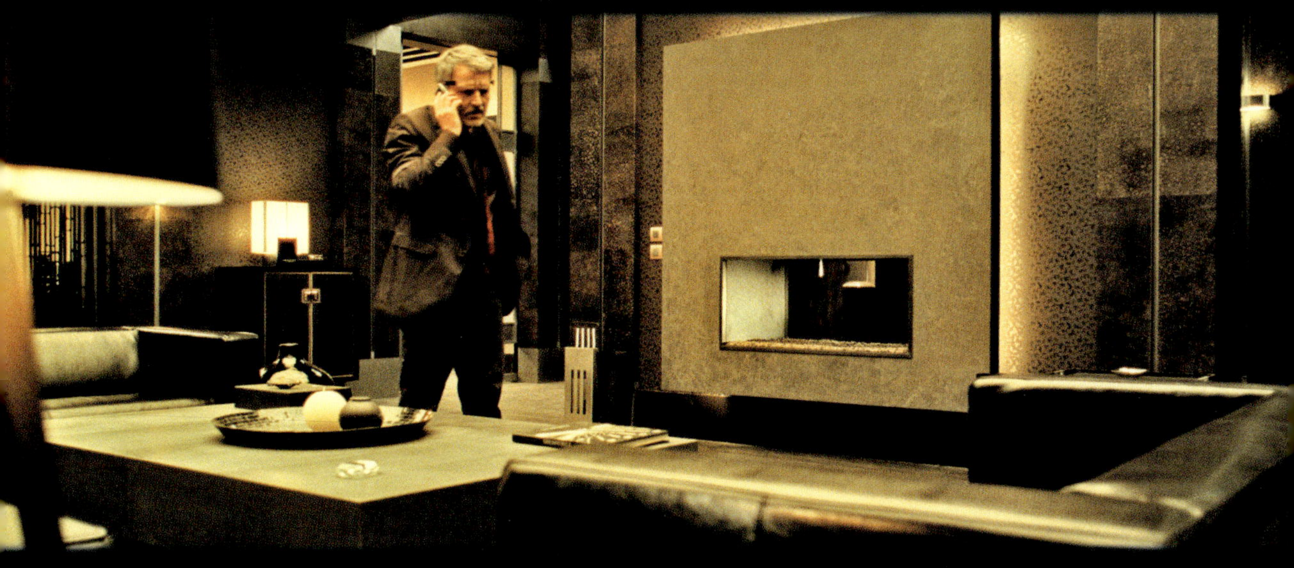

… Ce genre de transaction ne se fait pas au téléphone…
Non, je préfère un lieu public… disons mercredi 15 heures, rayon sport des Galeries Lafayette.

LE LIVRE GUINNESS DES RECORDS

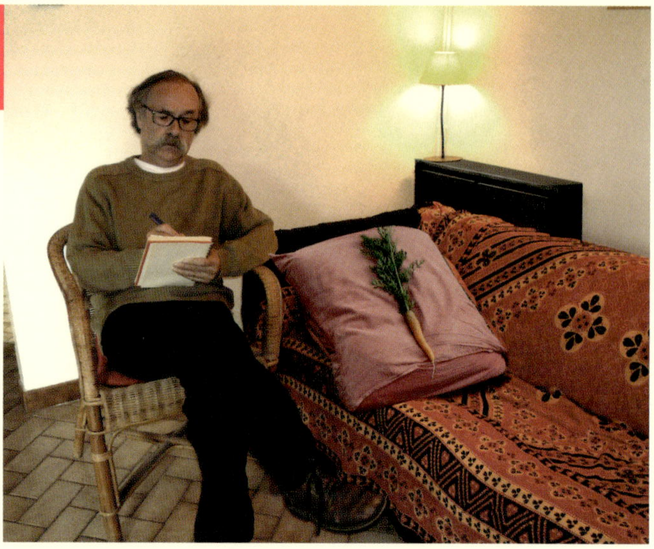

Exemple de record non inscrit : un des auteurs de ce livre en train de battre le record de tentative de psychanalyse sur carotte. (2 h 22 mn sans la moindre réaction)

La première édition du *Guinness Book of Records* date de 1955. La tradition maison raconte que son initiateur, Sir Hugh Beaver, directeur des brasseries de la célèbre bière Guinness, en aurait eu l'idée à l'issue d'une partie de chasse, ne trouvant pas de réponse à la question « Quel est le plus rapide des oiseaux qu'on peut dégommer sur un étang ? » et non pas, notons-le, à la question bien plus intrigante : « Quelle pulsion étrange continue à pousser d'honnêtes bourgeois bien nourris à dégommer des oiseaux ? » Très rapidement best-seller, avec une édition par an, traduit en une pléthore de langues, le livre Guinness est une sorte de livre Jekyll et de bouquin Hyde : une partie, rigoureuse et culturellement respectable, recense des records dirait-on banals et normaux, sportifs, industriels, géographiques ou scientifiques, mais une autre partie, très manifestement destinée à l'ébahissement des foules, recense des records anecdotiques dont le seul intérêt est de faire tomber les bras des gens normalement constitués devant la vacuité de telles préoccupations. Particularité : un argument commercial astucieux, la course à l'homologation, pousse l'imagination des quidams à trouver des records à battre, quels qu'ils soient. Record du lancer de machine à coudre en hauts talons ou de hauteurs de sculptures en chewing-gums mâchés, les éditeurs se trouvèrent très vite confrontés aux débordements illimités de la bêtise humaine quand on la provoque : gens qui torturaient leurs animaux pour obtenir le chat le plus gros ou qui risquaient leur vie pour faire le plus haut plongeon dans une assiette de choucroute, il leur fallut très vite mettre des barrières pour éviter les accidents et les procès. Ainsi, tous les records dépassant « un niveau de tolérance dans la sécurité humaine » sont exclus. À ceux-là, il faut ajouter tous les records ayant trait à des matières réprouvées par la morale ou la santé publique, tels le sexe ou l'alcool. C'est ainsi que, record du paradoxe, le record d'absorption de bière Guinness ne peut pas figurer dans le livre des records Guinness.

THIERRY HENRY

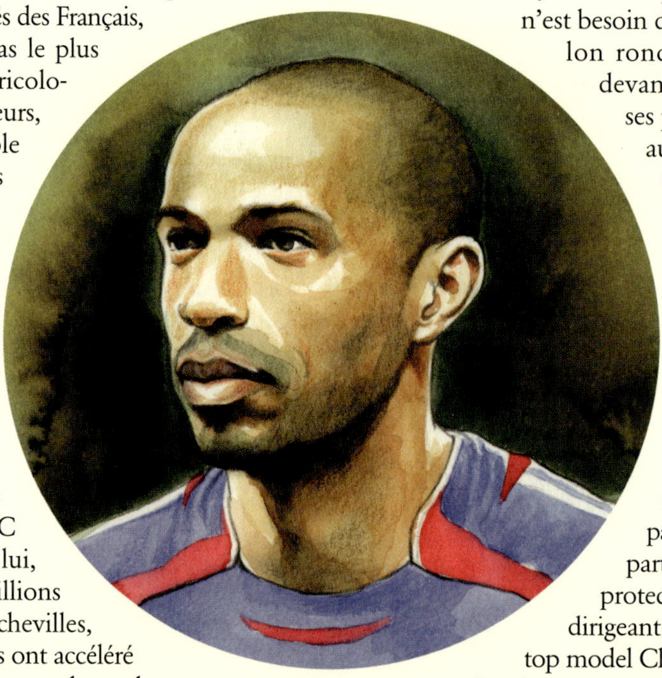

Élu sportif préféré des Français en 2008, après une élection de sportifs préférés des Français, Thierry Henry est en tout cas le plus populaire des footballeurs tricolores, juste après Zidane. D'ailleurs, c'est un signe, quand le peuple de France accorde à un de ses héros un sobriquet familier et gentil comme Zizou ou Titi, c'est que c'est vraiment un héros. Et d'autant plus héros que les Français ne sont pas seuls à le couvrir d'amour ! Idole des Anglais aussi, tant sa carrière à l'Arsenal fut lumineuse ! Et des Catalans tout pareil, après son cultissime parcours au FC Barcelone ! Plus adulé que lui, tu peux pas. Combien de millions d'yeux se sont fixés sur ses chevilles, combien de millions de cœurs ont accéléré ou ralenti leurs battements au rythme de ses dribbles, de ses attaques, de ses dégagements ? Nul n'est besoin d'être grand spécialiste du ballon rond pour hausser les sourcils devant l'impressionnante liste de ses passes magiques ou de ses tirs au but, où sa virtuosité devient une véritable chorégraphie. Ce type-là a une visée-laser dans les orteils.

Revers de la coupe, d'autres millions d'yeux ne le quittent plus, mais pour des raisons moins respectables. Le moindre de ses déplacements, de ses soupirs, de ses sourcillements, est traqué, surveillé, autopsié par la presse mondiale, la people particulièrement. Et malgré une protection comparable à celle d'un dirigeant chinois, son divorce avec le top model Claire Merry a fait couler encore plus d'encre que sa technique footballistique.

Un maillot de l'équipe de France dédicacé par Thierry Henry a atteint 1500 Euros lors d'une vente aux enchères caritative en 2008.

Entre deux gaufres, de jeunes assistants-recycleurs découvrent un précieux recueil,
et notre héros trouve L'IDÉE pour recycler les maillots de foot dont il possède un sac plein.

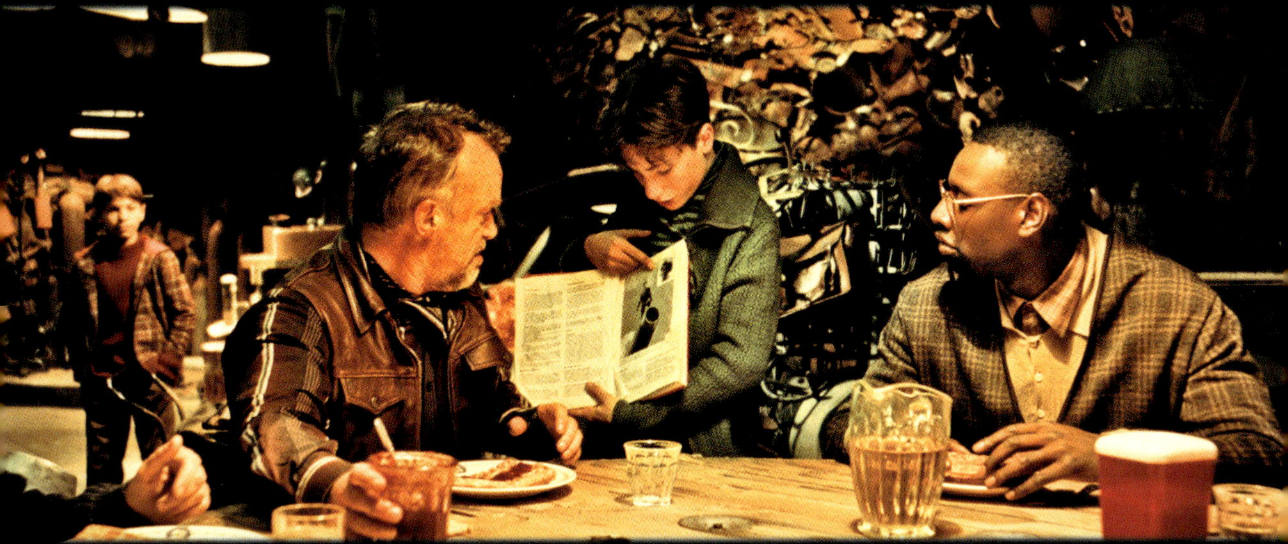

– Monsieur Fracasse, c'est pas vous, là, dans le *Guinness des Records* ?

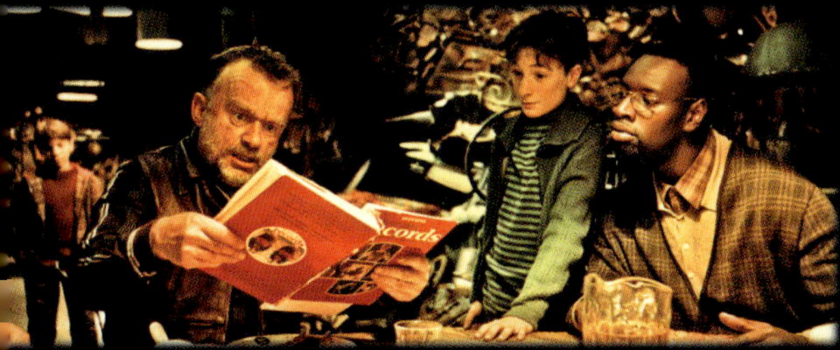

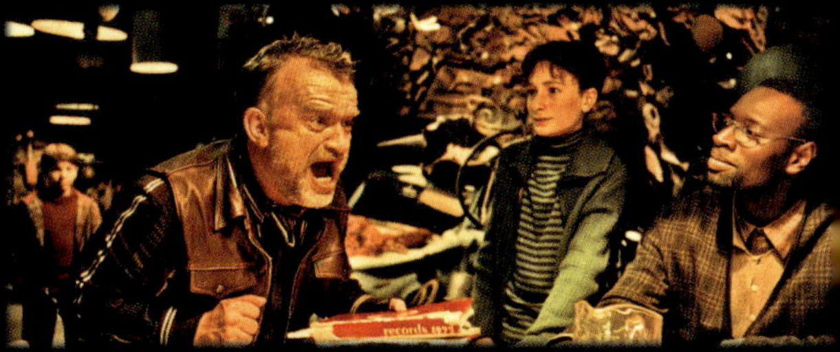

– Ça alors, le 74 ! *Théodore Henri de Montreuil pulvérise de 9 m le record de l'homme-canon...*

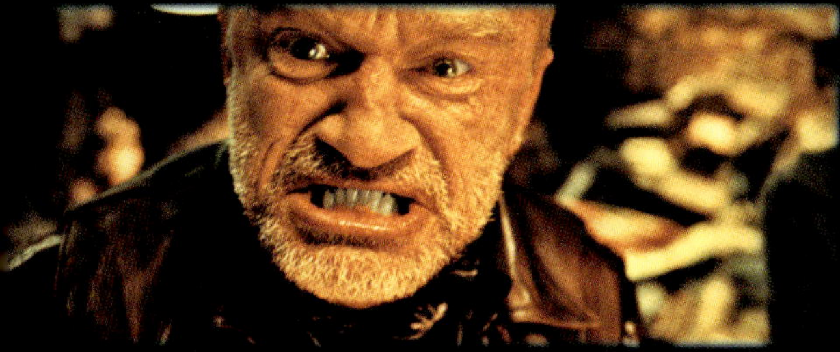

Qu'est-ce que je vous disais ? Je peux le garder, gamin ?
– D'accord, mais vous dédicacez mon tee-shirt.

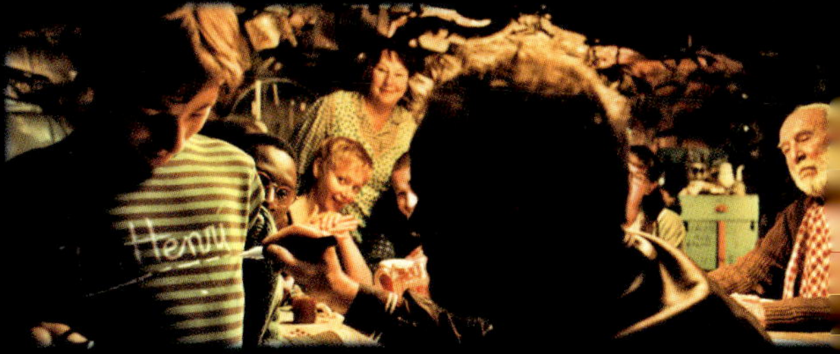

T. HENRI... T. HENRI... dédicace... tee-shirt...
T comme Thierry... Henri comme Titi !
Bazil a l'illumination !

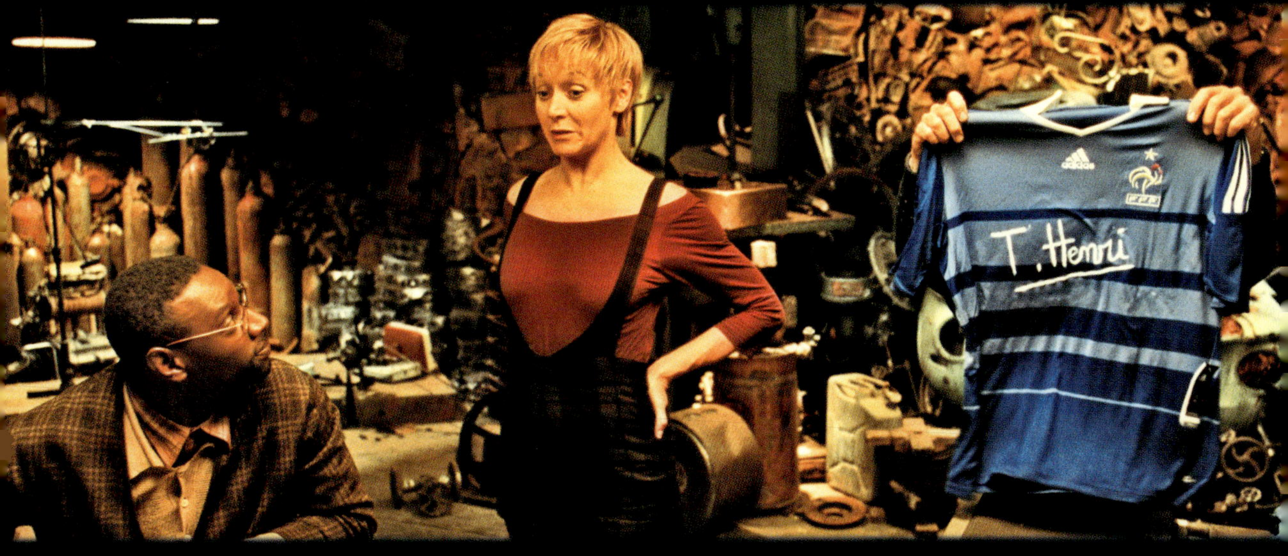

Tous ces tee-shirts de l'équipe de France qui dorment dans son sac vont enfin lui servir à quelque chose.
Mais même Remington ne devine pas à quoi :
Je ne veux pas lui tirer les vers du nez, mais il y a anguille sous roche.

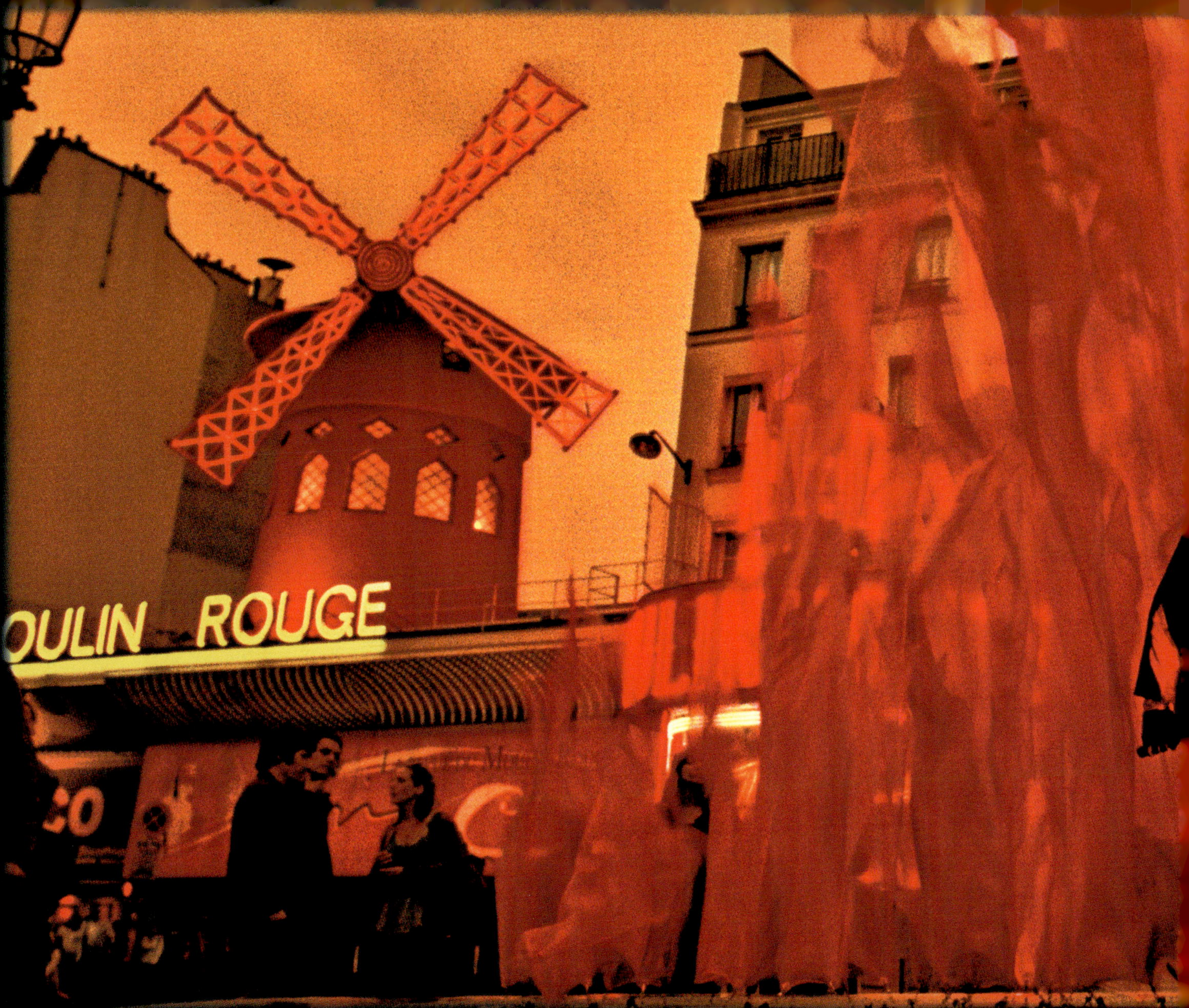
OULIN ROUGE

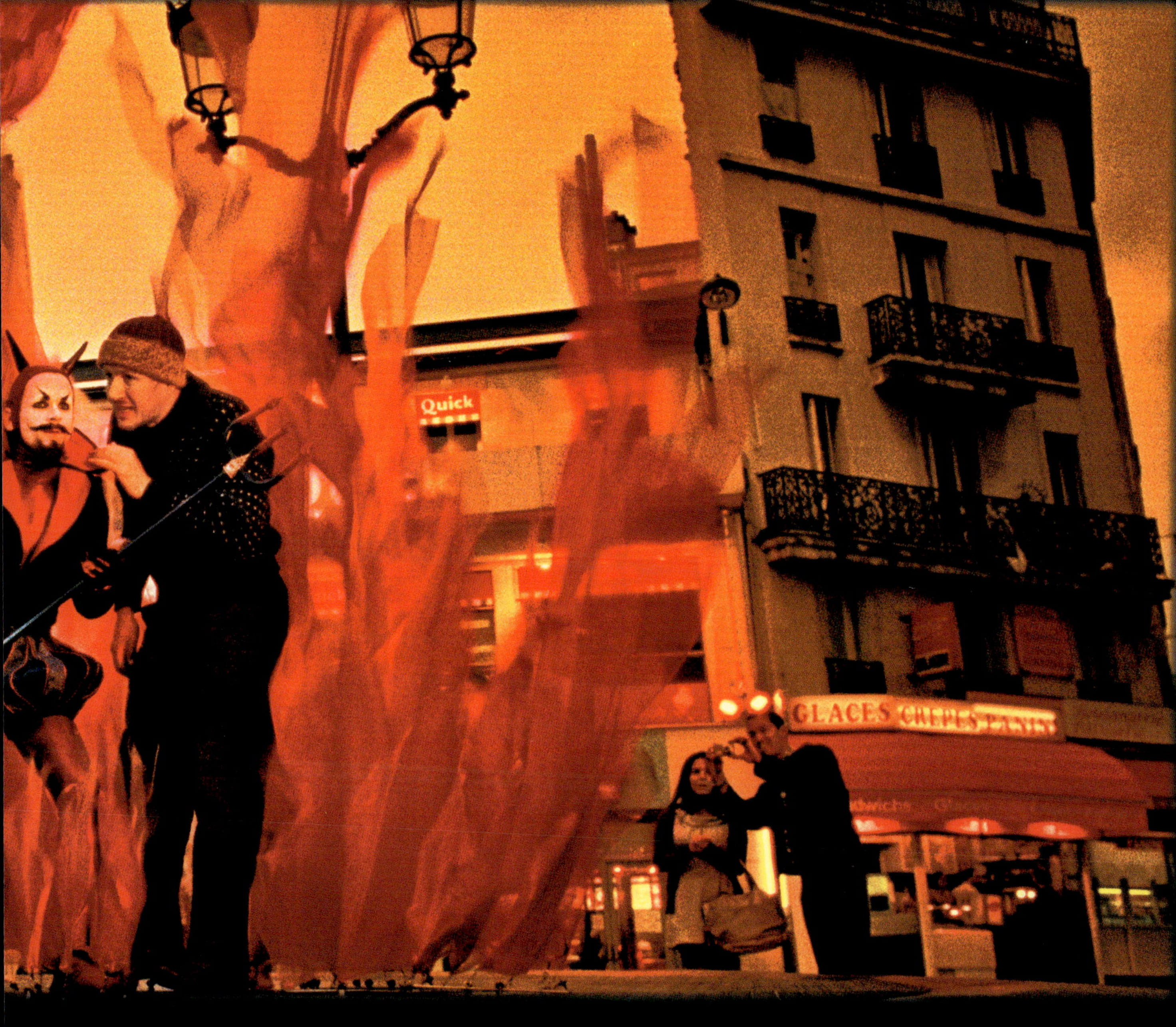

– Demain 10 heures, tombe de Sacha Guitry.

LA DGA

Après le fusil à tirer dans les coins, vous avez inventé le fusil à tirer en zigzag. Cette arme redoutable permet de poursuivre l'ennemi dans les embouteillages et sur les pistes de ski.

Tout fier de votre invention, vous décidez de la commercialiser, ce dont l'État français ne pourra que se féliciter, puisque la France est déjà quatrième fournisseur d'armes dans le monde (talonnée par Israël). Popopop ! Ce n'est pas si simple. Vous devez en passer par la DGA ! Délégation Générale de l'Armement, à la fois grand organiseur, commandeur, intercesseur et gendarme du commerce et de la fabrique des armes en France ! Dépendant du ministère de la Défense, ministère dans le ministère, c'est la DGA qui décide qui fabriquera quoi, privé ou public, et qui vendra à qui. Tous les programmes d'armement de l'armée française, de la baïonnette à la frégate lance-missiles, sont conçus et planifiés par elle.

Bon, vous tombez bien, le programme d'étude de l'année mettait justement à l'ordre du jour le problème des trajectoires en zigzag que l'ennemi a la sale habitude de prendre pour fuir. Donc la DGA va mettre votre prototype à l'essai, étudier vos capacités de production, de financement, de suivi. Miracle, vous avez bon. Votre atelier est déclaré conforme, vous pouvez y aller. L'armée française vous passe une commande et vous pouvez vendre le reste à l'étranger pour doper la balance du commerce extérieur.

Popopop ! Mais ce n'est pas tout ! Prise depuis une dizaine d'années d'une crise de moralisation intensive, la DGA est partie prenante d'une myriade d'organismes de contrôle internationaux, traités de limitation, codes de bonne conduite, commissions de surveillance. Dans le marché haut de gamme, une arme moralisée se vend mieux qu'une arme de barbare mal lavé, c'est votre intérêt aussi. Vous avez de la chance, aucune convention n'interdit l'usage d'arme à feu à canon en S, votre fusil à tirer en zigzag est donc déclaré « arme propre, honnête, économe en carbone et qui ne fait pas beaucoup mal en tuant ». Mais ce n'est pas fini. Il vous reste à prouver que vos clients sont des acheteurs gentils, démocrates et modernes qui ne vont pas le vendre à des terroristes. C'est bon ? Alors vous avez le feu vert. Trop bête. Juste au moment où Israël commercialise le canon à tirer en zigzag, en crabe et à l'amble.

Le logo de la DGA, jeune et dynamique.

LA CONVENTION D'OTTAWA

Signée par cent cinquante sept États, la convention internationale sur l'interdiction des mines anti personnel a pour but d'abolir l'usage de ces armes qui ne sont vraiment pas chevaleresques, pas présentables, et qui font des éclaboussures partout. Élaborée à Ottawa et entrée en vigueur en 1999, elle a été signée des deux mains dans un mouvement de générosité unanime par tous les pays qui n'en fabriquent pas. Quelques autres signataires, France, Angleterre, Belgique, Slovaquie… ont arrêté d'en fabriquer, on les applaudit, mais les plus gros producteurs, Russie, Chine, Pakistan, Inde, Iran, États-Unis se sont frappé le front avec un grand rire.

SOUVENIRS DE LA DGA

C'est un retraité tranquille dans une demeure de famille quelque part dans le Centre de la France. Dans les années 1960, ce père peinard a mis au point un missile pour riposter, si les Soviétiques avaient attaqué avec leurs Scud : « On n'avait que des canons de DCA datant de la dernière guerre », raconte-t-il benoîtement. Le bonhomme n'a rien d'une culotte-de-peau ; il vote Ségolène, parce qu'il y a trop de machos en politique :

Les bureaux de la DGA

«Les bureaux de la DGA sont un peu austères, sans l'être trop. Certains ont la photo de leur femme ou de leurs enfants sur leur bureau. J'avais dans le mien une photo agrandie du ministre de la Défense en compagnie de cinq ou six personnalités de premier plan que je connaissais bien. Dans les couloirs sont exposés les anciens matériels, mais ça ne fait pas musée de l'Armée. »

Une réunion de la DGA

« En général, dans ce genre de réunion, les gars sont en civil. Les militaires ne se mettent en uniforme que quand il y a des visiteurs étrangers, ça fait bien ! Les grades varient selon l'importance du projet. Si c'est très important, un général avec trois ou quatre étoiles est présent ; pour une étude technique, seulement un colonel. On s'appelle par son grade ou sa fonction, « mon général », « mon colonel », « Monsieur l'Ingénieur en chef » ; éventuellement par son prénom entre gens qui se connaissent bien. Il y a du personnel féminin, des secrétaires qui passent apporter des cafés ; tout le personnel est habilité Secret Défense. Il y a un secrétaire de séance qui prend des notes, tout est consigné. Parfois les réunions se prolongent tard, on peut y passer la nuit si c'est très urgent, très important. »

Les précautions de la DGA

« Les gens font attention à ce qu'ils disent. Il y a des consignes : taisez-vous, respectez le silence, mesurez vos paroles. Quand j'étais marié, il est rare que j'aie parlé de ces choses à la maison. Je pouvais dire que tel missile portait à 10 km, ça, tout le monde le savait, mais il ne fallait pas en dire plus. Il y avait des enquêtes, on a viré des gens qui parlaient trop, ou qui avaient des relations avec des cocos. On les a mutés dans les systèmes civils. Les gens chargés de la surveillance étaient la DPSD, Direction des personnels de défense, et puis les RG et la DST ; il y a une convergence entre les agents de renseignements. La DST nous surveillait en permanence. Mais ceux qui parlent trop, ce sont généralement des gens qui ont des problèmes. »

Lui, c'est un ancien baroudeur rangé des barbouzeries dans un hameau perdu du Sud-Ouest. Épinglé au mur de son bureau, le drapeau des milices chrétiennes du Liban. Du sous-sol aux combles, sa villa est pleine de râteliers de fusils de chasse. « Vous partagerez bien un repas de soldat ? » propose-t-il en réchauffant du sanglier. C'est un gars de terrain, il sait de quoi il cause, les armes, il les connaît par les deux bouts :

Les problèmes de la DGA

« On a adopté le Famas, confié à la manufacture d'armes de Saint-Étienne, un truc d'État qui dépendait du GIAT. On n'a pas tenu compte de l'avis des fantassins. On a sorti une arme d'ingénieurs, une usine à gaz, compliquée, fragile, chère (9 000 francs), alors que le M16 en coûtait 1 500. Sur le Famas, il y a des tas de petites goupilles qui ne sont pas imperdables. Si vous le démontez, il faut étaler un mouchoir pour les poser dessus. En opération, si vous perdez une goupille dans le sable, c'est foutu. Le M16, en 15 secondes, clac clac, vous le mettez à poil. Bref le Famas était une arme d'ingénieurs, adoptée sous pression politique, pour donner du boulot à Saint-Étienne. »

Propos recueillis par Phil Casoar et Jean-Pierre Jeunet

Objet de l'échange : 1 tee-shirt de star contre 1 maquillage et 1 leçon d'immobilité.
(C'est le minimum pour jouer un crédible mannequin en plastique aux Galeries Lafayette).

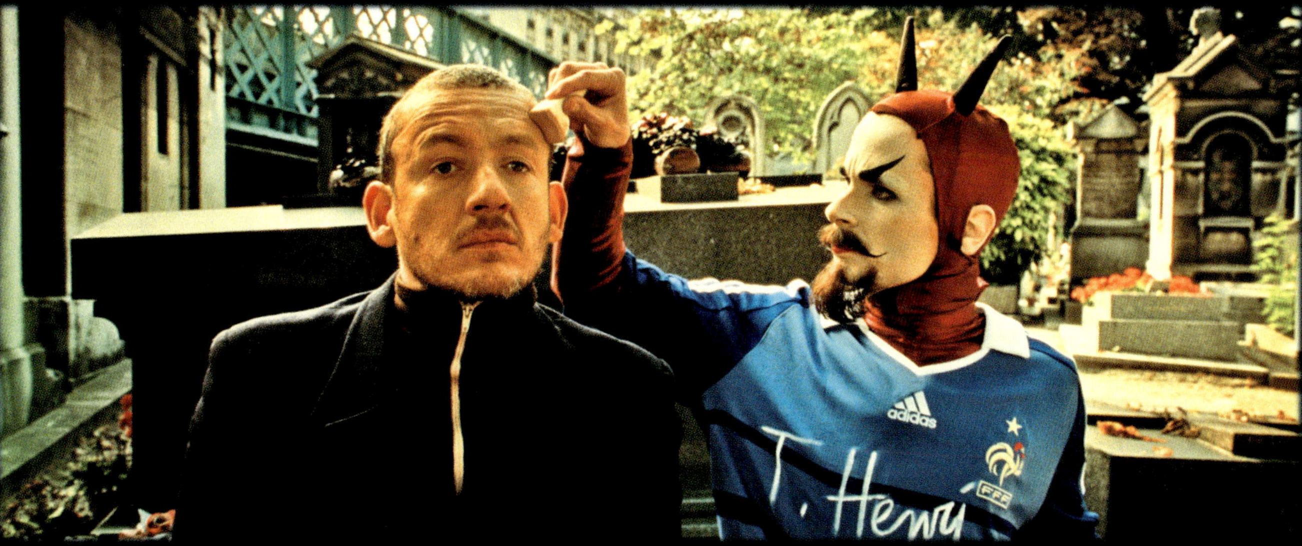

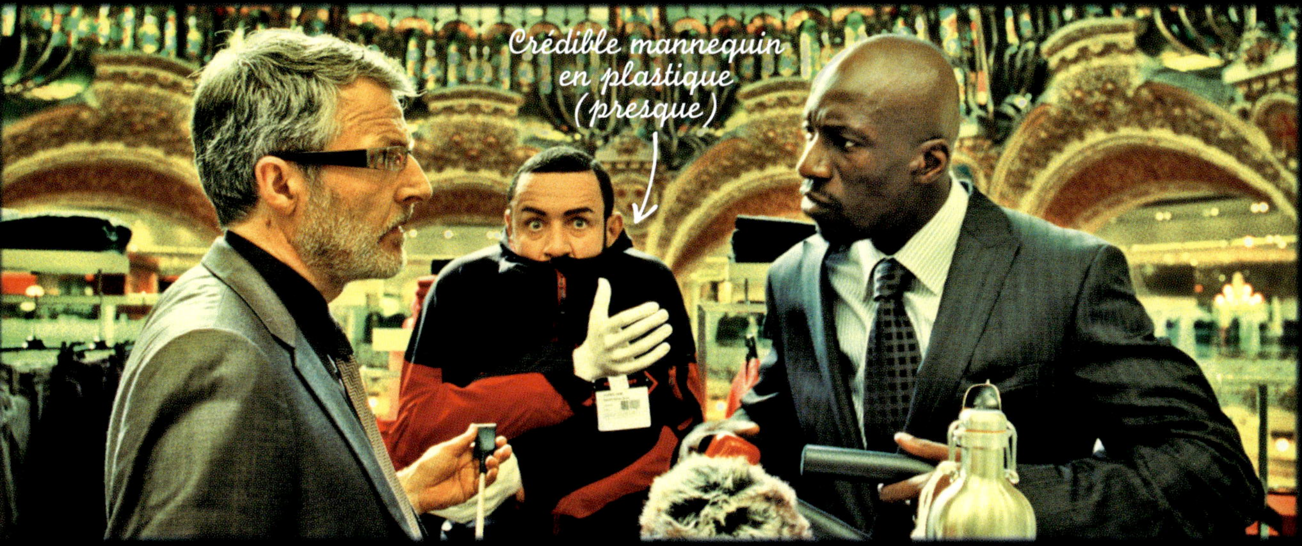

– Monsieur Marconi, je suis l'émissaire d'Omar Boulounga. Une révolution populaire se prépare dans notre pays.
– Je ne fais pas de politique.
– Il nous faut des fusils d'assaut, des grenades à main et des mines antipersonnel…
– Et la DGA ? Et le traité d'Ottawa ? Vous en faites quoi ? Et en quoi c'est censé m'intéresser ?

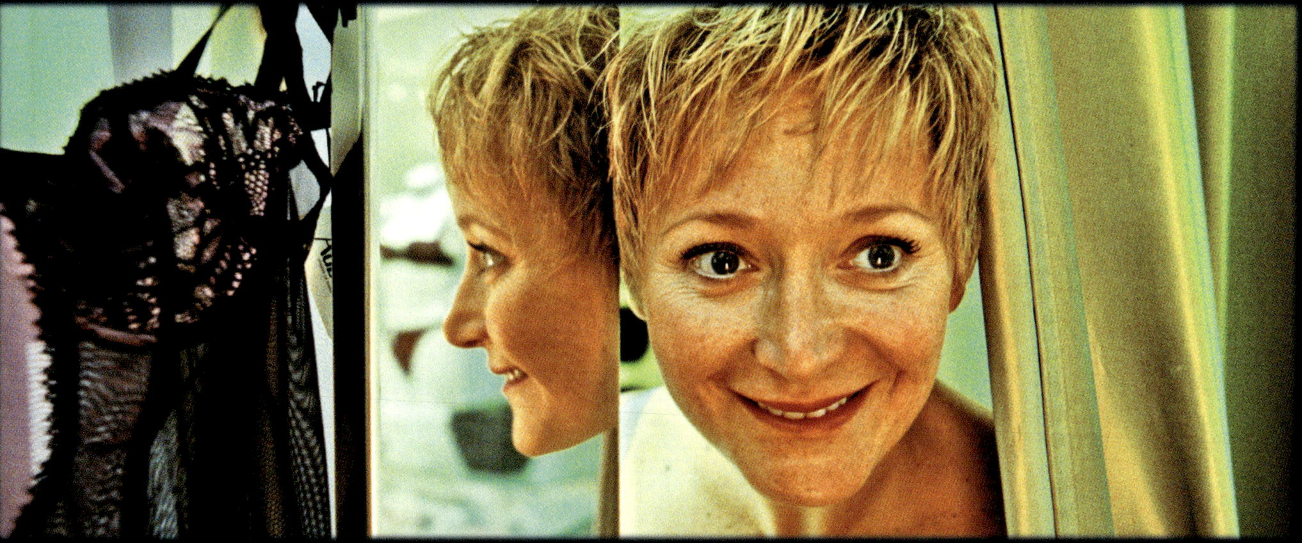

Dans la cabine d'essayage voisine, une espionne imprévue n'en perd pas une miette…
– Vous faites l'addition, vous doublez la somme. Plus l'équivalent en diamants si le coup d'État réussit…
Je vous laisse réfléchir, on rentre à Conakry lundi.

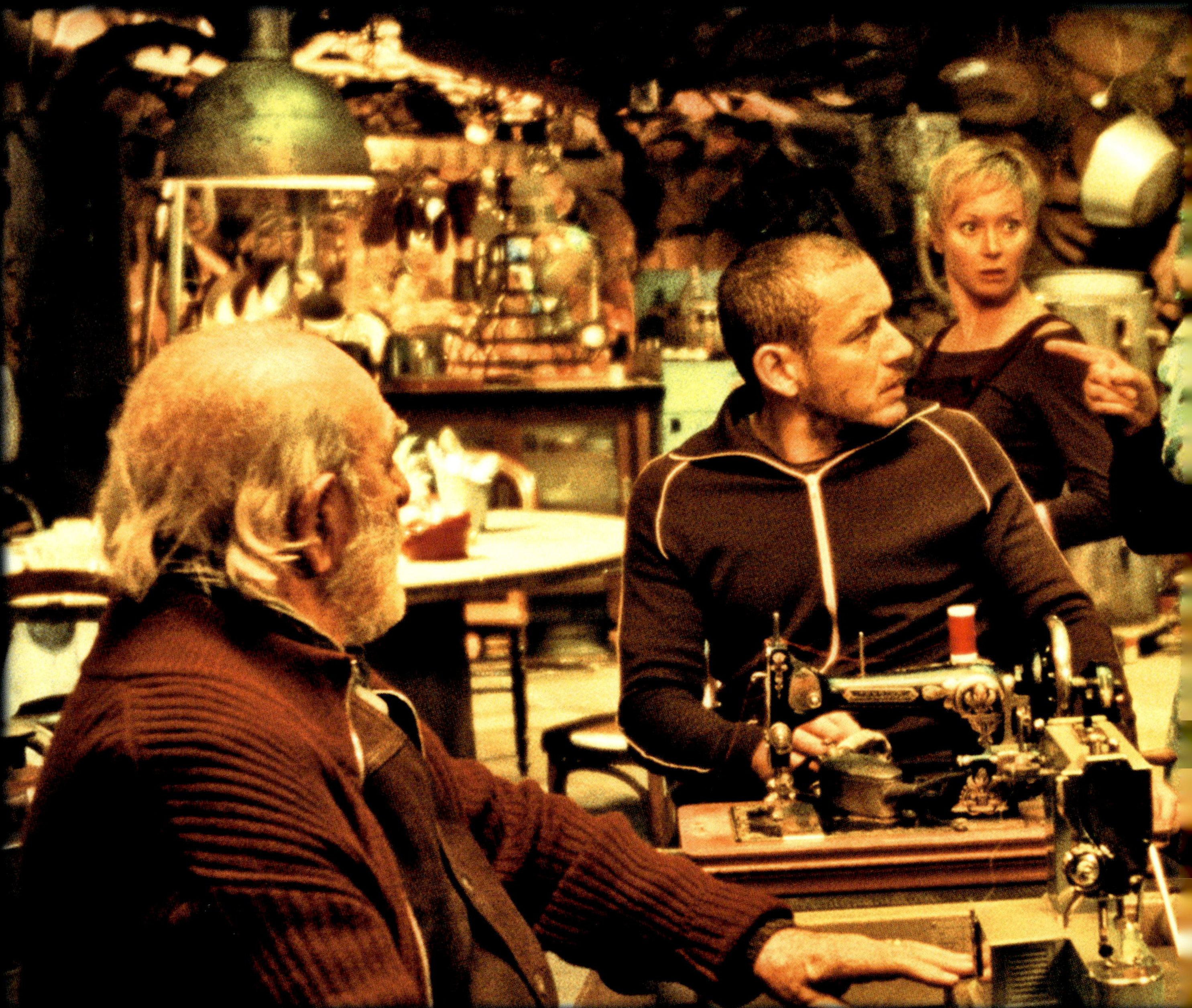

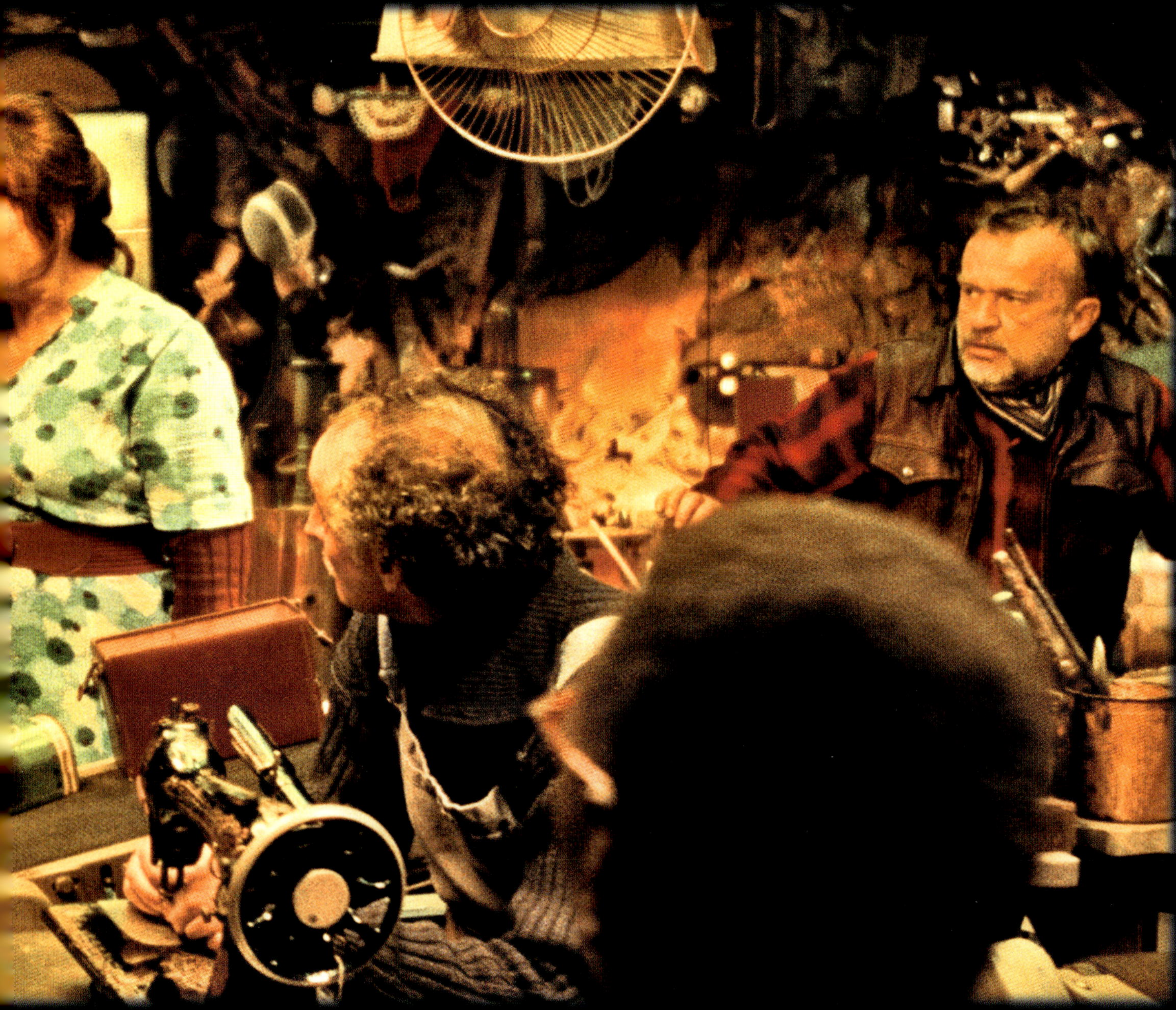

– Toi je ne sais pas ce que tu manigances…
Mais soit tu t'en vas et tu fais les choses tout seul, soit tu restes et tu nous demandes de l'aide.
– Euh… Est-ce qu'il y en a qui veulent bien m'aider ?

LES COUPS D'ÉTAT EN AFRIQUE

Durant tout le XIXe siècle et jusque dans les années 1940, le coup d'État toutes catégories était la spécialité du continent sud-américain. Putschs, golpes, pronunciamientos, proclamations et renversements manu militari y restaient l'unique procédure pour l'alternance politique et ce jusqu'à la caricature, sans négliger néanmoins de laisser à chaque fois quelques opposants sur le pavé, histoire d'être pris au sérieux. À partir des années 1950, c'est l'Afrique qui prend le relais : pour un coup d'État, il faut un État, et avant, l'Afrique n'en avait pas.

Depuis 1950 donc, on a dénombré rien moins que quatre-vingt-six coups d'État sur le continent africain, sans compter les tentatives ratées. Ceci accompagnant les soixante-dix-neuf conflits armés recensés sur la même période, on peut en déduire que l'instabilité politique en Afrique est une plaie au moins aussi profonde qu'elle l'était en Amérique du Sud. Les raisons en sont trop complexes pour être abordées ici, tout juste peut-on observer que le scénario en est si souvent le même, qu'on peut le décrire inextenso :

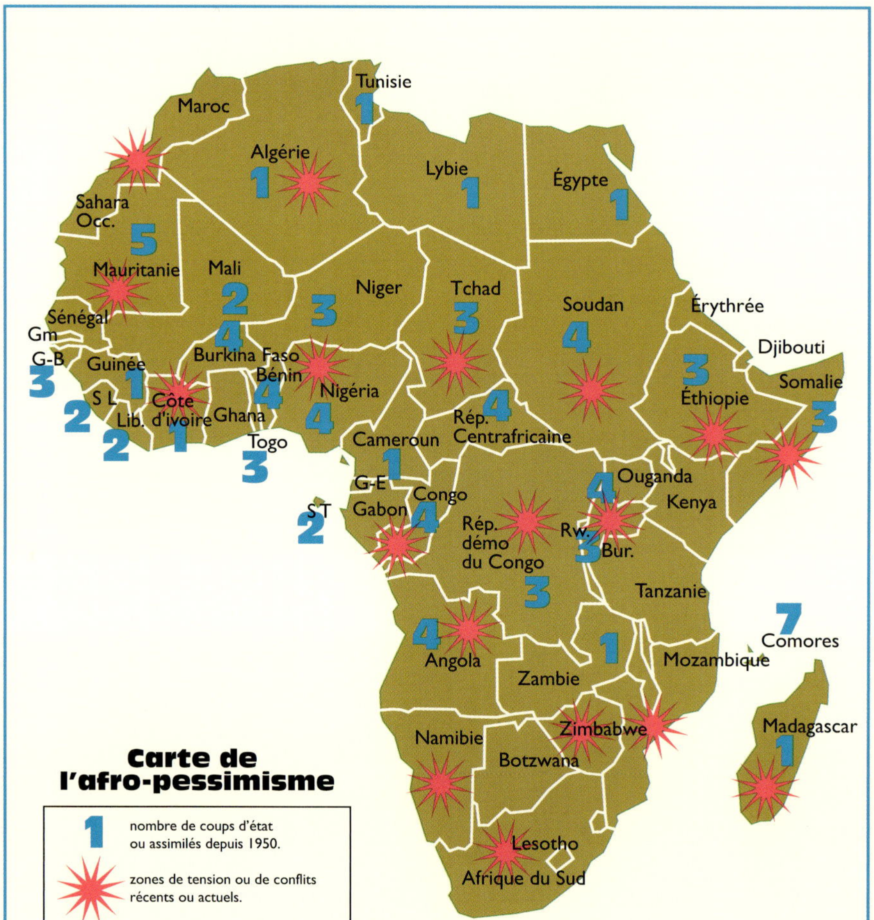

Le pouvoir en place, à la tête du parti toujours unique, s'appuie sur l'armée, seule à même de lui garantir la pérennité si l'opinion populaire en vient à faire la tête. Les chefs de ladite armée, choisis et bichonnés par les dirigeants en question, soutiennent ceux-ci tant que le partage des avantages leur agrée. Jusqu'au jour où ils s'aperçoivent que leur place aux commandes du seul outil d'alternance efficace leur permet précisément de décider eux-mêmes quoi partager et qui bichonner à la place de leurs employeurs. Le chef militaire, général ou colonel, qui la veille encore jurait fidélité à son président, s'assure la bienveillance ou la neutralité de quelques personnages incontournables (entre autres ceux qui ont la haute main sur les rouages financiers ou les émissaires de quelque grande puissance complaisante), met dans la confidence les sous-chefs de l'état-major, et, sous prétexte de manœuvres, sous le sempiternel alibi d'un complot à déjouer, envoie la troupe occuper les points et les bâtiments stratégiques de la capitale : télécommunications, énergie, médias… Simultanément, on désarme les unités peu sûres (qui parfois opposent une résistance plus ou moins symbolique), on traque le président et ses fidèles s'il lui en reste. Là, se présentent deux variantes : soit on le laisse s'enfuir pour ne pas risquer d'exacerber les tensions dans le pays, soit on le liquide pour ne pas encombrer l'avenir d'un opposant irréductible et souvent remuant. Les arrestations suivies de procès sont rarissimes. Quelques années passent, et tout recommence avec le chef d'état-major suivant.

Mais ça, c'est l'écume. Dissimulés dans la vague, il y a le flux des luttes inter et intra-nationales, les compétitions financières, énergétiques, stratégiques des voisins, tuteurs, alliés, satellites, des ex-post-néo-crypto-colonisateurs, des luttes tribales qui ne veulent pas dire leur nom et des conflits d'intérêts qui s'en maquillent, la convoitise des ressources et matières premières à prix attractifs, et le ballet des grandes multinationales qui poussent leur pion dans le Monopoly planétaire. Et le résultat va toujours dans le même sens : à chaque convulsion, les conditions de vie de la population sont un peu plus difficiles que dans la phase précédente : les famines s'aggravent, le sida galope, les conditions sanitaires se dégradent, l'alphabétisation diminue.

Si les raisons d'espérer sont pour l'instant succinctes, il en existe au moins une, d'ordre statistique. Stabilité politique, recul de la pauvreté, généralisation de la démocratie, c'est arrivé en Amérique du Sud, quand les grandes puissances cessèrent d'en faire leur cour de récréation. Ça arrivera en Afrique. Un jour.

ZAMBIE SOIR

Prix : 25500 m'bani - 0.50 € - 0.75 US$

LE PREMIER QUOTIDIEN DE ZAMBIE

Il n'est de vérité sans éclaircissement. **Séraphin M'Bo**

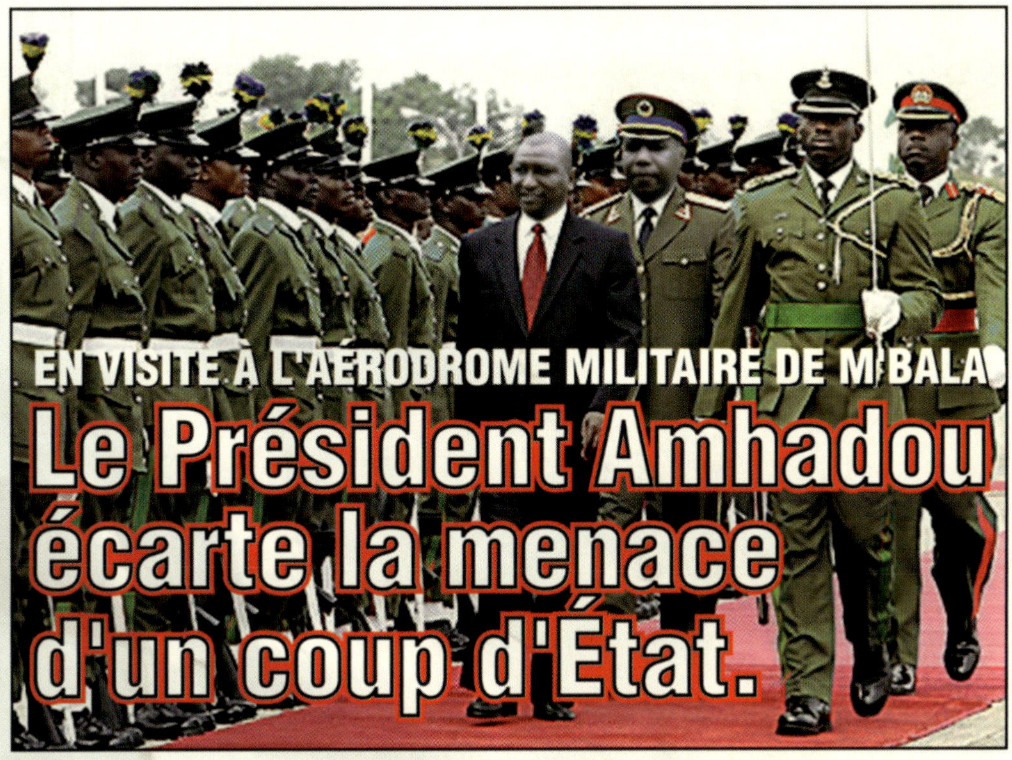
EN VISITE A L'AÉRODROME MILITAIRE DE M'BALA
Le Président Amhadou écarte la menace d'un coup d'État.

© DR

Malgré toutes ses tentatives pour rassembler les ennemis de la Zambie, l'usurpateur Boulounga n'est pas près de réapparaître, a affirmé le Général-Président Bien-Aimé Grand Frère du peuple aux journalistes présents, démentant ainsi les rumeurs selon lesquelles le voleur en fuite dans un pays hostile à notre nation préparerait son retour avec l'aide de l'étranger. Le sinistre souvenir que le dictateur déchu a laissé en mettant le pays en coupe réglée a donné au peuple la ferme volonté de faire obstacle à toutes les menées subversives de ce gangster qui ne peut trouver d'aide que chez les traîtres et les espions, aucun citoyen zambien sain d'esprit ne pouvant accorder le moindre soutien à ce renégat. Les services de sécurité veillent, et les moindres faits et gestes du repris de justice condamné à mort par contumace sont surveillés. D'ailleurs, a ajouté le Général-Président Bien-Aimé Grand Frère du peuple, cette hyène puante est bien trop lâche pour revenir au grand jour et préfère rester cachée dans des palaces payés avec l'argent extorqué à la Patrie. Le Général-Président Bien-Aimé Grand Frère du peuple a profité de sa visite pour renouveler sa confiance aux forces armées zambiennes en détaillant le prochain budget consacré à la modernisation de l'équipement des armées de l'air, de terre et de mer, ainsi qu'au renforcement de la Garde présidentielle, élite des forces de sécurité de la Patrie, qu'il a félicitée pour sa loyauté éternelle et son enthousiasme patriotique.

(publicité)

DR. CYPRIEN BONASSOU

Dentiste-informaticien. Plombages, bridges, prothèses dentaires. Dépannage de vos Mac, PC, périphériques. Soins de carie par Internet. Élève du Grand Marabout Cissé Bandou, il peut aussi prédire votre avenir, faire revenir votre femme, vous donner puissance sexuelle et chance aux jeux et aux examens.
DR. CYPRIEN BONASSOU Cabinet ambulant, devant la salle d'attente de la gare routière de M'Bala.

(publicité)

CHEZ AHMID

Grand choix de produits artisanaux traditionnels – Efficacité et résultats garantis
- Colliers en cornes d'impala
- Poudre de bec de pécari
- Statuettes et colliers Mambila
Grande promotion sur grigris de la mousson : anti-jeteurs de sort 30% moins cher, exorcismes discounts, profitez-en !

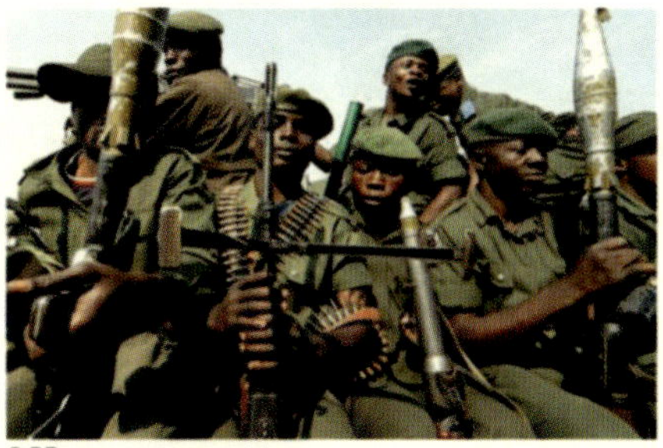

© DR

Recherche : réunion au sommet

Le Premier ministre, le docteur Idriss Amhadou, frère du Général-Président Bien-Aimé, accompagné de sa femme, Fatou Amhadou, ministre de l'Éducation nationale, et de Kehinde Amhadou, secrétaire d'État à la Planification régionale, ont souhaité la bienvenue au Pr. Kisimba Amhadou, neveu du Général-Président Bien-Aimé, qui prend la tête de l'Office national de la Recherche en hydrocarbures à la place de Youssouf Amhadou, lequel est nommé à la tête du Conseil national de la Défense et reçoit par la même occasion ses galons de lieutenant-colonel, ses remarquables aptitudes l'ayant fait passer directement du grade d'adjudant à celui d'officier supérieur.

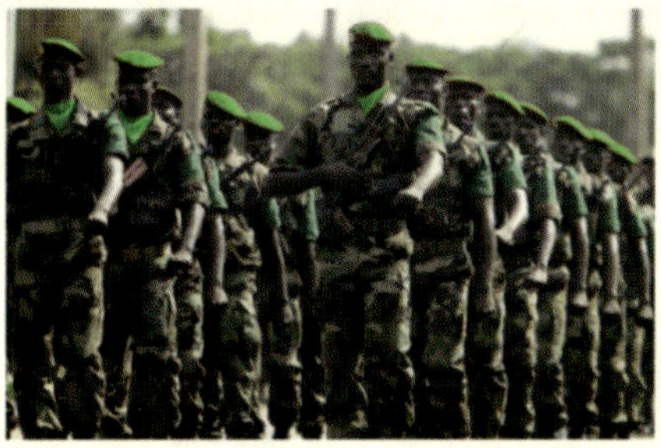

© DR

Le dr. Omar Amhadou, président-directeur général de l'Office national diamantifère, vient occuper sa nouvelle résidence à Burumba.

C'est dans une ambiance festive et conviviale que le Dr. Omar Amhadou, P-DG de l'OND, est venu s'installer dans sa nouvelle villa de vingt-deux pièces sur les hauteurs de Burumba. Le cortège des Mercedes officielles était précédé d'un escadron de la garde présidentielle, avant d'arriver devant le perron de la villa, où le dirigeant avait préparé une grande fête autour de la piscine, fête à laquelle étaient conviées les notabilités locales, militaires et religieuses ainsi que les consuls européens, chinois et américains. Gageons que les invités auront apprécié le cadeau du Général-Président Bien-Aimé à son cousin pour l'encourager dans ses nouvelles fonctions : un golf dix-huit trous attenant à la villa. Belle façon de « pendre la crémaillère » !

ANIMAUX DÉMINEURS : chiens, rats, abeilles, moules…

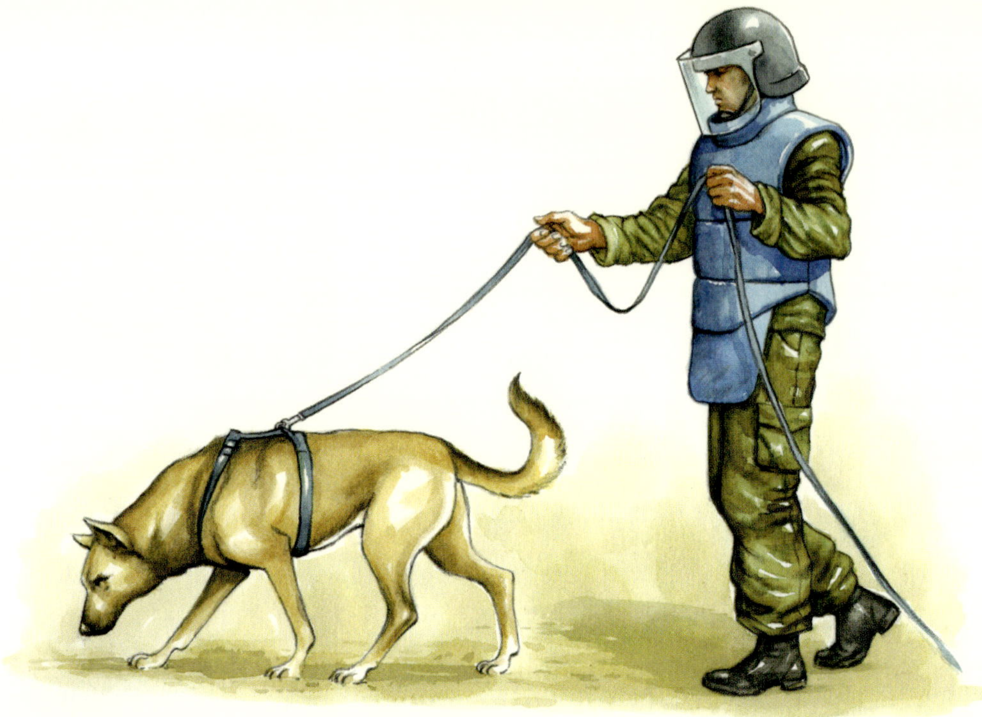

L'outil indispensable pour le déminage reste le détecteur de métaux. Même si les géniaux ingénieurs s'ingénient à diminuer la proportion de métal dans leurs mines chéries pour les rendre plus difficilement détectables, une pièce métallique reste incontournable : le percuteur. Obtenir un matériau non métallique avec la même dureté coûte très cher et rend le pétard inabordable. Si toutefois le détecteur de métaux devenait inefficace, il reste les chiens. Les chiens dressés au déminage, principalement bergers belges ou allemands, donnent d'excellents résultats : leur flair est infaillible et leur faible poids les protège en principe de l'explosion[1]. Le dressage est quasiment le même que pour le repérage de la drogue : on lui fait sentir le produit à chercher, ici l'explosif, la récompense à chaque trouvaille motive le toutou pour en chercher d'autres. Évidemment, on peut pas leur donner un Carambar à chaque succès, désastreux pour le régime, on use d'une ruse qui consiste à faire passer un bout de bois appelé « mordant » pour une récompense, dès l'instant où il est donné par le maître avec moultes caresses. La différence étant que si le clébard peut gratouiller tant qu'il veut sur une dose de crack, la même chose sur une mine, c'est plus délicat. On leur apprend donc à manifester la présence de l'explosif avec d'autres comportements : se mettre en arrêt, s'asseoir, imiter Mylène Farmer… D'ailleurs le Kiki est conditionné pour percevoir sa période de travail : un dossard ou un collier particulier est le signe qu'il va y avoir de l'explosif à renifler. Le dossard ôté, Kiki peut reprendre son journal.

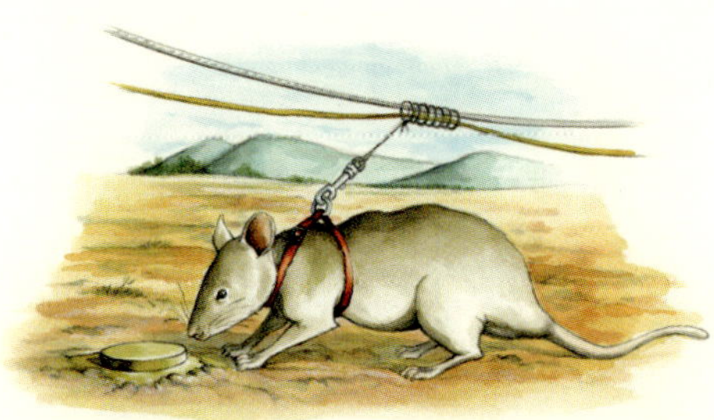

Une société belge teste depuis quelques années en Afrique du Sud des rats démineurs. Le rat géant de Gambie montre un odorat supérieur à celui du chien pour un poids bien moindre. Les résultats sont prometteurs, mais le rat est moins maniable que le chien et possède moins que lui le sens de la ligne droite. Sur le terrain à traiter, il garde une fâcheuse tendance à partir dans tous les sens et à ne pas revenir dans les bras de son maîmaître.

Alors on cherche encore plus loin. Des biologistes américains testent au Nouveau-Mexique la capacité des abeilles à repérer les mines. C'est très simple. On leur dit : ça c'est du gros pissenlit plein de pollen appétissant, ça c'est du TNT, c'est moins beau mais tout aussi délicieux. L'abeille, un peu con, mélange les deux et se met à butiner le TNT comme les pâquerettes. La ruse, c'est qu'elle porte une micro-cible radar fixée sur le thorax, simple je vous ai dit, et qu'on repère son mouvement ainsi que ses rassemblements à distance sur un écran : on en déduit précisément l'emplacement des mines. On peut se reposer et manger une tartine. Non ! Pas ce miel ! Trop tard…

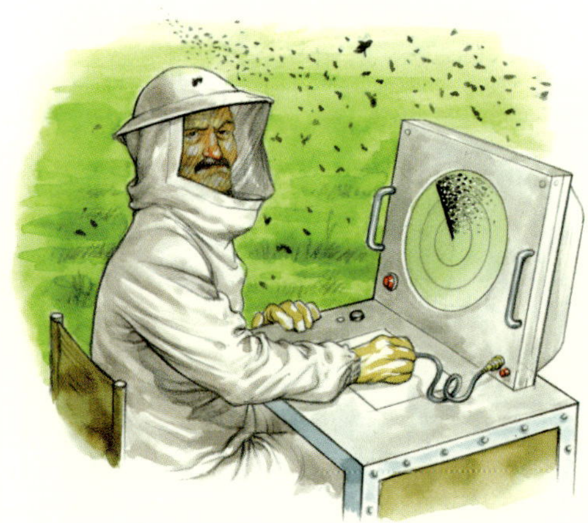

Pour les moules c'est encore plus simple : vous posez une table à côté de la zone à déminer, vous mangez des moules et vous jetez les coquilles en tas. Si le tas dépasse cinq kilos sans exploser, c'est qu'il n'y a pas de mine en dessous. On rigole on rigole, et pendant ce temps-là, ça continue à exploser. C'est minant.

1. Juste pour voir si vous suivez : combien faut-il de kilos pour déclencher une mine antipersonnel ? (réponse page 6)

FICHE BRICOLAGE N° 1

Comment circonvenir de sinistres émissaires rejoignant innocemment leur Afrique natale, avec l'aide involontaire de la force publique et de ses auxiliaires canins.

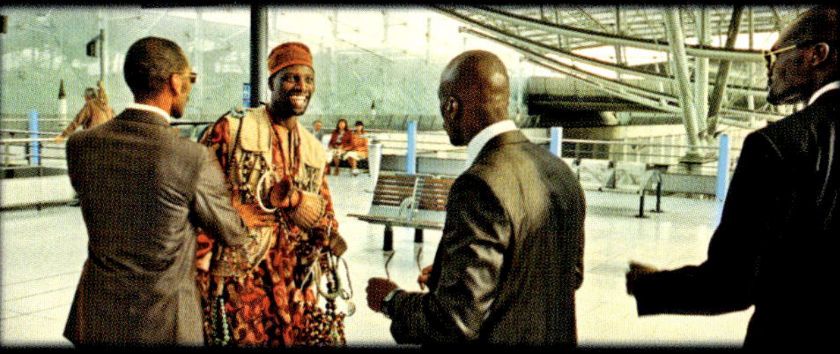

1 - Détourner l'attention des passagers à circonvenir grâce à un pseudo-vendeur à la sauvette multicolore, hilare et étourdissant.

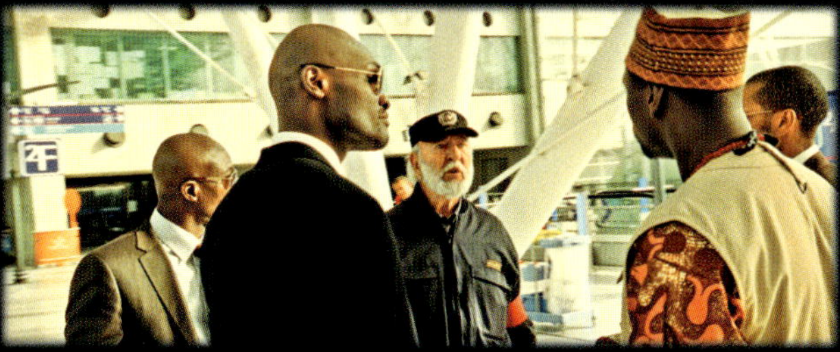

2 - Faire intervenir un pseudo-responsable pour débarrasser les passagers à circonvenir du pseudo-vendeur.

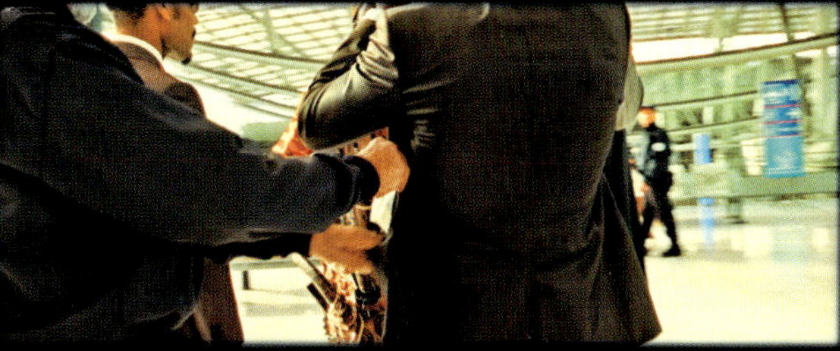

- Profiter de l'attention doublement détournée pour introduire dans leur poche un sachet de poudre blanche et néanmoins illicite.

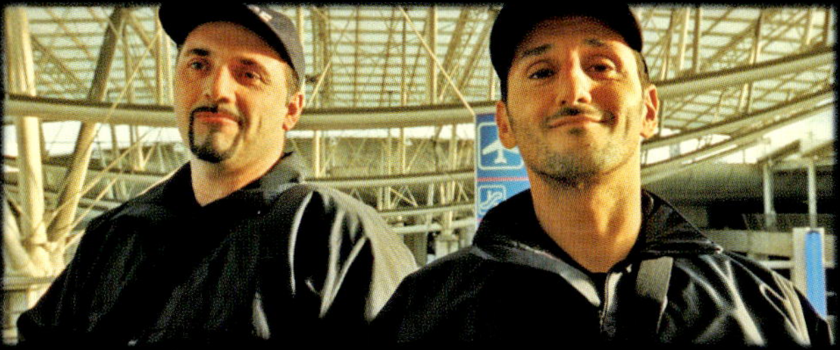

3 - Repérer une patrouille de fonctionnaires zélés… dûment accompagnés d'un auxiliaire canin.

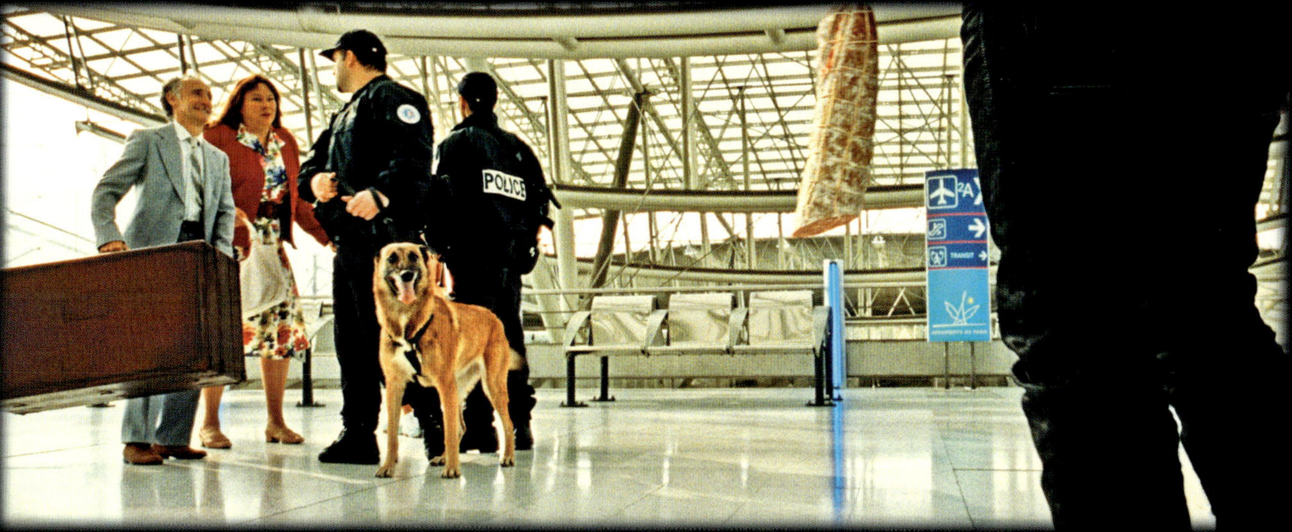

6 - Accaparer les fonctionnaires zélés par les pseudo-tourments d'une famille égarée avec sa grosse valise…

7 - … tout en attirant la convoitise de l'auxiliaire canin dans la bonne direction, au moyen d'un appât irrésistible pur porc.

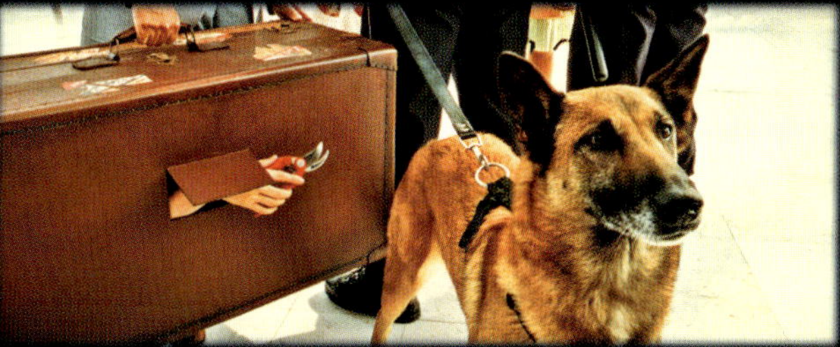

8 - Permettre au contenu de la grosse valise de sortir l'outil approprié pour libérer l'auxiliaire canin.

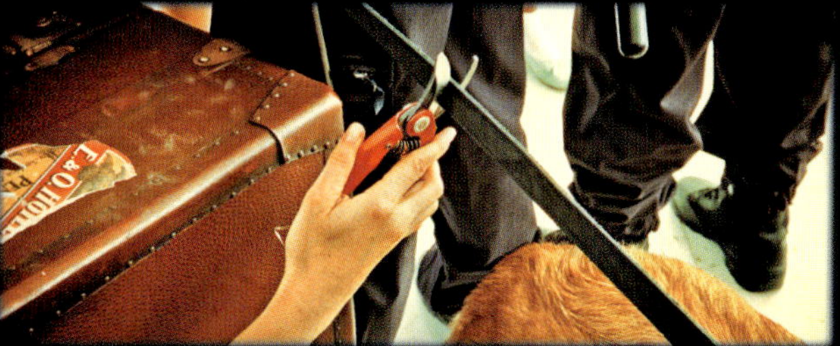

9 - Libérer.

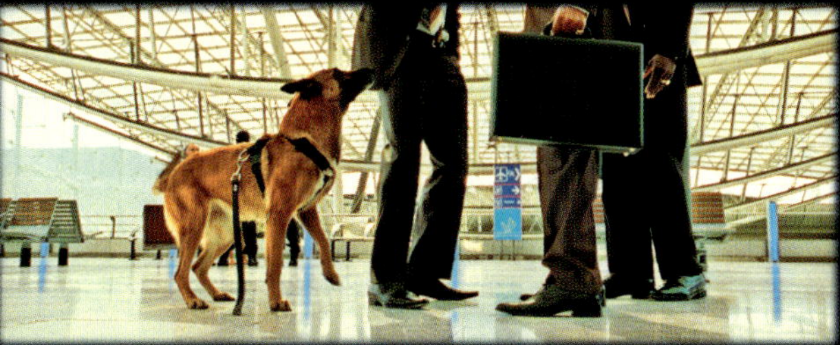

10 - Sur la trajectoire de l'appât, l'auxiliaire canin de détection détecte.

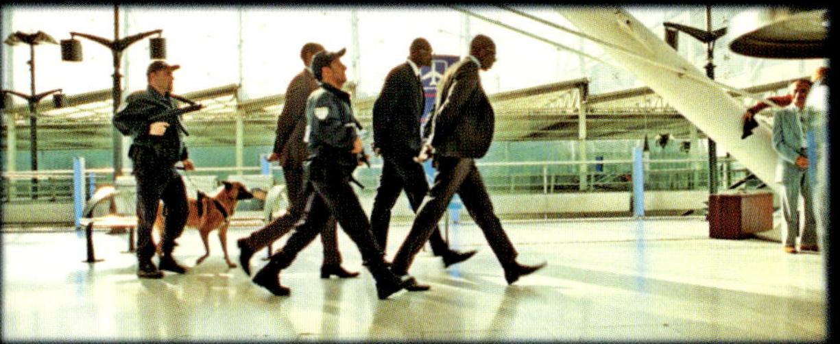

11 - Les fonctionnaires font leur travail avec zèle. Trafic de drogue, c'est du lourd, les passagers à circonvenir sont circonvenus.

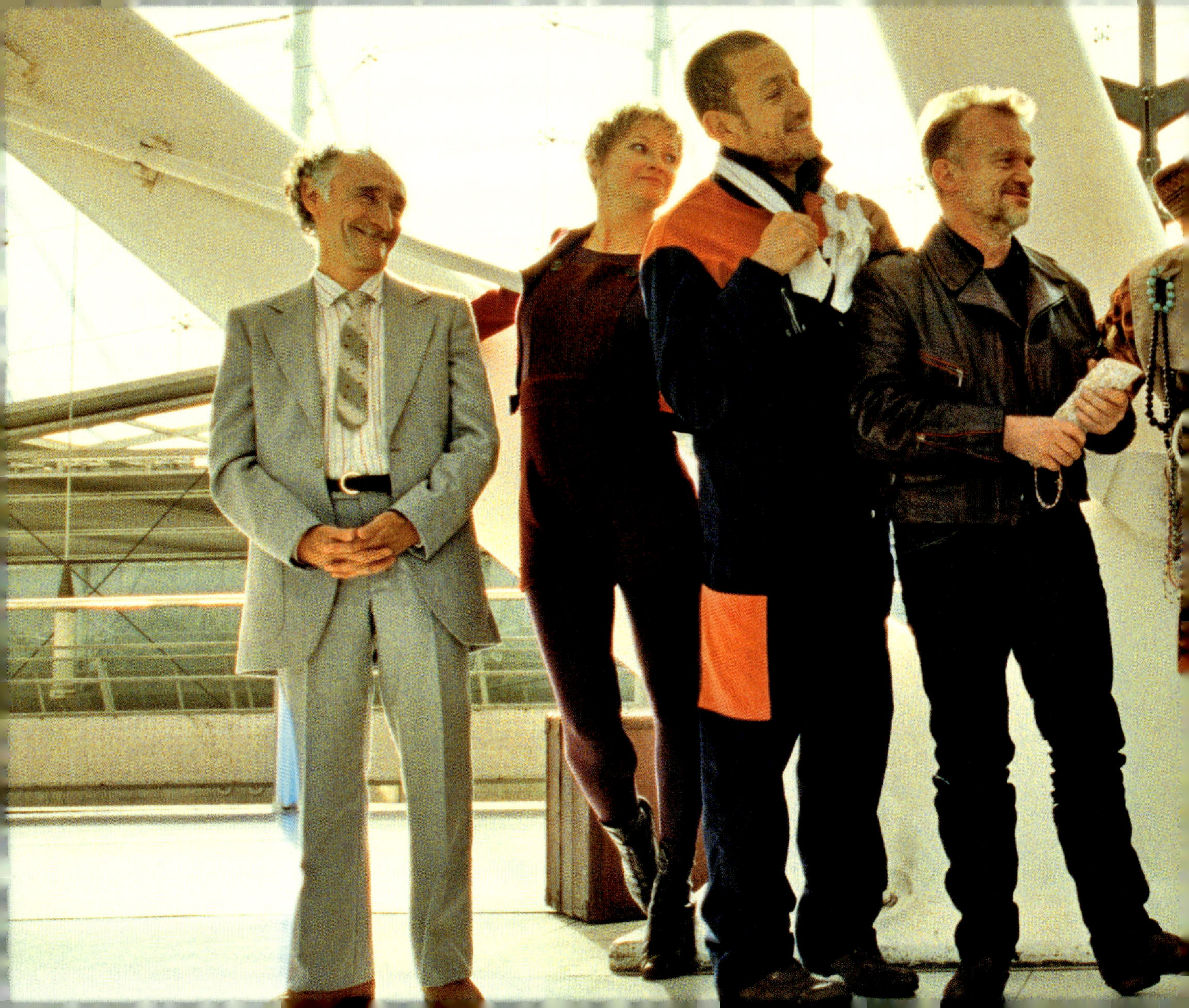

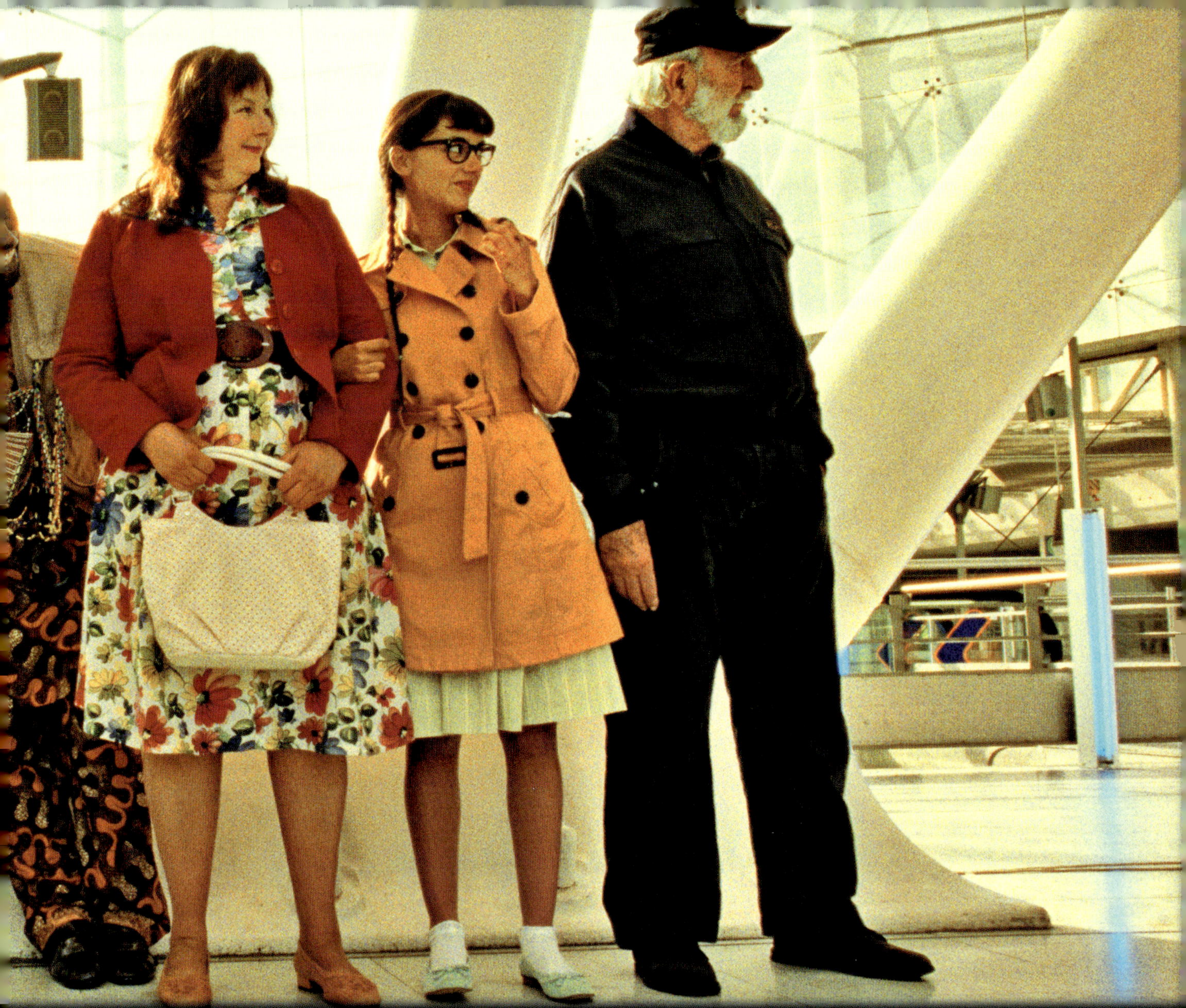

12 - Se féliciter de la perfection du timing et de la performance d'équipe du travail accompli

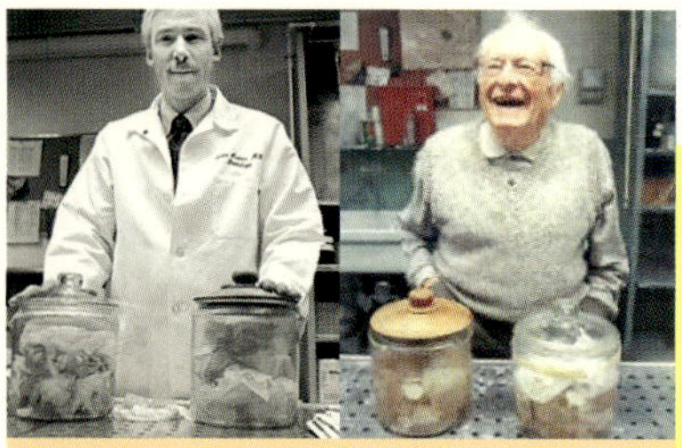

Les bocaux contenant le cerveau d'Einstein en 1955 et les mêmes cinquante ans plus tard. Ils n'ont pas vieilli.

Parmi les reliques à histoires, le cerveau d'Einstein mérite un petit arrêt. Le médecin qui autopsia le corps du physicien à sa mort en 1955, un nommé Thomas Harvey, préleva son cerveau et en retira deux cent quarante échantillons qu'il répartit dans les diverses universités de prestige des États-Unis, comme les reliques d'un saint, avant de garder le reste pour lui-même. Grand voyageur, il se trimballa toute sa vie avec le cerveau d'Einstein dans ses bagages avant de le confier pour étude à un anatomo-pathologiste de ses amis, qui en publia les résultats, contrairement à la volonté du défunt. La cote du kilo de cerveau d'Einstein sur le marché n'est pas communiquée.

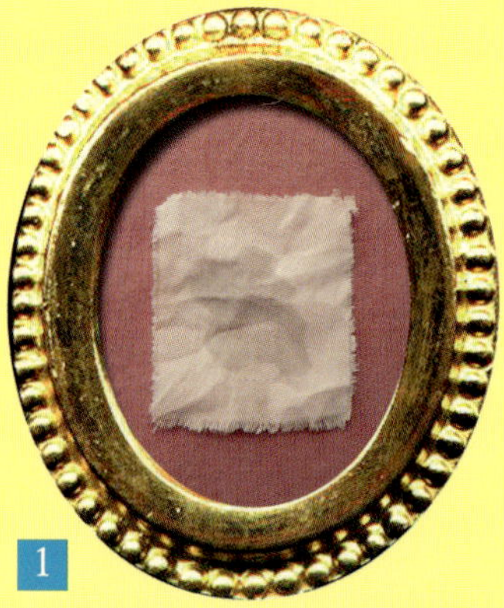

1

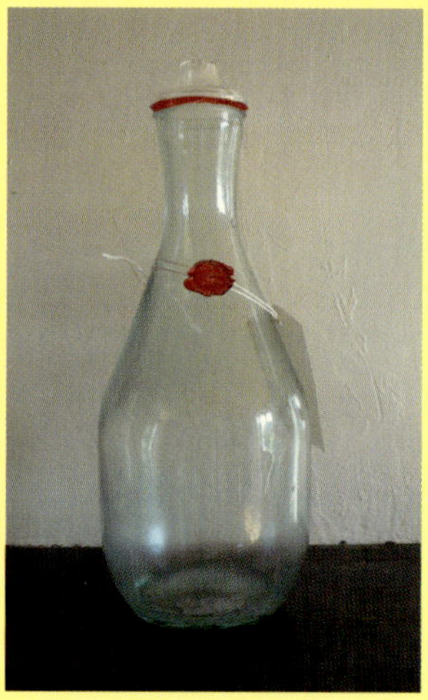

2

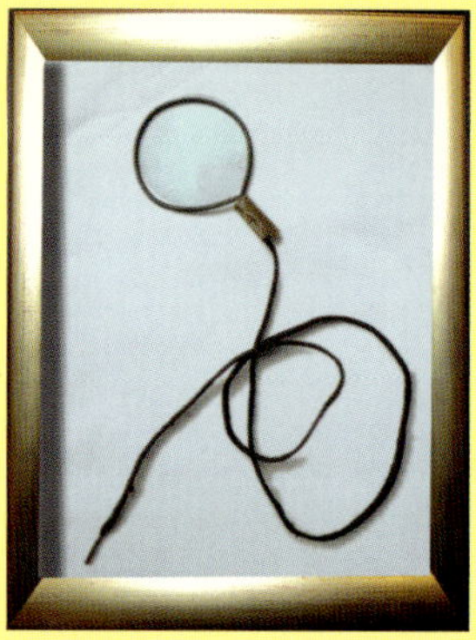

3

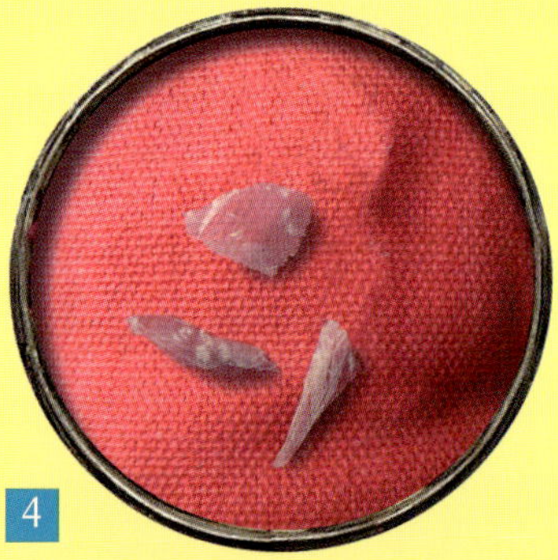

4

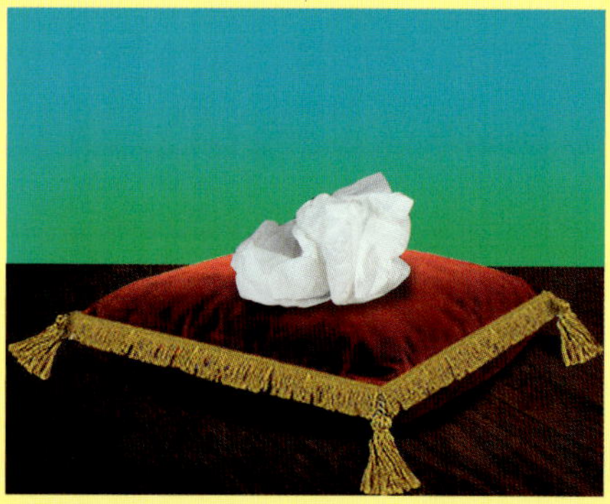

5

1. Pollution nocturne de Sigmund Freud. 2. Air respiré par Émile Zola dans son jardin de Médan. 3. Lunettes de Gandhi du temps où il portait un monocle. 4. Pelures de peau morte de Brigitte Bardot provenant du coup de soleil attrapé à Capri sur la terrasse de Malaparte pendant le tournage du Mépris *de Jean-Luc Godard. 5. Kleenex ayant essuyé les yeux de Michael Jackson le soir où il a appris la mort de Lady Di.*

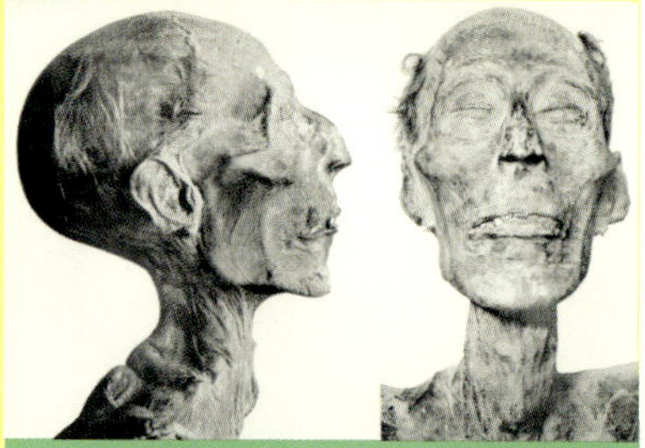

Il méritait bien un petit rafraîchissement de la nuque avec égalisation des franges.

De nos jours, le marché des reliques s'est quasiment porté sur E-bay en totalité. La mise en vente en 2008 de cheveux de Ramsès II, d'autant plus authentiques qu'ils venaient vraiment de la momie, a provoqué un scandale en Égypte. Ils avaient été piqués en douce par le fils d'un des médecins qui avait autopsié la momie du pharaon lors de son passage en France pour traitement et restauration, en 1977. Le vendeur s'est retrouvé en taule.

LES COLLECTIONNEURS DE RELIQUES

Les collectionneurs de reliques d'hommes célèbres, rassemblées dans ce qu'on appelle des « reliquaires profanes », appartiennent à un cercle restreint, aux réseaux bien particuliers, mais bien réels et ne datent pas d'hier. Pour ne prendre qu'un exemple éloquent, le baron Vivant Denon (1747-1825), premier directeur du musée du Louvre et fondateur de l'égyptologie, était un collectionneur passionné. La liste de ses trésors, retrouvés non sans surprise par ses héritiers, est impressionnante, et nul doute que l'érudition historico-scientifique de leur premier propriétaire est leur meilleur certificat d'authenticité[1] : parmi les plus célèbres, le sternum d'Héloïse, une vertèbre d'Abélard, des cheveux d'Agnès Sorel, des poils de barbe d'Henri IV, des cheveux du maréchal Desaix, le coccyx de Molière, une dent de Voltaire, et, clou de la collèque : une mèche de cheveux de Napoléon Ier ! (Celle-là, on sait au moins comment il a pu la récupérer : accompagnateur scientifique de Bonaparte en Égypte, il lui a suffi d'attendre que ce dernier sorte du coiffeur.)

1. Le reliquaire est visible au musée Bertrand de Châteauroux.

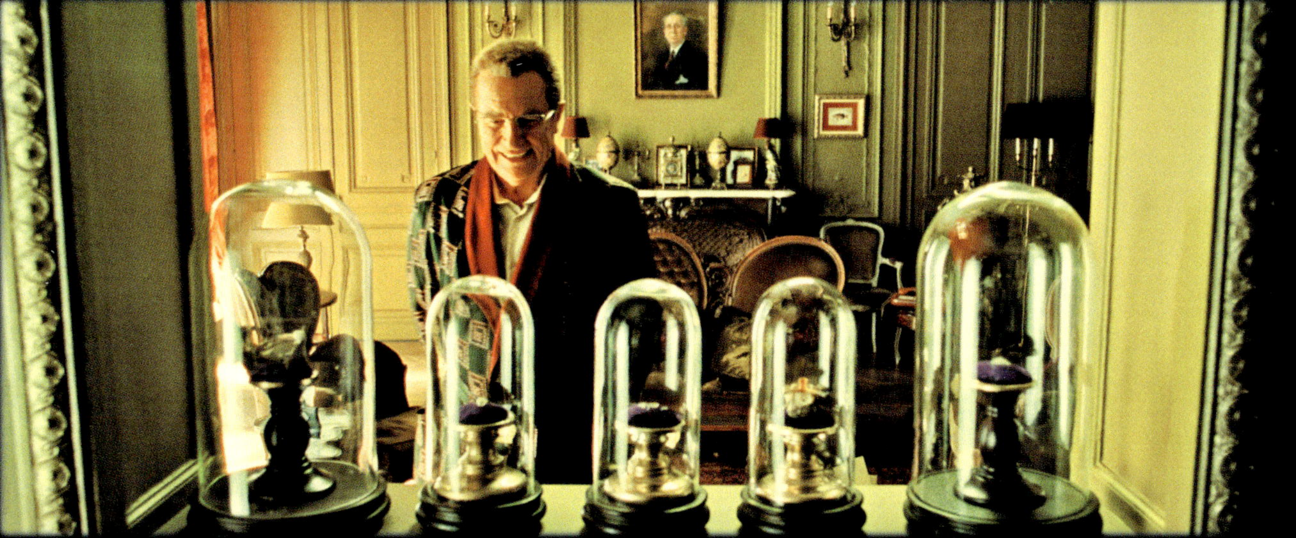

Dans les odeurs de parquets cirés et les tic-tac de pendules Louis XV, Nicolas Thibaut De Fenouillet, P-DG des Arsenaux d'Aubervilliers, admire son étrange et onéreuse collection…

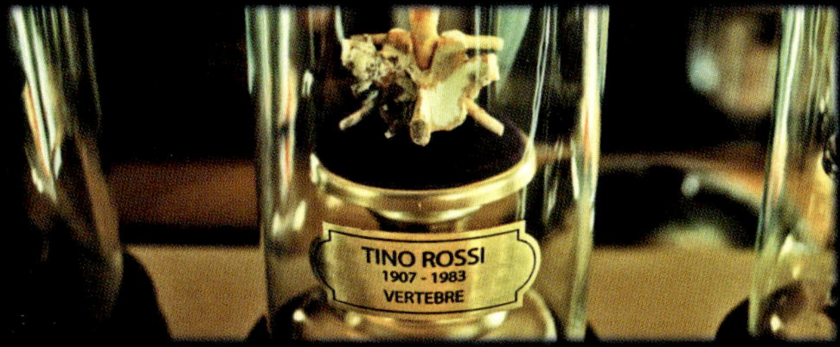
TINO ROSSI
1907 - 1983
VERTEBRE

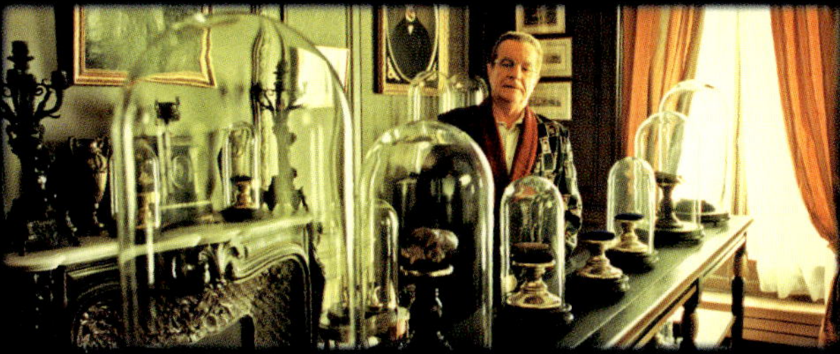

… qui va bientôt s'enrichir d'un nouveau trésor :

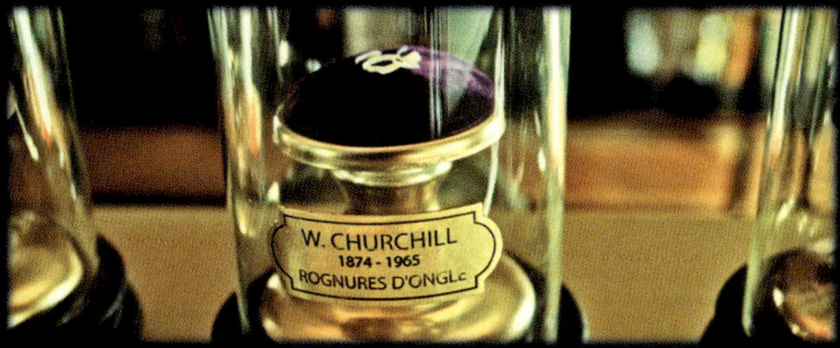
W. CHURCHILL
1874 - 1965
ROGNURES D'ONGLE

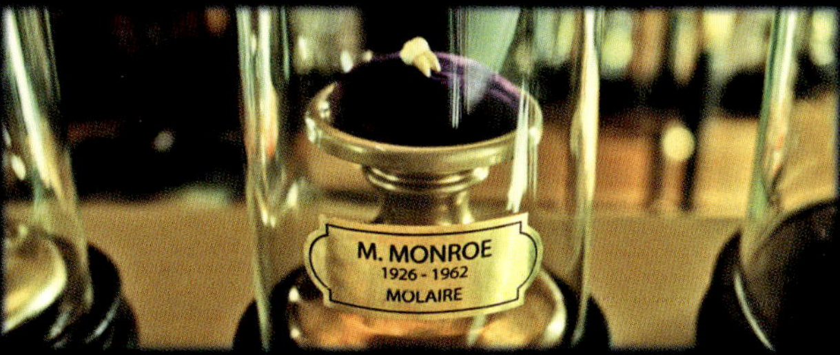
M. MONROE
1926 - 1962
MOLAIRE

l'œil momifié, encore rempli de morgue et d'arrogance, du fondateur du fascisme, Mussolini lui-même…

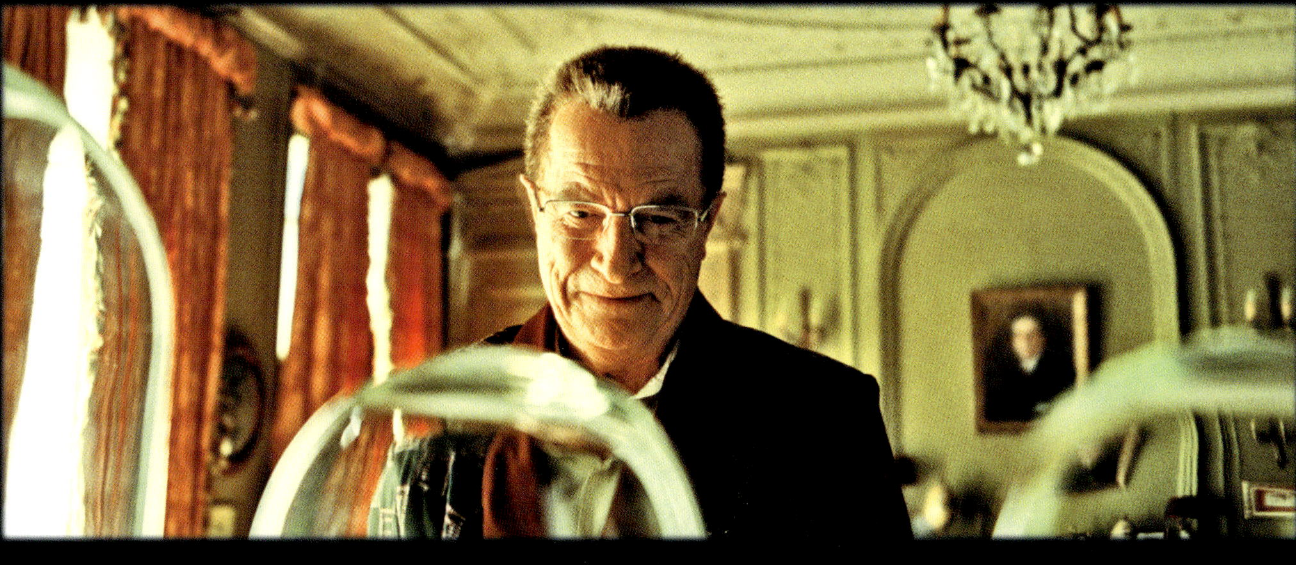

… dont le collectionneur couve avec confiance et suavité l'emplacement futur.

LE MIROIR SANS TAIN PRINCIPE ET USAGES

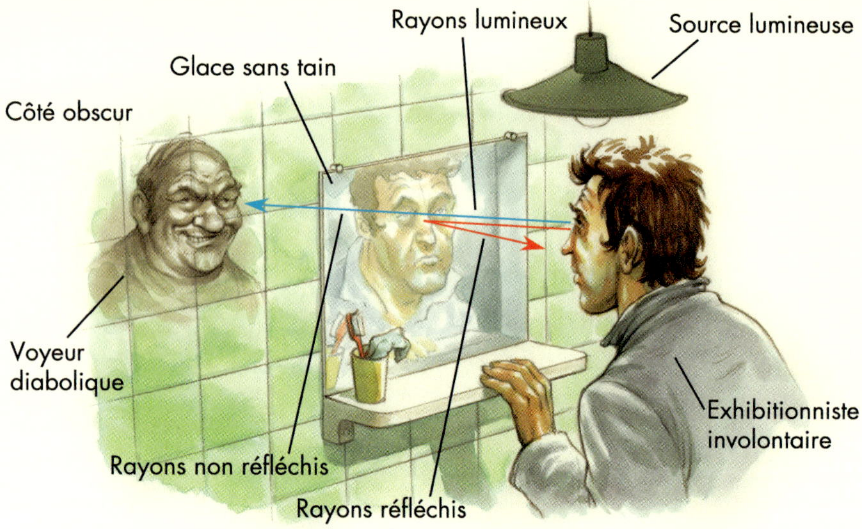

Un miroir renvoie la quasi-totalité des rayons lumineux qu'il reçoit, c'est à cause de ça que vous pouvez voir l'image calamiteuse de votre tête ce matin dans la glace. Cette réflexion est obtenue grâce à une surface opaque plane où les défauts sont plus petits que la longueur des ondes lumineuses qu'ils reçoivent, ce qui fait que toutes les ondes repartent, vexées. On obtenait jadis ce genre de surface en polissant du métal ; la technique actuelle étale sur une vitre (qui ne sert que de support et de protection) une couche très fine d'un mélange d'étain et de mercure : le tain. Le miroir appelé improprement « sans tain » et plus proprement « semi-réfléchissant », comporte une couche de tain bien plus fine (qu'on obtient maintenant avec de l'aluminium), laquelle divise les rayons lumineux en deux : une partie est réfléchie, l'autre traverse la vitre. Résultat : si la lumière n'est présente que d'un côté du miroir, celui qui s'y trouve voit les rayons réfléchis et admire son reflet dans une glace normale « j'ai une tête, moi, ce matin », et celui qui se trouve du côté sombre perçoit les rayons lumineux sans lui-même être vu « quelle tête il a, lui, ce matin ».

Le miroir sans tain est utilisé couramment dans les commissariats pour l'identification des suspects sans exposer les témoins, dans les magasins pour surveiller le public, dans les labos de physique pour les expériences d'interférométrie, à la télé pour les prompteurs, dans les peep shows pour les mateurs et dans les comédies pour faire des gags inénarrables. Une autre application s'est répandue : le film non réfléchissant que l'on dépose sur les grandes surfaces de vitrage afin d'obtenir un effet de filtre, et qui présente les mêmes avantages, non mais vraiment faut que je prenne des vacances et en plus zut j'ai un point noir.

COUPE D'UN MIROIR

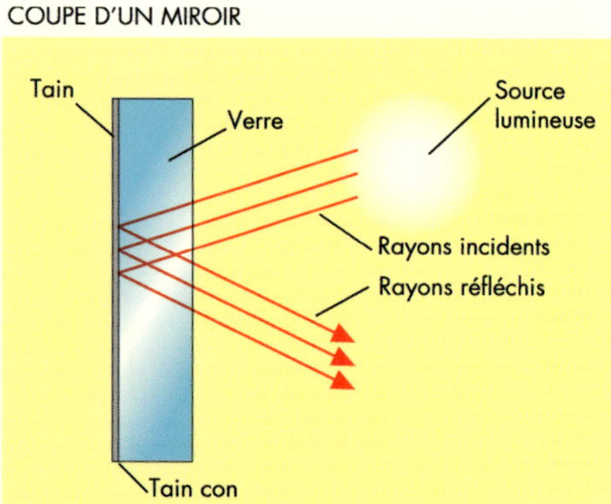

LES LAVEURS DE CARREAUX DES IMMEUBLES DE GRANDE HAUTEUR

Si les immeubles de grande hauteur existent depuis la première moitié du XXe siècle, il a quand même fallu attendre 1993 en France pour obliger ceux qui construisaient des vitrages à des centaines de mètres au-dessus du sol à construire en même temps les moyens de les laver. Les balancelles de nettoyage extérieur sont donc devenues aussi obligatoires que le quota de parkings, avant c'était le bricolage, descente en rappel ou nacelle temporaire. Et les laveurs de carreaux, la plupart du temps en couple sur leur balançoire électrique – un câble pour le treuil, un câble pour la sécurité –, manient donc le « balai mouillant » pour nettoyer des hectares de vitres avec plus ou moins de mousse, c'est selon le goût du laveur, mais toujours avec des détergents neutres pour ne pas abîmer les joints et les bâtis. Bien sûr, la première exigence professionnelle pour jouer de la raclette à deux cents mètres au-dessus du sol est l'absence de tout vertige, mais la médecine du travail est là pour y veiller, quant à la simple appréhension du vide, quelques jours d'accoutumance en viennent à bout. Si la vue imprenable sur l'intérieur des bureaux est difficile avec les glaces à film non réfléchissant, elle est parfaitement possible à travers les autres, et la secrétaire nouvelle qui hurle de terreur à la vue d'un énergumène accroché de l'autre côté de la vitre où d'habitude elle ne voit que les nuages et les oiseaux, constitue une des petites distractions du métier, surtout quand ladite secrétaire est en conférence sur les genoux du DRH. La sécurité y est si scrupuleusement appliquée que, statistiques à l'appui, les accidents les plus fréquents des laveurs de carreaux se produisent à l'intérieur, du haut de leur échelle de 1,50 m.

Aux États-Unis, dans les années 1930, les travaux de grande hauteur, alors totalement dépourvus de sécurité, étaient majoritairement exécutés par des ouvriers amérindiens qui, accoutumés aux montagnes et aux grands espaces, disait-on, étaient indifférents au vertige. Si la proportion de Peaux-Rouges équilibristes était effectivement supérieure à celle des visages pâles dans les forêts de poutrelles sommitales, la raison en est plutôt économique : les travaux à risques étaient certes payés plus cher mais les Indiens acceptaient un salaire bien plus bas, et de toute façon on leur demandait pas leur avis, il en tombe un, on en retrouve dix. D'où leur nombre élevé dans les cimes immobilières.

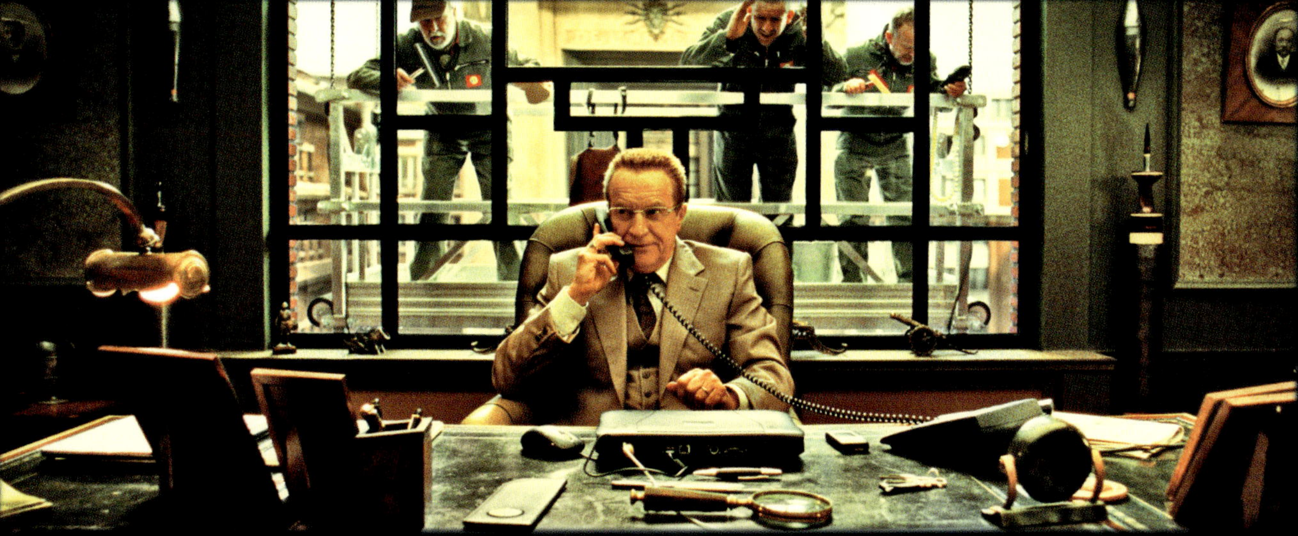

Sous l'innocente apparence de laveurs de carreaux, notre héros et son commando font du hacking en live :

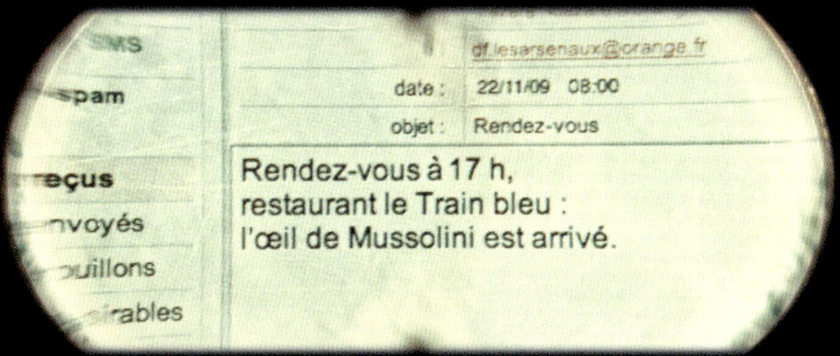

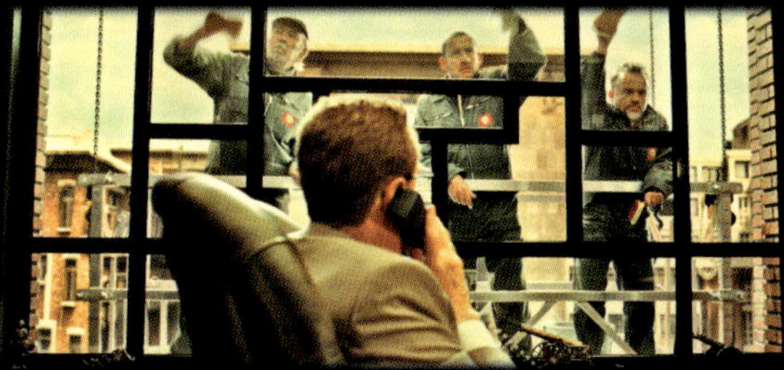

pirater l'ordinateur de Fenouillet en regardant par-dessus son épaule.

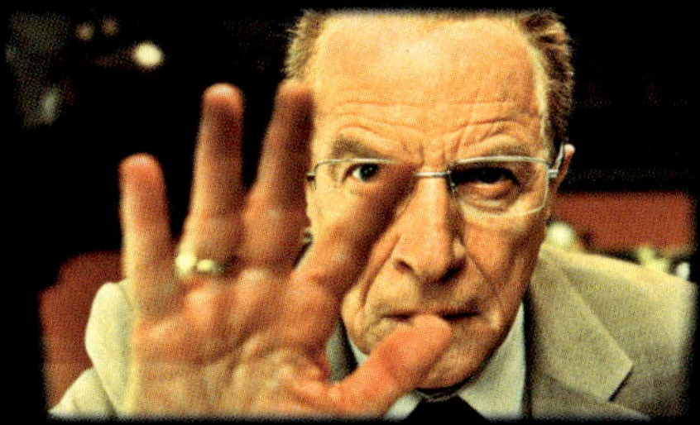

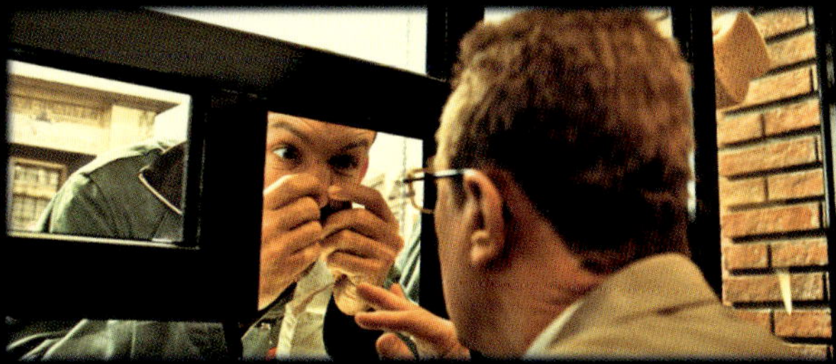

Mais un bon marchand d'armes est d'un naturel méfiant : la vitre sans tain est-elle vraiment opaque ?

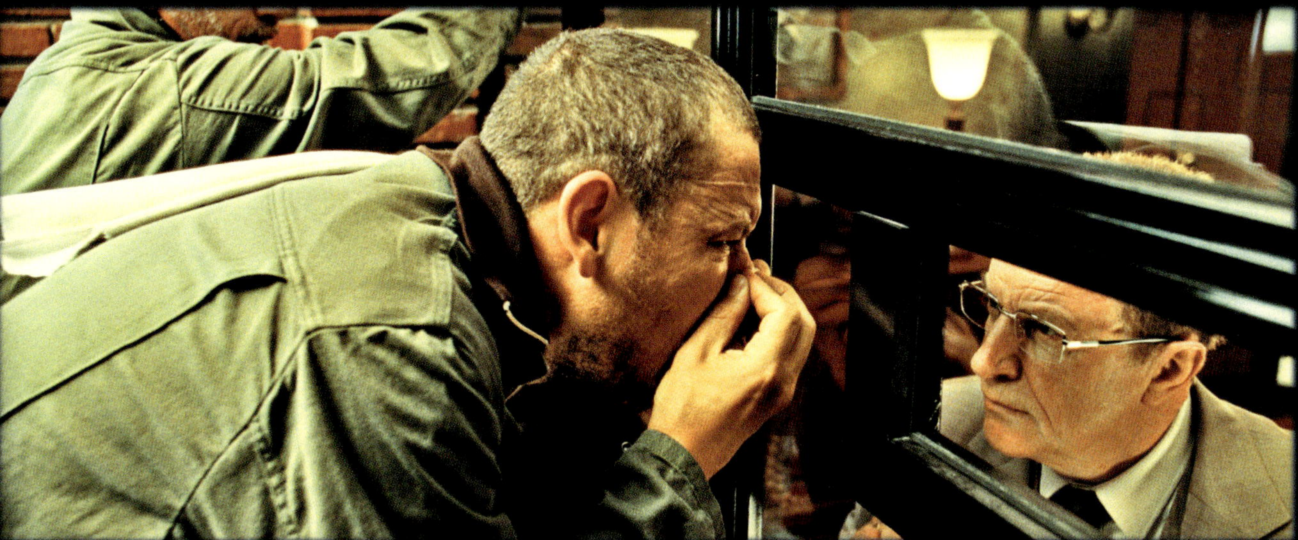

LE RESTAURANT *LE TRAIN BLEU*

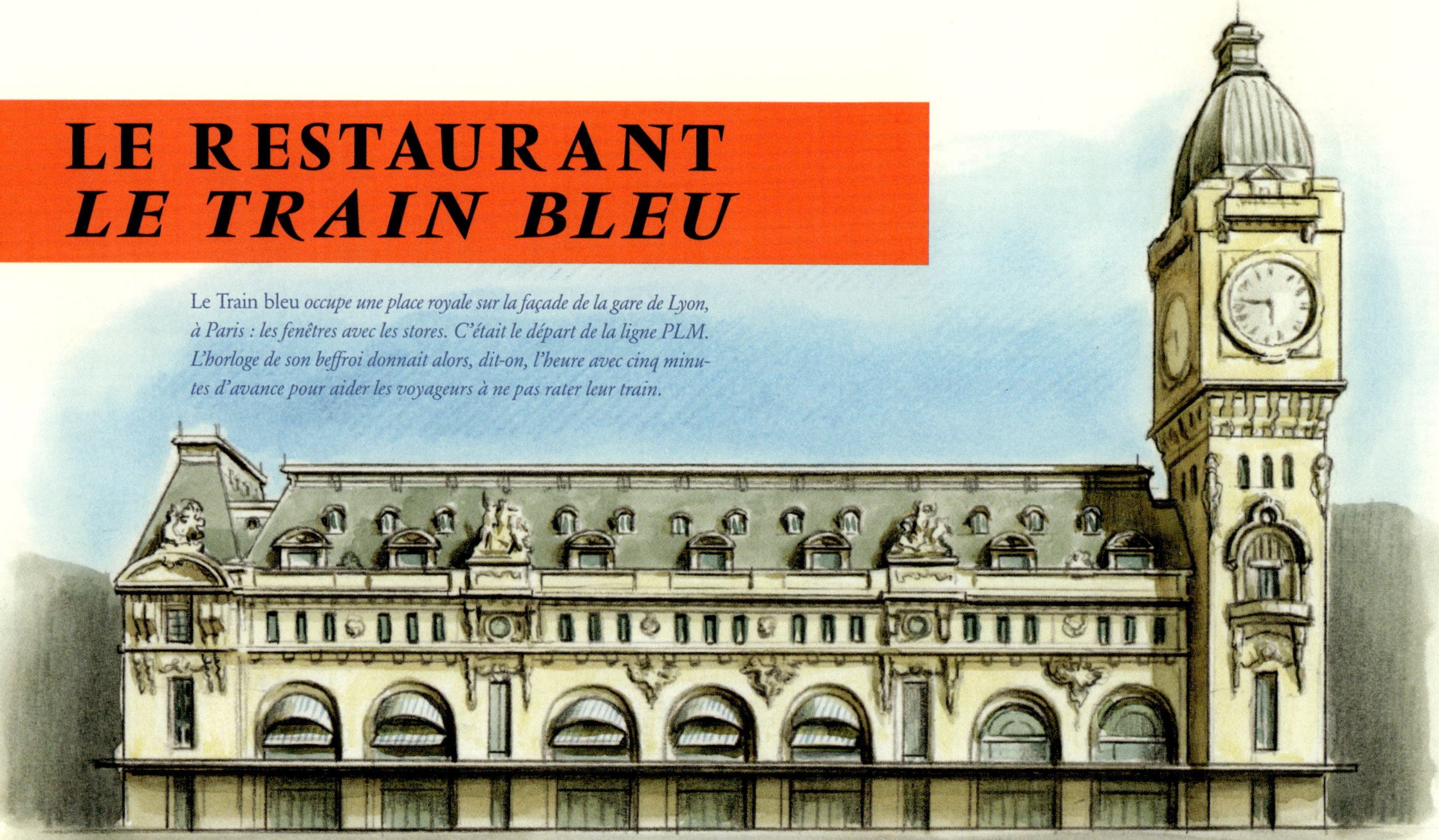

Le Train bleu *occupe une place royale sur la façade de la gare de Lyon, à Paris : les fenêtres avec les stores. C'était le départ de la ligne PLM. L'horloge de son beffroi donnait alors, dit-on, l'heure avec cinq minutes d'avance pour aider les voyageurs à ne pas rater leur train.*

L'émotion, c'est quand on franchit la porte. Si on connaît pas, si on n'a pas été prévenu, on se trouve projeté dans un décor de rêve, de citrouille devenue carrosse, de fée et de princesse. C'est Versailles, c'est Chambord, la galerie des Glaces et la salle du trône réunies, ça dégouline de dorures, de moulures, de parures, c'est riche, c'est luxueux, c'est munificent. Après quelques secondes de répit, on regarde mieux et parfois on sourit : tout a été fait pour donner cette brutale impression de richesse, de luxe, de munificence. Mais on n'est pas riche, et on est au buffet de la gare.

Dans les années 1890, à l'apogée de la Compagnie des chemins de fer de Paris à Lyon et à la Méditerranée, plus simplement appelée PLM, la direction décida d'agrémenter sa gare d'origine d'un buffet comme aucun voyageur ferroviaire n'en aurait jamais vu. Ça tombait bien, c'était l'Exposition Universelle de 1900, grande dévoreuse de strass, de clinquant, et d'épate-voyageurs, l'occasion ou jamais de montrer qu'au PLM, à l'heure où les carrés VIP étaient encore dans les limbes, on considérait tous les clients comme des hôtes de marque, à qui on ne refusait aucune opulence. On rivalisa donc de pourpres, d'ors, de statues, cariatides, bas-reliefs, cascades de cristaux, redondances décoratives, on commanda à d'officiels peintres figuratifs de grandioses fresques représentant les enivrantes destinations australes : Villefranche, Grenoble, Monaco… Et on obtint l'effet recherché : ici, on prend pas le client pour une bille.

Bon, d'accord, les prix sur la carte opéraient une certaine sélection. Le sandwich saucisson-beurre n'était pas exactement vendu à ce buffet-là, mais moyennant un petit sacrifice, l'employé moyen, le petit commerçant, le voyageur lambda, pouvait, le temps d'un guignolet-kirsch, se donner l'illusion d'appartenir aux privilégiés sillonnant l'Europe d'un palace à l'autre.

Le nouveau buffet de la gare de Lyon fut inauguré en grande pompe par le président de la République Émile Loubet le 7 avril 1901. Et les années passèrent, la ligne PLM eut des ennuis et fut nationalisée, et les ors se ternirent, les cristaux s'empoussiérèrent : entretenir le luxe, c'est du luxe. À tel point qu'arrivées les années 1960 et leur soif de modernité, on parla de le détruire lors de nouveaux plans d'aménagement de la gare. Heureusement pour lui, un paquet de célébrités y avaient passé des bons moments entre deux rapides vers le soleil, et quand son propriétaire sonna l'alerte, les grands noms accoururent : René Clair, Jean Gabin, Michèle Morgan, Salvador Dali… Le buffet de la gare de Lyon fut classé monument historique par André Malraux en 1972 et restauré à l'identique. Séparé depuis longtemps des activités ferroviaires, il avait changé de nom pour devenir « Train bleu » en 1963, en souvenir du train de luxe du même nom qui, reliant Paris à Vintimille en 1900, suivait la côte au toponyme tout récent d'Azur.

LA LIGNE PLM

De toutes les grandes lignes de chemin de fer qui, rayonnant de Paris, lancèrent leurs profilés d'acier vers les extrémités de la France au XIXe siècle, la ligne Paris-Lyon-Marseille eut le destin le plus tourmenté. Prévue dès son origine pour relier la capitale aux capiteuses voluptés du Sud, elle resta longtemps coupée en deux lignes, pour deux compagnies : Paris-Lyon, Lyon-Marseille. Ce n'est qu'en 1852 que les deux tronçons furent raccordés par-dessus le Rhône. Très vite victime de son succès, elle connut un développement accéléré avant qu'une grave crise sociale dans les années 1920 ne rappelle que les progrès n'avaient pas été les mêmes pour tout le monde. Elle fut nationalisée et intégrée à la SNCF en 1938, concluant enfin le débat jamais clos de savoir si on devait dire « le » ou « la » PLM.

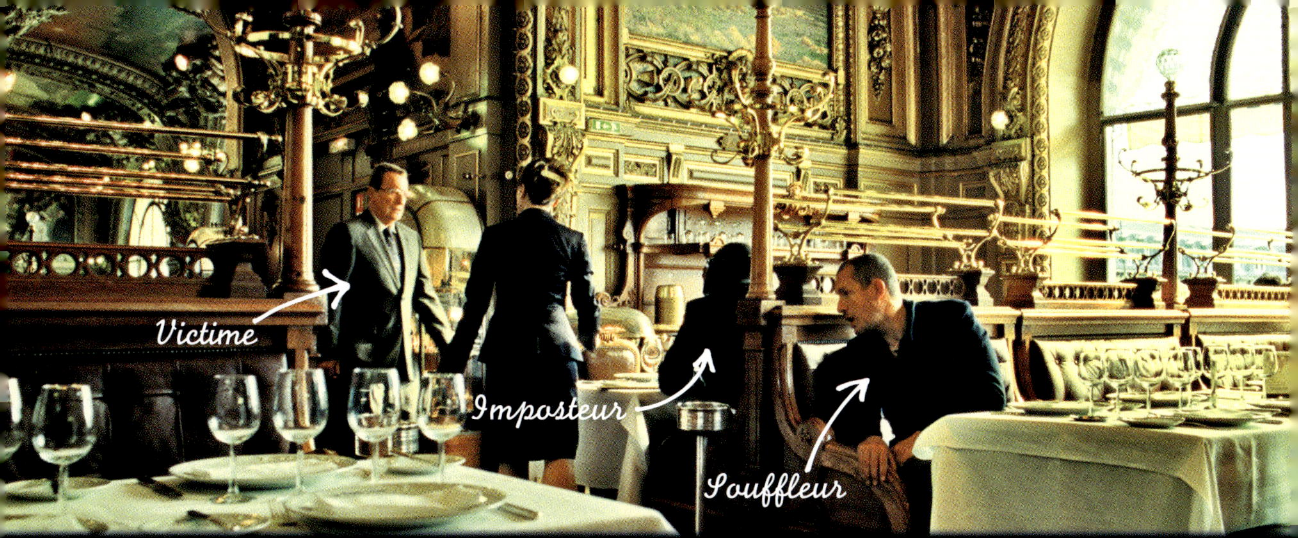

Détournement de rendez-vous : venu dans un restaurant ferroviaire pour y acheter à un trafiquant la relique oculaire d'un dictateur italien mort, Fenouillet y trouve à la place le pseudo-émissaire d'un futur dictateur bien vivant.

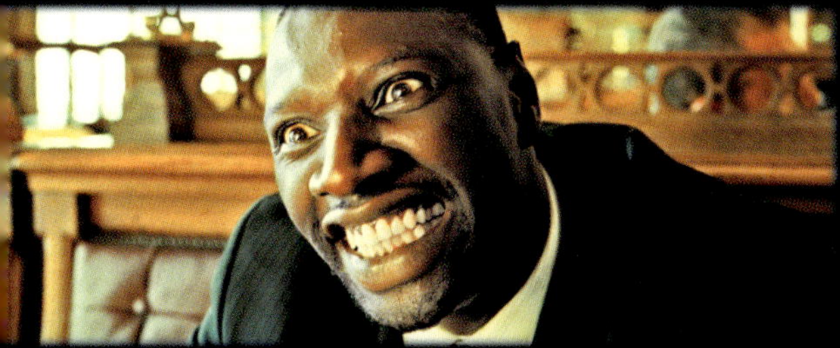

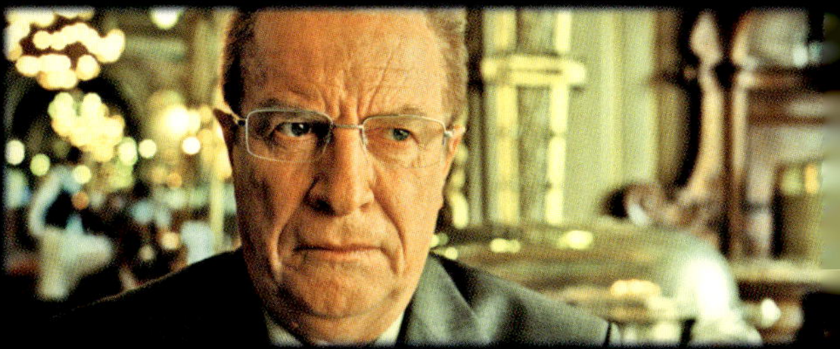

– Je suis l'émissaire d'Omar Boulounga
– Boulounga ? Je le croyais…
– Rangé des voitures ? Que nenni !
Une révolution populaire est sur le point de rendre à Omar ce qui appartient à Omar.
– Je ne fais pas de politique.
– Vous devriez, ça ne mange pas de pain. Nous avons un grand besoin de fusils d'assaut, de grenades et de mines antipersonnel…

… vous faites l'addition, vous doublez la somme. Plus l'équivalent en diamants si l'usurpateur prend ses jambes à son cou…
– Quand, comment et où ?
– Mardi 27, un de vos hommes se présente seul à la gare de l'Est à 15 heures, avec un échantillon de tout…

Un peu plus tard…

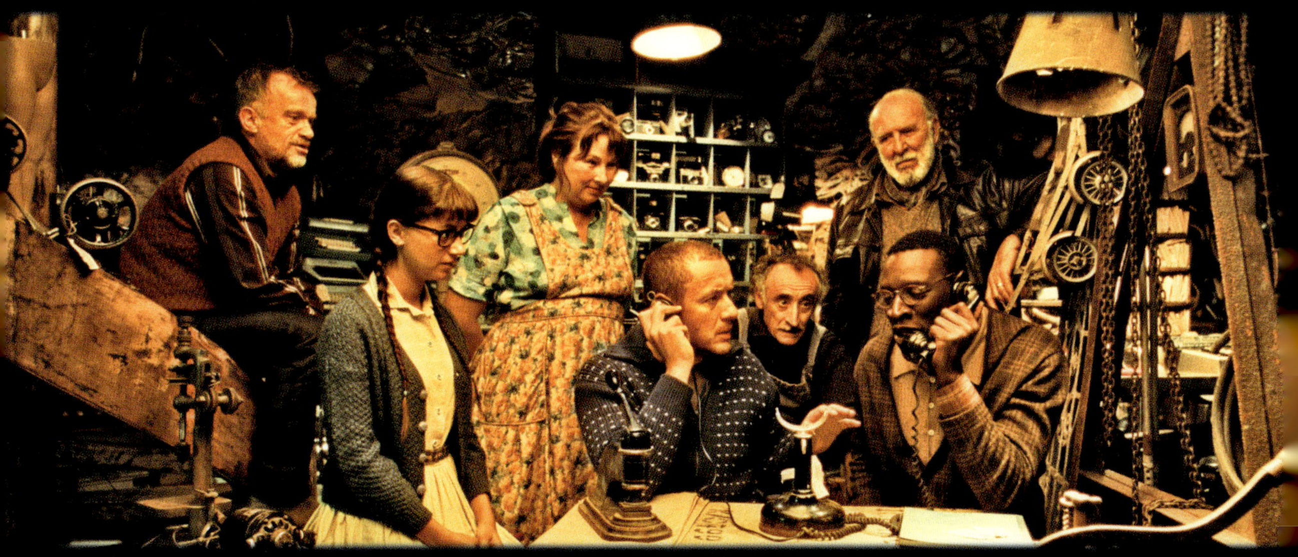

– Marconi ? Omar Boulounga… Alors ? Vous avez réfléchi ?
Je veux qu'un de vos hommes, seul, se présente avec des échantillons gare de l'Est demain à 15 heures.

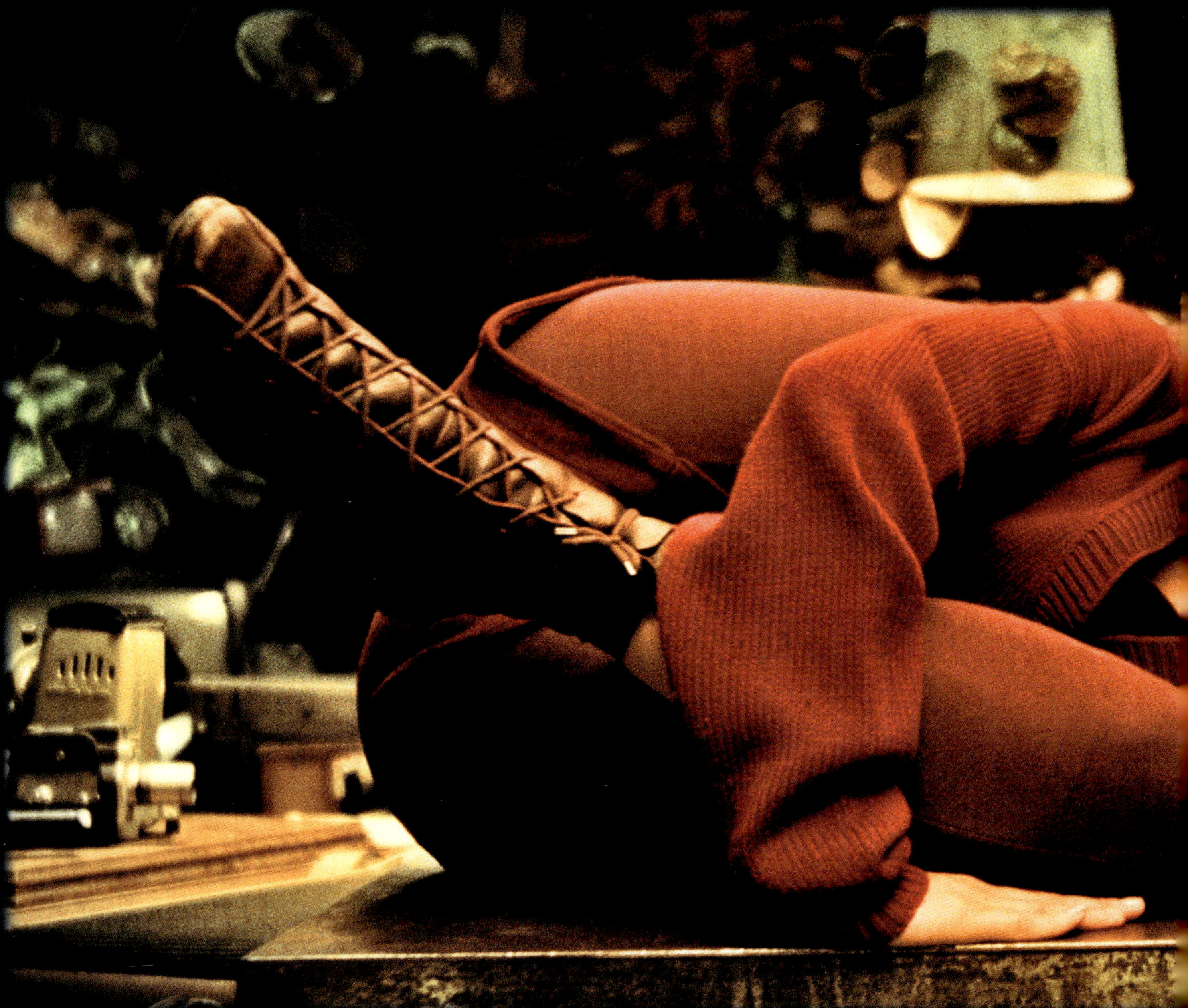

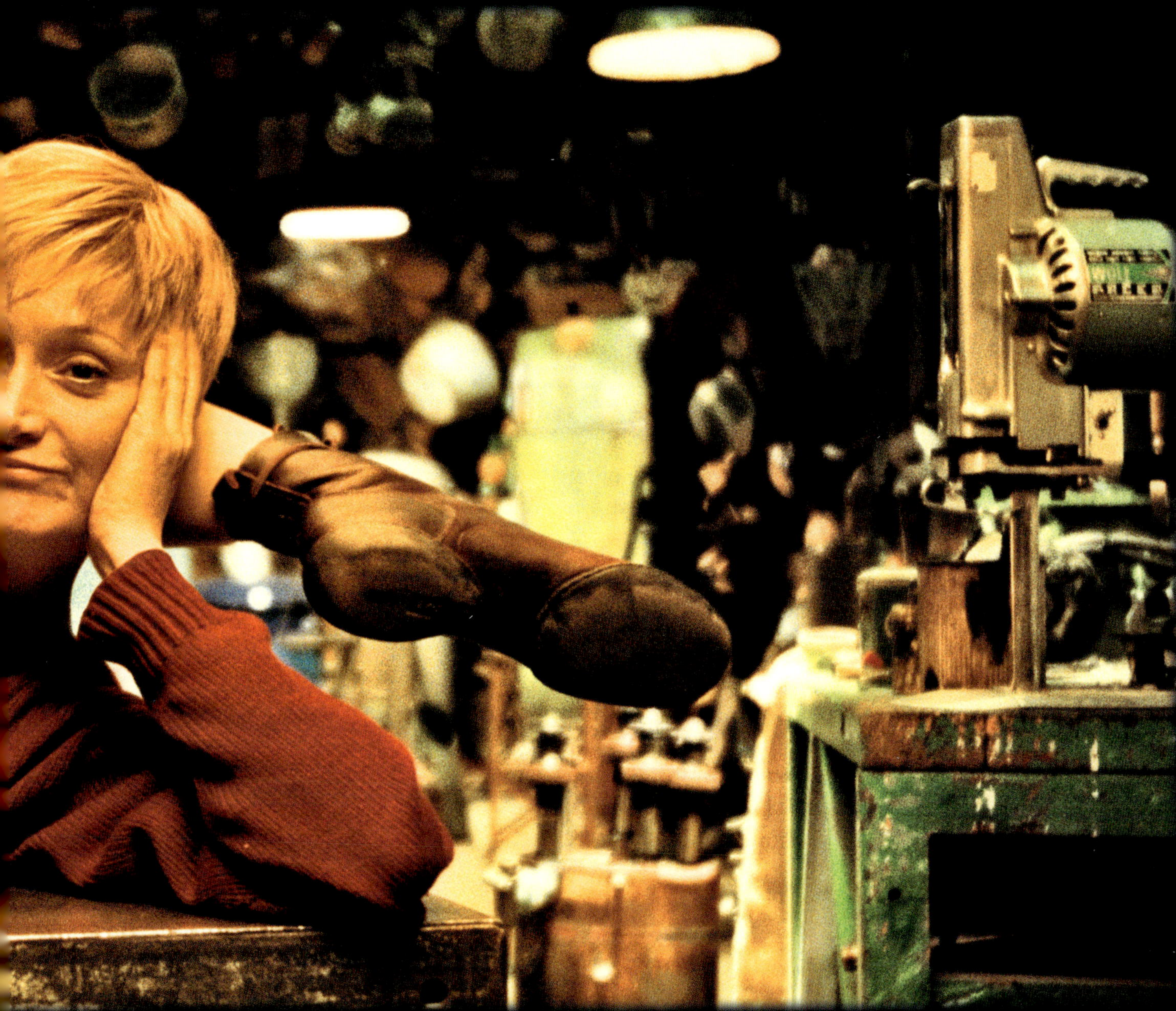

LES ANNONCES DANS LES GARES

Les annonces qu'on entend dans les gares SNCF sont de deux sortes : les annonces de routine, préenregistrées et balancées dans les haut-parleurs par un logiciel adéquat, « le train corail 1256 en provenance de Quimper entre en gare quai n° 12… », et les annonces imprévues, qu'un agent doit dire en direct au micro : « Le train corail finalement ne rentre pas en gare du tout, il préfère faire un détour par Ibiza et aura trois mois de retard … » Ou bien : « Le propriétaire de la baleine à bosse oubliée devant l'entrée du parking a intérêt à la virer vite fait », ce genre-là, quoi. Dans les grandes gares, ces annonces sont du ressort d'un service appelé « L'escale » chargé entre autres de gérer l'information des passagers en liaison avec la régulation. C'est donc un agent spécialisé, habilité à causer dans le micro, qui a fait un stage de formation à cette fin : on dit pas « la-virer-vite-fait », on dit « la-déplacer-sinon-elle-sera-détruite-par-les-services-de-sécurité (ou-vendue-à-des-Japonais) ». Cet agent travaille entouré par de nombreux collègues, et donc il semble assez difficile de dire ou de faire dire des bêtises dans le micro (quoique lors des récents 1er avril, des annonces facétieuses et inoffensives ont été autorisées par la direction, du genre « le train corail décollera quai n° 12, n'oubliez pas vos ceintures »., etc. Grands gosses…).

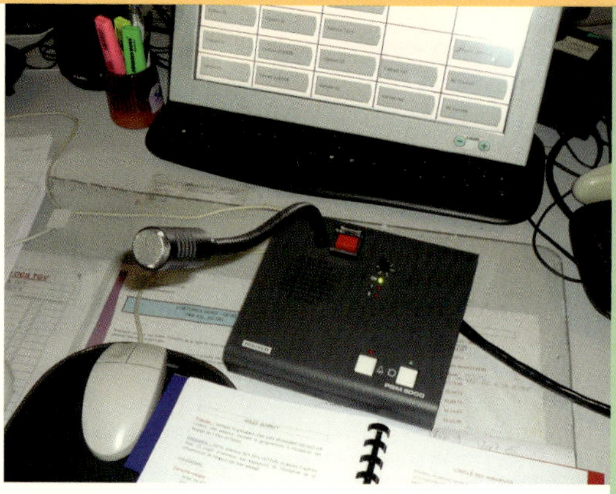

LE micro par lequel votre voix peut résonner dans toute la gare (ici, à Montparnasse). Vous appuyez sur le bouton blanc à gauche pour envoyer le carillon SNCF ding dong dang dong et sur le bouton rouge pour parler (l'écran, au second plan, commande les lieux que vous voulez sonoriser, le carnet, au premier plan, contient le libellé des annonces).

LA VOIX DE LA SNCF

Dans toutes les gares SNCF, de Lille à Nice, la voix qui répète inlassablement les annonces ordinaires automatiques s'appelle en jargon essennecéhèfien « la voix de Simone », du patronyme de sa propriétaire, Simone Hérault. Ancienne animatrice à FIP, elle fut recrutée sur casting dans les années 1990 pour enregistrer la base de mots – chiffres, noms des trains, des gares, des lieux, etc. – à partir de laquelle l'ordinateur compose les annonces, selon un procédé appelé concaténation (on enregistre « baleine » et séparément « bleue » et « à bosse », et le logiciel procède aux appariements appropriés). Délicate sophistication, selon leur place en début, milieu ou fin de phrase, certains mots sont enregistrés avec trois intonations différentes. Le cheptel de mots est actualisé tous les trois mois.

LES TECHNIQUES DE VOL À LA TIRE

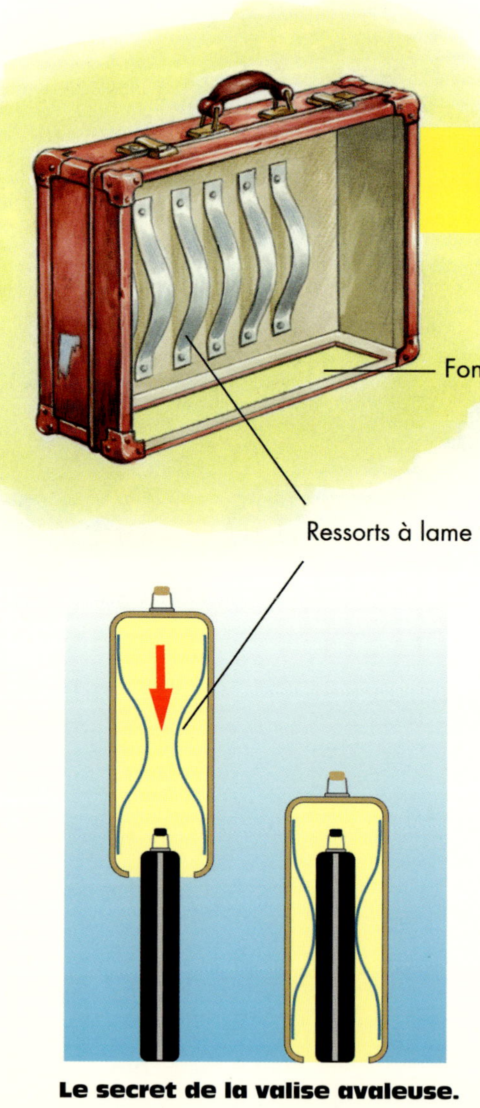

Le secret de la valise avaleuse.

Classé dans la catégorie du vol à la tire (pickpockets et voleurs de sacs), le vol de mallettes est une véritable plaie des grandes gares et des aéroports. Particulièrement dans ces derniers, car là, les mallettes y sont statistiquement plus fournies en devises trébuchantes et matières précieuses, bijoux, or, cartes de crédit, photos de Scarlett Johansson nue… Si la technique de la « valise avaleuse » est assez rare, les techniques associées de « vol à la détourne » et « vol à la substitution » y sont couramment pratiquées. La « détourne », c'est l'habileté à détourner l'attention de la victime de manière assez brève et assez intense pour tromper quelques secondes sa vigilance pourtant concentrée sur sa précieuse valise, laissant le soin à un complice de s'en emparer. La virtuosité consiste à se montrer suffisamment naturel pour que l'incident (bousculade, renseignement, ou technique de « la tache », café ou glace renversé sur la proie) paraisse si authentique que la méfiance endormie de la victime laisse passer quelques instants fatals avant de se réveiller.

Perfectionnement de la précédente, la substitution consiste à arriver sur les lieux avec un modèle standard d'attaché-case (vers 2000 ils étaient tous noirs) et à le substituer à celui convoité, ajoutant la confusion visuelle au détournement d'attention (l'avantage étant qu'en cas de découverte prématurée, on peut toujours prétexter l'erreur de bonne foi).

Comment embrouiller dans les grandes largeurs les représentants accrédités de deux honnêtes marchands d'armes dans une grande gare parisienne.

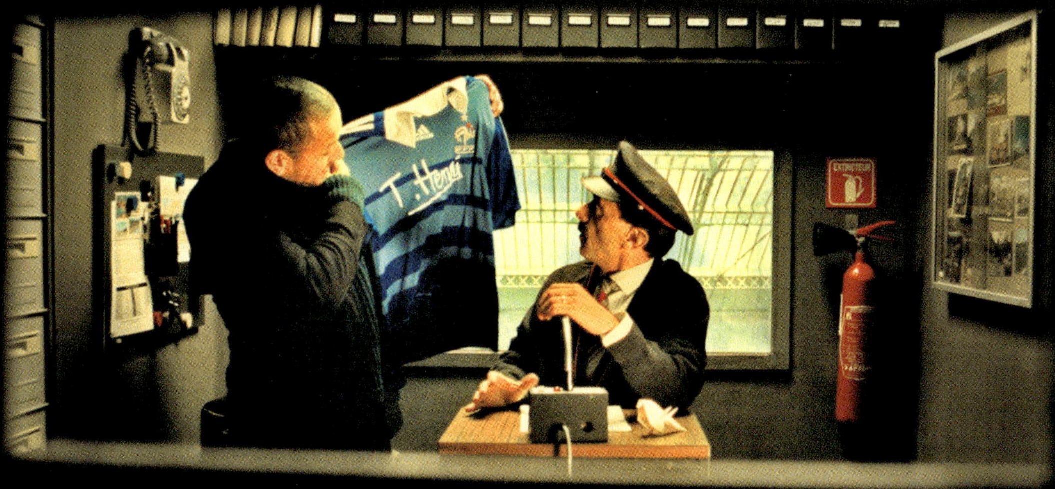

1 - Conclure un marché équitable avec l'employé de la SNCF chargé des annonces : 1 tee-shirt dédicacé contre 1 message personnel.
2 - Balancer le message dans la sono…

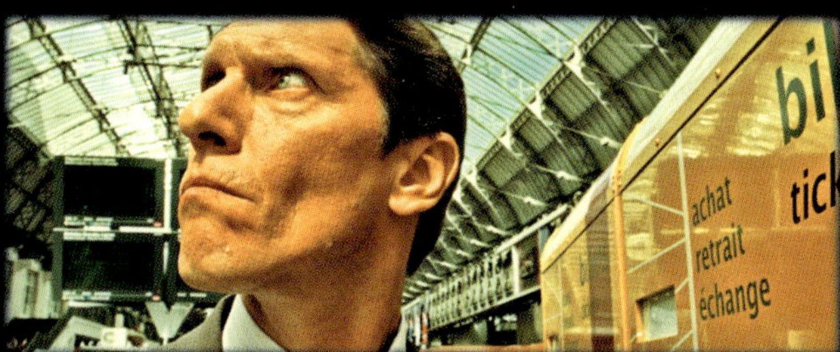

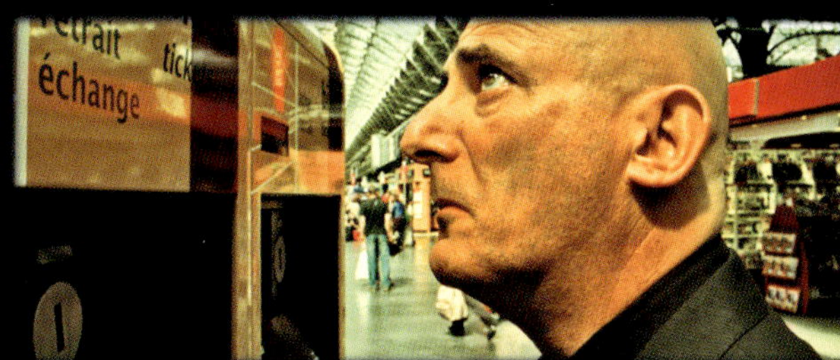

Mesdames et messieurs, des trafiquants d'armes sévissent actuellement dans cette gare. Soyez vigilants. N'achetez pas une mine antipersonnel à un revendeur à la sauvette, vous risqueriez d'être en infraction en l'utilisant.

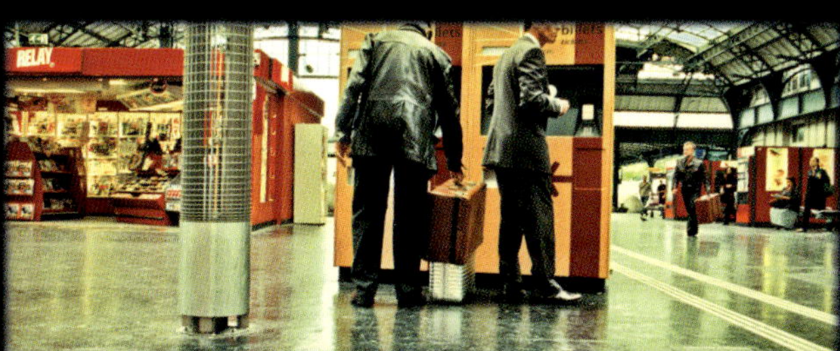

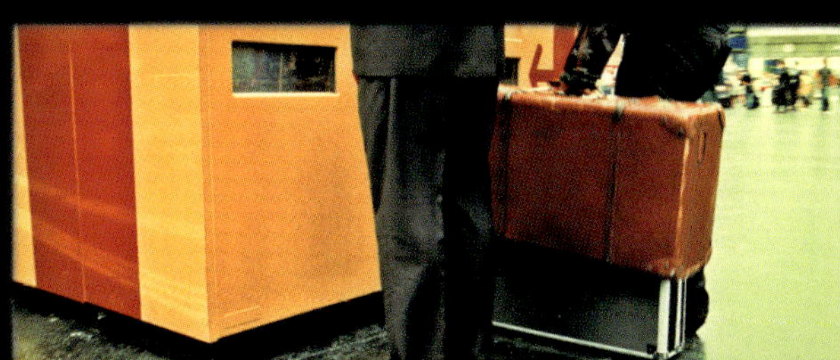

3 - Quand le message a produit l'effet escompté, récupérer en douceur le précieux chargement des représentants.

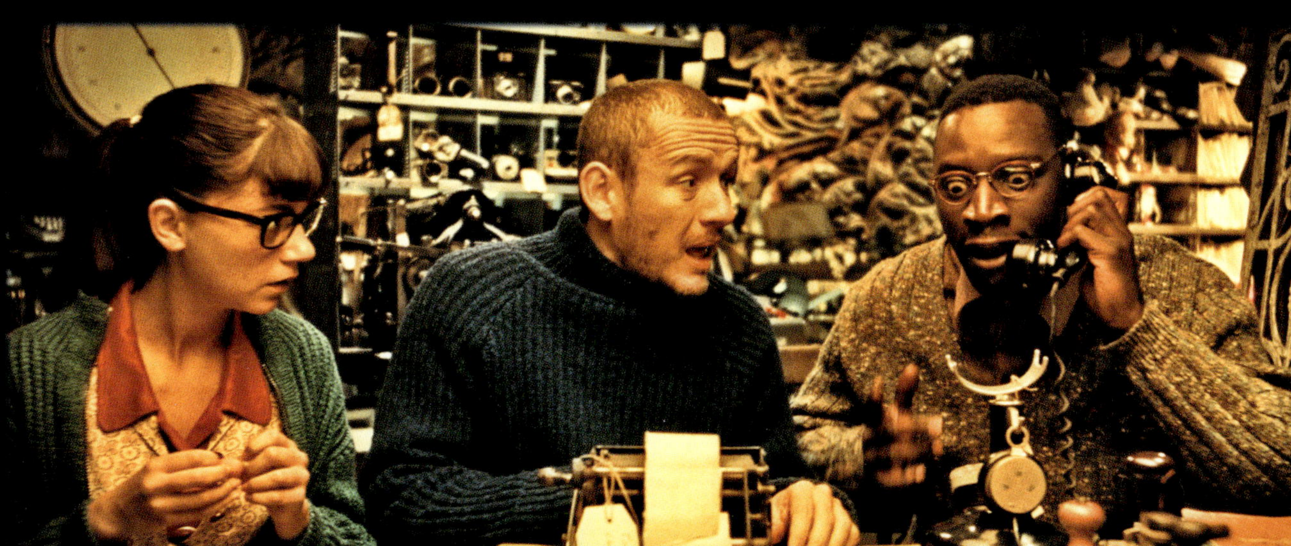

4 - En rajouter une couche…

– Fenouillet ? Ici Boulounga… Votre homme ne s'est pas présenté avec les échantillons. Le deal est caduc. La Vigilante de l'Armement m'a fait une meilleure proposition.

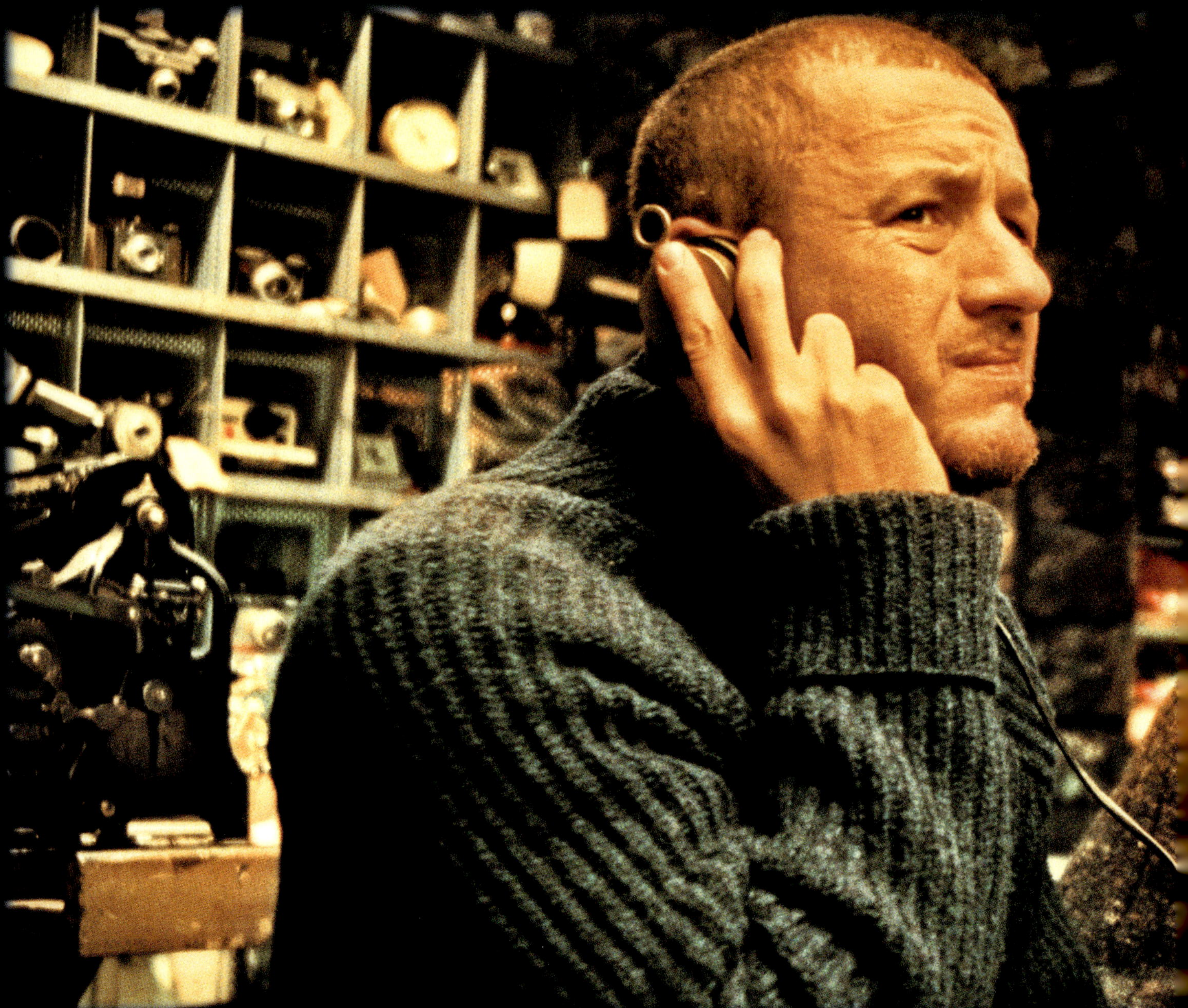

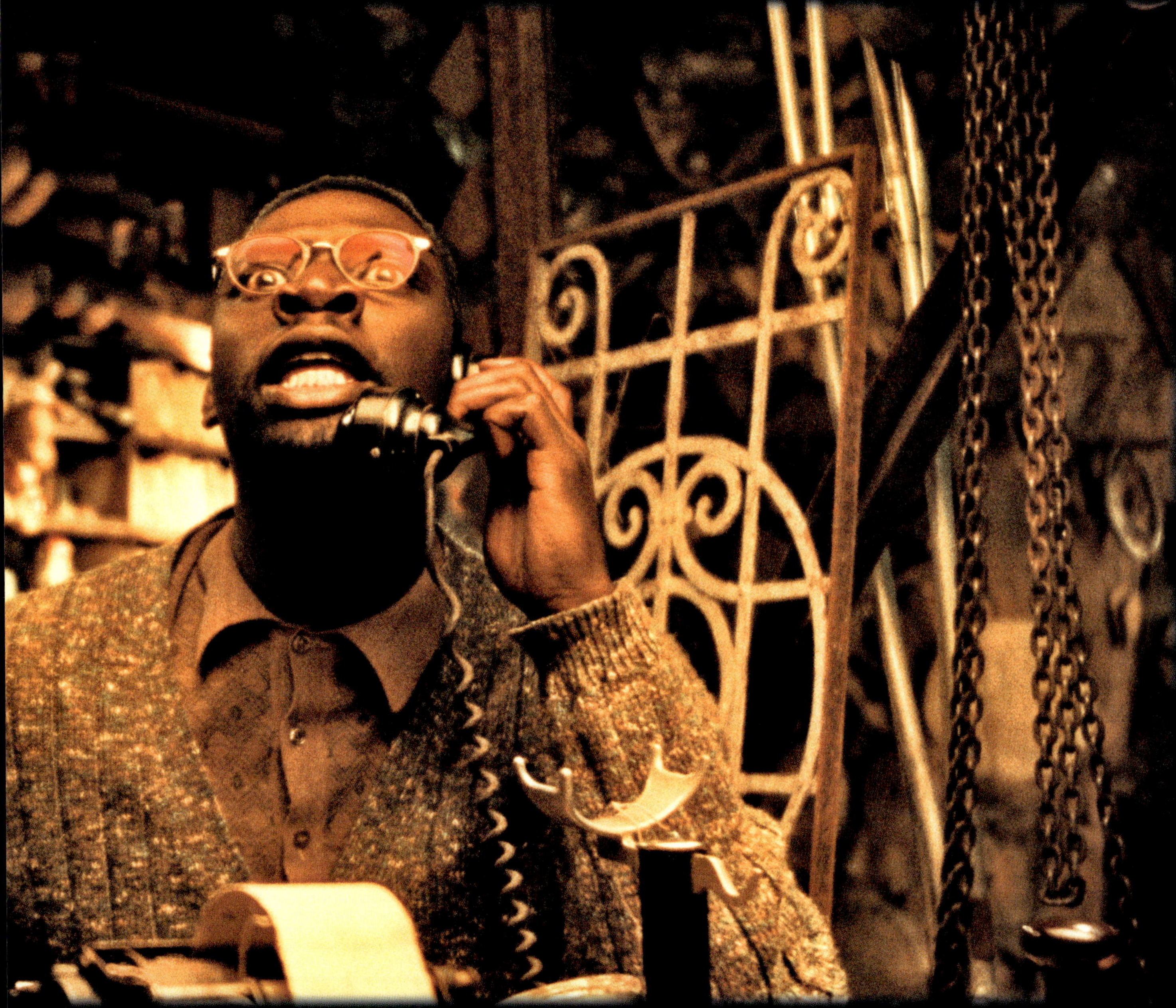

5 - … puis une deuxième couche.

– Marconi ? Boulounga est furax. Le deal est révolu.
Les Arsenaux d'Aubervilliers sont de bien meilleurs fournisseurs.
À bon entendeur, salut !

LA RESISTANCE DES ORDINATEURS

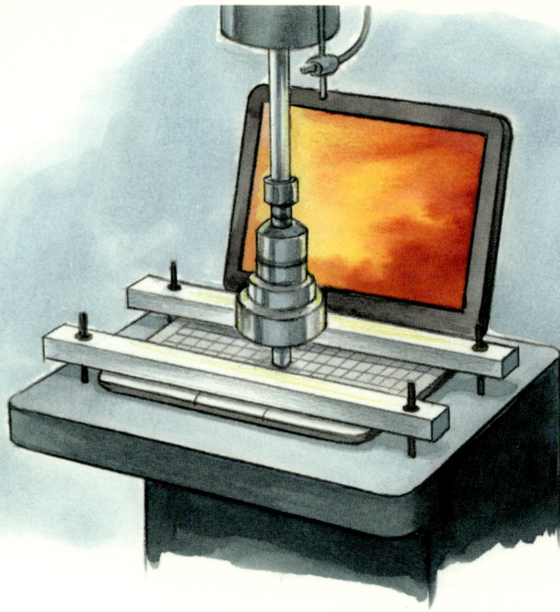

Un ordinateur portable de bonne qualité testé en laboratoire satisfait aux critères de résistance suivants :

• Température : maximum 65 °, minimum – 10 °.
• Humidité : 80 %.
• Si l'on attend 8 heures, le système peut être redémarré après le renversement de 30 ml de liquide sur le clavier.
• Le couvercle peut résister à une force de 50 kg pour 10 cm²
• L'écran peut résister à une pression de 50 kg sur un cercle de 100 mm de diamètre, et de 10 kg pour un cercle de 50 mm (équivalent d'une paume).
• Le clavier résiste à 8 millions de frappes sur les touches.
• L'ordinateur peut résister à des chocs de 210 G.
• À des vibrations de 250 Hz.
• À une chute de 74 cm sur sol dur quand le système est allumé.

Mais rien ne résiste à la colère de Nicolas Thibaut De Fenouillet.

(Chiffres fournis par la société ACER concernant ses produits, mais valables en tant qu'ordre d'idées pour tout ordinateur de même niveau de gamme.)

L'ENFUMAGE DES INSECTES

L'effet de la fumée sur les insectes n'est pas tout à fait le même que chez les mammifères. Dépourvus de poumons et de bronches, ils sont moins dérangés par les particules de carbone, dès l'instant où elles ne remplacent pas l'oxygène ambiant. Ce n'est pas la fumée qui tuera la mouche dans le verre, mais la raréfaction de l'oxygène. Par contre, à un certain seuil de concentration, la fumée déclenche le même réflexe d'alerte que chez la plupart des animaux : fumée = feu = milieu qui risque de devenir moins accueillant dans un futur proche = nécessité de se carapater au plus vite.

Chez les insectes sociaux comme les abeilles, la fumée a aussi un autre effet, plus rigolo : le brouillage des communications. Parmi les signes que s'échangent les abeilles, l'émission des phéromones diverses est l'un des plus efficaces. Quand une ruche se sent menacée, les phéromones d'alertes émises par les ouvrières déclenchent le comportement d'attaque en quelques secondes sur un périmètre de plusieurs centaines de mètres : d'innocents cueilleurs de fruits peuvent être attaqués par les abeilles d'un arbre parce qu'un crétin secoue leur ruche à 300 m de là. La fumée a cet effet curieux de brouiller le message olfactif : elles ne sentent pas la phéromone d'alerte et donc n'attaquent pas. Cette bonne nouvelle n'est pas tombée dans l'oreille d'un apiculteur sourd : c'est l'enfumage des abeilles qui, depuis des siècles, permet l'entretien des ruches et la récolte du miel.

À la place des poumons, la plupart des insectes ont un système de plomberie : des tuyaux, du gros au petit diamètre, répartis sur tout leur corps, les trachées, aidés par-ci par là par des sortes de micro-pompes, et qui se chargent des échanges oxygène-gaz carbonique par l'intermédiaire de petits orifices, les stigmates. Ça marche pas terrible, mais ça marche.

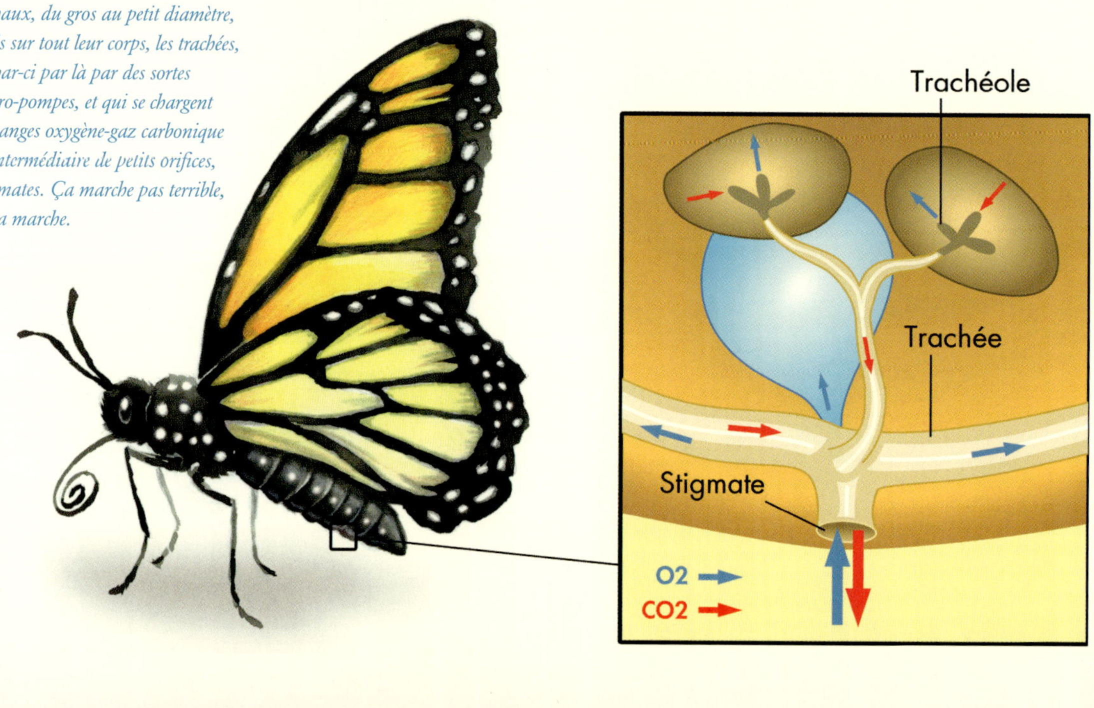

TEST COMPARATIF

Colère de Fenouillet

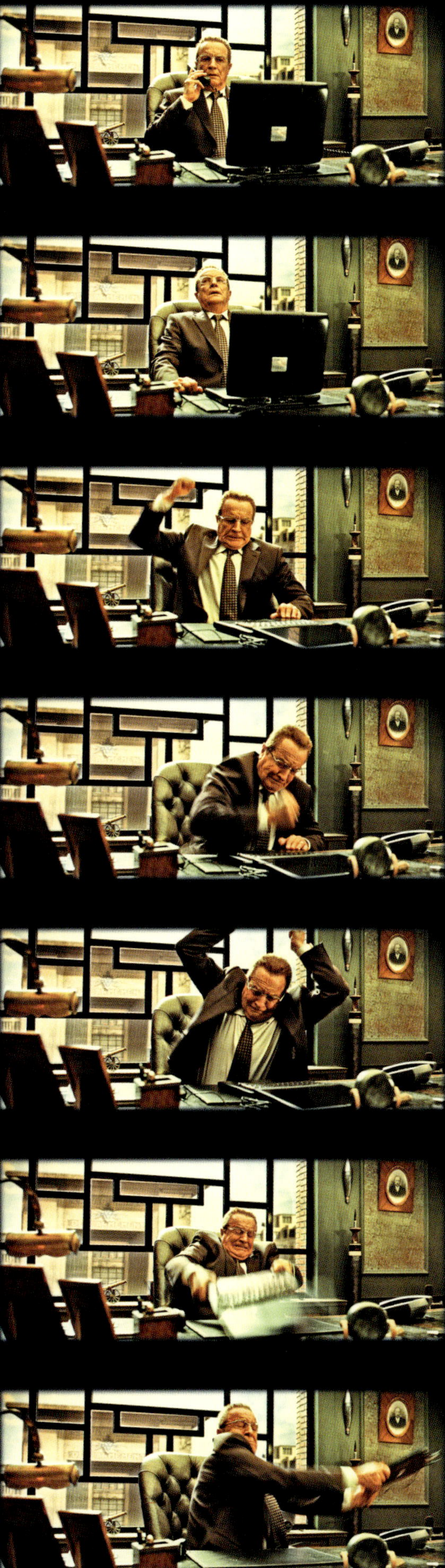

Colère de Marconi

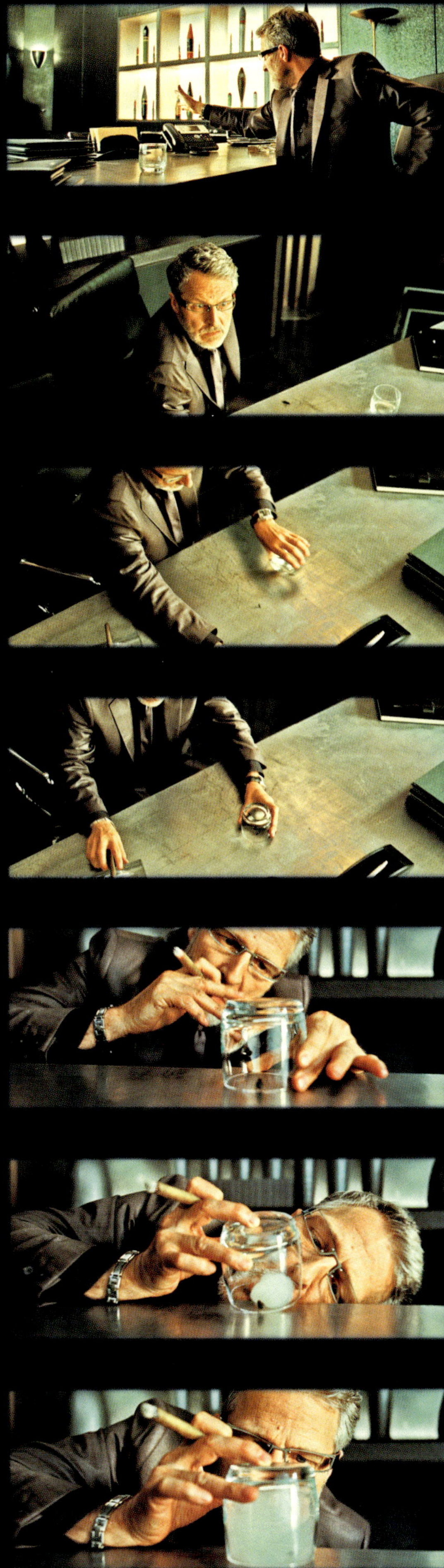

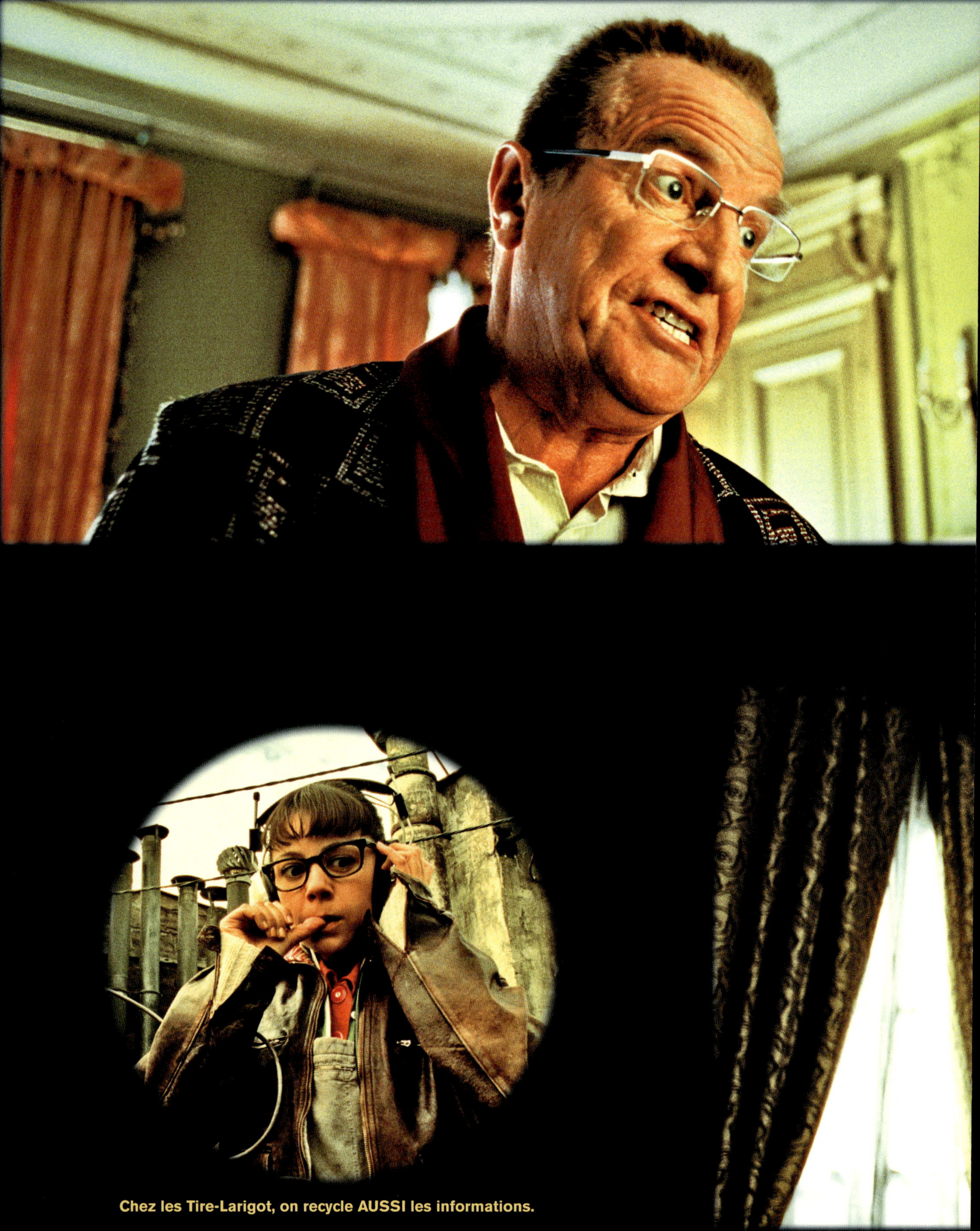

Chez les Tire-Larigot, on recycle AUSSI les informations.

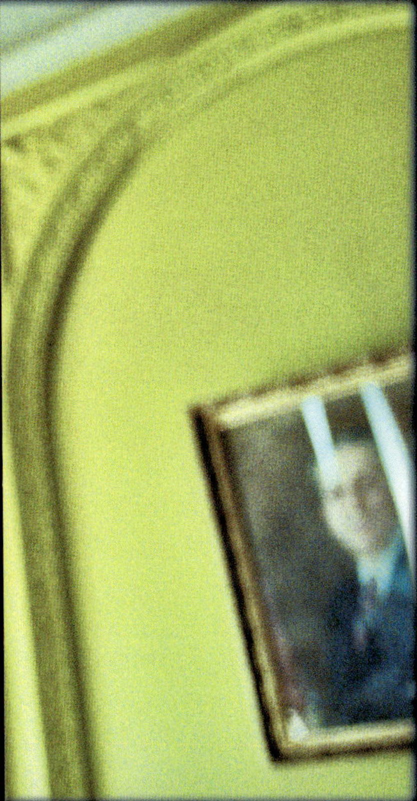

ÉQUILIBRE DE LA TERREUR :

– Allô, Marconi ?

– Fenouillet ? Écoute bien ce que j'ai à te dire…

– C'est toi qui vas m'écouter, chameau !
Tes petites magouilles, je les honnis,
les diamants de Boulounga,
tu peux te les insérer où je pense…

– Ah tu veux jouer au con ?
Tu veux que je ressorte les dents, les doigts,
les ossements des rois assyriens ?
Le pillage du musée de Bagdad, ça te dit quelque chose ?
J'ai toutes les preuves ici même à la maison.
Alors si tu veux la guerre,
il faudra peut-être y réfléchir à deux fois…

– Cher ami, quand on a la chance
d'avoir divorcé à son avantage,
qu'on a la femme du Premier ministre
comme maîtresse officielle,
on évite d'aller se fourvoyer dans une
affaire de tourisme sexuel en Thaïlande.
Moi aussi, j'ai le dossier à la maison.

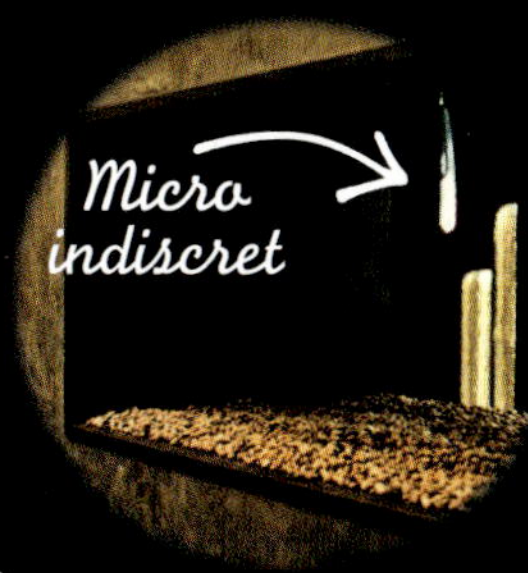

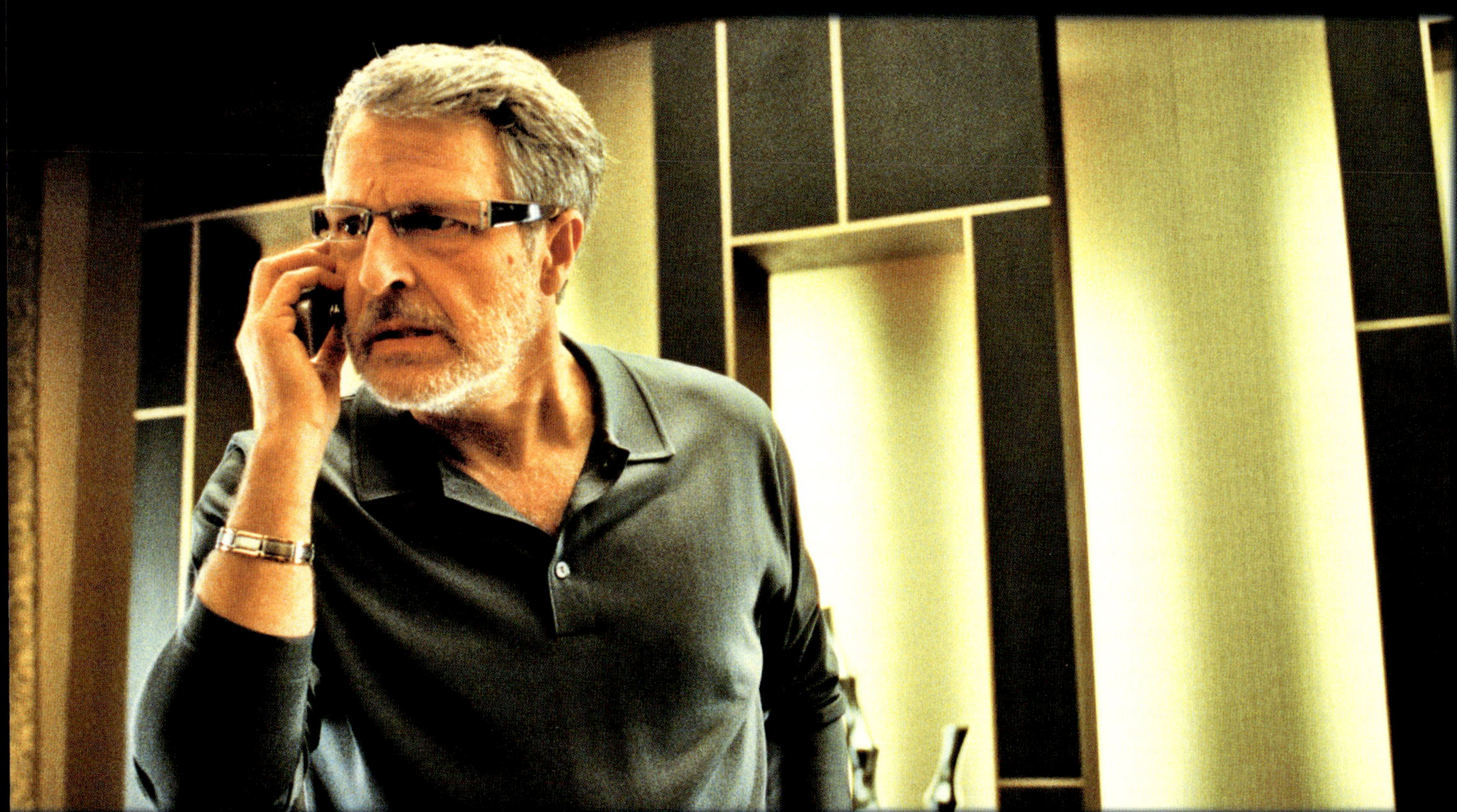

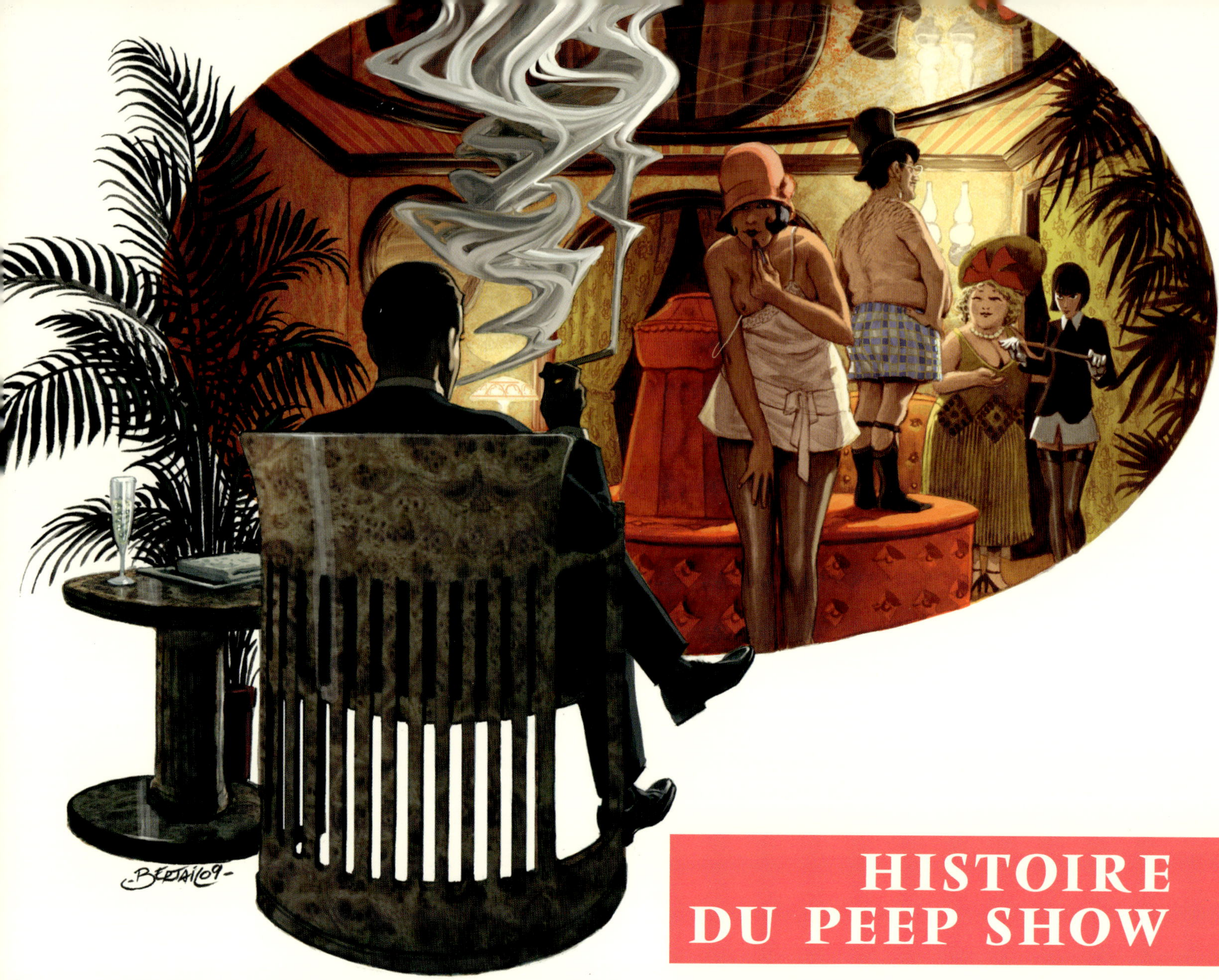

HISTOIRE DU PEEP SHOW

La forme actuelle du peep show – de l'anglais « peep », coup d'œil, regard furtif – est à peu près toujours la même : des cabines individuelles disposées autour d'une scène, où chaque spectateur voit la scène mais n'est vu de personne. Le principe, lui, remonte à un dispositif présent de tout temps dans tous les bordels du monde. Aussi longtemps que l'homme hétérosexuel s'est montré vivement intéressé par la vue d'un épiderme féminin dénudé, ainsi que par la vue du même épiderme occupé à des activités copulatives, le commerce de ce spectacle – volé ou consenti – a existé. Dès que le premier proxénète a eu l'idée de mettre sa gagneuse dans une chambre avec son client, il a muni ladite chambre d'un œilleton, pour arrondir ses revenus avec un autre client que le seul spectacle suffisait à satisfaire.

Au XIXe siècle, les plus célèbres bordels de Paris, le Sphinx, le Chabanais, le One Two Two, avaient leurs cabinets de voyeurs, dans lesquels on pouvait assister aux ébats des prostituées et de leurs clients par un œilleton ou une glace sans tain. Si les clients habitués connaissaient le dispositif – et l'acceptaient ou pas quand ils montaient avec une fille – les clients néophytes eux, comédiens érotiques involontaires, se voyaient promus hardeurs à leur insu. Selon la sophistication du lieu, certaines scènes étaient même répétées et exécutées selon les fantasmes des voyeurs qui, suivant leur goût, pouvaient mater des scènes d'homosexualité, de triolisme ou de sado-maso plus vraies que nature.

Après la fermeture des bordels en 1946, la prostitution est passée dans la rue, et avec elle le commerce du voyeurisme individuel. Les marchands forains, à côté de stripteases classiques (sous tente, pour des clients debout), mettaient à la disposition du public des visionneuses automatiques où quelques pièces permettaient de voir, selon les époques, des photos érotiques ou des films super 8. C'est le développement des sex-shops dans les années 1970, puis des éros-centers et autres sex clubs qui a entraîné la construction de ces salles de spectacles particulières où des cabines dûment équipées de mouchoirs en papier permettent au client masculin de se soulager avant l'infarctus. Dans sa déclinaison actuelle, le peep show est assuré par des acteurs rétribués, couples ou femmes seules, qui miment des scènes érotiques, avec des talents, convictions et motivations divers.

PEEP SHOW ET SEX SHOW

La différence entre le peep show et le théâtre érotique, outre la longueur de la séance (quelques minutes pour l'un, près d'une heure pour l'autre), tient dans le fait que dans le premier, l'acte sexuel est simulé et qu'il ne l'est pas dans le second. La conséquence, évidemment, c'est que les patrons de peep show ne sont pas forcés de recourir à des professionnel(le)s du sexe. Il n'est pas rare d'y trouver des comédien(ne)s au chômage ou étudiant(e)s fauché(e)s. On trouvait avant guerre une variante maintenant totalement disparue : les théâtres de marionnettes érotiques. « Attention Guignoool ! Le gendarme va te prendre par-derrièèèère !!! »

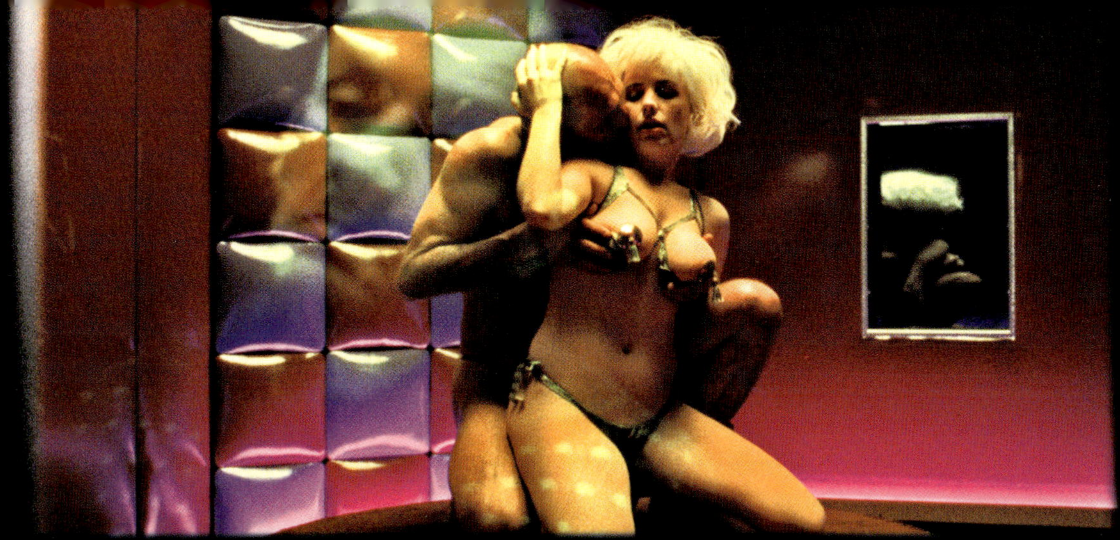

Un peu plus tard, ayant repéré dans un peep show la performance torride d'une fausse blonde et de son partenaire…

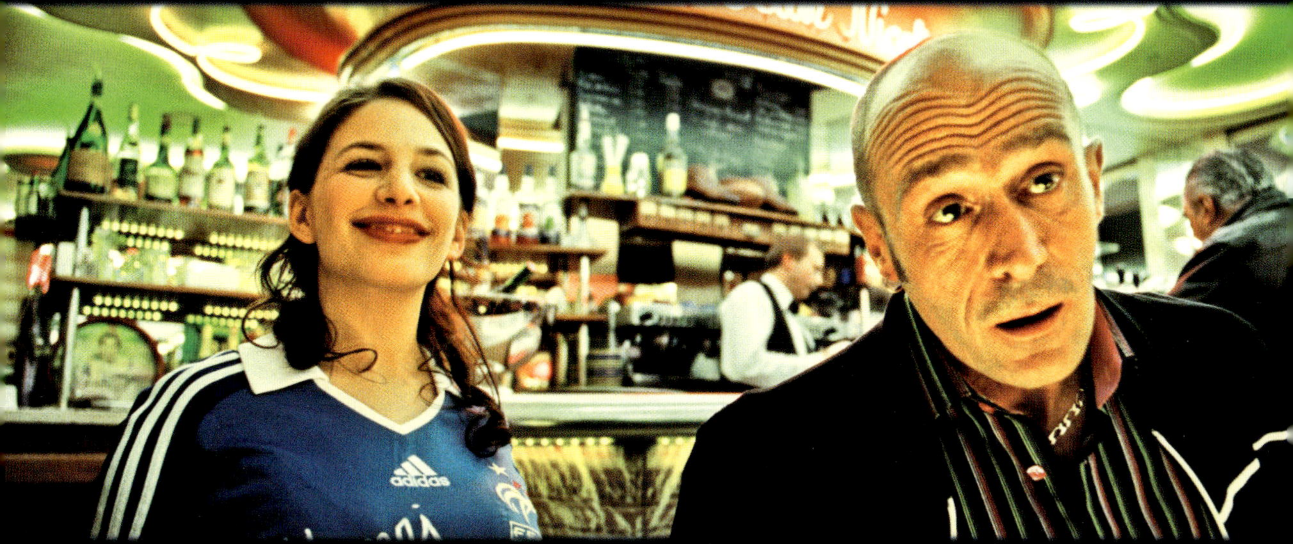

… Bazil leur propose un marché équitable : 1 tee-shirt dédicacé contre 1 prestation privée.
– Henri, ça s'écrit avec un « y ».

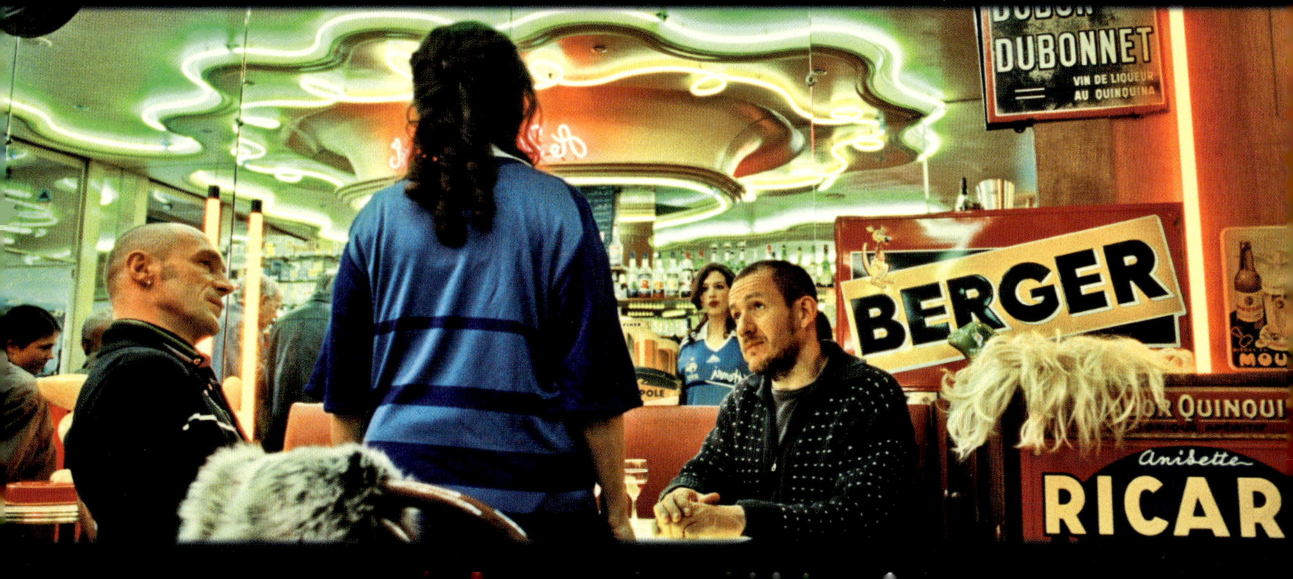

FICHE BRICOLAGE N° 3

Comment neutraliser un fidèle gardien équipé de vidéo-surveillance et néanmoins lubrique, afin de procéder au réaménagement d'une collection automobile.

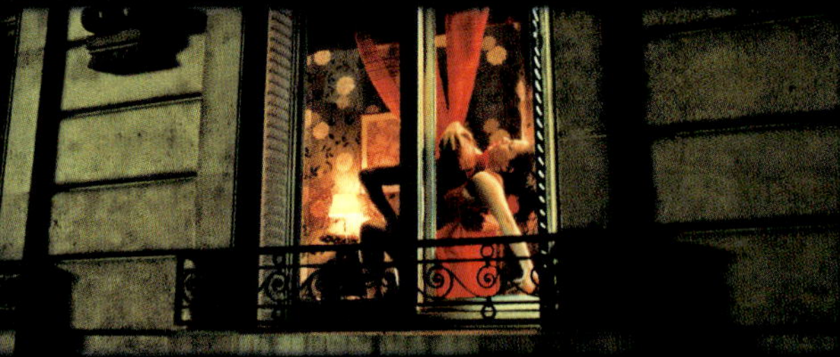

1 - Organiser un peep show privatif à une fenêtre donnant sur sa loge.

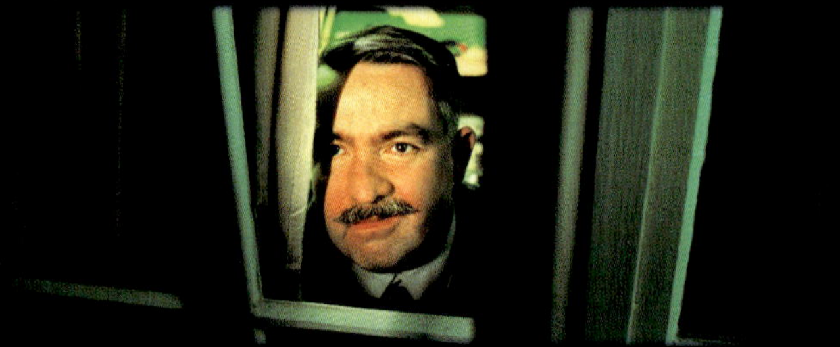

2 - Le laisser découvrir lui-même cette rare aubaine.

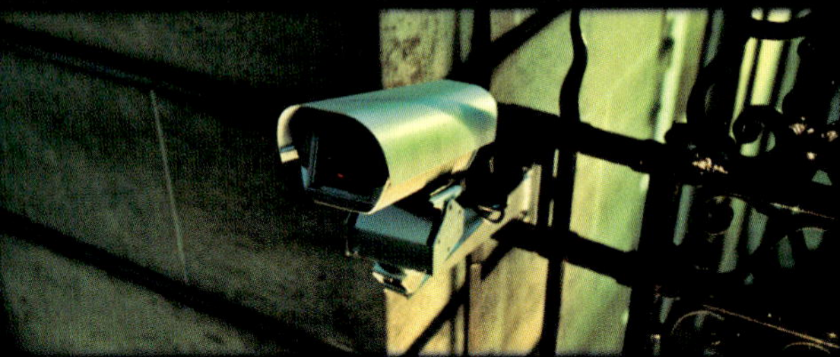

3 - Attendre qu'il monopolise à cette fin son matériel professionnel

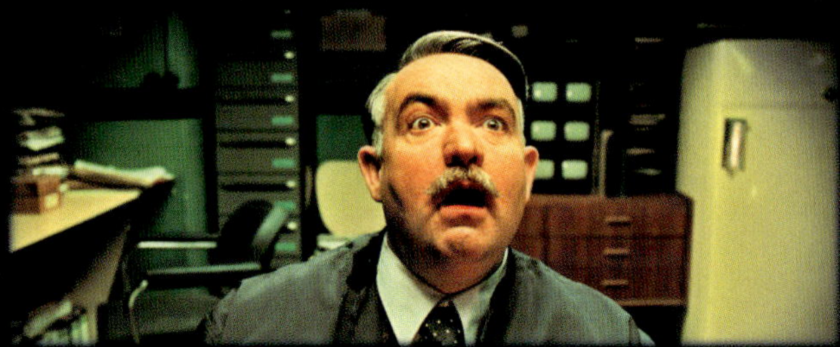

4 - Amener à température idoine.

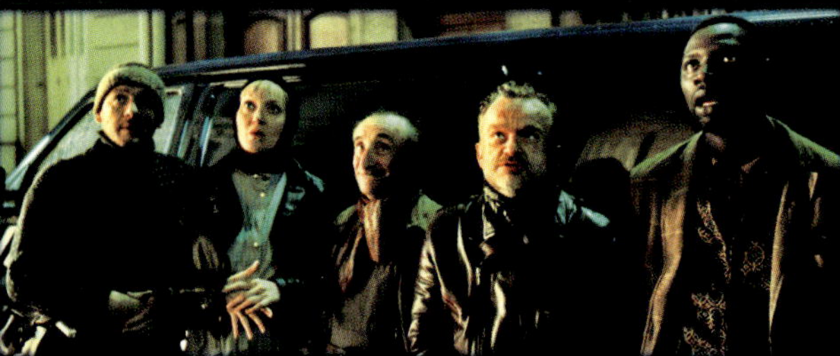

5 - Attendre que le sujet soit à point.

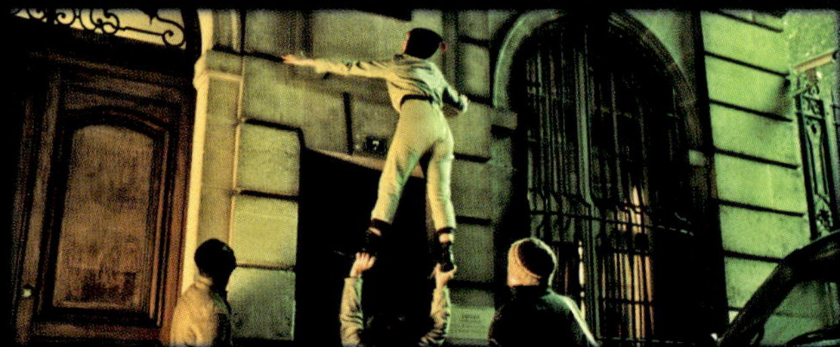

6 - Envoyer une experte tubulaire dans les canalisations d'aération.

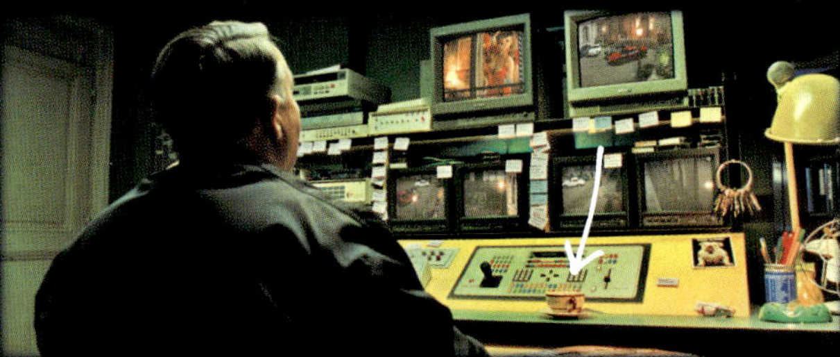

7 - Repérer la tasse de café opportunément placée à la verticale d'une trappe de ventilation.

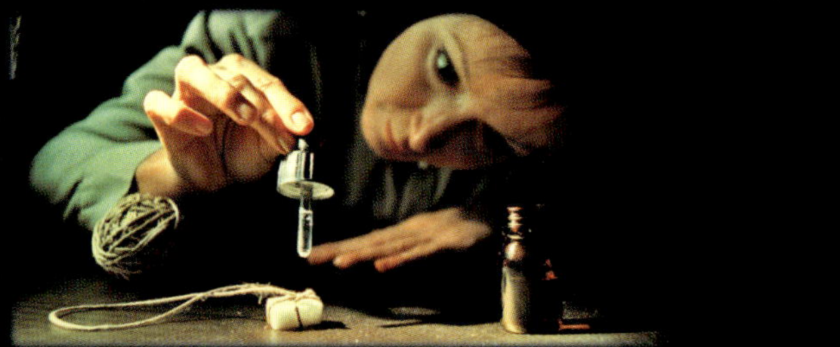

8 - Imbiber un sucre du puissant sédatif approprié.

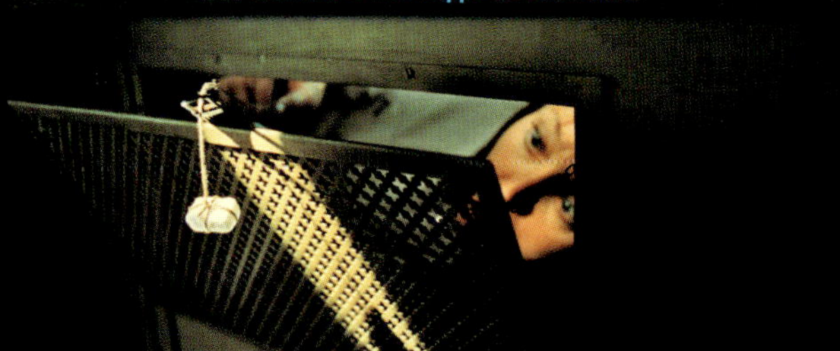

9 - Opérer un parachutage sur l'objectif.

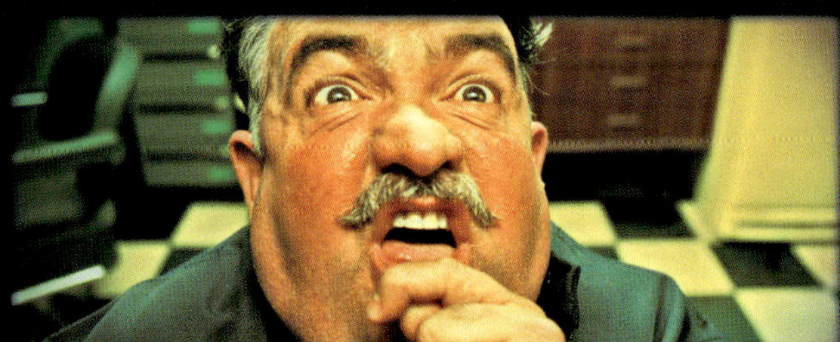

10 - Augmenter la température.

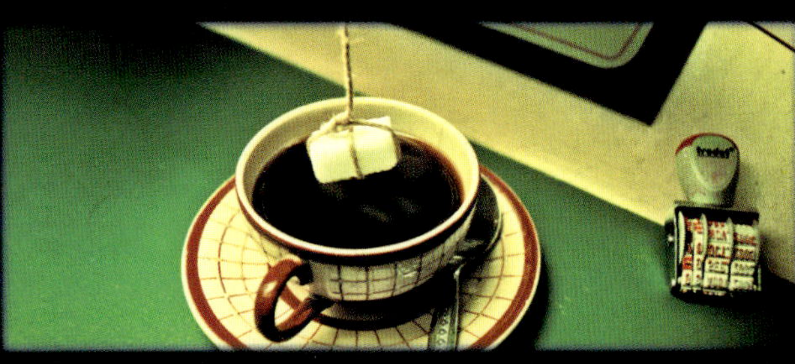

11 - Objectif atteint.

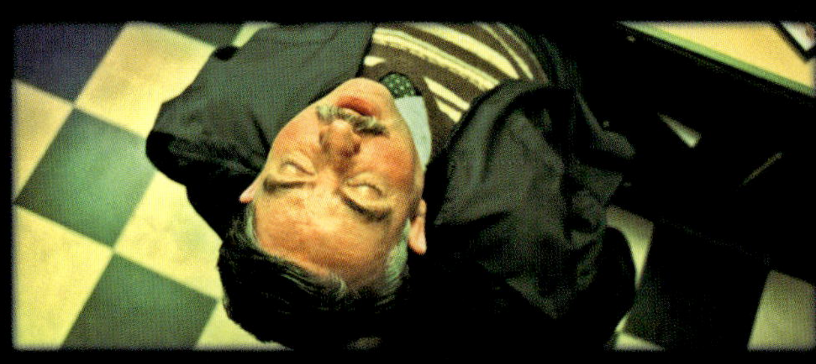

12 - Le résultat obtenu, ouvrir toutes les portes aux collaborateurs.

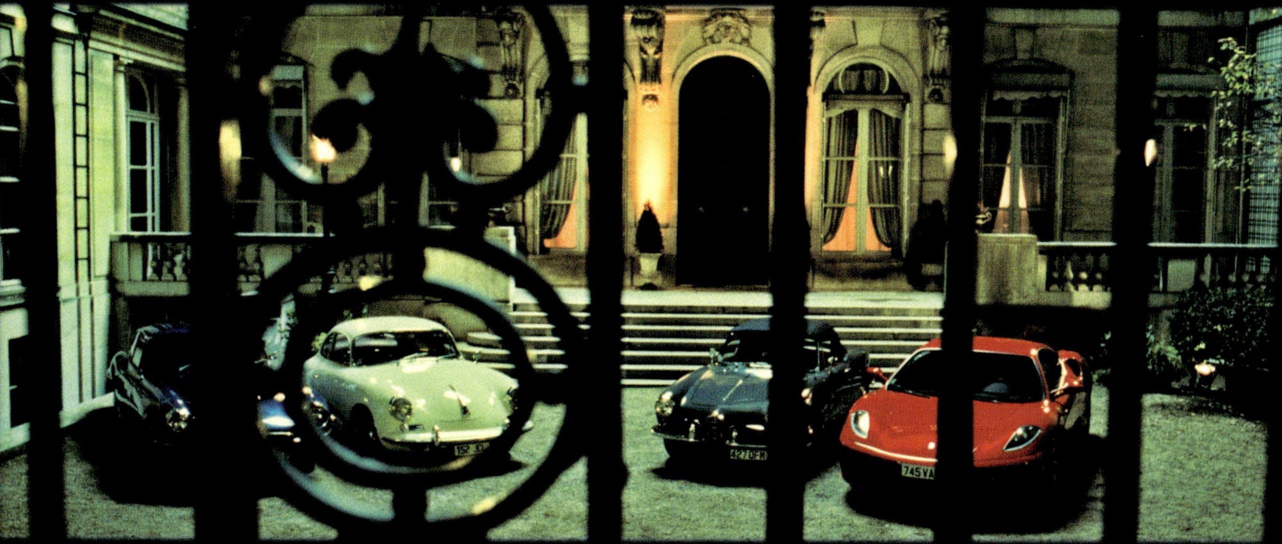

AVANT

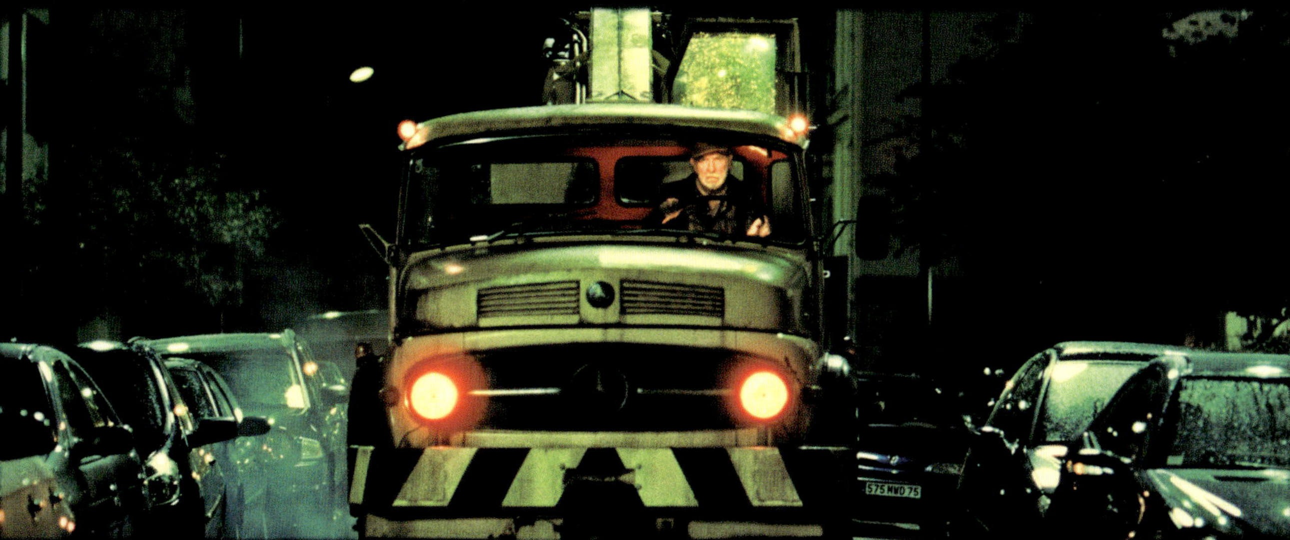

PENDANT

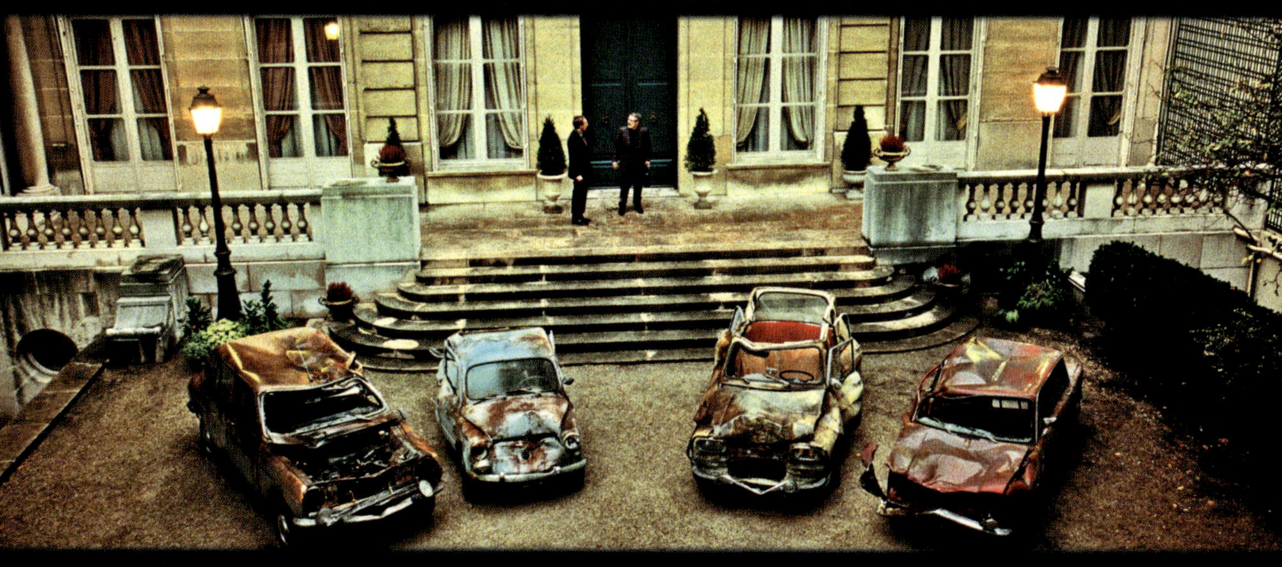

APRÈS

ENQUÊTE SOCIOLOGIQUE Comment manger les crevettes. Deux variantes socio-gastro-culturelles.
MÉTHODE FENOUILLET

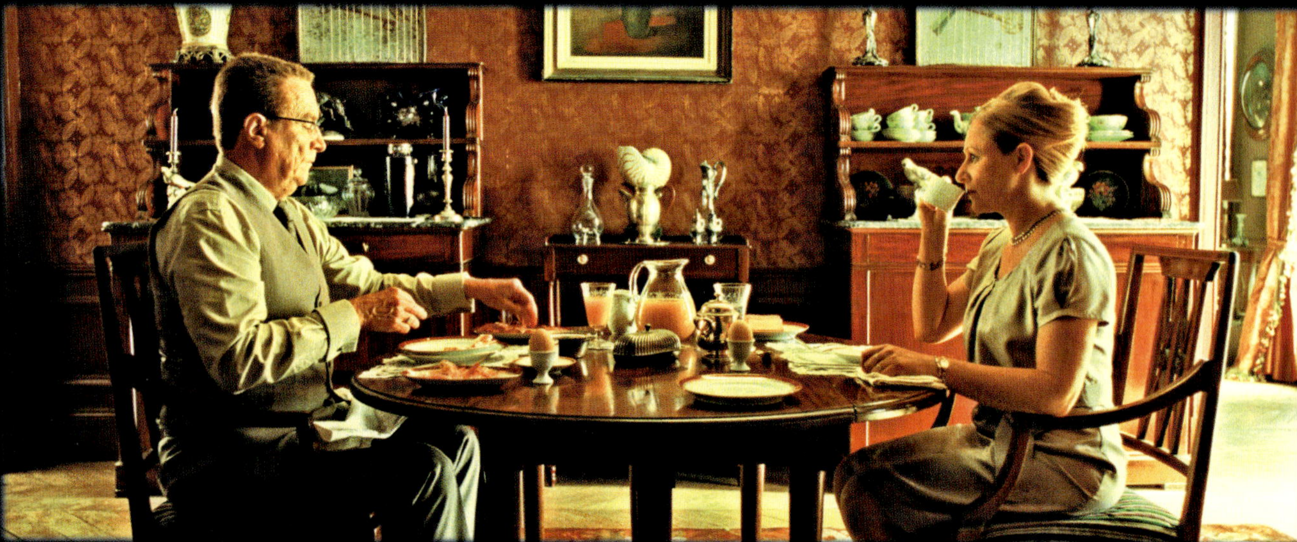

1 - Choisir une atmosphère calme et feutrée,
en compagnie d'un conjoint distingué.

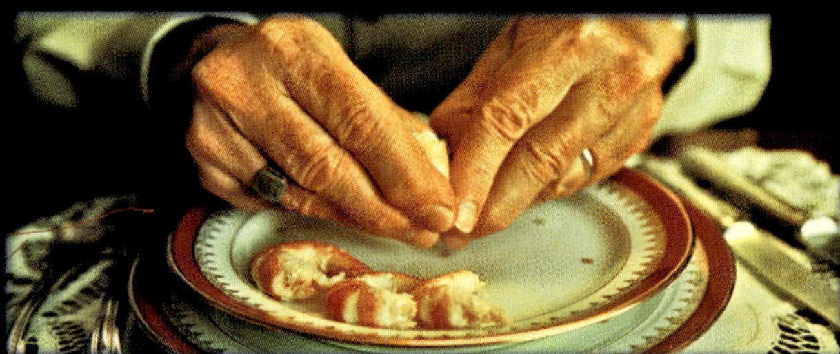

2 - Ôter avec soin la carapace des crustacés
en veillant qu'il n'en reste pas la moindre parcelle.

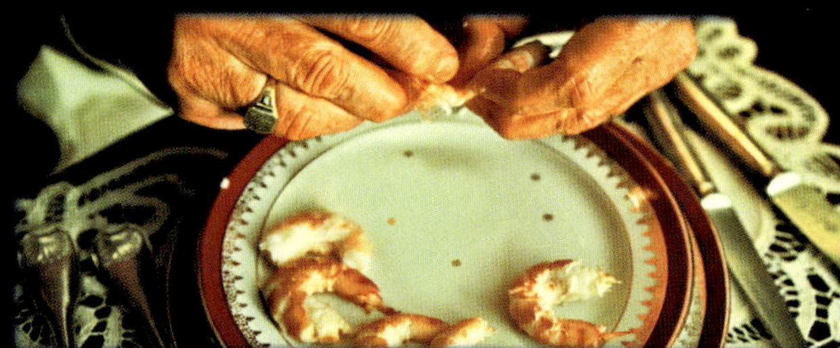

3 - Disposer les crustacés décortiqués
sur l'assiette prévue à cet effet.

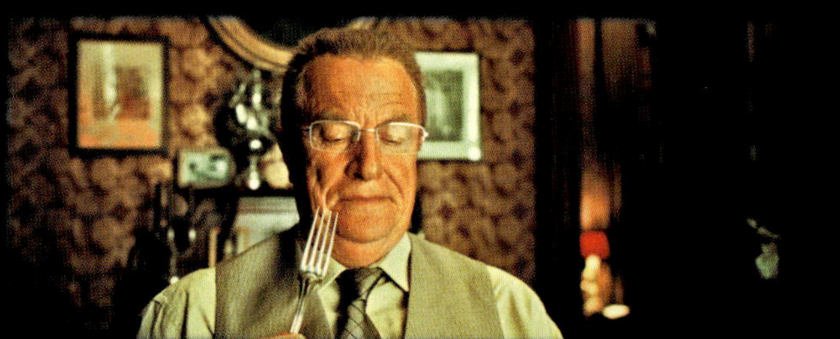

4 - Quand l'assiette est pleine, se saisir
d'une fourchette et se concentrer.

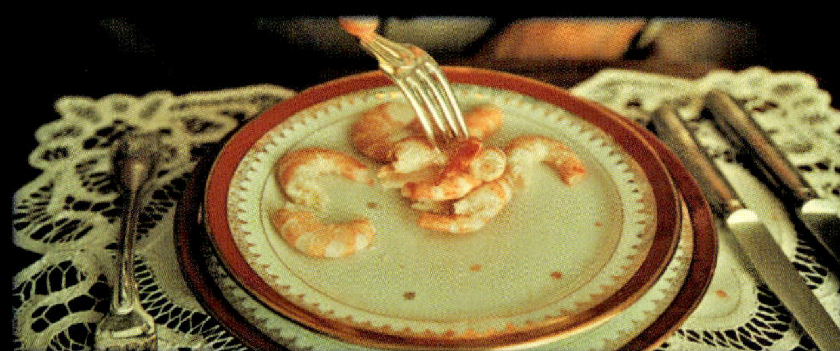

5 - Piquer d'un geste souple et rapide, de manière
à confectionner une brochette de crustacés compressés.

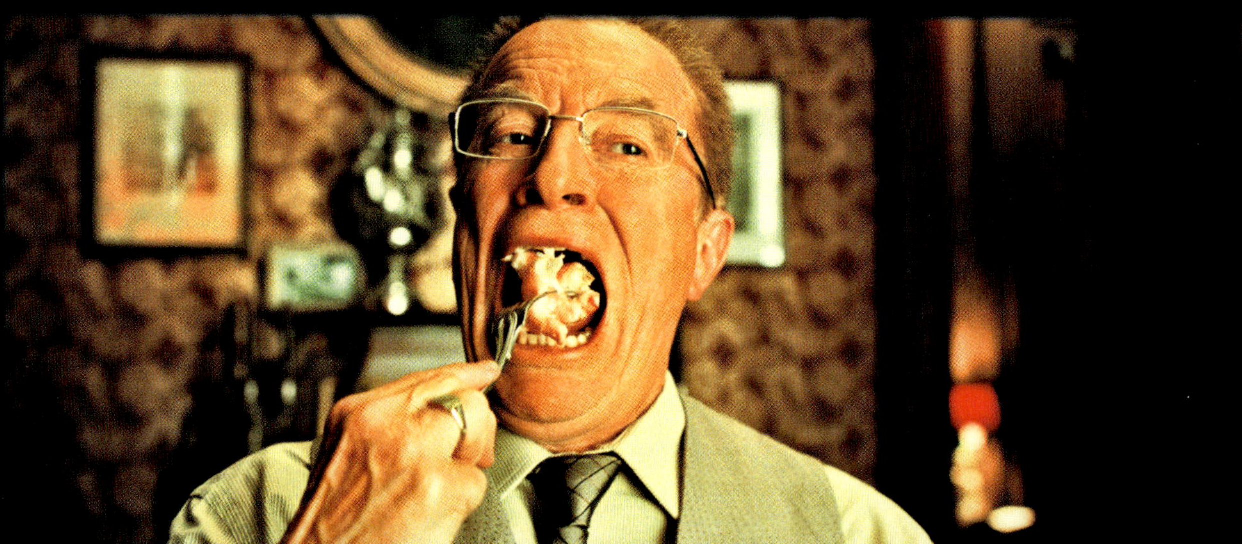

6 - Engouffrer l'ensemble dans la bouche et mâcher d'un air mâle et conquérant.

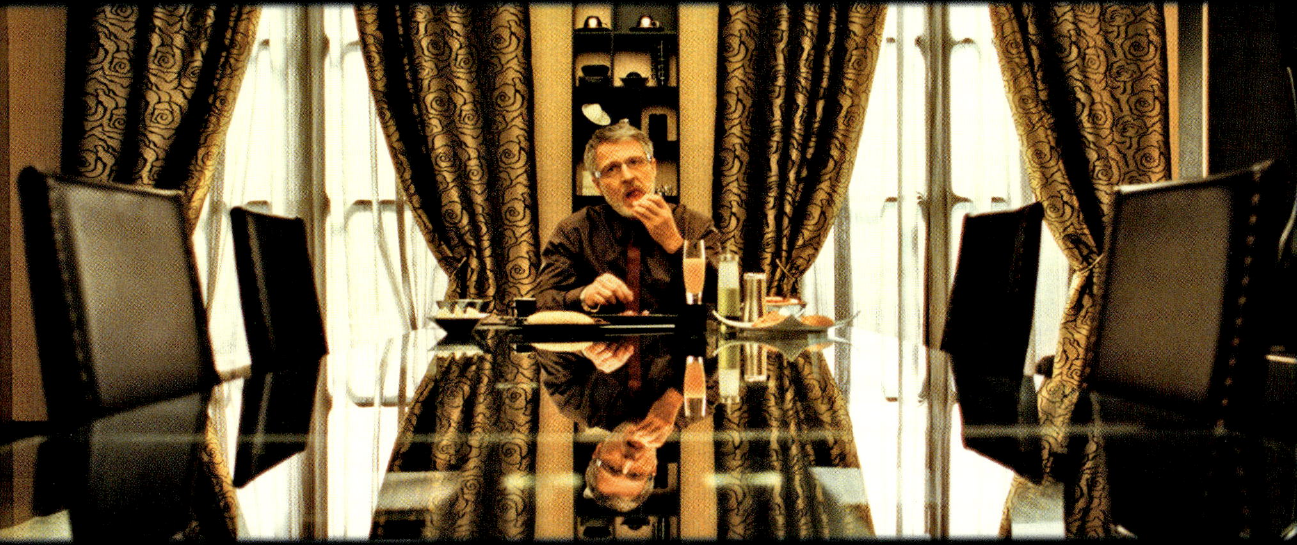

1 - Choisir une atmosphère sobre et glaciale
en veillant à être seul derrière la table.

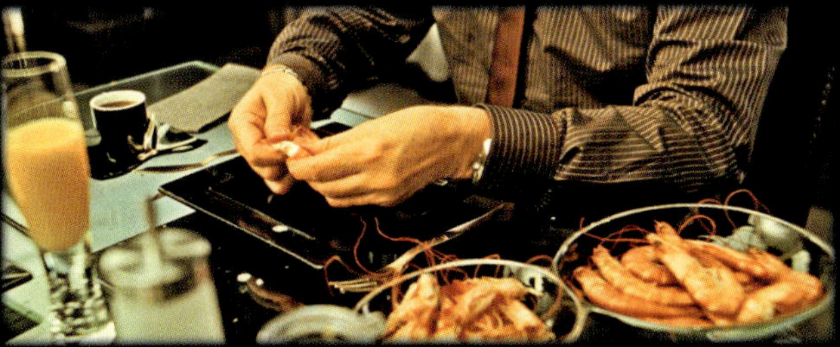

2 - Saisir au hasard un crustacé, et lui arracher
la tête d'un geste impérial et décisionnaire.

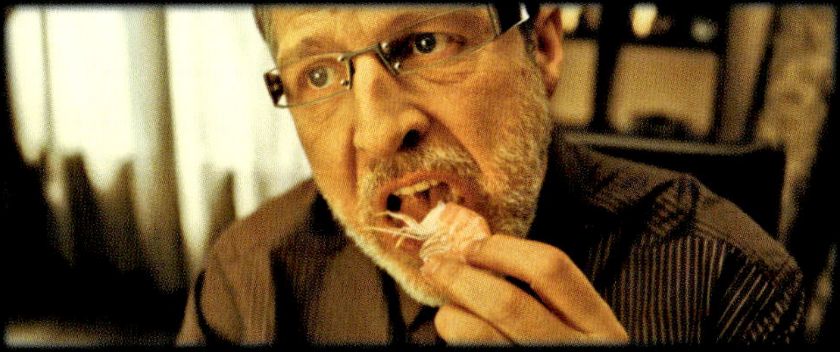

3 - Introduire le crustacé dans sa bouche en veillant
à ce qu'il garde intact le reste de sa carapace.

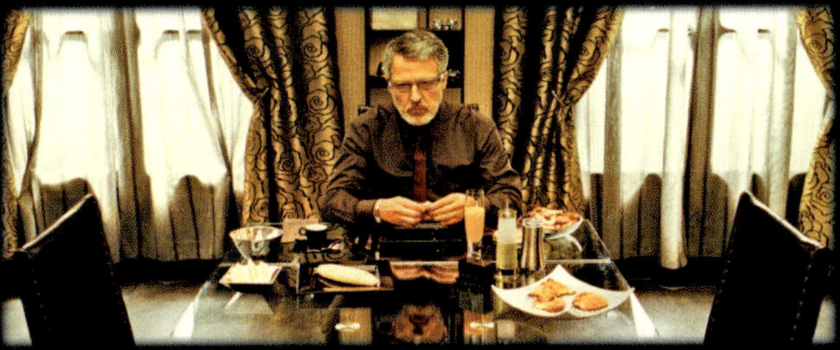

4 - Mâcher énergiquement, en appréciant les craquements de la chitine
calcaire dans toute la pathétique inutilité de sa vaine résistance.

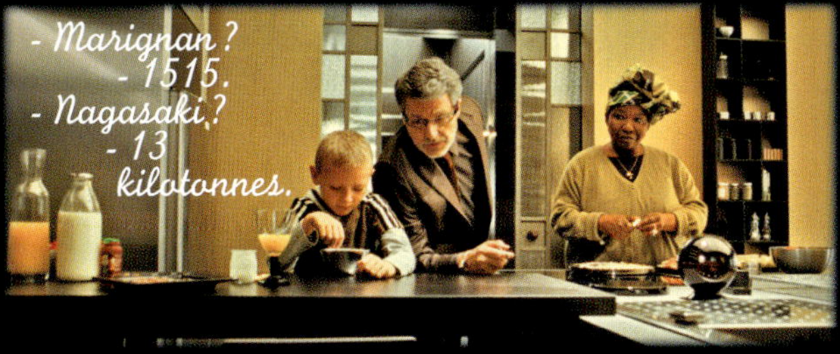

5 - Prendre congé de sa progéniture sans oublier
les révisions du jour.

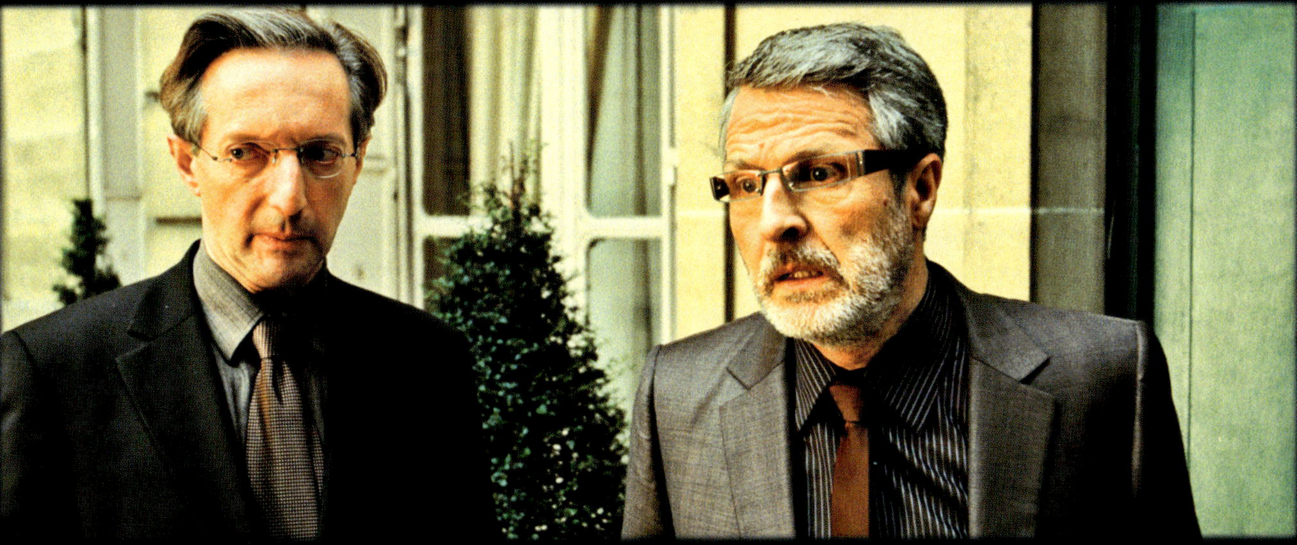

6 - Facultatif : une émotion violente et matinale (comme la découverte d'une collection de voitures métamorphosée)
peut activer efficacement la digestion.

LES CŒURS DE LOUIS XIII ET LOUIS XIV
une incroyable histoire à vous le soulever

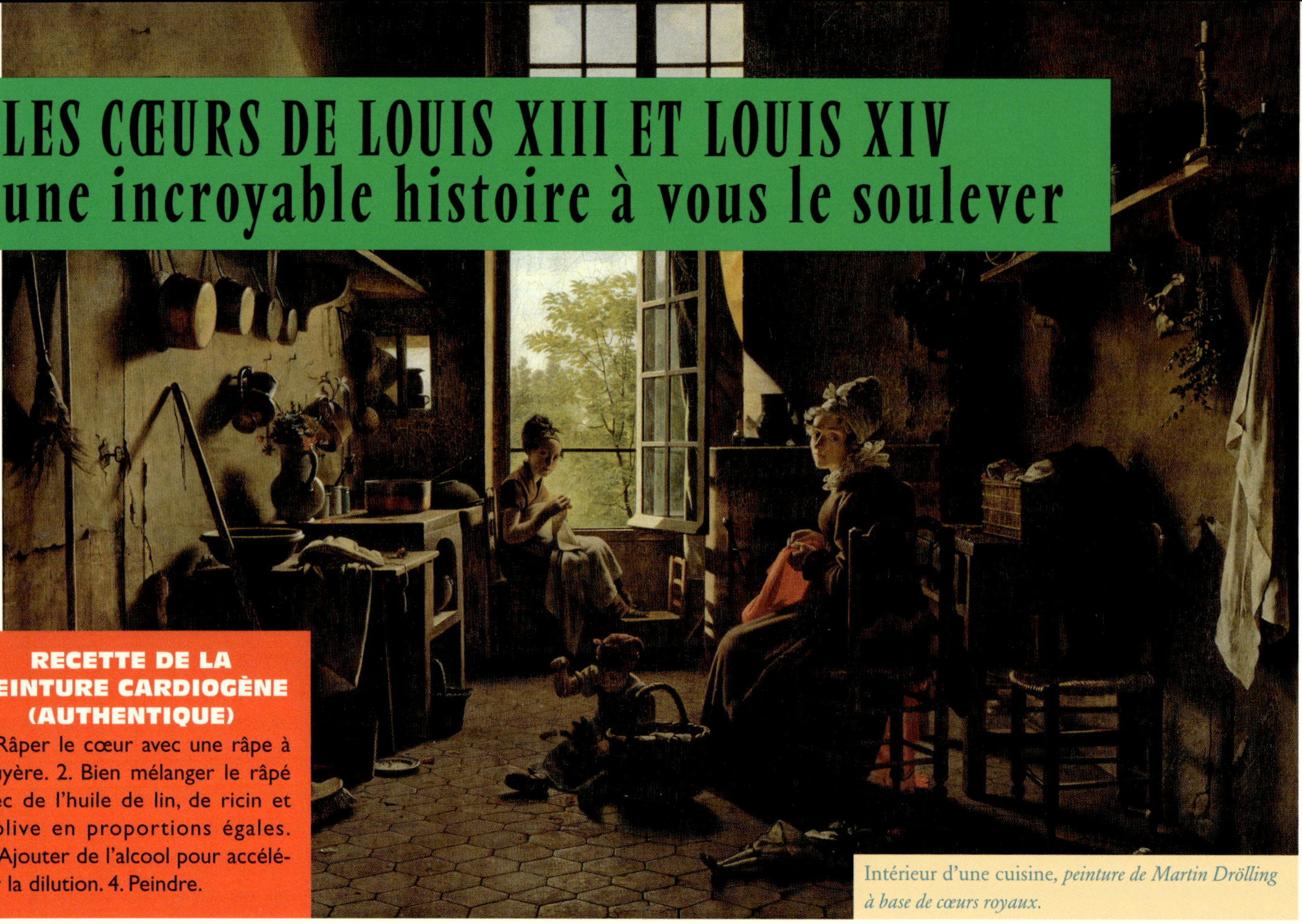

RECETTE DE LA PEINTURE CARDIOGÈNE (AUTHENTIQUE)

1. Râper le cœur avec une râpe à gruyère. 2. Bien mélanger le râpé avec de l'huile de lin, de ricin et d'olive en proportions égales. 3. Ajouter de l'alcool pour accélérer la dilution. 4. Peindre.

Intérieur d'une cuisine, *peinture de Martin Drölling à base de cœurs royaux.*

Puisque à la mort d'un roi, son corps entier était considéré comme sacré, la dispersion de ses viscères suivait les mêmes vicissitudes du marché reliquaire que pour les saints (voir page 96). Parmi ceux-ci, le cœur, morceau de choix, bénéficiait d'un traitement particulier : on le momifiait en l'imprégnant d'un produit à base de bitume et de pétrole, on le scellait dans une urne de cuivre ou de plomb, et on le déposait en grande pompe à la chapelle de l'abbaye du Val-de-Grâce, à Paris, dans une armoire à cœurs. C'est là qu'ils furent profanés à la Révolution. Les sans-culottes récupérèrent les dizaines de contenants, urnes et reliquaires de rois, reines, princes, pour en revendre les précieux métaux, et bradèrent les contenus invendables au plus offrant. Ils étaient accompagnés ce jour-là, dans leur expédition, par deux artistes peintres, nommés Pau de Saint Martin et Martin Drölling, attirés en toute connaissance de cause par la perspective de cette bonne affaire. Depuis la Renaissance, on avait découvert dans les ateliers de rapins que pour obtenir la couleur brune-noire des clairs-obscurs, le top du top était d'utiliser un produit rare et très cher venant de la pharmacopée traditionnelle appelé « mumie », car réellement à base de momie, oui, de vraie momie. Égyptienne, romaine ou moyenâgeuse, la momie, quoique chère, était assez fréquente à l'époque, la chair sèche, principalement le cœur, imprégnée des produits de momification, avait prétendument de nombreuses vertus, autres que picturales. Nos peintres rachètent donc les précieux organes au poids, (le kilo de cœur de roi n'allait pas chercher bien loin à l'époque), parmi lesquels les cœurs de Louis XIII et Louis XIV, et les ramènent à leur atelier, ravis de l'aubaine. Les zones sombres du tableau *Intérieur d'une cuisine*, de Martin Drölling, exposé au Louvre (aile Sully - salle 57), sont donc à base de cœurs de rois de France. Mais Drölling n'utilisa pas intégralement les cœurs des deux Louis. Il restait un beau morceau de Louis XIII et la moitié, dit-on, du cœur de Louis XIV. Ce sont ces derniers qui furent restitués plus tard et dévotement déposés à Saint Denis.

Contrairement aux certitudes du président Fenouillet, le cœur de Louis XVI, quant à lui, n'existe plus. Après sa décapitation, les deux morceaux de Louis Capet ont été jetés avec de la chaux vive dans une fosse commune du cimetière de la Madeleine. La Restauration n'en exhuma que des ossements incertains.

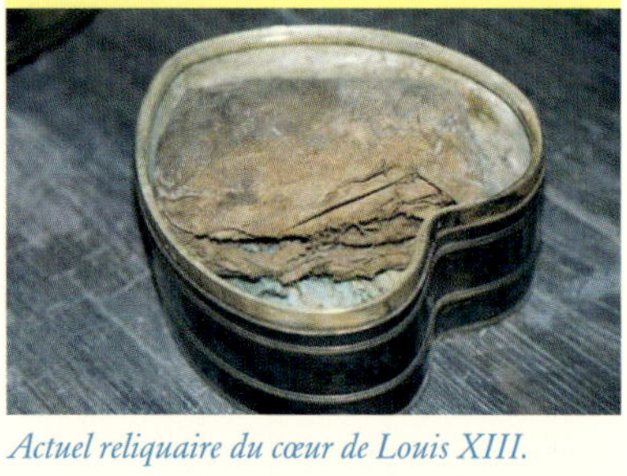

Actuel reliquaire du cœur de Louis XIII.

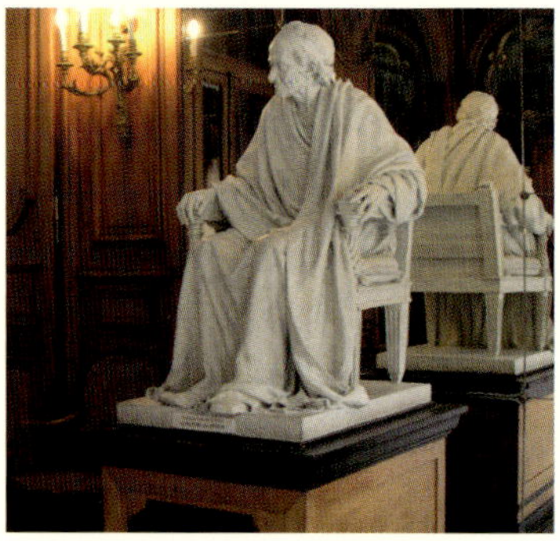

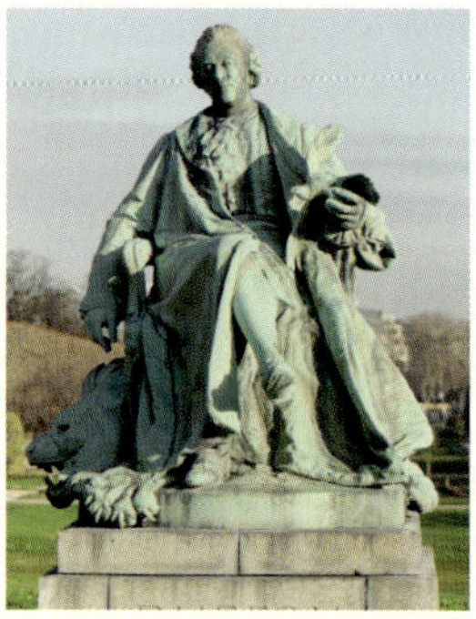

Parce qu'on croyait qu'il contenait l'âme, le cœur des hommes célèbres est toujours le morceau privilégié des reliquophiles : le cœur de Voltaire a lui aussi été prélevé et déposé dans le socle de sa statue, salle d'honneur de la Bibliothèque nationale (à gauche). Le socle de celle de Buffon (à droite) contient bizarrement son cerveau : le naturaliste l'avait légué par testament à sa bien-aimée, Mme Necker, et son cœur au Muséum. Mais ladite bien-aimée, pour de romantiques et évidentes raisons, préférait l'inverse. Elle proposa l'échange, qui fut accepté. Mais si les collègues du défunt savaient momifier les cœurs, il n'en était pas de même pour le cerveau, et devant la décomposition inexorable, ils préférèrent cacher les dégâts sous la statue.

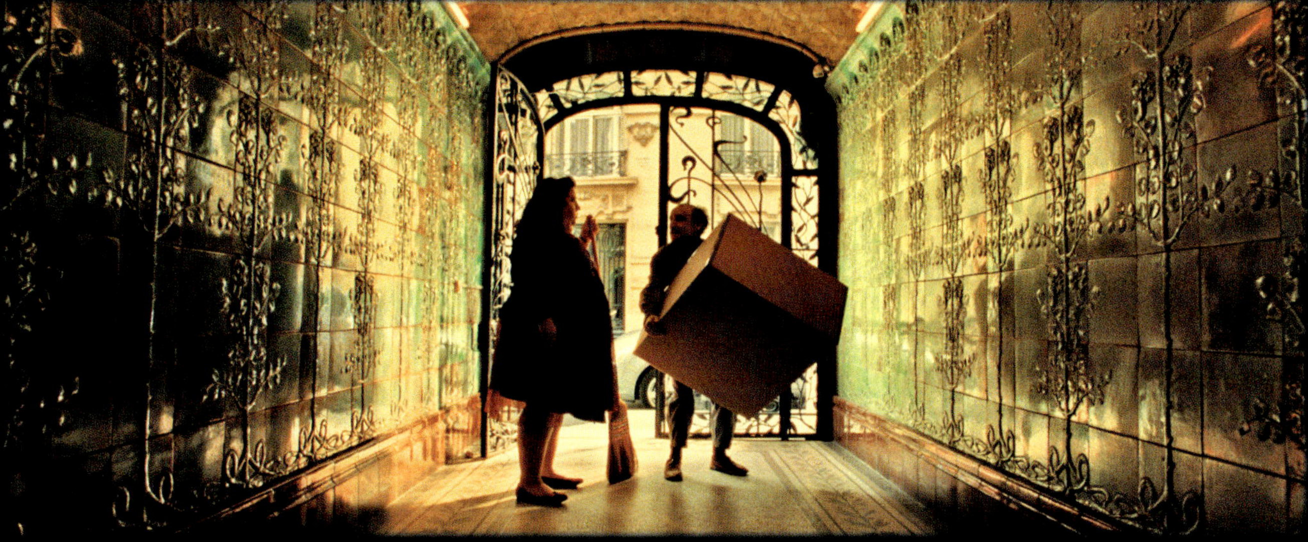

– J'ai une livraison pour M. De Fenouillet.
– Il vient de partir. Vous n'avez qu'à le déposer à l'appartement.

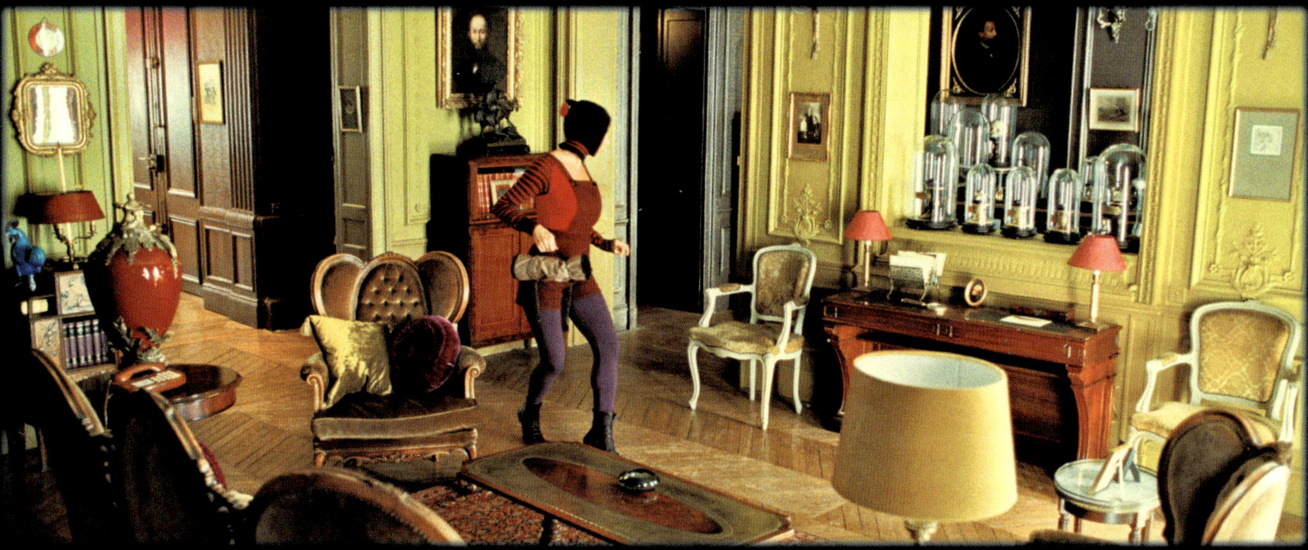

Livrée par colis postal, la Môme Caoutchouc se mue en rat d'appartement.
Objectif : par souci d'équité, opérer aussi un petit ménage dans la collection fenouillesque.

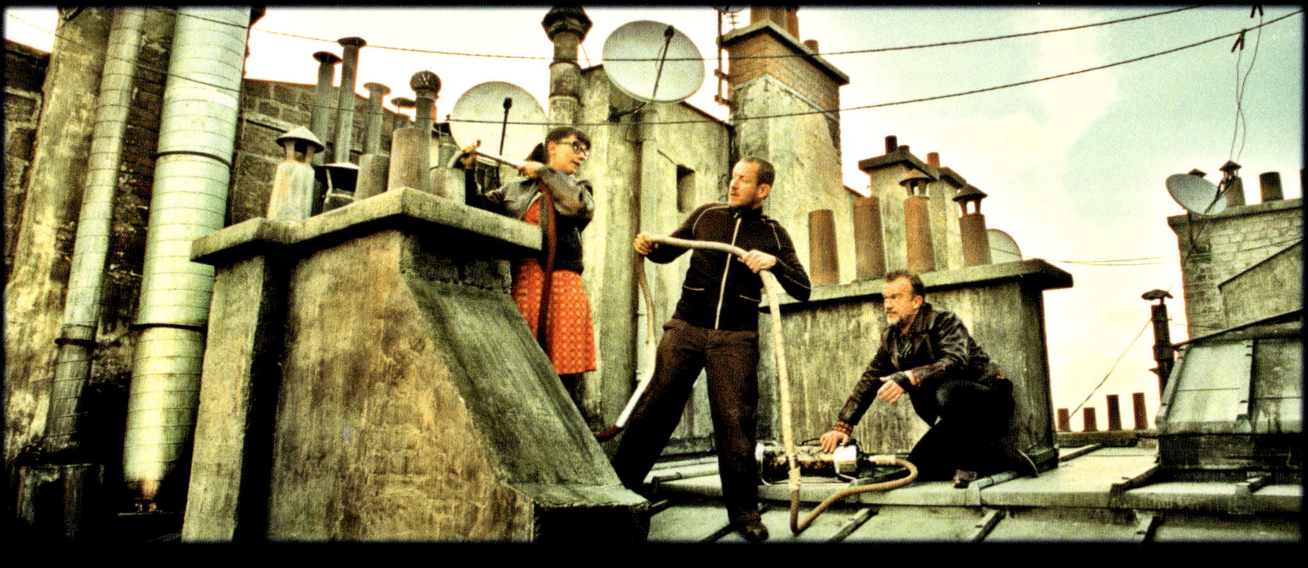

– Sept mètres cinquante. Quatre éléments.

QUAND L'HÉLIUM MET DE L'AMBIANCE

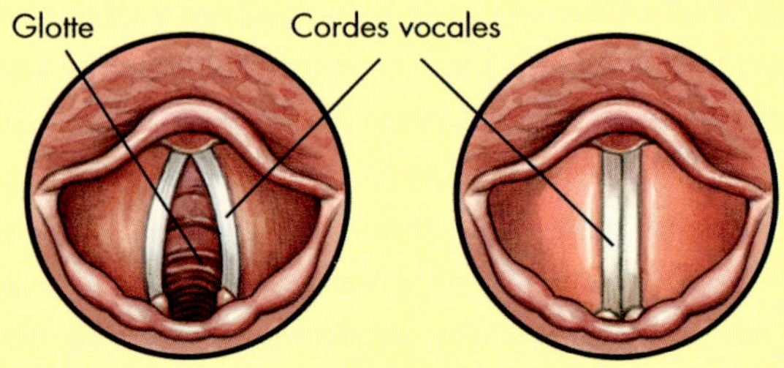

Les cordes vocales font vibrer le gaz ambiant, quel qu'il soit.

C'est un vieux gag de noces et banquets, qui remplit toujours d'hilarité ceux qui connaissent, et de stupéfaction incrédule ceux qui ne connaissent pas. Vous récupérez un ballon qui vole. L'hydrogène inflammable étant interdit depuis un bail pour gonfler les ballons festifs, vous êtes sûr à 100 % qu'il contient de l'hélium (s'il contient de l'ypérite, c'est le beau-frère boute-en-train qui vous a joué une mauvaise blague). Vous dénouez l'embout du ballon et vous aspirez une bonne bouffée de l'hélium en question. Tout en expirant le gaz, vous déclamez, au choix : *La Danse des canards*, un poème de Rimbaud, ou une vieille chanson extraite d'un vieux film. Surprise, votre voix est celle, au choix : d'un canard, d'un crapaud, de Donald Duck, de Guy Piérauld doublant Bugs Bunny, de Céline Dion atteinte d'angine. Succès garanti.

Explication : la voix est produite par le mouvement des cordes vocales dans le larynx. Leur vibration entraîne une onde sonore dont la hauteur est proportionnelle à la fréquence et à la vitesse de propagation, laquelle, dans l'air – mélange d'azote et d'oxygène – est de 360 m/seconde. L'hélium est un gaz beaucoup plus léger et moins dense que l'air, la vitesse de propagation du son y approche les 900 m/seconde. Lorsqu'il emplit le larynx, les crêtes de résonance des ondes sonores mesurées dans la gorge sont deux fois et demie plus élevées, la voix est deux fois plus haute, d'où l'effet tordant désopilatoire[1]. L'hélium étant un gaz neutre, la blague est sans danger, mais n'en abusez pas quand même.

1. L'effet exactement inverse, voix plus grave, est produite par l'hexafluorure de soufre, mais c'est déjà plus rare.

LA MÔME CAOUTCHOUC

La chanson *La Môme Caoutchouc* est extraite du film *Cœur de lilas*, polar romantique réalisé par Anatole Litvak en 1932, avec Jean Gabin, Marcelle Romée et Fréhel. Fernandel, dont la carrière est en train d'exploser, y fait une apparition en garçon d'honneur. La chanson de Serge Veber et Maurice Yvain y est chantée en duo par Gabin et Fréhel. Les deux se retrouveront quelques années plus tard dans *Pépé le Moko* de Julien Duvivier.

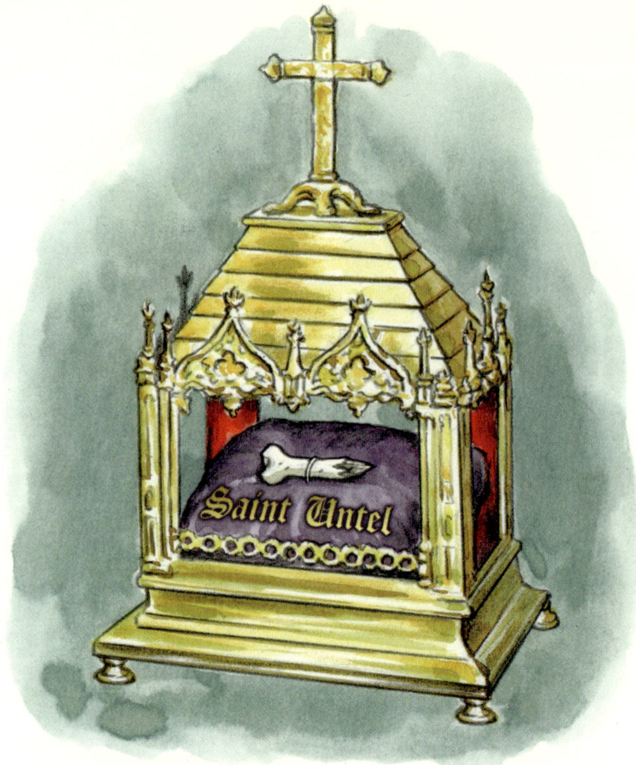

LE MARCHÉ DES SAINTES RELIQUES

Au Moyen Âge, on se disputait les dépouilles des saints. Non contentes d'attirer le touriste, elles faisaient pleuvoir sur leur lieu de villégiature une pluie de protections, guérisons et bienfaits. C'est ainsi que la vénération des reliques donna lieu à un véritable trafic, à mi-chemin entre le boursicotage et le maquignonnage. Sans y voir la moindre contradiction avec la sacralisation dont les religions accompagnent la mort, on assista au véritable équarrissage des bienheureux : un pied ici, un bras là, la cervelle dans telle abbatiale, l'intestin dans telle cathédrale, l'estomac dans l'autre, « et moi j'en voulais aussi, mon frère, pas de problème on va le couper en deux, mon frère ». La surenchère atteignit un tel degré jusqu'au XVe siècle, que des trafiquants d'ossements saints faisaient la tournée des paroisses, VRP en reliques, « j'ai du Saint Benoît » pour pas cher.

C'est ainsi que l'on répertoria en Europe trente-deux doigts de Saint Pierre, onze jambes de Saint Matthieu, dix têtes de Saint Léger, huit de Saint Étienne… Parfois, des paroisses riches s'efforçaient aussi de racheter tous les morceaux pour reconstituer le corps entier. Le corps de Saint Antoine de Padoue à Padoue se retrouve tellement entier qu'il a deux bras de trop, l'un à Lisbonne et l'autre à Venise.

Si la Révolution française a fait le ménage dans les reliquaires et que les bouts de saints sont assez rares par chez nous, on en trouve encore à foison dans n'importe quelle église espagnole ou italienne, sans le moindre questionnement quant à la trivialité du vestige : rognures d'ongles, poils de barbe, orteils, prépuces, duodénum, tout est bon.

FICHE BRICOLAGE N° 4

Comment procéder au nettoyage par le vide d'une collection de reliques uniques au monde.

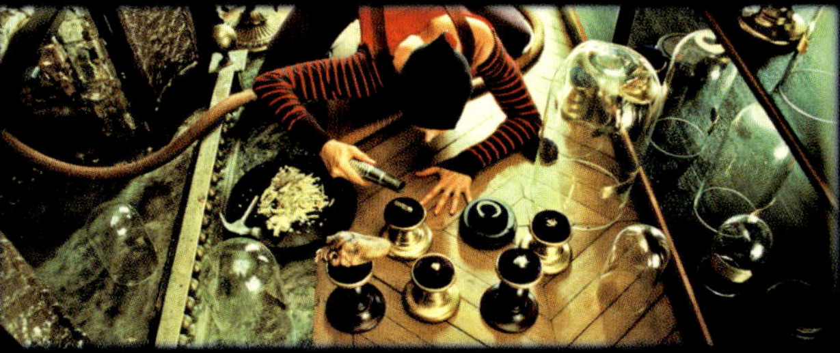

1 - Aspirer soigneusement sans laisser le moindre débris.

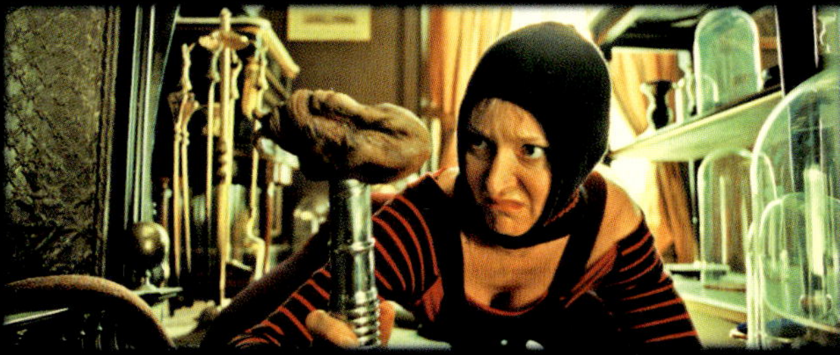

2 - Traiter à part les éléments trop gros pour l'aspirateur, comme le cœur de Louis XVI.

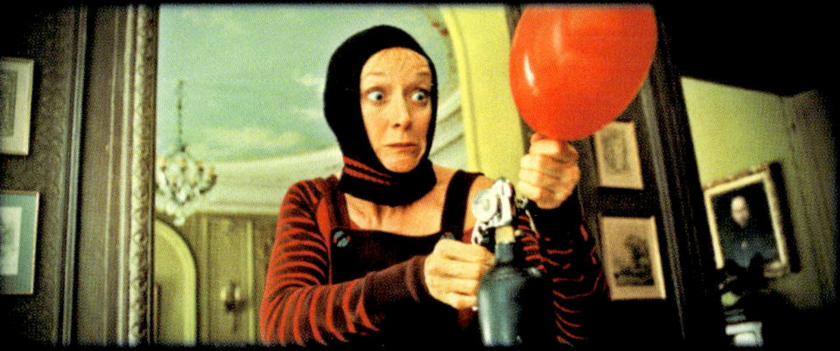

3 - Au moyen d'une bonbonne d'hélium, gonfler un ballon, y attacher la relique surdimensionnée.

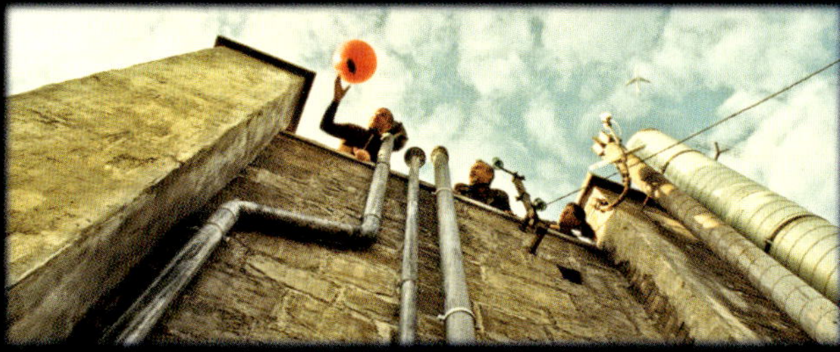

4 - Lâcher le ballon par la fenêtre.

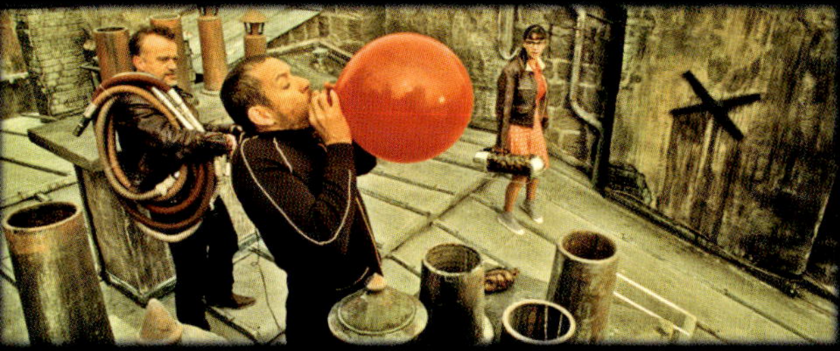

5 - Une fois l'objet récupéré, aspirer une bonne bouffée d'hélium.

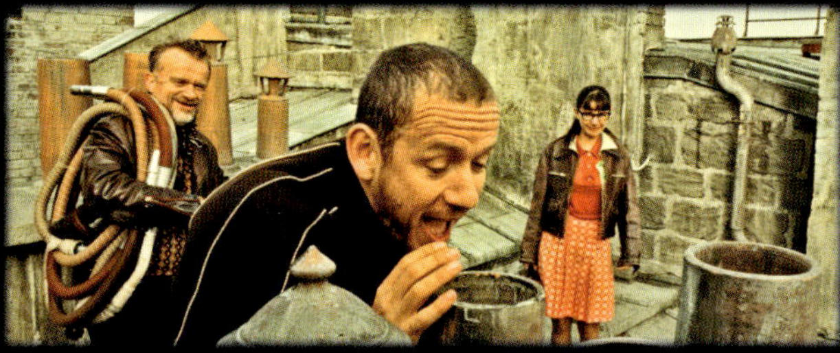

6 - Chanter une vieille chanson réaliste comme ***La Môme Caoutchouc***, en profitant de la sonorité particulière des conduits de cheminée.

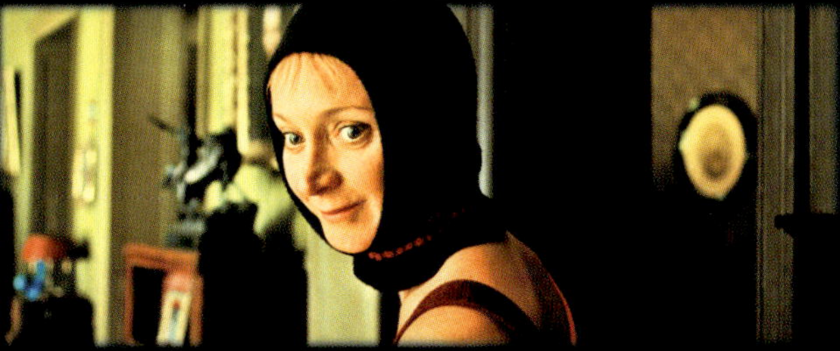

7 - Effet garanti (battements de cœur, respiration accélérée, chaleur dans l'estomac…).

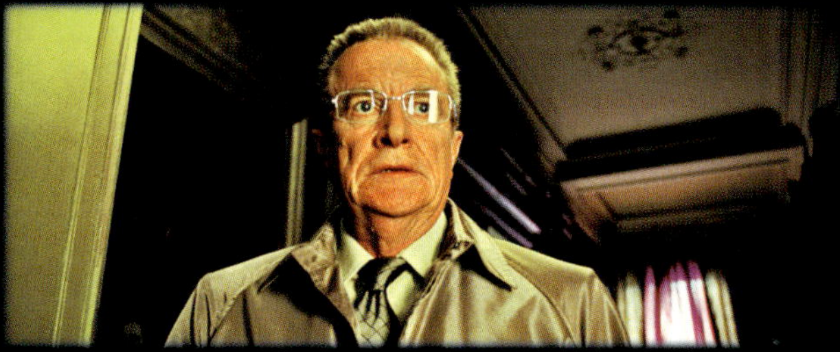

8 - Ne pas attendre le retour du propriétaire pour évacuer les lieux…

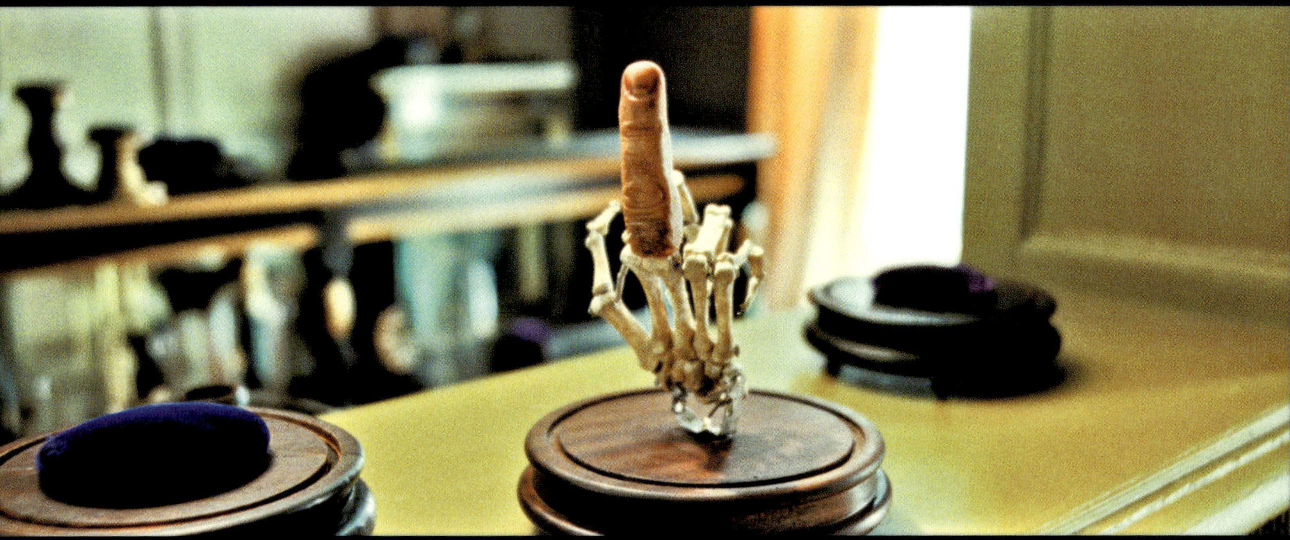

9 - Mais veiller à lui laisser une petite carte de visite.

LES PRÉCAUTIONS DANS LES USINES DE MUNITIONS

Les usines de munitions sont des usines comme les autres au détail près que de la matière première au produit fini, leur production est faite pour péter, et des fois ça pète prématurément. Aussi, depuis que l'homme a découvert et adopté la poudre noire pour régler ses problèmes de voisinage, il a aussi adopté les précautions qui vont avec.

Ainsi, on divise d'abord en zones, c'est rassurant ; vous avez des zones dites actives, des zones non actives, des zones de stockage, c'est dans les premières qu'on manipule les matières sensibles. L'idée, c'est de diviser pour limiter les dégâts en cas de catastrophe : la quantité d'explosifs sur un site ne doit pas dépasser un certain seuil (trente tonnes par exemple), dispersée dans la mesure du possible. Le personnel est également limité à un certain quota par bâtiment, afin de diminuer le nombre de victimes en cas de feu d'artifice.

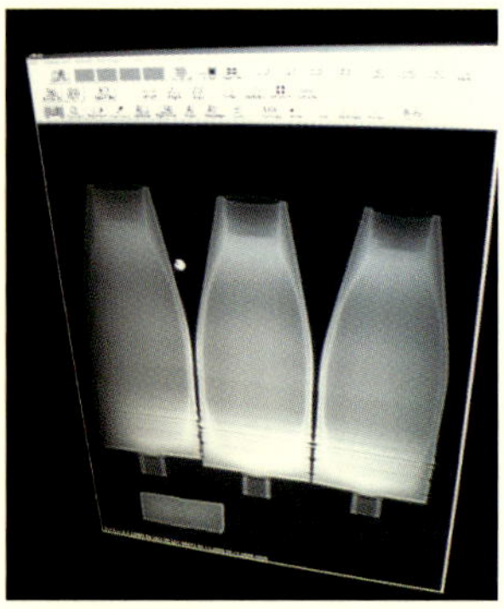

Ogives d'obus passées aux rayons X.

Dans les locaux où on manipule les explosifs, la hantise, c'est l'étincelle, l'ennemi, l'électricité statique. L'usage des appareils électriques est banni, il faut éteindre son portable, mais ça ne vous met pas à l'abri d'un pull trop électrique ou de semelles indélicates. Une plaque de cuivre posée sur le seuil de l'entrée permet de purger l'électricité des chaussures et, pour plus de sûreté, on chausse des pantoufles antistatiques. Mais ça ne suffit pas : dans un atelier, on utilise des outils, normal, et les métaux frappés entre eux produisent des étincelles : qu'à cela ne tienne, on fabrique spécialement des outils en nylon ou en laiton.

Pour le stockage des munitions, on utilise des sortes de bunkers construits à une distance réglementaire les uns des autres, et entourés sur quatre côtés d'une butte de terre appelée « merlon » de six mètres d'épaisseur. En cas d'explosion, le merlon dévie le souffle vers le haut, c'est les oiseaux qui prennent tout.

Bon. On n'a rien oublié ? Si. Le facteur humain. Tout est Securit, certes, mais imaginez qu'un employé bondisse avec un chalumeau sur une caisse d'obus en hurlant, la bave aux lèvres : « Dites à ma femme de revenir ou je fais tout péter !!! Et je veux la garde des enfants aussi ! Et une prime de fin d'année ! Et tant que vous y êtes, faites-moi gagner aux courses, et puis réussir aux examens, et je veux un sorbet à la mangue. Non ! Au citron ! » Donc, la consigne est de se surveiller entre collègues. L'air de rien, du matin au soir. Tout comportement anormal, tout propos singulier, toute apparition du moindre signe de stress doit être signalé. Le suspect est aussitôt invité à prendre des vacances, sans préjudice d'un léger cuisinage pour savoir ce qu'il a réellement dans le ventre. Des usines comme les autres, on vous dit.

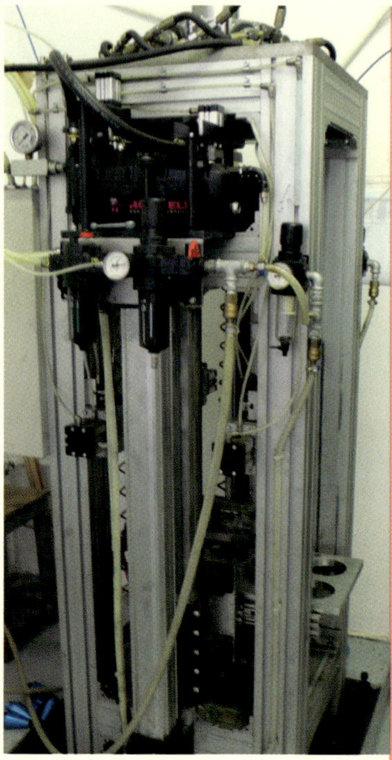

Une sertisseuse d'obus en pleine activité.

LE SERTISSAGE D'UN OBUS

Sertir un obus, c'est resserrer l'ogive dans la collerette de la douille avec une pression telle que l'énergie nécessaire à sa libération contribuera à sa propulsion. On pose donc la douille préalablement garnie sur un socle qui l'emprisonne. L'ogive, préalablement garnie itou, est placée dans son logement, et deux mâchoires, correspondant à son diamètre et actionnées par des vérins hydrauliques, l'enserrent avec une pression de l'ordre de 1 000 bars. Lors de l'opération proprement dite, le technicien qui commande la machine est protégé derrière une porte blindée, calibrée pour résister au souffle : tant que la porte n'est pas fermée, la machine ne peut pas fonctionner. De l'autre côté de la pièce, en face de la porte blindée, la paroi n'est obturée que par un rideau de plastique : en cas de pépin, le plus gros du souffle partira vers l'extérieur.

On appuie sur le bouton et c'est magique : un obus tout neuf est né ! On le prend avec amour, on lui passe un petit coup de chiffon et on le teste dans un cylindre du même calibre que le canon destiné à le recevoir. Et puis, pour être sûr de sa bonne santé, on le passe aux rayons X afin de déceler le moindre défaut, on le pèse pour surveiller son régime. Enfin, on le range dans un emballage prévu rien que pour lui, en plastique kaki s'il vous plaît, on lui souhaite bonne chance et on en prépare un autre.

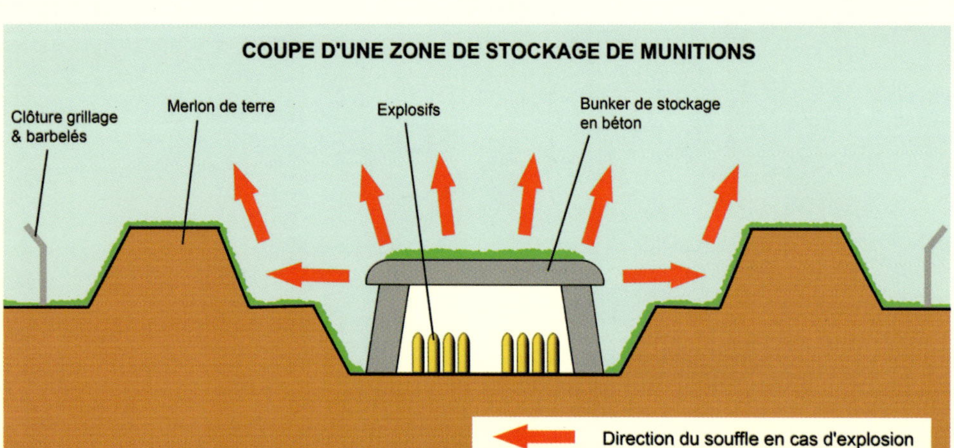

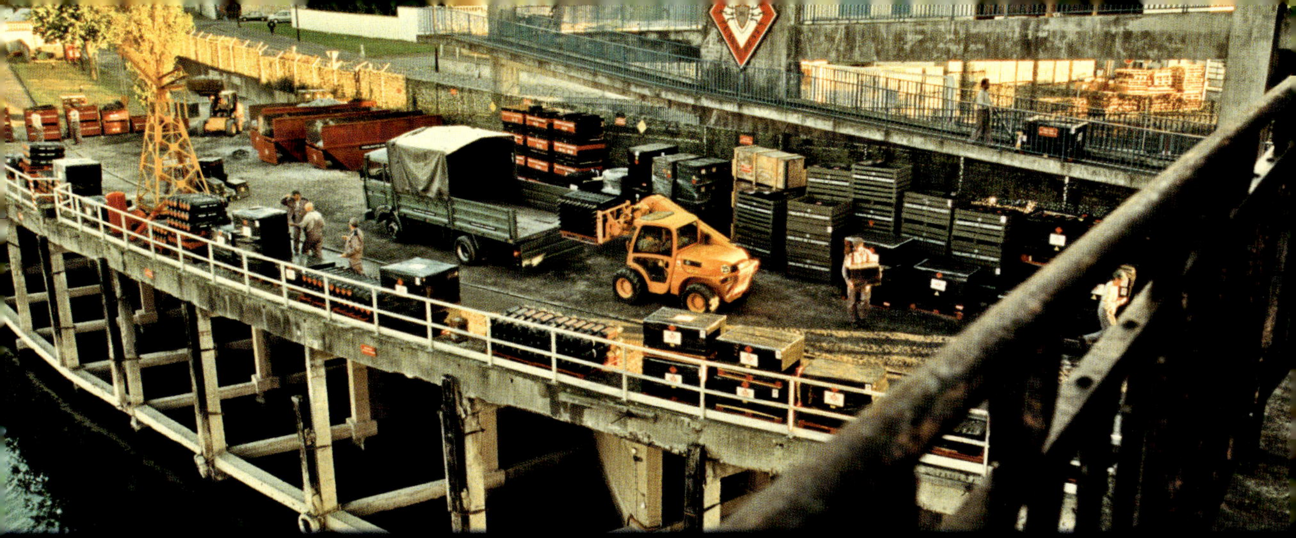

D’un côté de la Seine, il y a les entrepôts de la Vigilante de l’Armement…

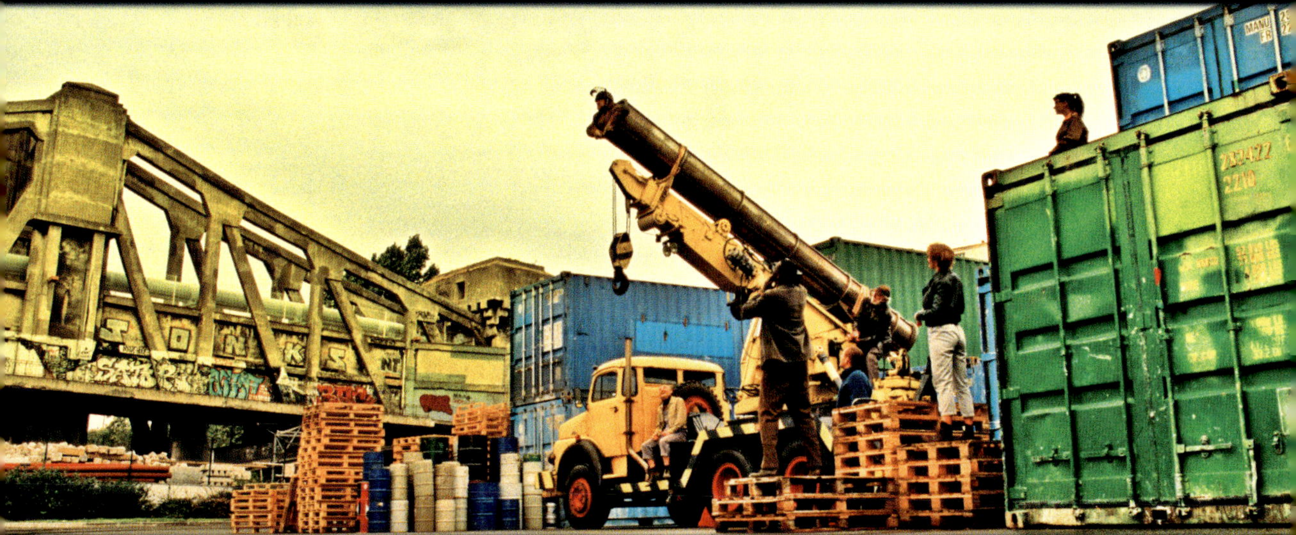

… sur la rive en face, un étrange canon avec un étrange projectile.

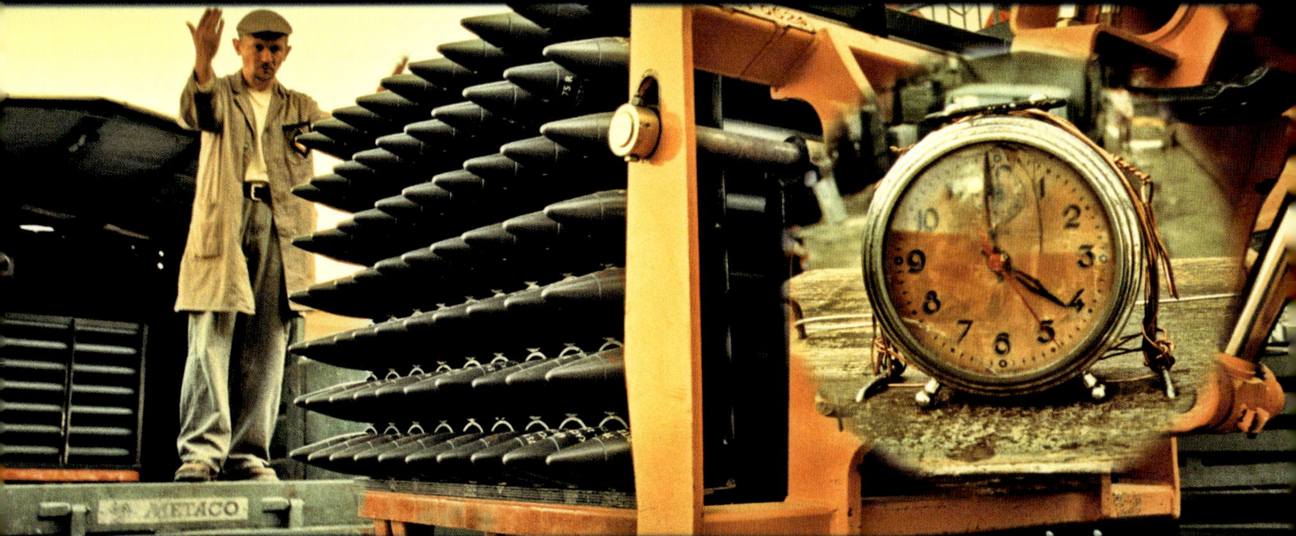

Dans l’arsenal, c’est l’agitation des grands jours. Une grosse livraison est en cours.
Personne ne remarque un bocal bourdonnant, posé sur une planche à côté d’un réveil

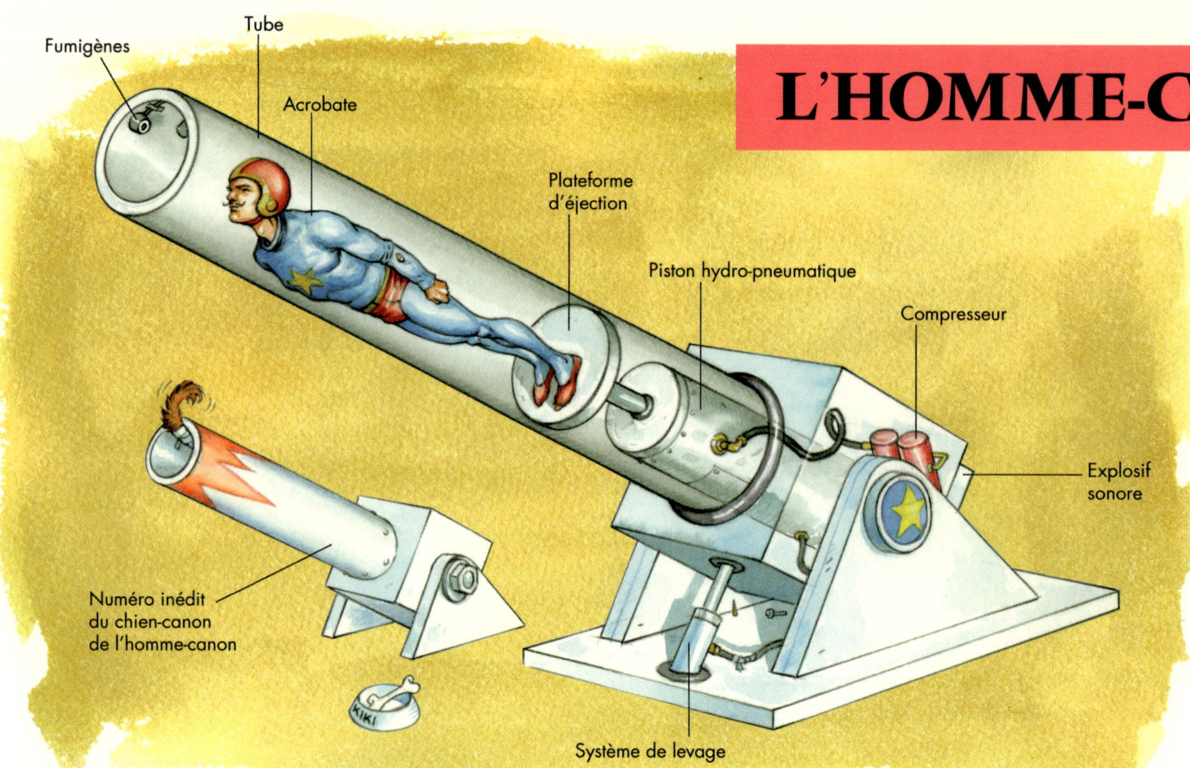

L'HOMME-CANON

L'homme-canon, ou, selon une terminologie plus exacte, l'homme-obus, est un traditionnel numéro de cirque apparu dans les années 1860. Il consiste à projeter un acrobate dans les airs au moyen d'un énorme canon jusqu'aux filets qui amortiront sa chute, de l'autre côté de la piste. Après divers avatars techniques et de nombreux accidents, le procédé s'est amélioré. L'énergie d'éjection est apportée par un système à air comprimé qui transmet la propulsion à une plate-forme, sur laquelle reposent les pieds de l'acrobate, et qui le pousse hors du tube. L'éjection est accompagnée de deux effets pyrotechniques : l'émission simultanée de fumée à la gueule du canon au passage de son occupant, et une forte détonation obtenue par un explosif situé à l'arrière du canon, hors du tube (dans les années 1950, l'émission de fumée était en fait produite par une poudre placée sous la poitrine de l'acrobate et qui se dispersait dans l'air à sa sortie du tube).

Toujours plébiscités par le public, les numéros d'hommes ou de femmes-canons ne sont pas fréquents. Tout juste une douzaine dans le monde à l'heure actuelle, ils sont réputés dangereux. Les accidents qui peuvent survenir, jamais pour des raisons de visée, viennent souvent d'un dérèglement du système hydraulique, dû par exemple à une microfuite d'air dans un tuyau ou à un défaut de mesure : pression de l'air comprimé trop ou pas assez forte, donc trajectoire trop longue ou trop courte et atterrissage hors des filets.

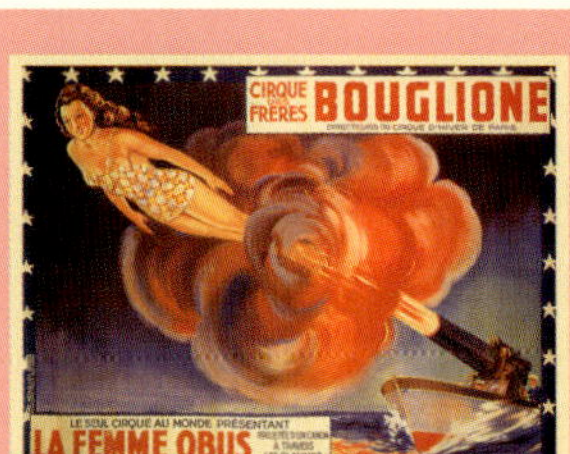

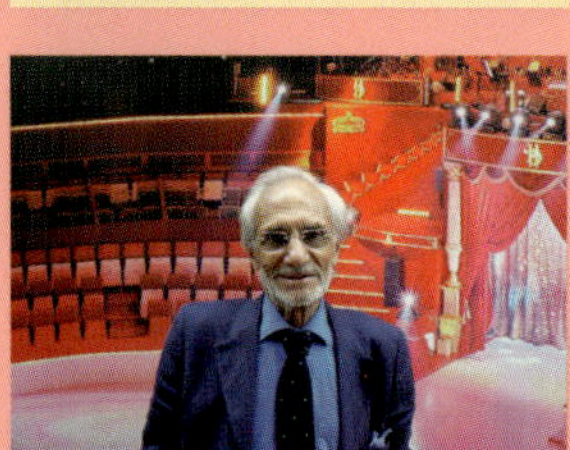

Émilien Bouglione, actuel directeur et propriétaire du Cirque d'hiver à Paris, descendant d'une longue et célèbre dynastie du cirque, lui-même homme-canon dans les années 1960, et à qui l'on doit la plupart de ces renseignements.

SCIENTIFIQUE

L'homme-canon contemporain américain David Smith a fait mesurer ses performances : au déclenchement du piston, il se prend 9 G d'accélération dans les orteils et passe en 1/5e de seconde de 0 à 80 km/h, vitesse à la sortie du tube. Sa trajectoire le monte à 25 m et il parcourt une distance de 45 m avant d'arriver dans les filets. Dans le *Guiness Book* de 1994, le record de distance des hommes-obus est attribué à la star de la spécialité (par ailleurs peintre estimé) : Hugo Zacchini, à New York, en 1940, avec 55 m. Dans le *Guinness* de 2009, il n'en est plus fait mention. Fracasse a fait très fort.

ABEILLES TUEUSES

Une modification brutale du milieu – comme la contention dans un bocal ou l'ouverture dudit bocal – déclenche le comportement d'attaque chez les insectes hyménoptères sociaux comme les abeilles ou les guêpes. Guidées par la chaleur, l'odeur et le mouvement, elles piquent le premier être vivant présent dans le périmètre. Ce moyen de diversion original et piquant donne l'occasion de rappeler la boulette des apiculteurs brésiliens qui, désirant augmenter la rentabilité de leurs ruches, croisèrent leurs abeilles européennes avec des races africaines dans les années 1950. Le résultat fut une lignée hybride extrêmement résistante et agressive, capable de poursuivre la cible de son animosité sur plus d'un kilomètre (la rancune d'une abeille normale ne dépasse pas 50 m). Impossible à exploiter et invasive, responsable d'innombrables accidents dont certains mortels, elle commença à coloniser l'Amérique du Nord à partir des années 1980, passant du Mexique aux États-Unis en 1990 sans répondre aux sommations des gardes frontières. Début 2000, on la signalait dans le Colorado. Aux dernières nouvelles, elle continue à s'étendre vers le nord et l'abus de pesticides dans les champs l'exaspère encore plus.

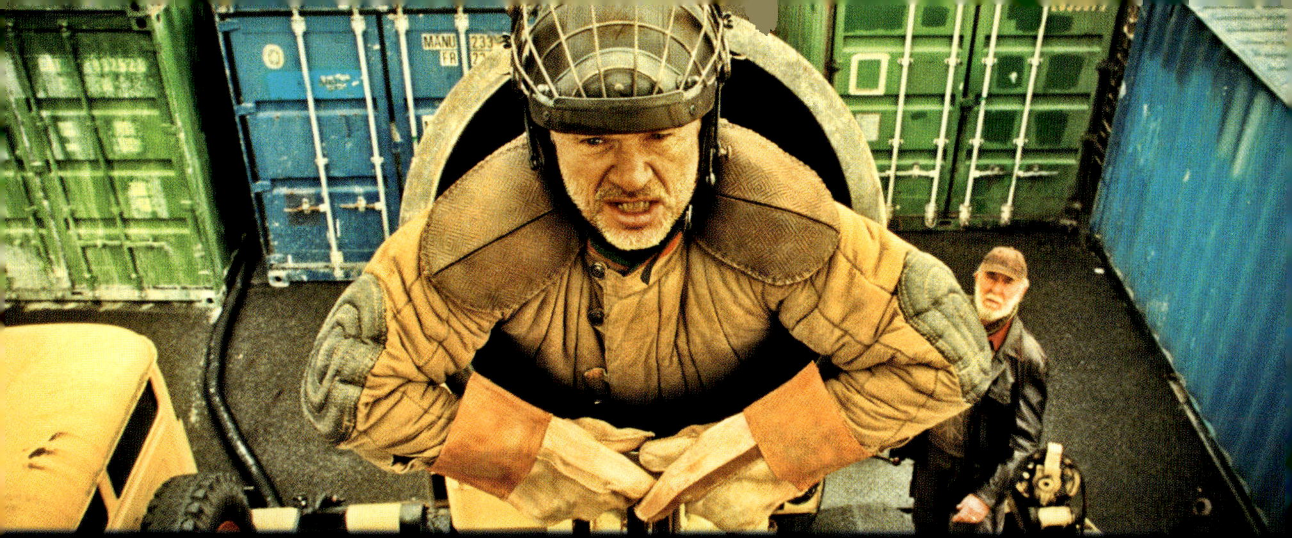

Fracasse reprend du métier…

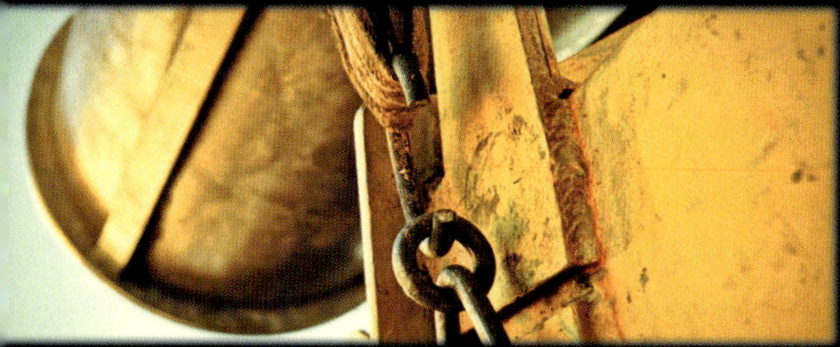

Mais une manille casse…

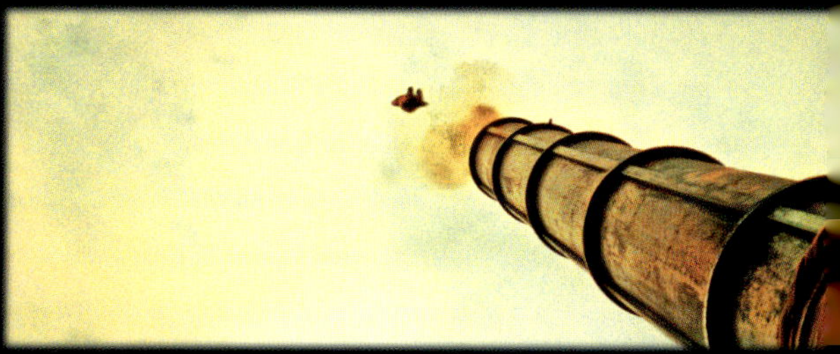

… le coup part, et le projectile prématuré rate son coup

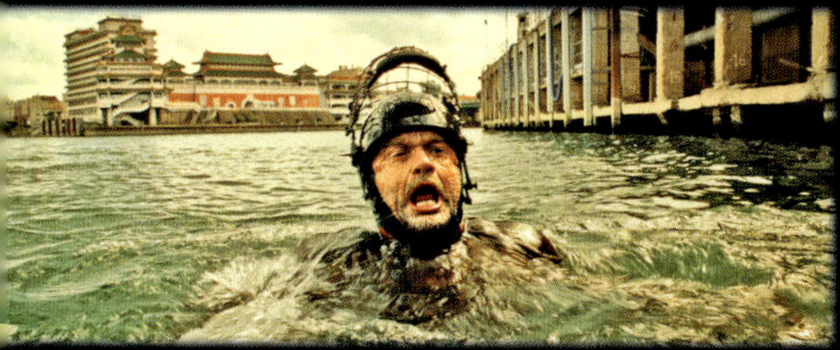

Un Fracasse à l'eau.

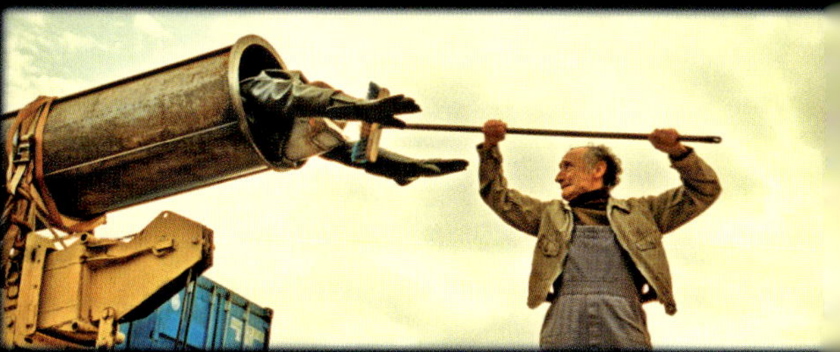

Heureusement, on a des munitions : on charge un Bazi et on recommence : azimut, élévation, vitesse du vent.

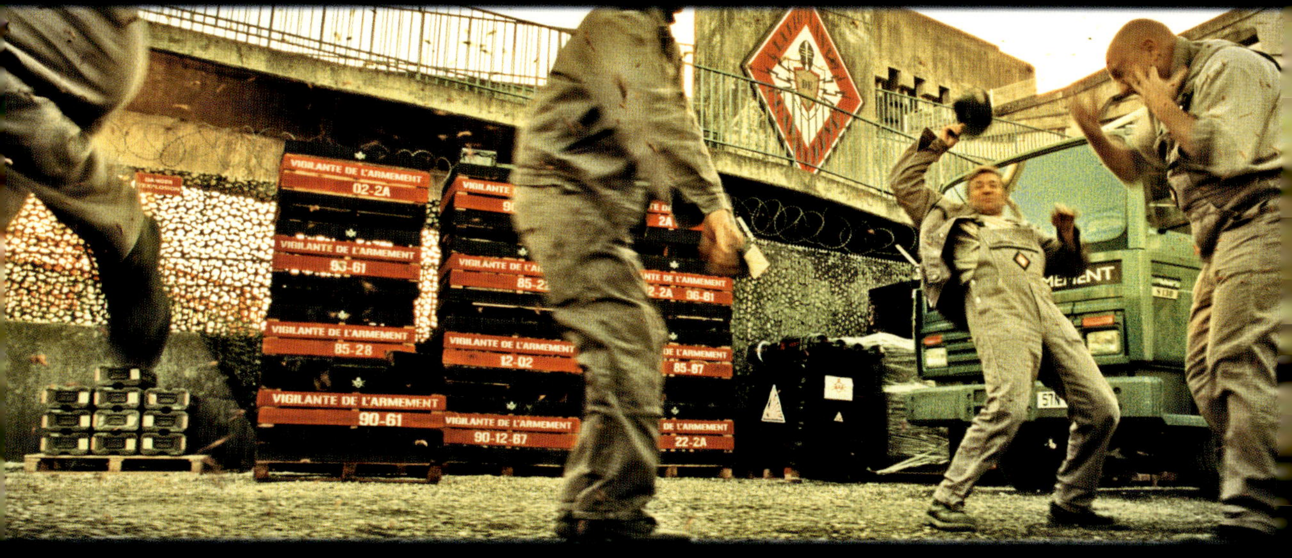

C'est l'heure : à la Vigilante, un réveil sonne, un bocal se casse, les abeilles attaquent.

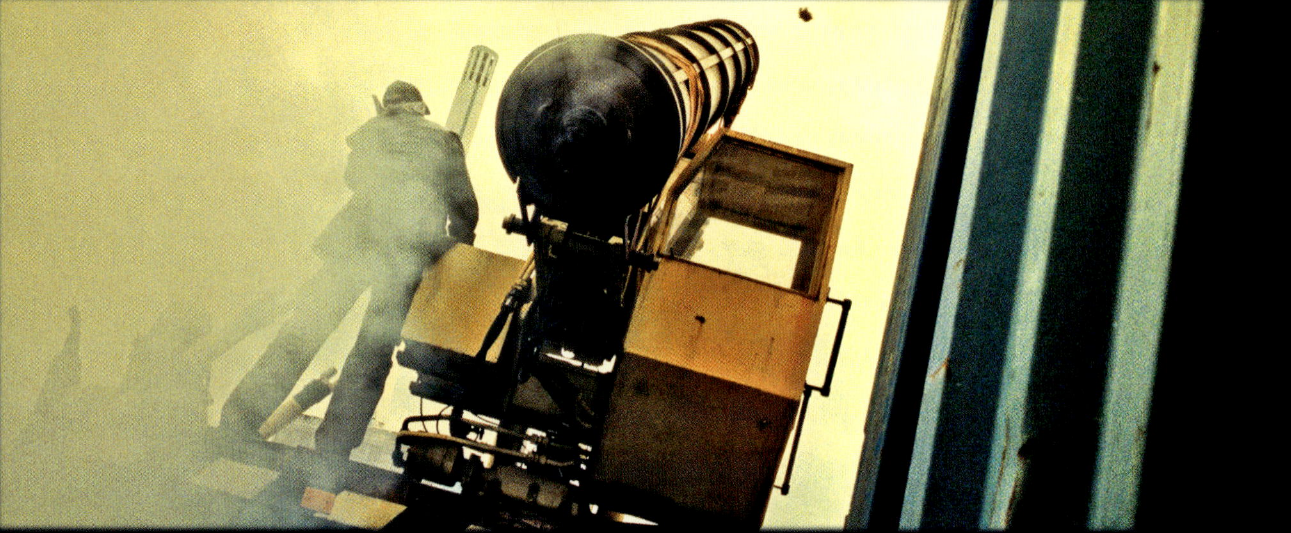

Feu !

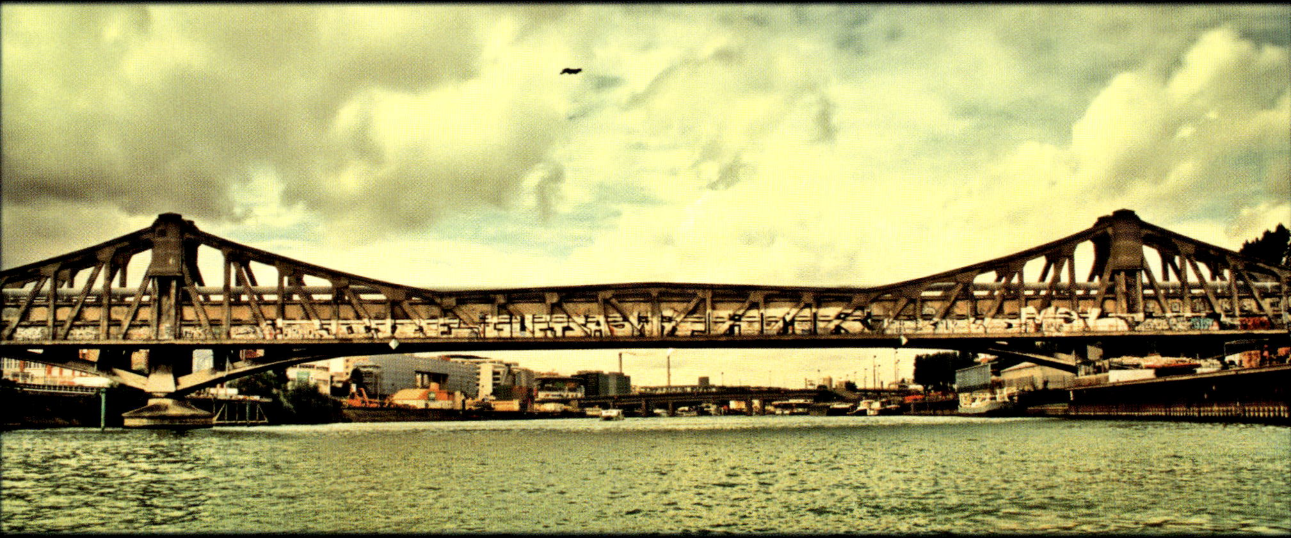

Deuxième salve, le coup est le bon.

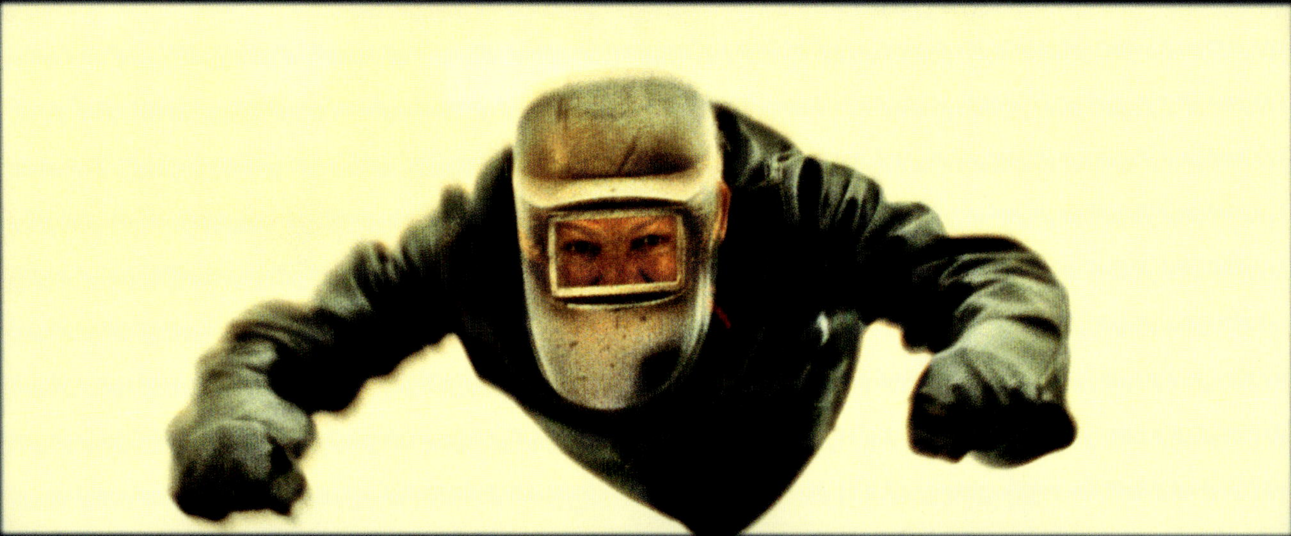

Bazil pique sur l'objectif...

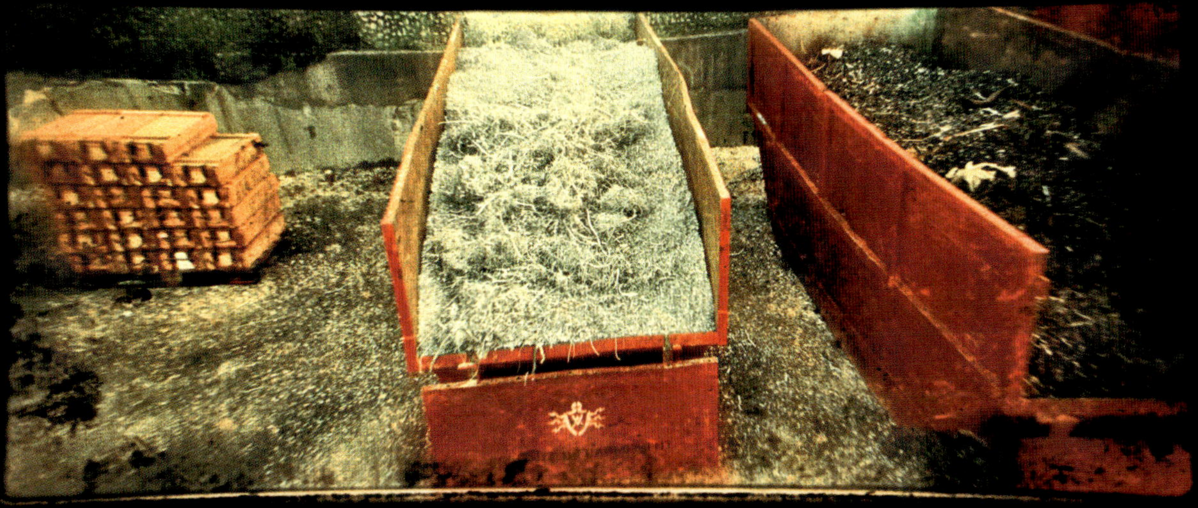

Atterrissage en beauté dans des copeaux amortisseurs...

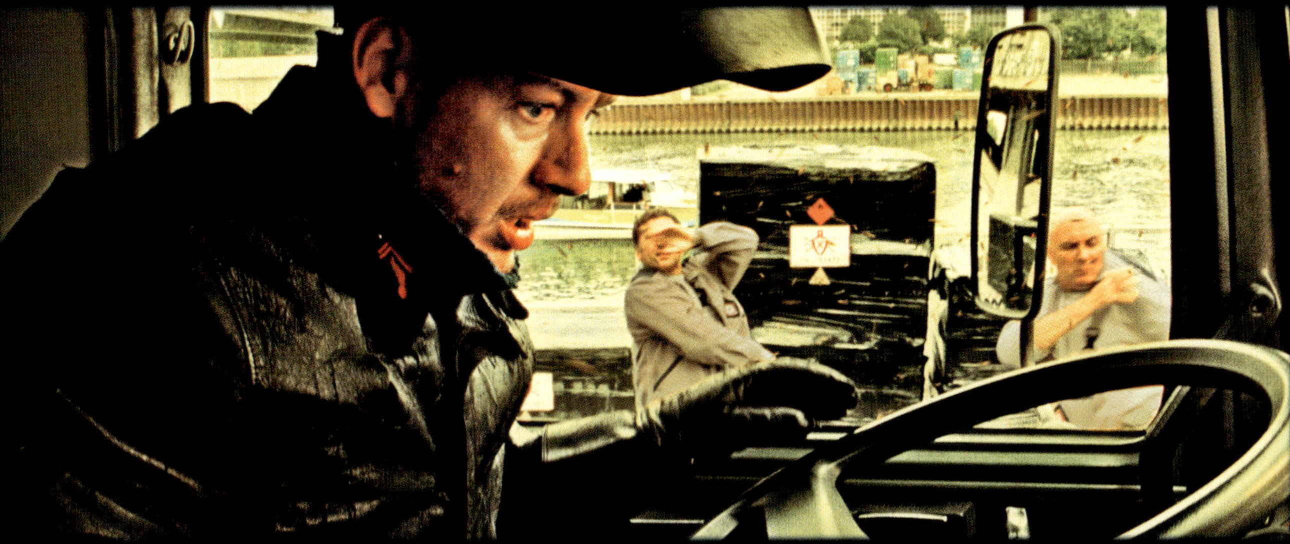

... réquisition d'un camion...

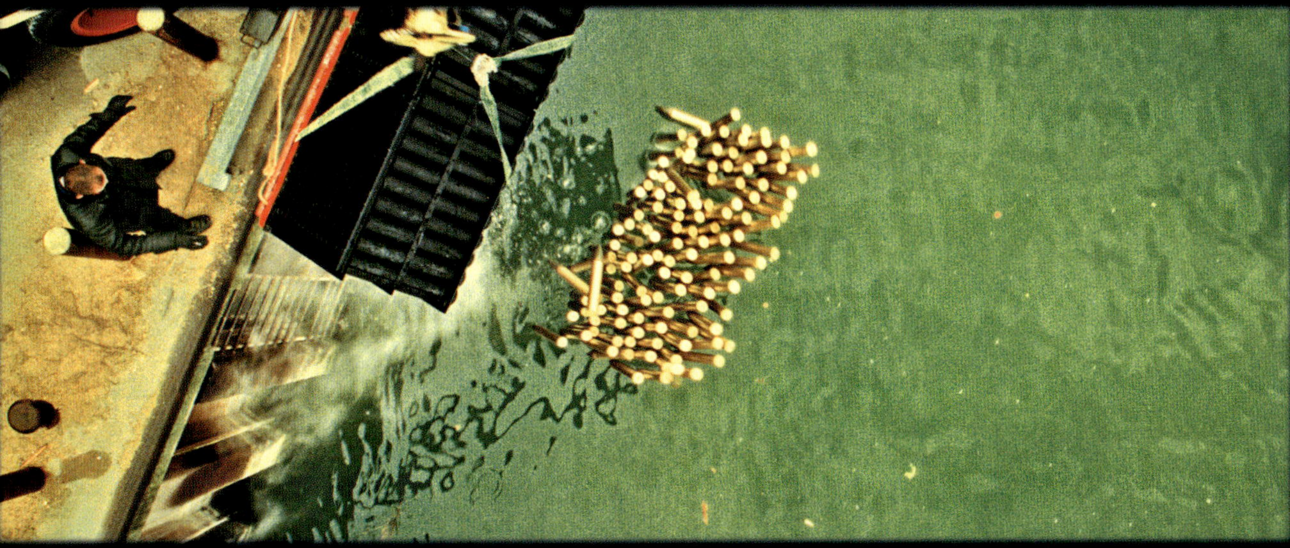

Et plouf, à l'eau, la précieuse livraison !

LE TRAVAIL DANS LES USINES D'ARMEMENT
ou la vie quotidienne sur un baril de poudre

Ils le répètent comme pour s'en persuader eux-mêmes : ils sont des employés comme les autres. Avec quelques antiennes bien senties : s'ils ne le font pas, d'autres le feront, c'est pas demain la veille qu'on changera la manie des hommes à s'envoyer des pruneaux, il faut bien défendre son pays, et quelques autres. Moyennant quoi, leur espace de travail est bien le même que chez les autres, ces gens normaux qui fabriquent des objets qui n'explosent, ne brûlent, ne percent et ne tuent pas. Notre reporter indiscret y a fait un tour.

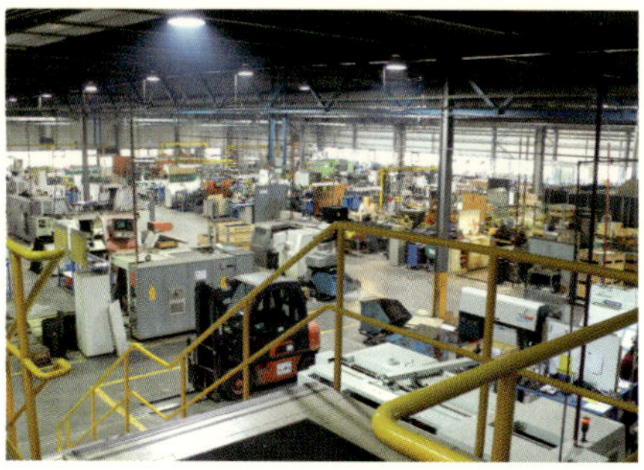

Vue d'ensemble, rien ne distingue une usine d'armement d'un fabricant de vélos.

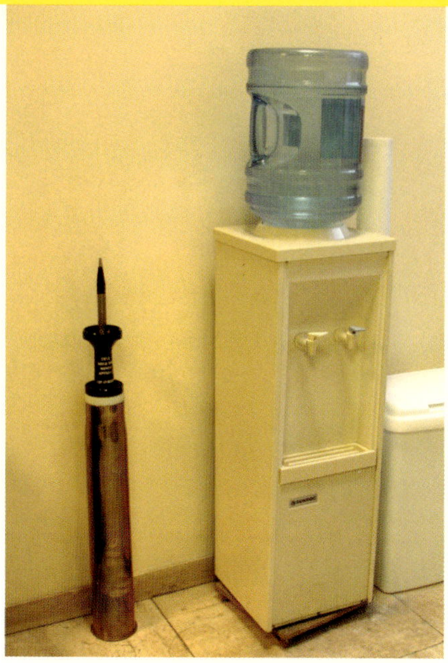

La même fontaine à eau, avec une sculpture décorative…

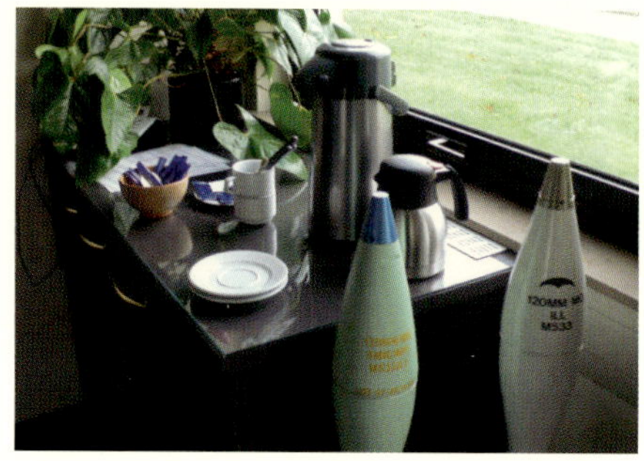

La même cafetière, avec des bibelots décoratifs…

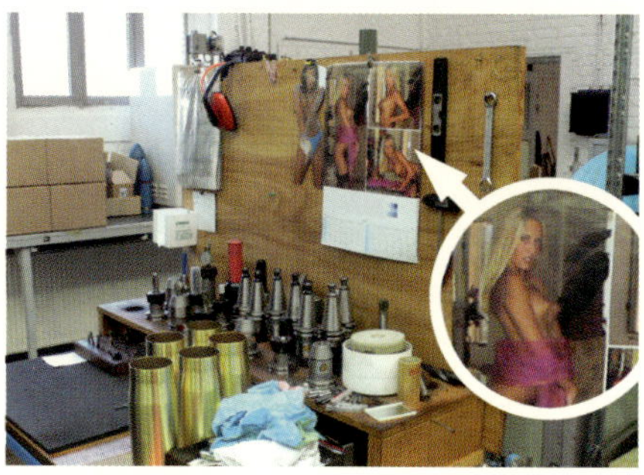

Les mêmes photos de charme sur les établis…

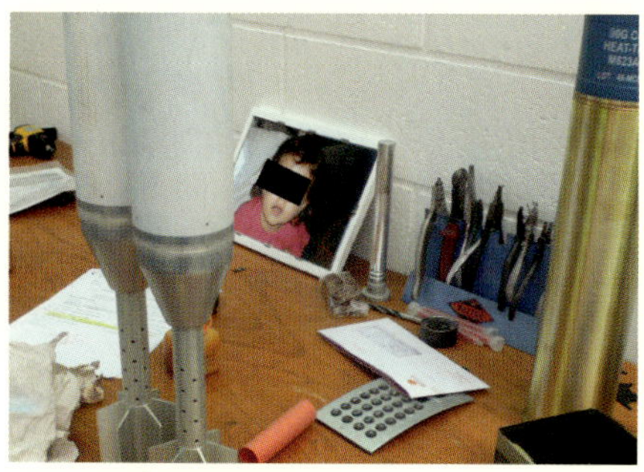

Les mêmes photos des chtites nenfants « Papa, pense à moi quand tu fabriques des obus… »

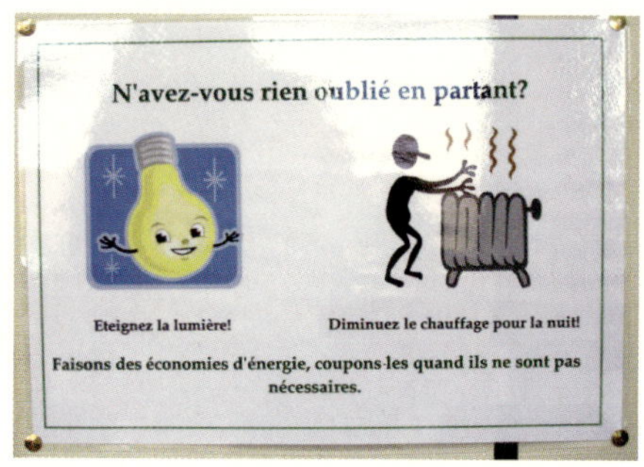
N'avez-vous rien oublié en partant?
Eteignez la lumière!
Diminuez le chauffage pour la nuit!
Faisons des économies d'énergie, coupons-les quand ils ne sont pas nécessaires.

…jusqu'aux conseils pour économiser l'énergie (tiens, il n'y a pas écrit « pour protéger la planète »).

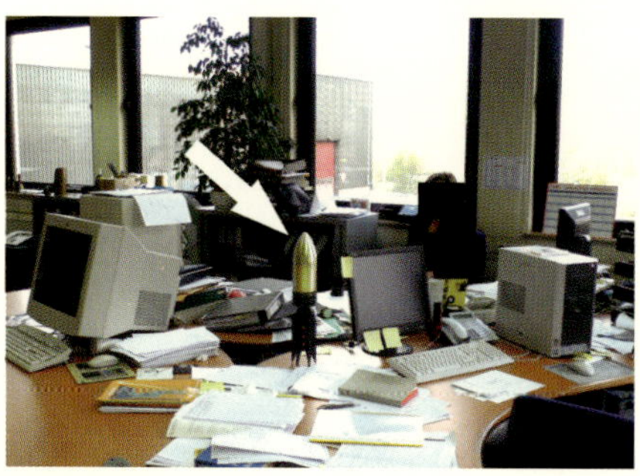

Juste les presse-papiers dans les bureaux sont un peu différents.

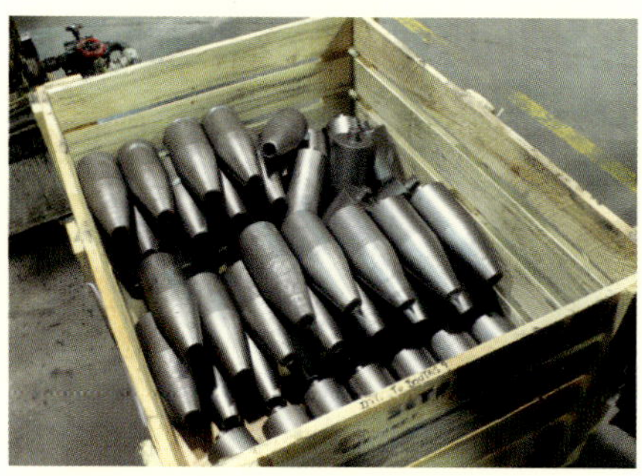

Vus de près, bien sûr, les produits en cours d'usinage filent un peu les jetons au visiteur.

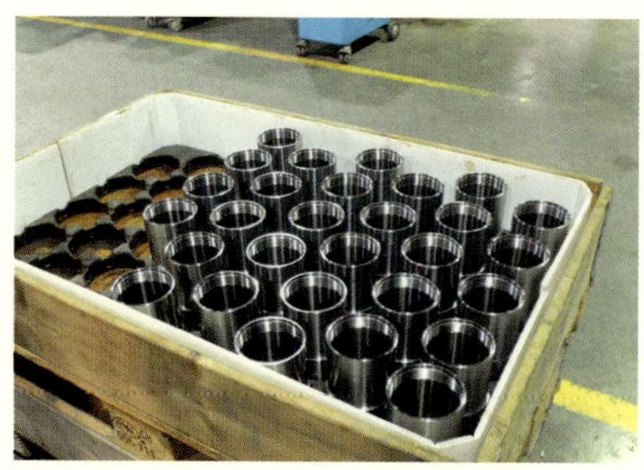

Chochotte.

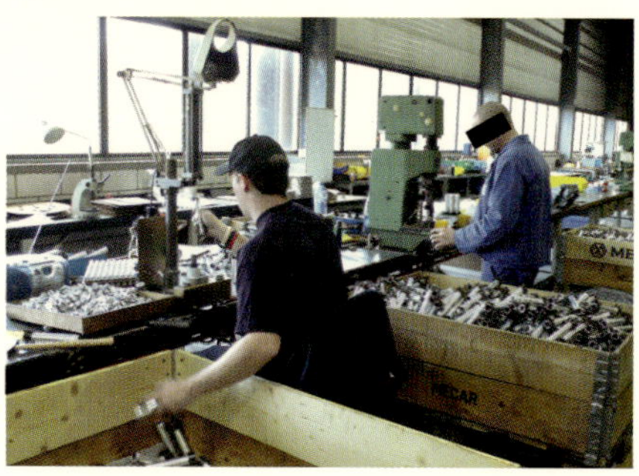

Ici, on vit obus, on mange ogive, on rêve roquette, on pisse hexogène…

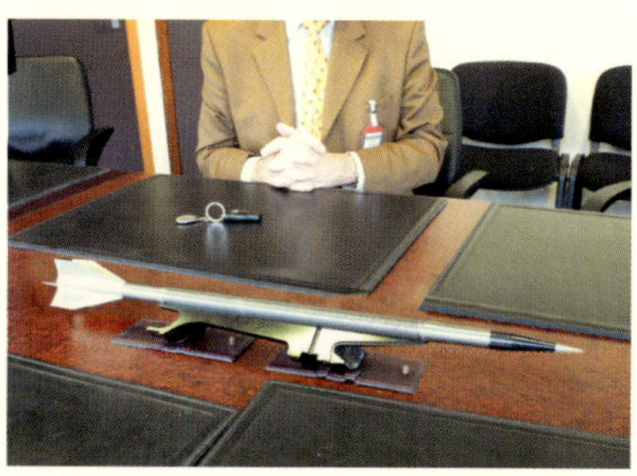

On trouve même des gadgets primesautiers sur les bureaux… (ici, une flèche explosive en tungstène pour percer les blindages)…

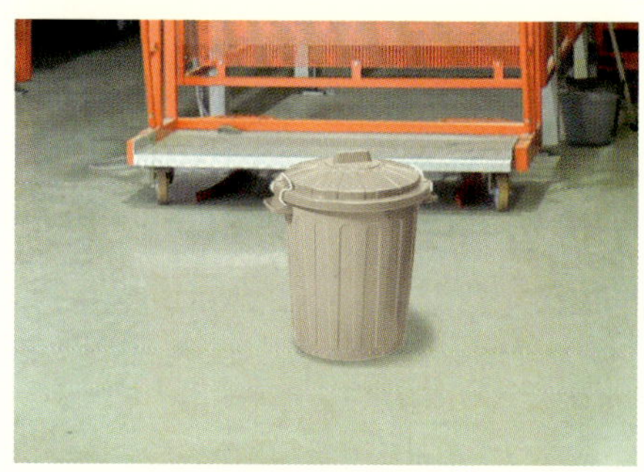

… et des corbeilles normales pour ranger les états d'âme.

Clichés pris par Phil Casoar et Jean-Pierre Jeunet dans une usine d'armement euro-américaine de l'Ouest européen.

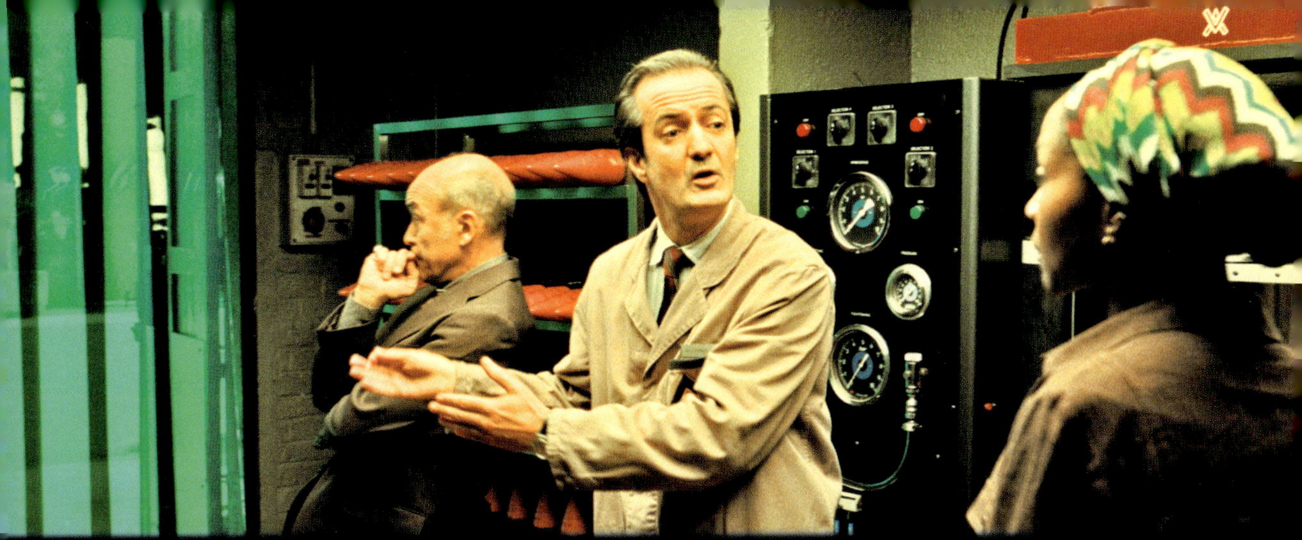

L'affront réclame vengeance : Marconi fait chanter une employée de son concurrent et la force à saboter l'usine d'en face. Un technicien lui explique la marche à suivre sur une machine identique et stratégique : une sertisseuse d'obus.

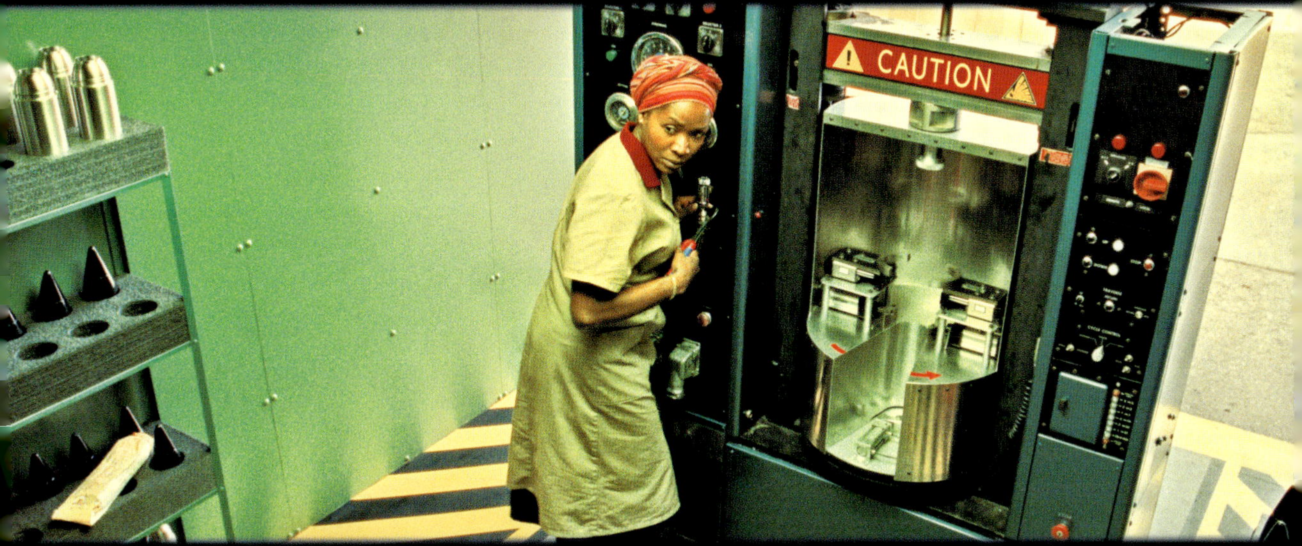

Elle refait les mêmes gestes chez son employeur, les Arsenaux d'Aubervilliers :

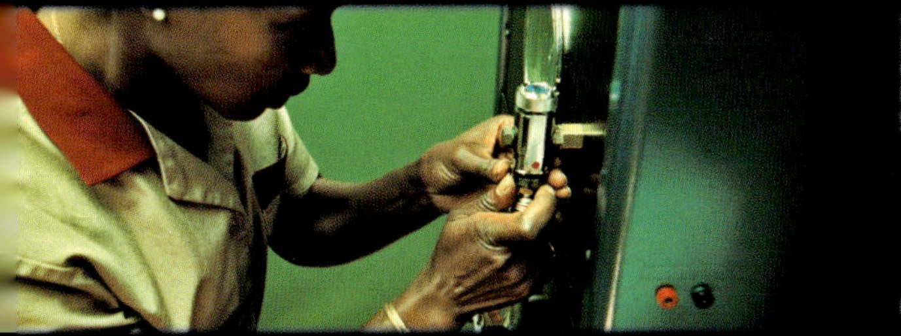

une petite bille placée au bon endroit...

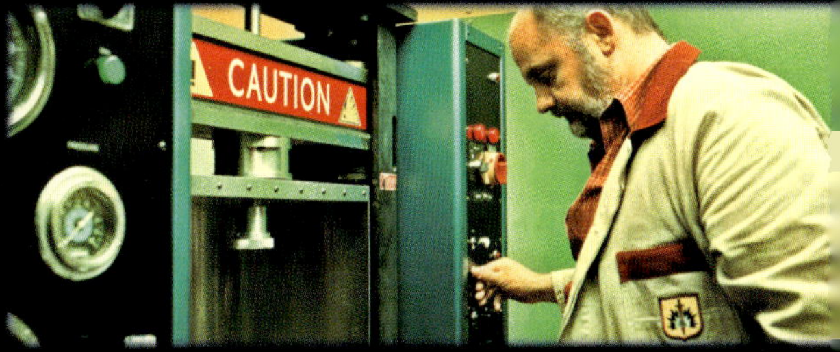

... le technicien ne s'aperçoit de rien...

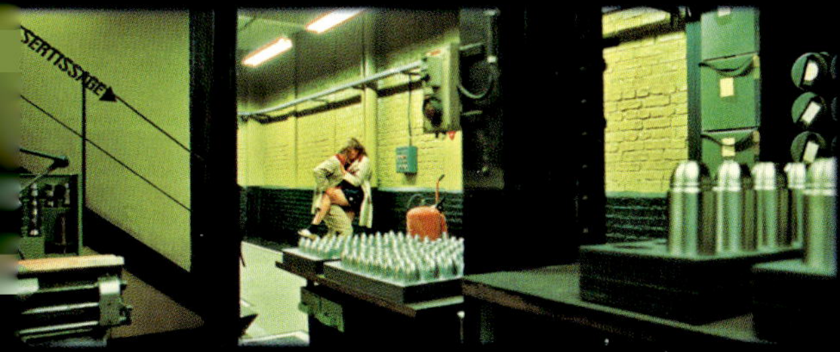

occupé qu'il est à une délicate opération de calibrage...

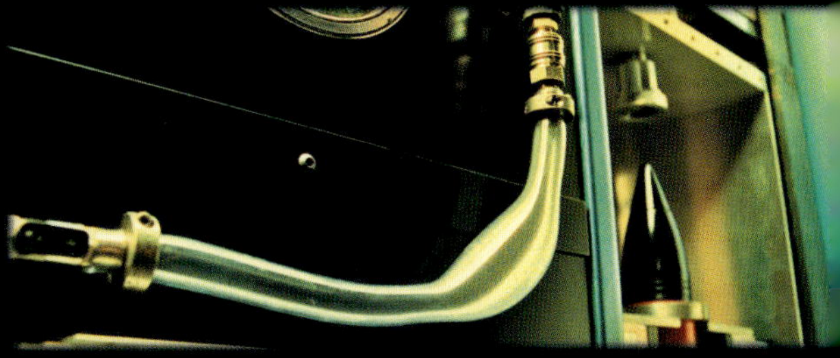

un petit tuyau gonfle, éclate...

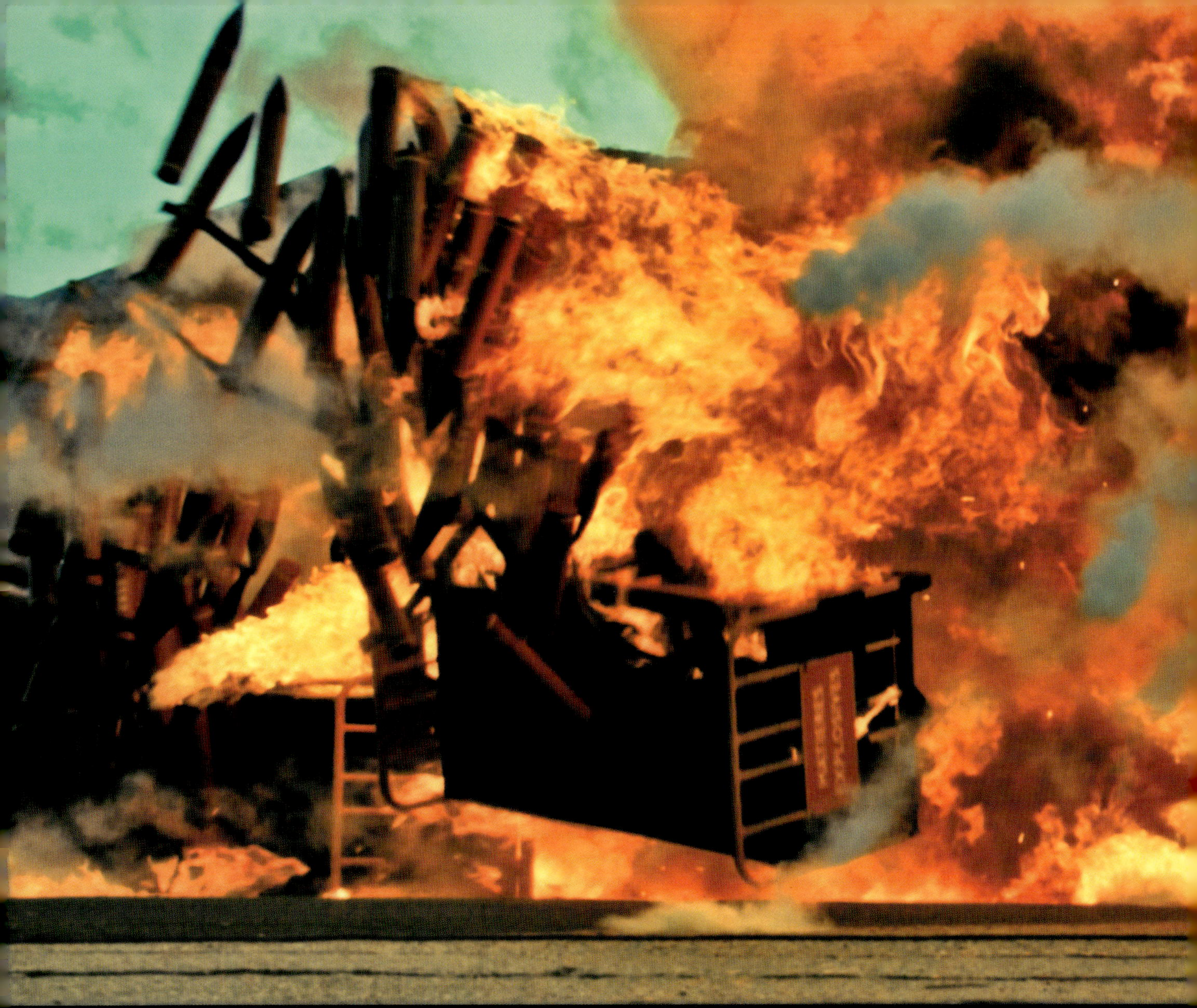

Et déclenche le cataclysme…

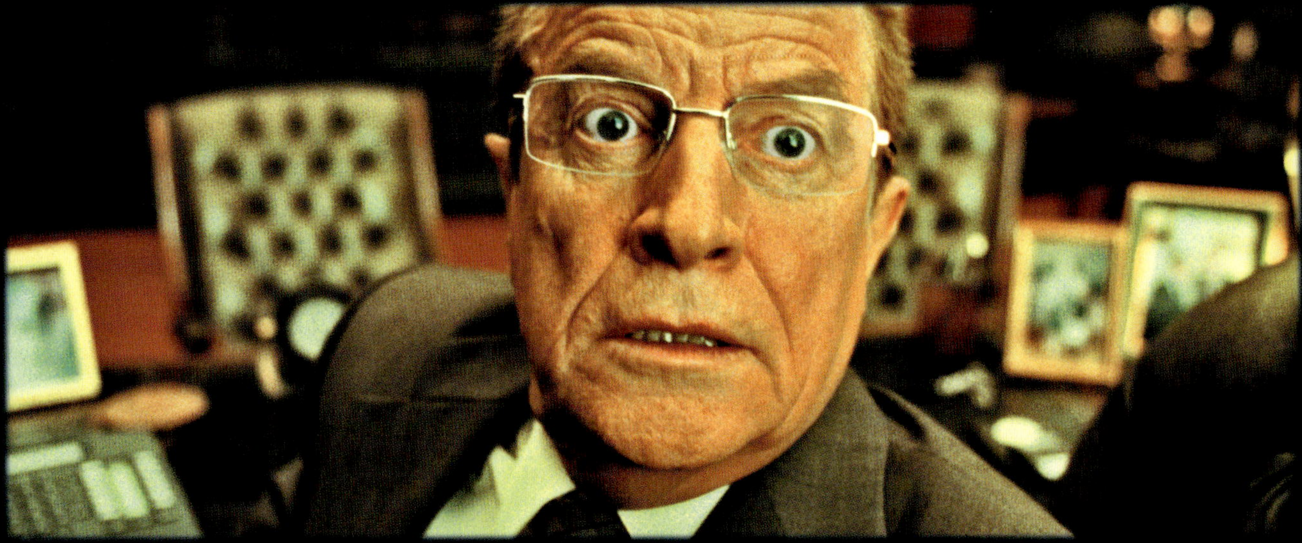

avec une puissance telle

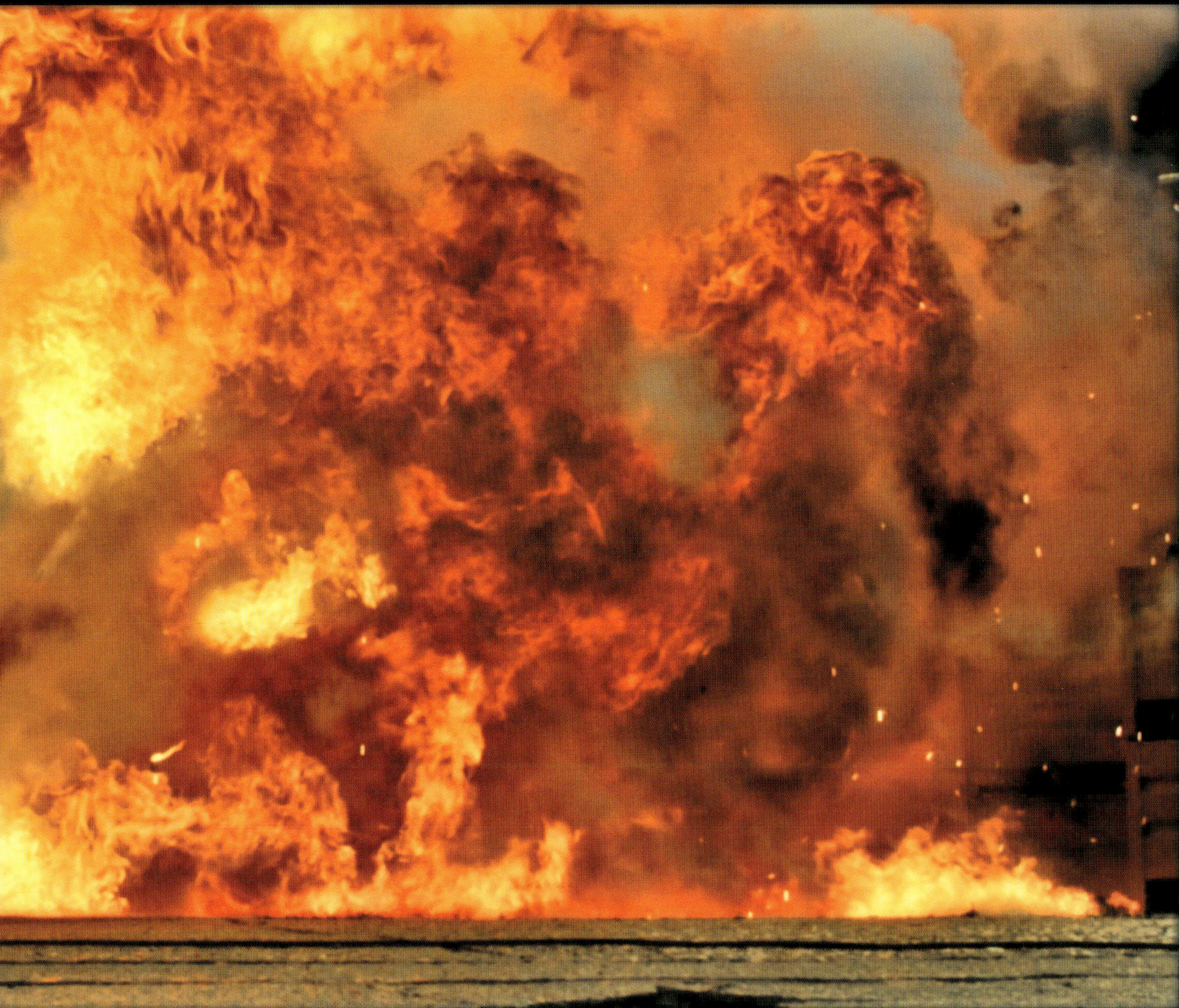

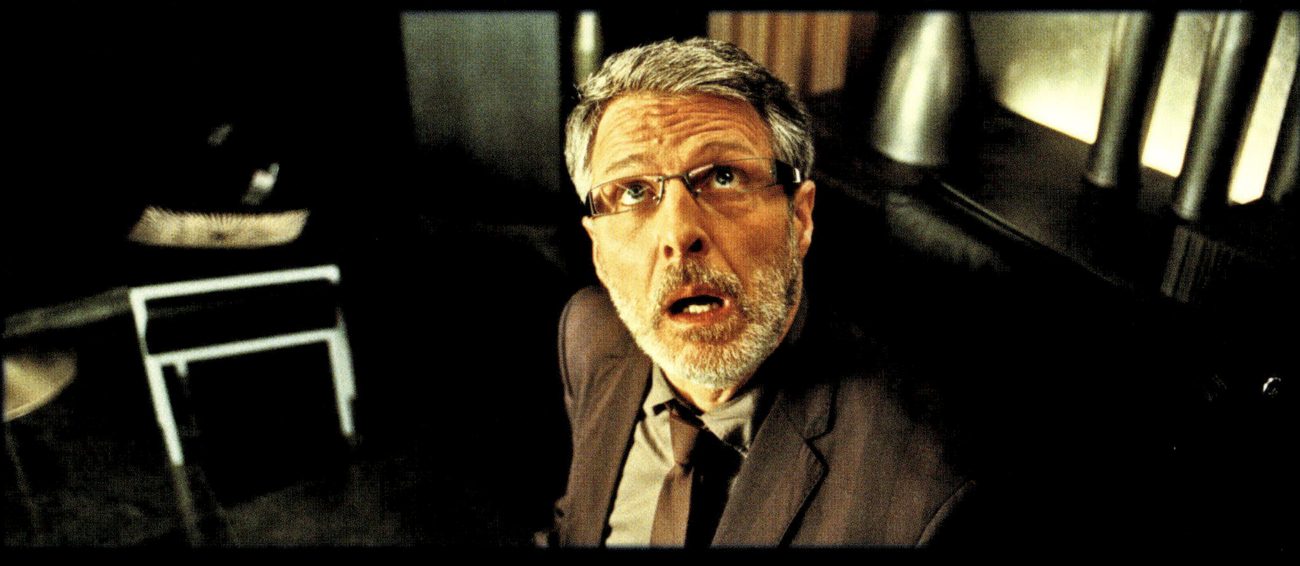

... que l'agresseur en est lui-même terrorisé.

DANS L'INTIMITÉ D'UNE EXPLOSION

Ce qui se passe exactement quand ça fait boum est d'une déconcertante simplicité. Pour le découvrir, regardons de près l'intimité d'une explosion.

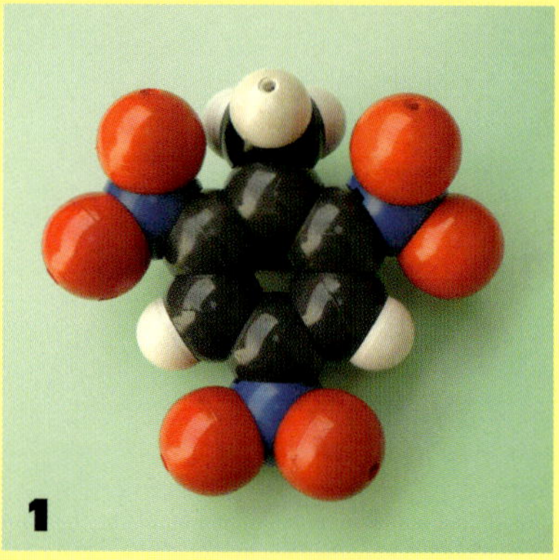

Ce groupe d'atomes est une molécule de trinitrotoluène, que l'on connaît mieux sous son nom familier de TNT, le plus célèbre et le plus commun des explosifs. Imaginons que cette molécule représente une fête de famille où tout le monde danse ensemble.

Les habits noirs sont des atomes de carbone, les blancs l'hydrogène, les rouges l'oxygène et les bleus l'azote. Comme dans toutes les familles, certains s'aiment plus que d'autres et aimeraient danser avec d'autres partenaires. Par exemple ici, les rouges oxygènes préféreraient danser avec les noirs carbones et n'attendent qu'une occasion pour le faire : on dit que cette molécule est instable.

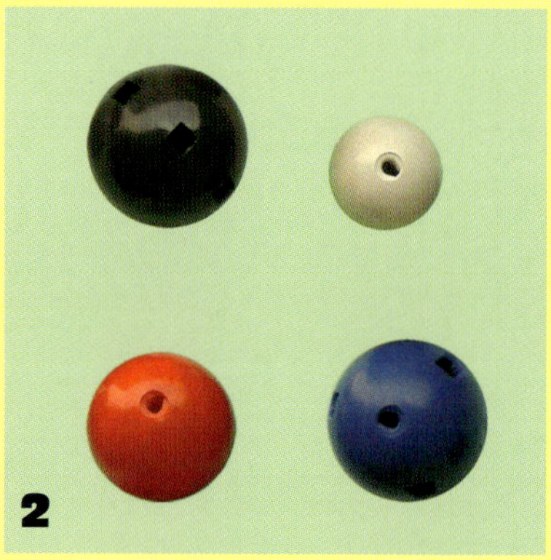

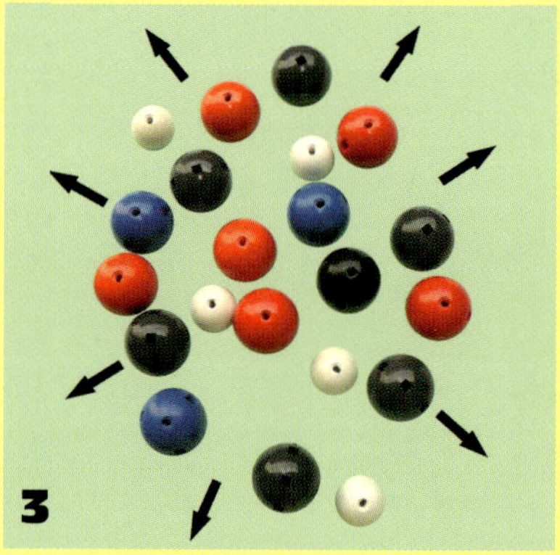

Un petit choc comme celui d'une amorce est suffisant pour ébranler la molécule, disperser les atomes, et offrir l'occasion rêvée de jouer au jeu de « Changez de cavalier ».

C'est parti. Immédiatement, les danseurs se séparent et se regroupent en petits comités selon leurs préférences. Les rouges vont danser avec les noirs en formant du dioxyde de carbone CO_2, autrement connu sous le nom de gaz carbonique…

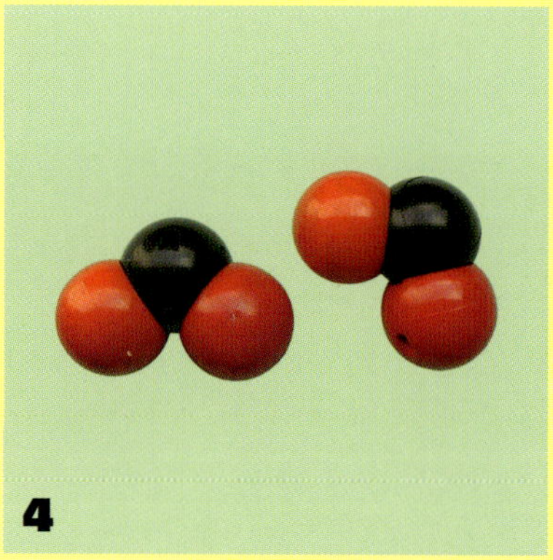

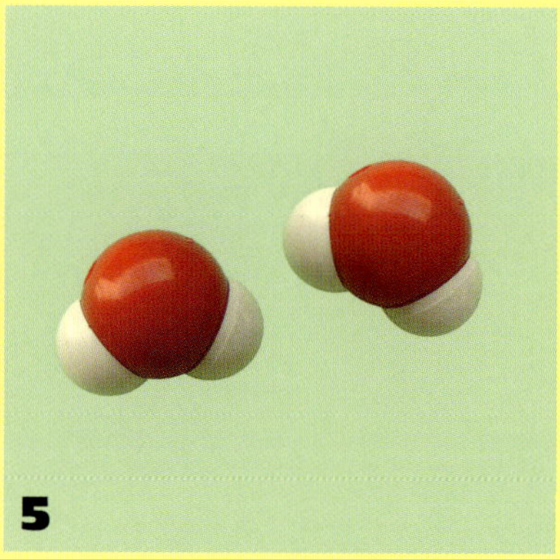

… les blancs vont draguer les rouges pour faire de la bête eau, H_2O…

… mais c'est les bleus qu'il faut observer, regardez bien : ils ne trouvent pas de cavalier à leur goût et préfèrent danser ensemble. Or, deux atomes d'azote ensemble, c'est tout simplement du gaz azote, le même azote qu'on trouve dans l'air. L'ennui, c'est que la transformation du solide en gaz multiplie en quelques fractions de seconde son volume par 1 000 ! Et c'est ça qui fait exploser la salle de bal, et tout ce qu'il y a autour.

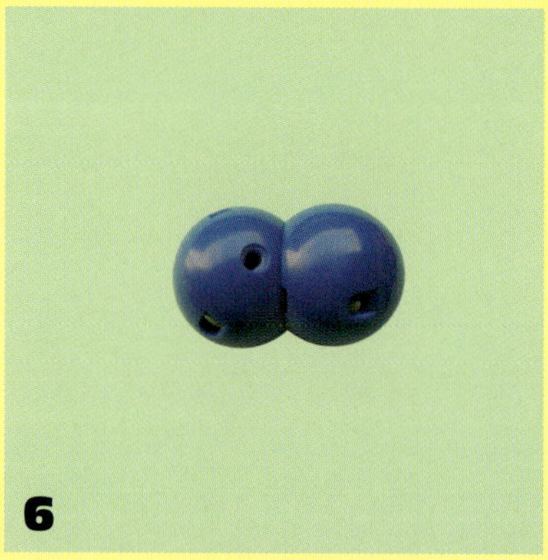

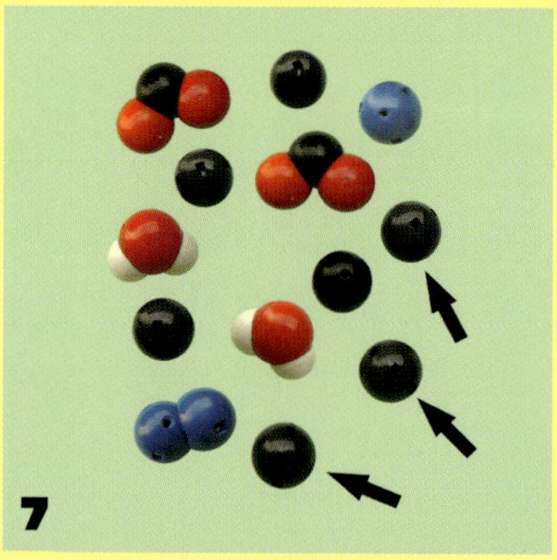

Mais, allez-vous demander, que deviennent ces danseurs noirs, ces atomes de carbone qui n'ont pas trouvé de partenaire ?
Eh bien, ces danseurs délaissés, c'est la fumée noire qui accompagne toute explosion. Vous savez tout.

Pendant que Fenouillet digère la pulvérisation de son usine,
notre héros et son équipe envoient leur éclaireuse pliable chez Marconi.

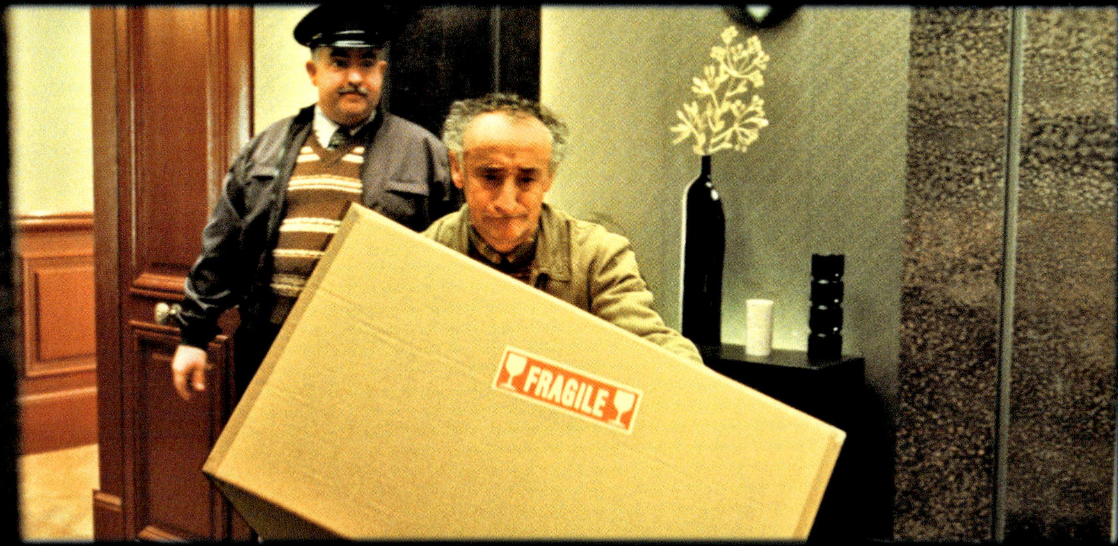

– C'est quand même bizarre… D'habitude, il me prévient.

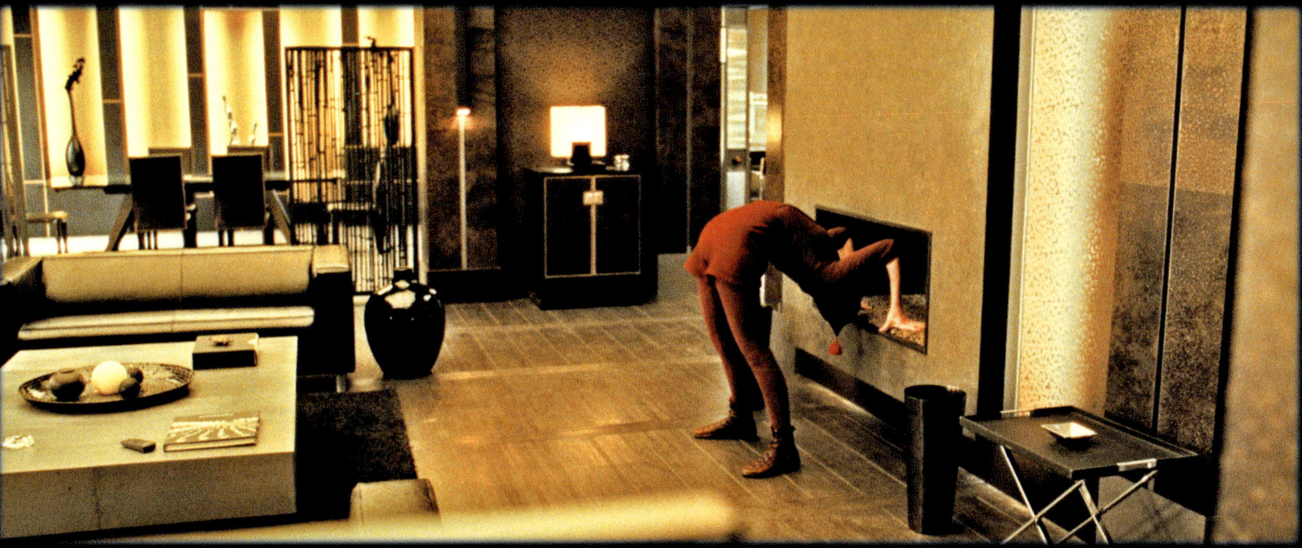

– Hé là-haut ! Des « preuves » pour faire chanter quelqu'un, ça ressemble à quoi ?

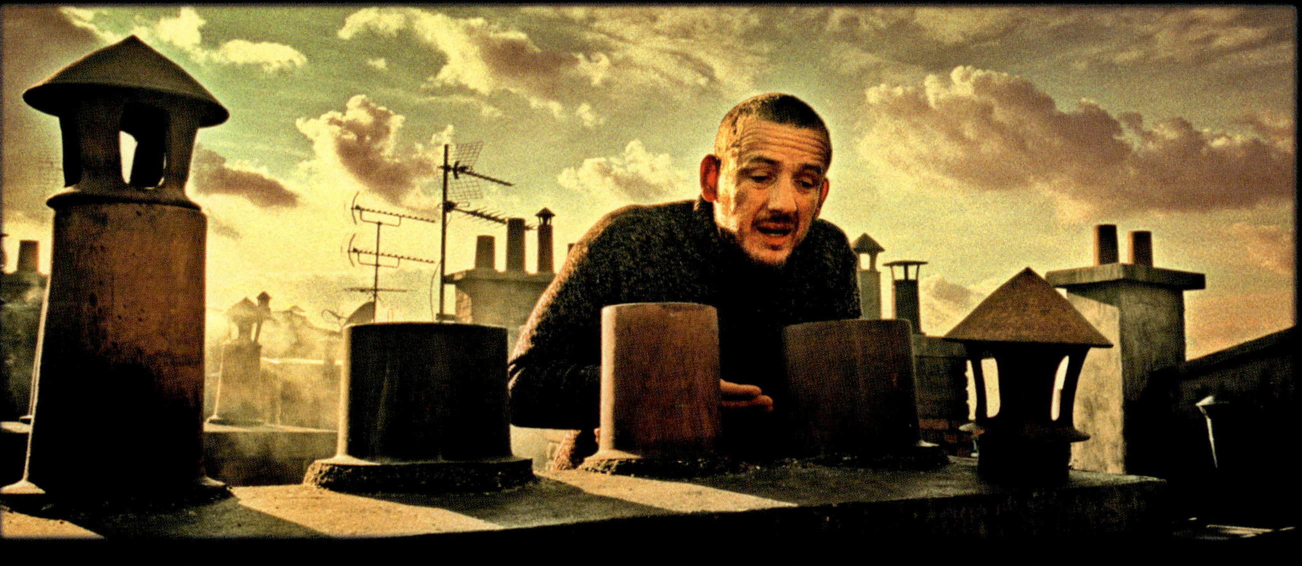

– Une vidéo, un enregistrement, une cassette, une enveloppe ou des photos. Et ça peut être n'importe où.

LES «AFFAIRES» DE L'ARMEMENT

Par l'intermédiaire de la DGA, le gouvernement français interdit à ses industriels de vendre des armes aux pays susceptibles de mal les employer. Mais des armes achetées à l'étranger et qu'on revend à l'étranger ? On n'a pas le droit non plus : la DGA contrôle TOUT le commerce des armes en France. Le jeu est donc de contourner la législation. La publicité étant en la matière le pire ennemi, tout se passe dans le secret des dieux, les trois grandes affaires qui ont secoué les médias ces dernières années sont respectivement :

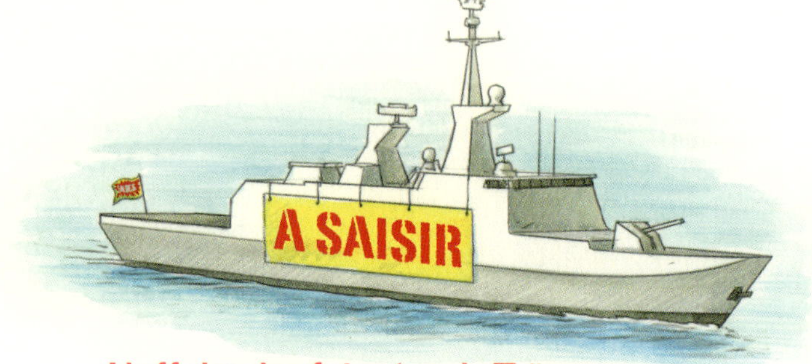

L'affaire des frégates de Taïwan

Plus embrouillée, tu meurs. D'ailleurs certains sont morts. Dans cette affaire de grosse thune impliquant les groupes Elf et Thomson (aujourd'hui Thalès), on ne voit qu'une interminable chaîne d'entremetteurs, une pléthore, une affluence, un pullulement d'intermédiaires, tous grassement rétribués, et qui, partant de Paris, aboutit aux quais de Taipei pour la vente – pourtant légale – de six frégates, fabriquées par la France, à la marine de la Chine nationaliste fin des années 1980. C'est tout ce qu'on peut dire de simple. Le reste est si touffu qu'un cerveau normal n'y discerne que l'énormité des pots-de-vin et les luttes de gangsters qui opposent les groupes d'influences. Pour des bateaux qui n'ont finalement jamais servi.

L'affaire Luchaire

La société Luchaire (maintenant absorbée par GIAT Industries), était typique de ces dizaines d'entreprises fabriquant du matériel d'armement avec l'armée française comme principal client et des pays étrangers comme clientèle d'appoint, pour les jours creux, quand l'État français devient radin. Comme les bons clients à l'étranger sont souvent infréquentables, il faut toujours jouer au plus fin, et c'est ainsi que la société Luchaire vendit, dans les années 1980, des centaines de milliers d'obus à l'Iran en passant par des pays prête-noms, avec, au mieux, la négligence, au pire, la complicité du ministère de la Défense.

L'affaire des ventes d'armes à l'Angola

Surnommé « Angolagate », tant à cause de sa dimension occulte que par l'importance et la quantité des personnages impliqués, ce trafic d'armes destinées à l'un des deux protagonistes de la guerre civile angolaise, organisé de France par des Français sous la bienveillante tutelle de hauts personnages copieusement arrosés, a stupéfié l'opinion autour des années 2000. D'autant que dans les colis se trouvaient des centaines de milliers de ces vilaines mines antipersonnel que la France avait officiellement bannies. Des hauts-fonctionnaires aux notabilités politiques en vue, des intellectuels aux artistes, tout ce qui pouvait graisser les jointures a eu droit à récompense. Car ceux qui ont besoin de canons ne regardent jamais à la dépense, et la vente d'armes génère de tels Himalayas de pognon facile que l'empilement de commissions directes, indirectes, sous-, rétro-, occultes, qui alimentent des dizaines d'intercesseurs donne le vertige même aux habitués des hauteurs. Dans une volonté de normaliser ses relations avec l'Angola, la tendance officielle actuelle est de minimiser les actions illégales des trafiquants et de leurs complices. Encore quelques années et on les décorera.

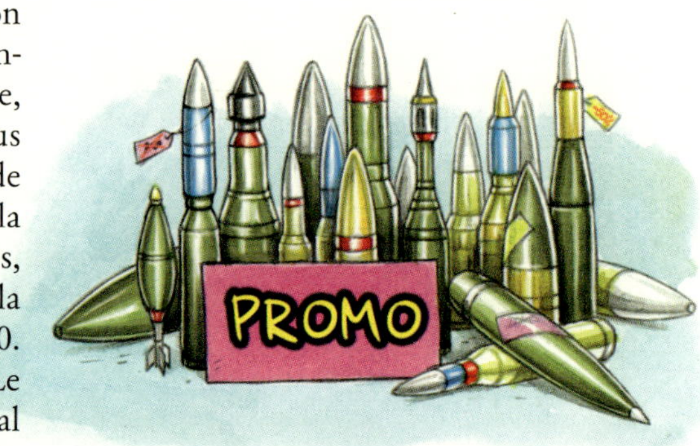

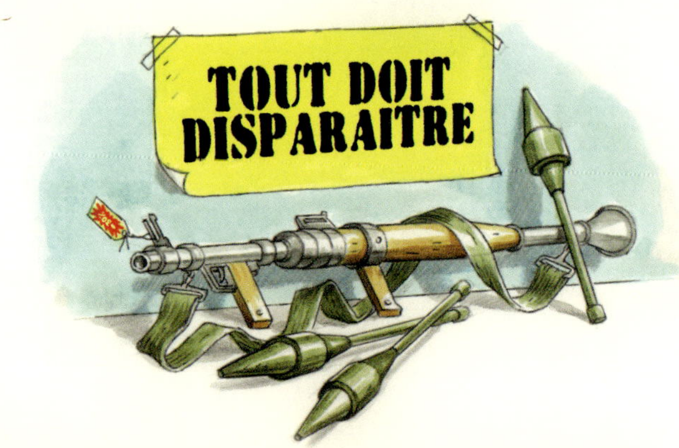

S'il y a autant de trafics qu'il y a de catégories d'armement, les « affaires » qui peuvent tenter les industriels français pour vendre sans autorisation du matériel fabriqué en France ne concernent que les munitions, balles, obus, grenades, roquettes… et certains types d'armement léger. Pour des raisons évidentes : si on trouve un char Leclerc dans l'armée syrienne ou un missile Exocet aux mains d'une milice salafiste, on sait d'emblée que les types ne les ont pas achetés à la sauvette à Barbès. De même, il serait assez aisé de remonter un trafic de fusils d'assaut Famas, si tant est qu'une vente à un pays prête-nom ait été possible. Pour les munitions, c'est plus facile, tant les quantités vendues sont importantes et que, d'un client respectable à un client respectable, puis d'un client respectable mais moins regardant à un quatrième un petit peu moins respectable, la chaîne des reventes peut se perdre dans un labyrinthe de transactions successives, au bout duquel plus personne ne se soucie du dernier bénéficiaire.

Alerte rouge : alors que la Môme Caoutchouc mène ses investigations, le propriétaire des lieux réintègre son domicile…

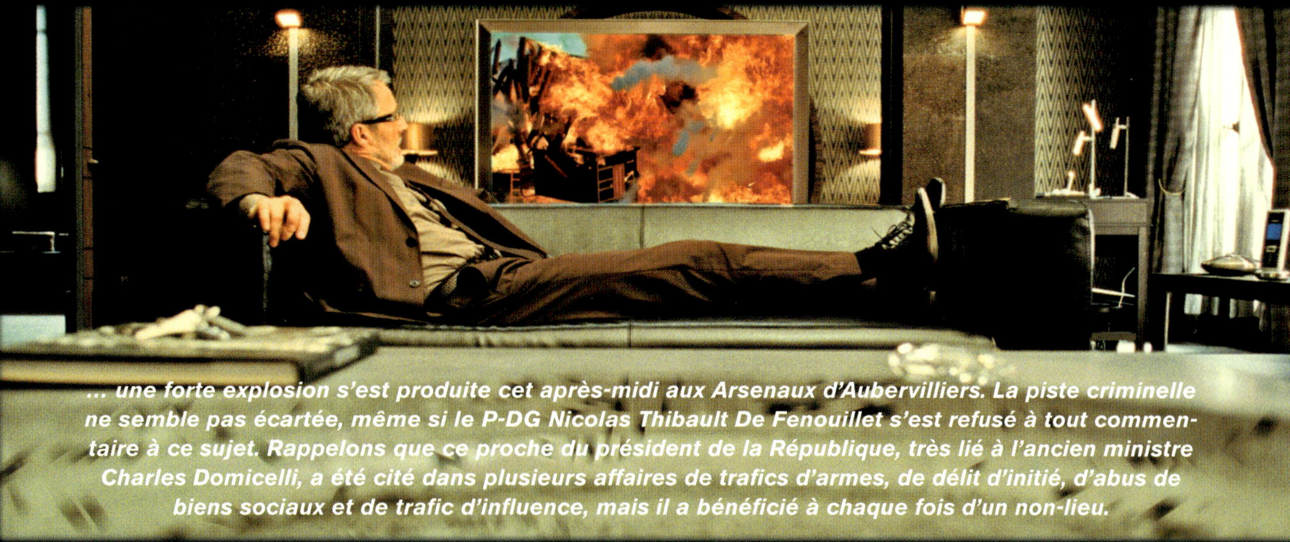
… une forte explosion s'est produite cet après-midi aux Arsenaux d'Aubervilliers. La piste criminelle ne semble pas écartée, même si le P-DG Nicolas Thibault De Fenouillet s'est refusé à tout commentaire à ce sujet. Rappelons que ce proche du président de la République, très lié à l'ancien ministre Charles Domicelli, a été cité dans plusieurs affaires de trafics d'armes, de délit d'initié, d'abus de biens sociaux et de trafic d'influence, mais il a bénéficié à chaque fois d'un non-lieu.

… et se vautre devant la télé…

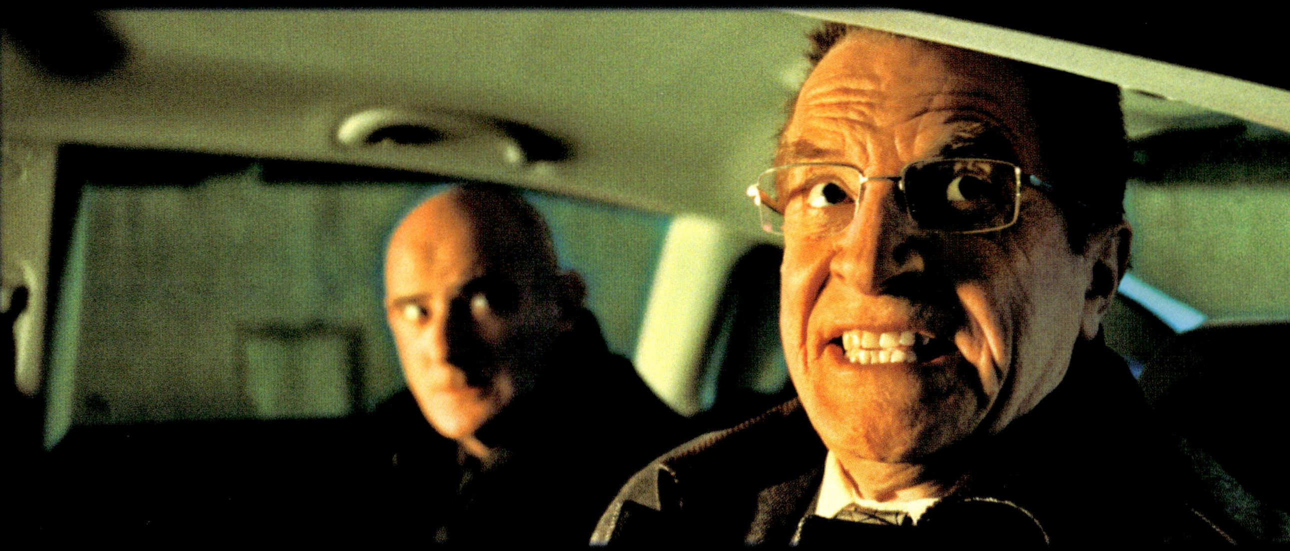

… tandis qu'au pied de son immeuble, l'ennemi blessé déclenche la contre-attaque.

– T'as voulu la guerre ? Ça va être la Blitzkrieg !

– Monsieur… Je lance ?

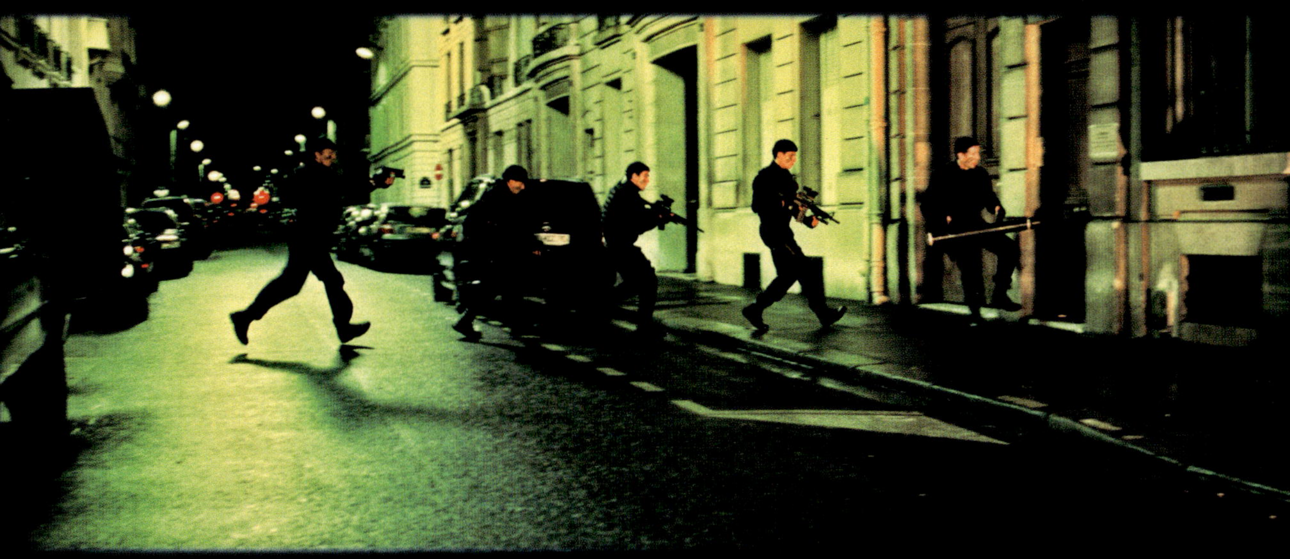

– Lancez !

L'INSTITUT DES QUESTIONS STUPIDES...

... s'associe avec la Fondation des réponses intelligentes

Les zèbres sont-ils blancs à rayures noires ou noirs à rayures blanches ?

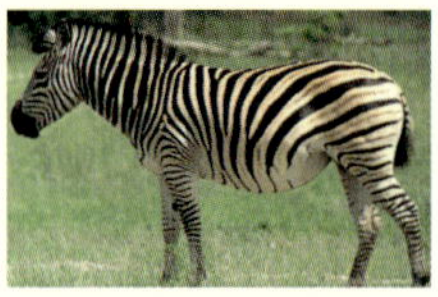

Si l'on considère que c'est à la plus grande surface de pelage qu'il revient de déterminer la couleur principale, on peut remarquer que le pelage des zèbres dans les parties les moins exposées, sous le ventre et à l'intérieur des cuisses, est clair. Selon le principe précédent, on peut donc en déduire que le pelage des zèbres est blanc à rayures noires. Et toc.

Y a-t-il des nains chez les Pygmées ?

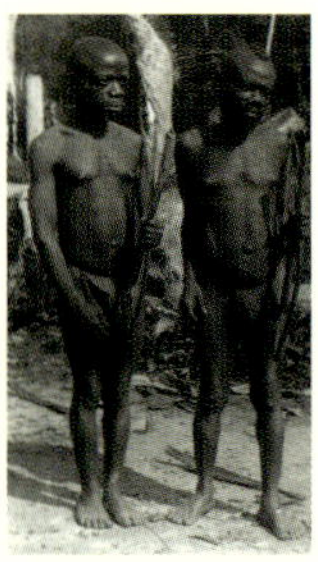

En dehors de leur petite taille due à l'adaptation environnementale, les Pygmées étant des homo sapiens en tous points comparables au reste de l'humanité, ils sont susceptibles de souffrir des mêmes déficiences génétiques que le reste de l'humanité. Comme l'achondroplasie, nom savant du nanisme, même si sa répartition n'est pas uniforme sur tous les continents. Oui, il peut donc y avoir un Pygmée nain. (Mais parmi les Pygmées nains, peut-il y avoir un Pygmée nain lilliputien ?)

Pourquoi dit-on « C-I-A » et jamais « ci-aille-hé », alors qu'on dit « effe-bi-aille » et jamais « F-B-I » ?

Parce que les doubleurs français des séries et des films américains ont décidé une fois pour toutes qu'ils prononceraient effe-bi-aille [ef] [bI] [aI] pour faire typique et pro, et que comme c'est rarement les services de renseignement qui enquêtent sur un meurtre, on prononcerait C-I-A [se] [i] [a] parce que c'est pas la peine de se fatiguer.

Qui invente les histoires drôles ?

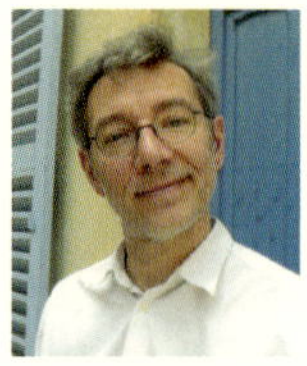

Lucien Painlevé, 49 ans, habitant au 15 rue des Tilleuls 92400 Courbevoie, invente toutes les histoires drôles qui circulent au bureau, dans les cours et sur Internet pour l'ensemble de la francophonie.

Combien de passants faut-il pour éroder une marche d'escalier ?

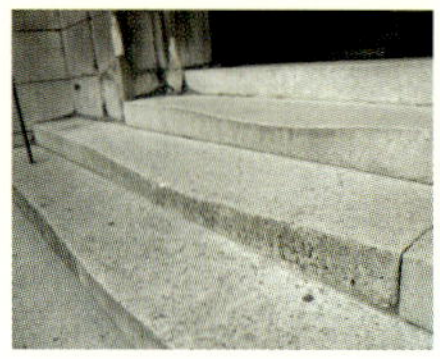

Ça dépend évidemment du matériau. Mais si, selon la probabilité la plus grande, la marche est en calcaire, on peut alors estimer la taille moléculaire d'un cristal de calcaire $CaCO_3$ à 0,0000001mm, (pas bien loin d'un atome de fer). Si on estime qu'une marche est usée quand elle a perdu 15 cm de son épaisseur, et qu'un pas arrache une épaisseur de 100 cristaux par passage, il faut donc 15 millions de pas pour user la marche. Entre les passants qui passent 1 fois et ceux qui passent 100 fois on peut faire une moyenne de 10 passages par passant, il faut donc 1,5 millions de passants. Et toc.

Pourquoi l'endroit qu'on cherche sur les cartes est-il toujours sur le pli ?

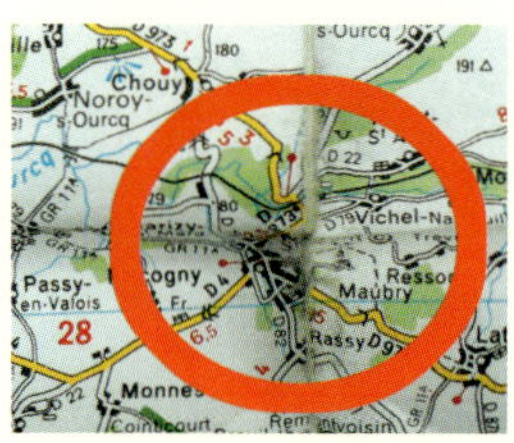

Parce que si on remarque toujours les fois où l'endroit qu'on cherche est sur le pli, on ne remarque jamais les fois où il se trouve sur un emplacement lisible, banane.

Pourquoi le chiffre 4 sur les horloges en chiffres romains est-il toujours écrit IIII et non IV ?

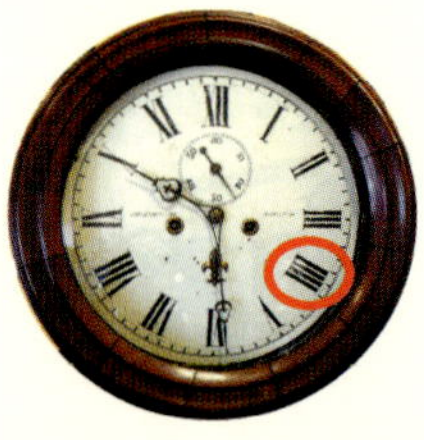

Par tradition corporatiste ou pour des raisons de lisibilité immédiate (évitant la confusion avec le VI), les horlogers ne sont pas d'accord entre eux.

Quand on est condamné à payer l'euro symbolique, doit-on le payer réellement ?

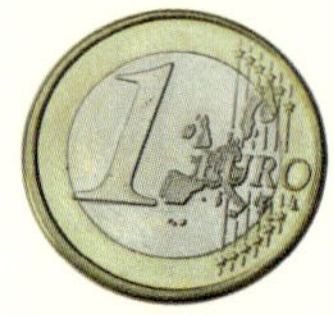

Non. Mais si on est en même temps condamné aux dépens, ça peut faire bonbon.

Pourquoi chez les hommes le testicule gauche est-il presque toujours plus bas que le droit ?

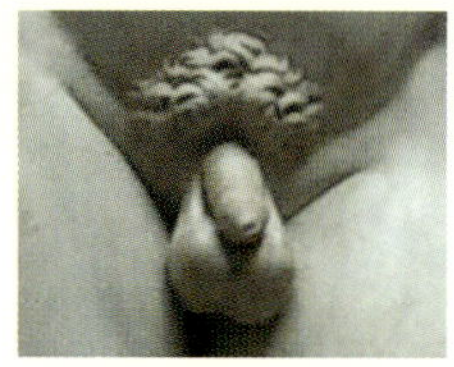

Cette caractéristique, qui n'avait pas échappé aux sculpteurs grecs de l'époque classique, vient d'une particularité anatomique qui n'a rien de systématique : le testicule gauche est souvent un peu plus lourd que son voisin, donc il descend plus bas.

Si le tourbillon de l'eau, quand on vide les baignoires, tourne dans le sens des aiguilles d'une montre dans l'hémisphère Sud et dans le sens inverse dans l'hémisphère Nord, que se passe-t-il à l'équateur ?

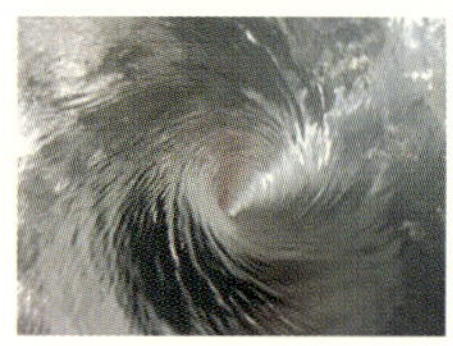

Rien. Le tourbillon des baignoires ne tourne pas selon sa latitude mais selon le hasard et la forme du contenant.

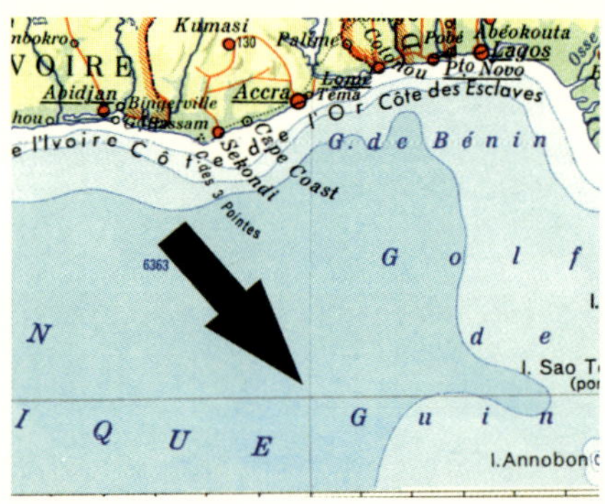

Quel monument y a-t-il au point géographique de latitude 0°0'0» et de longitude 0°0'0» ?

Aucun. C'est en pleine mer, au large des côtes du Ghana.

Ça y est ? C'est tout ? C'est bon, là ?

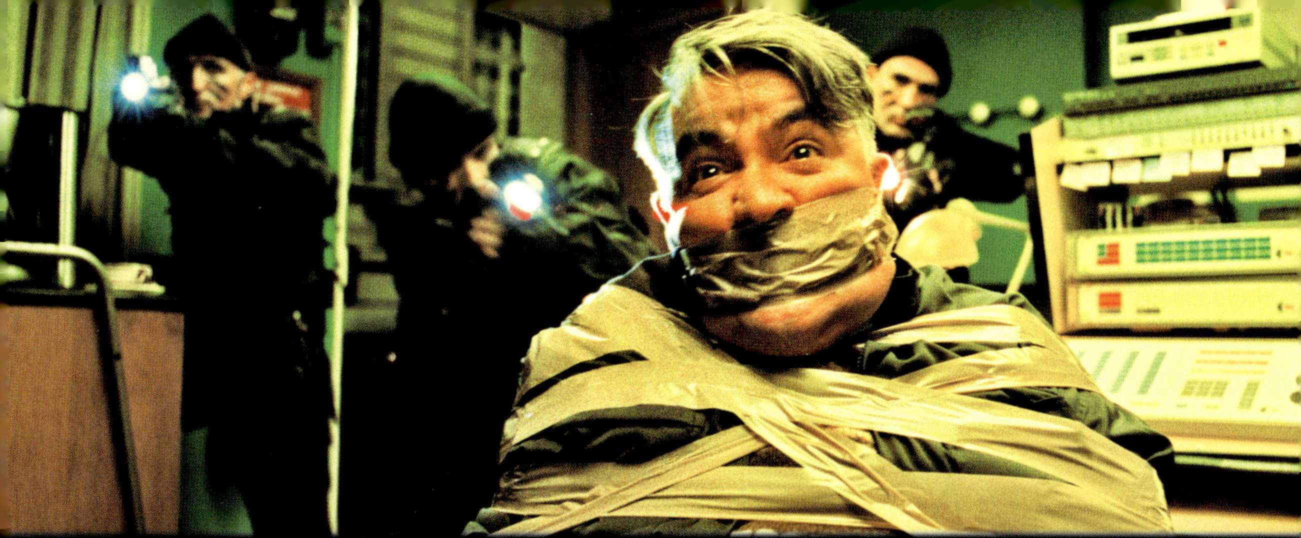

L'entrée en scène est moins discrète et cependant efficace. Mais qui a déjà ligoté le gardien ?

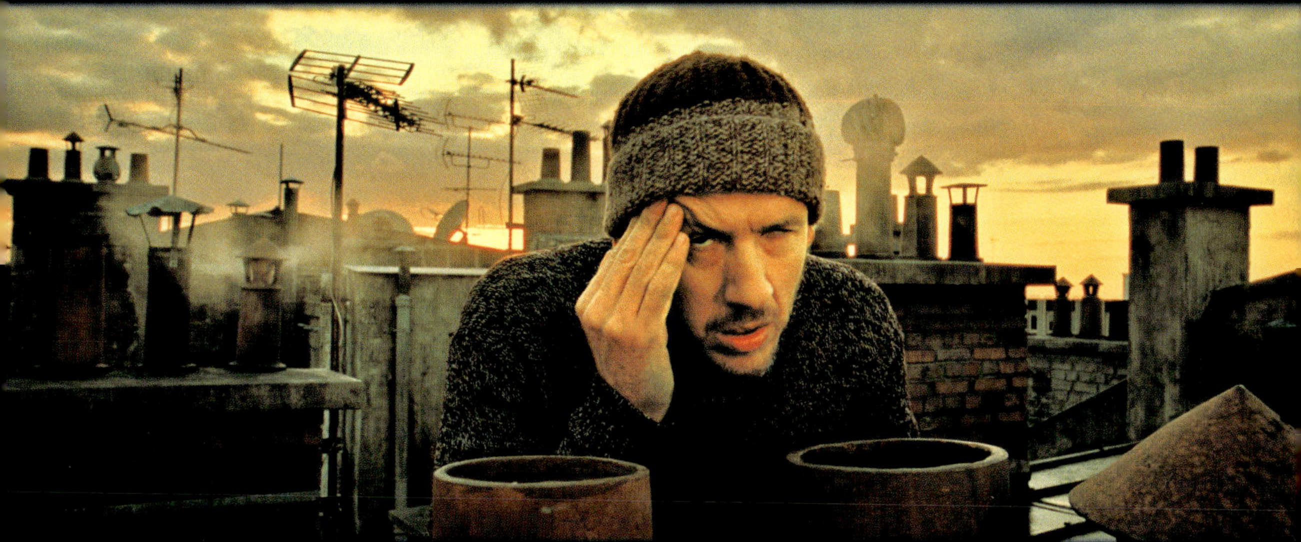

Sur le toit, Bazil panique : sa chérie est dans la gueule du loup-garou.
Pour se calmer, il doit recourir au remède éprouvé des « questions stupides ».
– Les zèbres sont-ils blancs à rayures noires ou noirs à rayures blanches ?

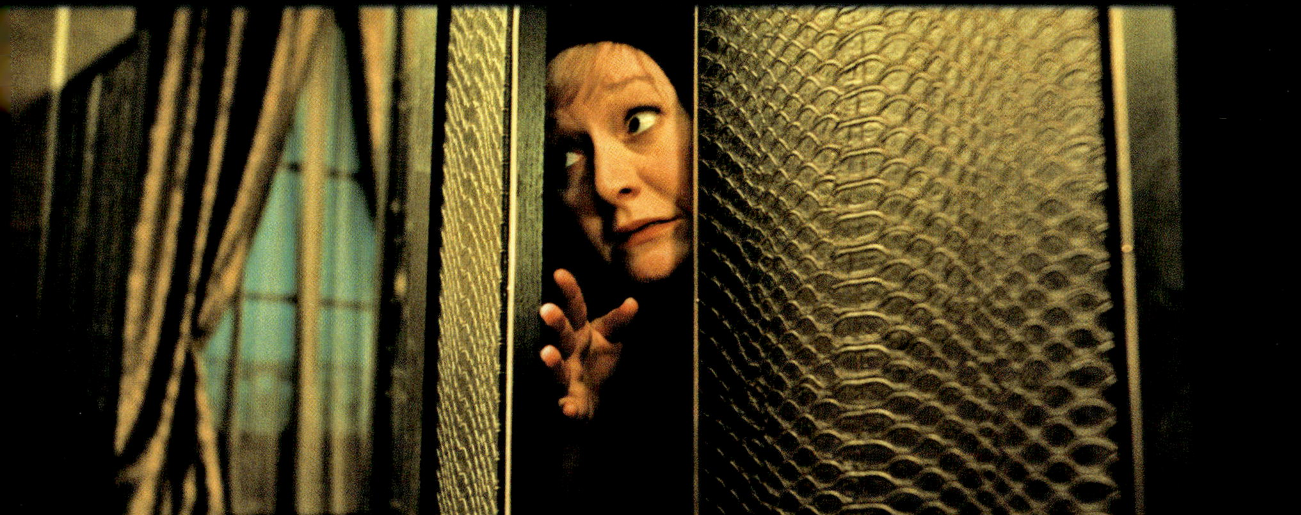

La Môme Caoutchouc s'est cachée dans une bonbonnière à sa taille,
d'où elle assiste à l'irruption d'invités non prévus.

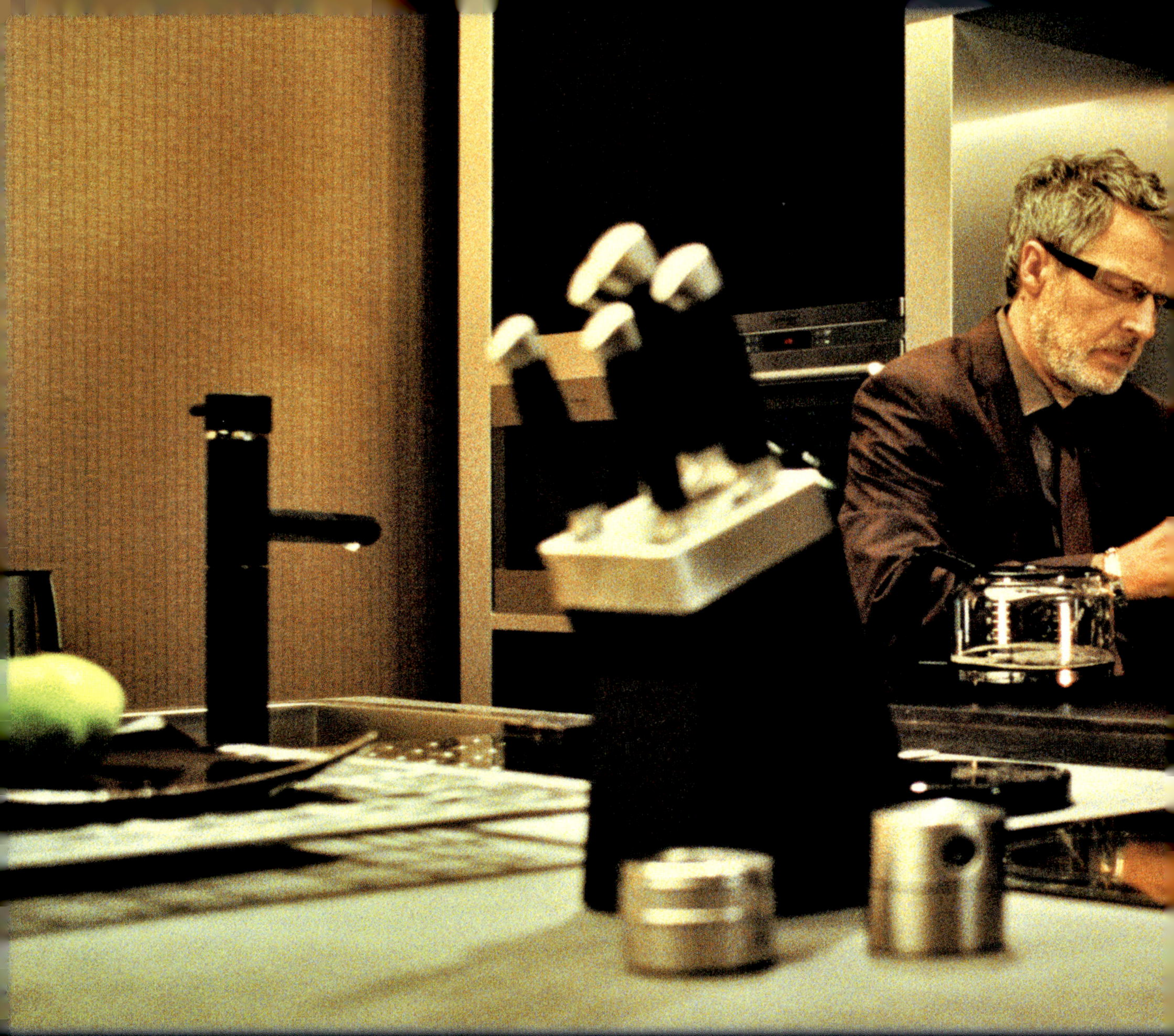

RÉCAPITULONS : Au terme d'une journée bien remplie, François Marconi, président de la Vigilante de l'Armement, boit tranquillement un café dans son salon... Sur le trottoir d'en bas, Nicolas Thibault De Fenouillet, président des Arsenaux d'Aubervilliers, dirige une opération de représailles menée par un commando qui vient de pénétrer dans l'immeuble où de mystérieux prédécesseurs avaient déjà ligoté le gardien. Bloquée dans une commode la Môme Caoutchouc guette l'opportunité pour s'échapper tandis que quelques étages au-dessus, son compagnon tremble d'angoisse.

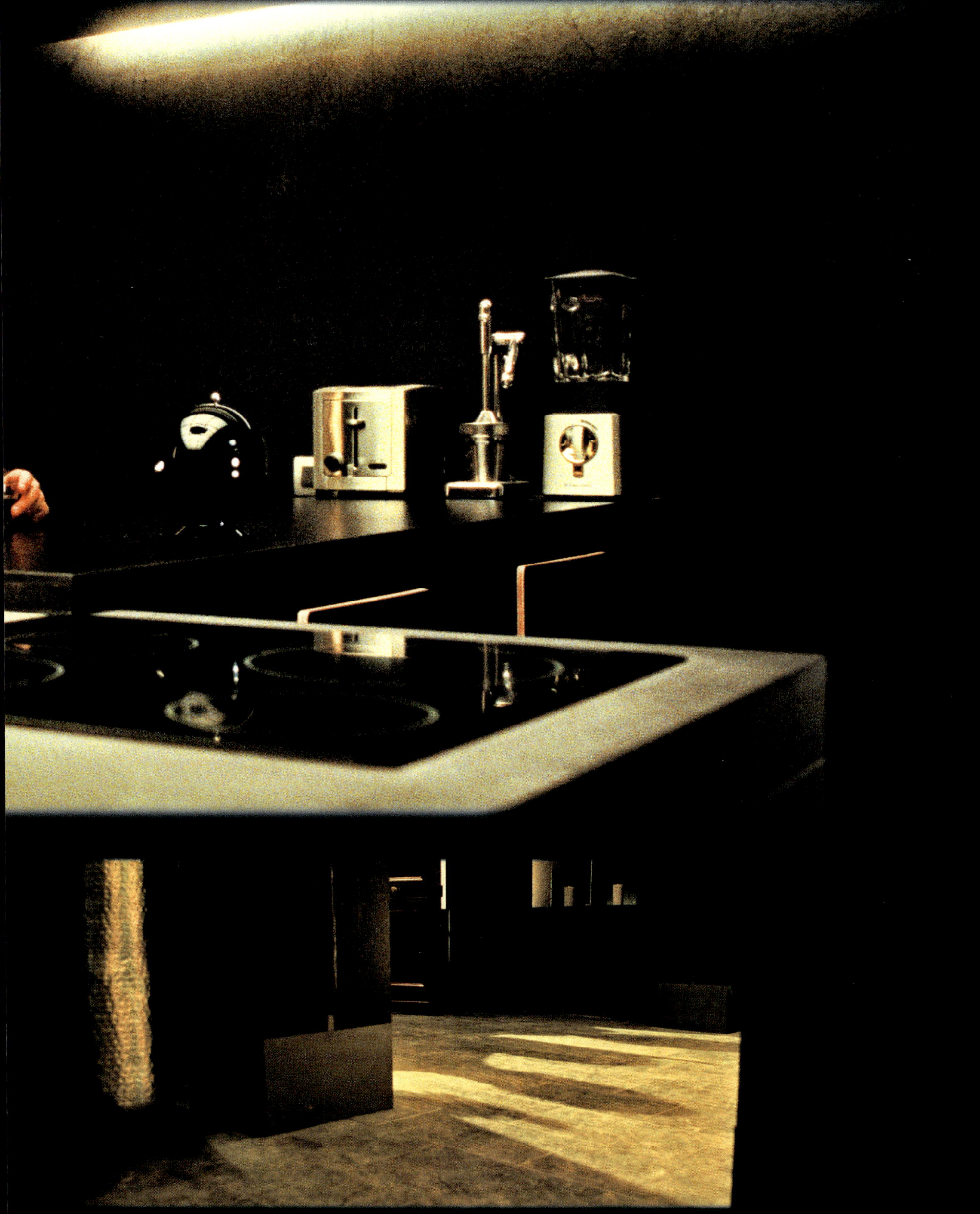

Mais à qui sont ces ombres qui s'introduisent dans l'appartement et n'appartiennent à aucun des précédents ?

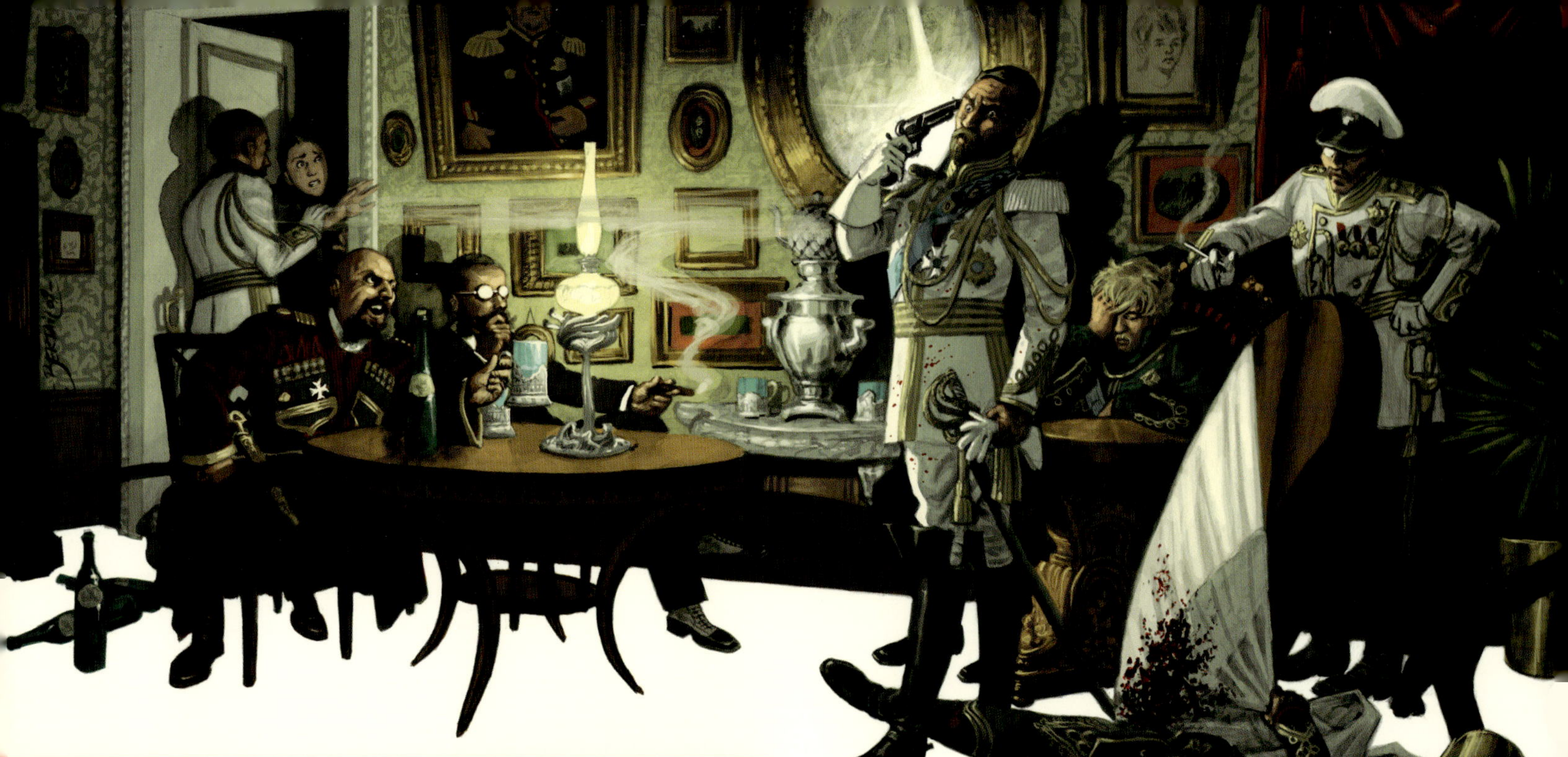

LA ROULETTE RUSSE

Nul ne sait quand et qui a inventé la roulette russe : une chose est sûre, elle est arrivée après l'invention du revolver, la roulette russe à l'arbalète ou à la massue étant une pratique moins facile. Comme son nom l'indique, on la prétend originaire de la Sainte Russie tsariste et, considérant les rapports traditionnels de la virilité slave avec la mort, le défi, l'esbroufe et le fatalisme, on peut en déduire que c'est très vraisemblable. Le jeu donc, puisqu'il s'agit d'un jeu, consiste à mettre une balle dans un revolver, généralement à six coups, à faire tourner le barillet à l'aveugle, à le refermer, à appuyer l'arme sur sa tempe ou toute autre partie ludique de son corps, et à appuyer sur la détente. Si la chambre du barillet en face du canon était vide, ça fait clic. Vous avez gagné, vous avez prouvé que vous étiez un vrai homme avec des tripes plein le ventre et des testicules plein la culotte, vous pouvez avaler cul sec une vodka en cassant le verre et en pleurant toutes les larmes de votre corps sur l'air de Otchi Chornye accompagné à la balalaïka, et vous passez l'arme au suivant qui doit prouver la même chose. Si la chambre que vous avez percuté contenait la balle, le coup part, vous avez perdu, vous avez prouvé presque pareil : vous êtes un vrai homme avec des tripes etc. mais mort.

Une arithmétique élémentaire nous apprend que le premier des joueurs a 1 probabilité sur 6 de tomber sur la balle. S'il gagne, le suivant a 1 probabilité sur 5 de tirer le mauvais numéro, le suivant 1 sur 4, etc., jusqu'au sixième, lequel, puisque les cinq autres ont gagné avant lui, est mal. Il lui reste 1 probabilité sur 1. Il n'a plus le choix qu'entre jouer et se suicider mais il aura prouvé qu'il était un vrai homme avec des tripes, etc.

La meilleure solution, pour jouer à la roulette russe, peut consister, comme dans le film, à prendre un acolyte de très bonne volonté (ou de le forcer un peu) et de ne tirer que sur lui, on évite ainsi de se blesser. Notons que la règle utilisée par les envoyés de Boulounga est une variante pratiquée de-ci, de-là, mais moins intéressante : si on refait tourner le barillet après chaque coup, le compteur est remis à zéro, et chaque percussion n'ayant toujours que 1 chance sur 6 de tomber sur la balle, on se prive ainsi d'une augmentation des risques et du suspense à chaque joueur. Signalons que, dans cette variante, on n'est pas limité à six participants, on peut jouer à autant qu'on veut, dans les banquets de mariage ou les colonies de vacances. Ajoutons aussi que pour les championnats du monde roulette russe à Bercy chaque année, il y a toujours moins d'embouteillages au retour qu'à l'aller.

Roulette russe à la cour de Nicolas II : après la revanche, la belle.

CEUX QUI ONT PERDU

Régulièrement, les journaux se font l'écho de décès consécutifs à la roulette russe. Parmi les plus célèbres, citons le chanteur américain de rhythm and blues, Johnny Ace en 1954, ou plus récemment le joueur de rugby de l'équipe de Béziers Armand Vaquerin en 1993. Pas besoin d'être célèbre, d'ailleurs, il suffit d'être armé. En 2004, au commissariat de Nantes, une nuit de beuverie entre collègues policiers se termina par une partie de roulette russe. Il y eut un perdant.

PIPEAU

Tant qu'à confier sa vie, à un jeu, on peut souhaiter qu'il ne comporte pas d'incertitude. C'est loin d'être le cas de la roulette russe : par exemple, si en tournant le barillet vous tenez l'arme avec le canon horizontal, la balle aura tendance à s'immobiliser vers le bas, à cause de son poids. Même répétant l'opération avec le canon vertical, une légère inclinaison peut ajouter la pesanteur au hasard. De même selon les types de revolvers, il peut être possible de repérer le culot de la douille dans le barillet et donc de connaître la position de la balle…

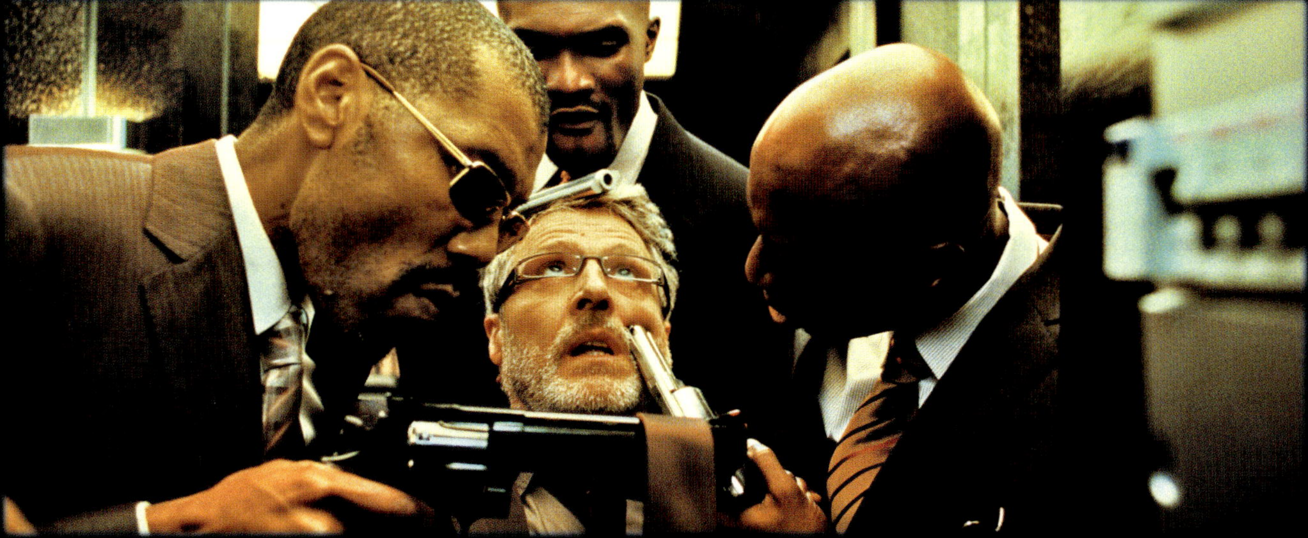

Surprise ! Des revenants qu'on n'attendait plus !
– Alors ? Le président Amhadou a été généreux avec ses diamants ? T'as croqué combien pour nous mettre hors jeu ?

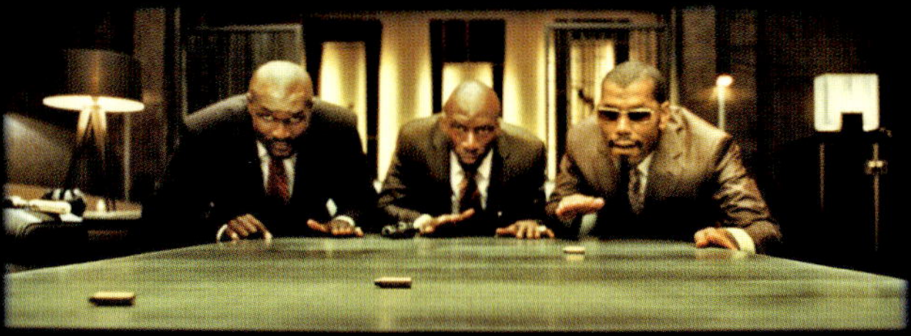

– T'as joué, t'as perdu.
Maintenant, c'est nous qui fixons la règle.

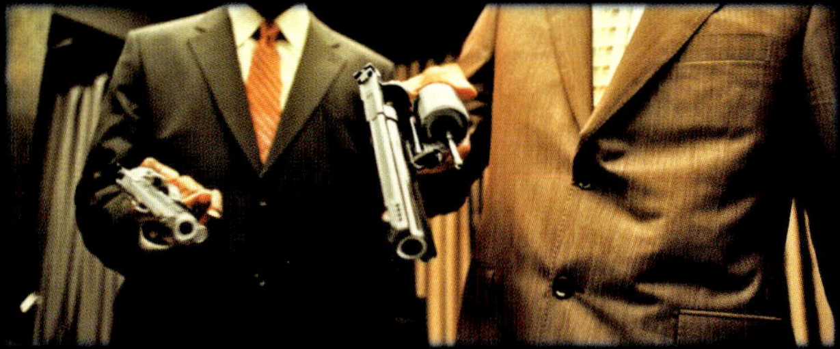

– Une petite partie, mes frères ?

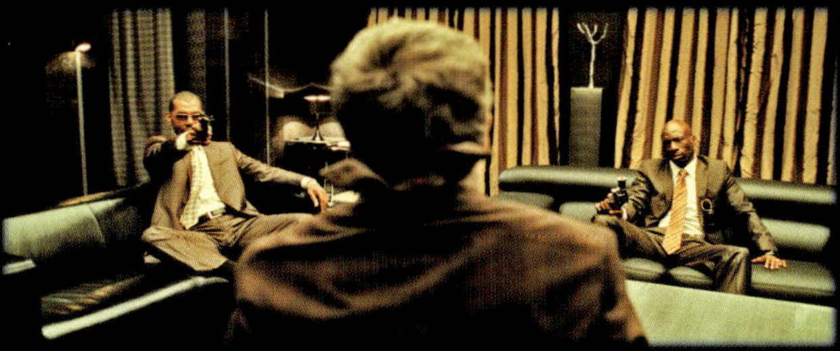

Au premier : … Clic !

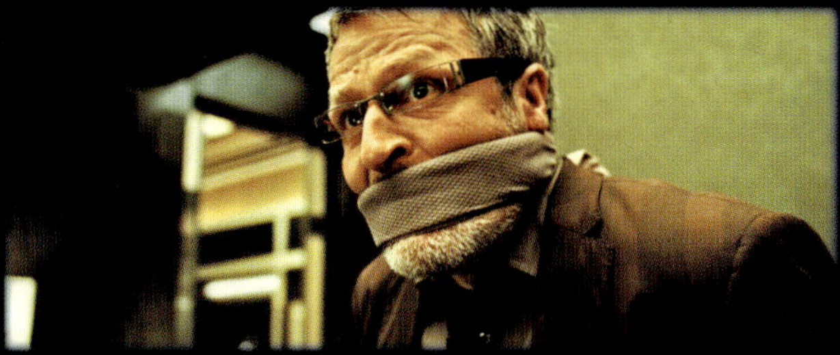

Raté.

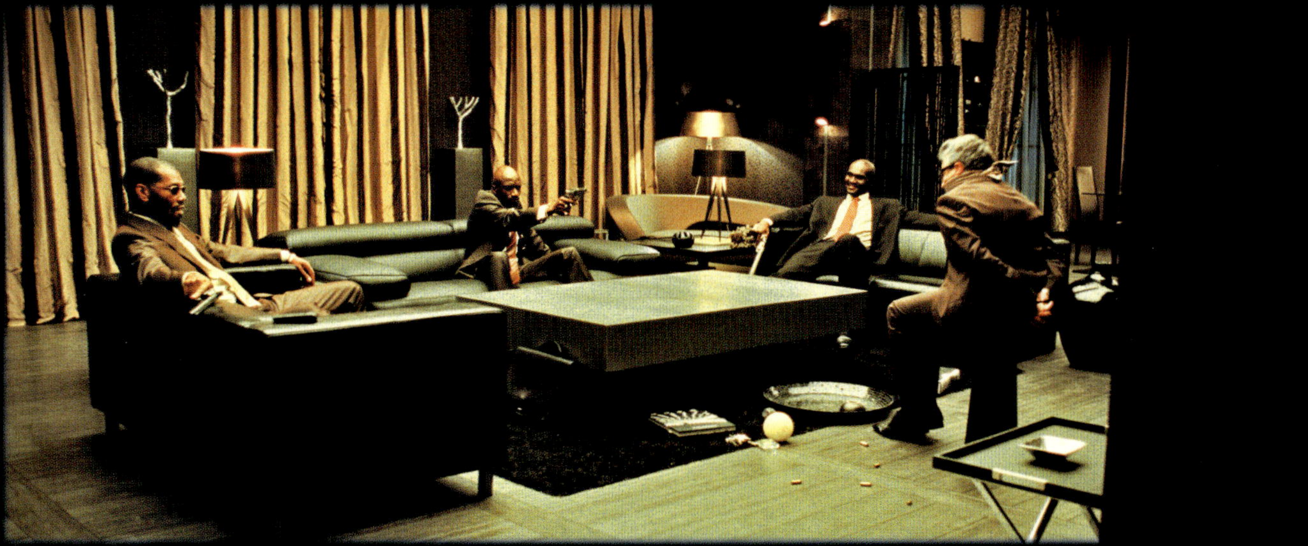

LA DIFFÉRENCE ENTRE PISTOLET ET REVOLVER

Une des erreurs récurrentes qu'on trouve toujours dans les romans pas très bien relus, les traductions médiocres ou dans les dialogues des scénarios bas de gamme, c'est la confusion classique entre pistolet et revolver. Pour la grande majorité des gens, c'est la même chose. Puisque leur usage – faire PAN – et leurs résultats – des orifices de diamètres variables dans les épidermes – sont les mêmes. Il n'y a rien à redire, sinon que, pour le chroniqueur maniaque, le technicien précis ou l'historien vétilleux, le plumitif qui écrit « il fit tourner le barillet de son pistolet » s'apparente, au mieux à un bras cassé de la culture générale, au pire à un incompétent de la profession. Sachez donc, foules ébaubies et écervelées, que le revolver, de l'anglais « to revolve », « tourner autour de », comporte un chargeur cylindrique appelé « barillet » qui tourne à chaque coup pour placer une nouvelle balle devant le canon. C'est celui des cow-boys et de la roulette russe. L'autre, le pistolet, a ses balles empilées dans un chargeur, le plus souvent logé dans la crosse. C'est le mouvement de la culasse qui éjecte la douille et un ressort qui pousse la nouvelle balle devant le percuteur. J'aimerais ne pas avoir à le redire.

Sachez les reconnaître

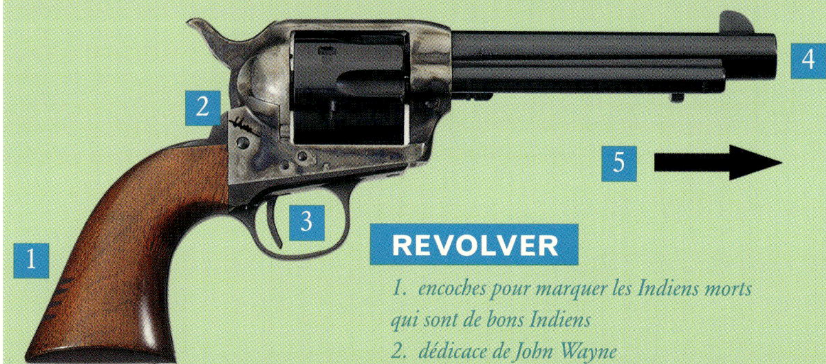

REVOLVER

1. encoches pour marquer les Indiens morts qui sont de bons Indiens
2. dédicace de John Wayne
3. emplacement du doigt pour faire tourner l'arme autour avant rangement dans le holster
4. après le tir, souffler la fumée ici
5. direction de l'épiderme à trouer

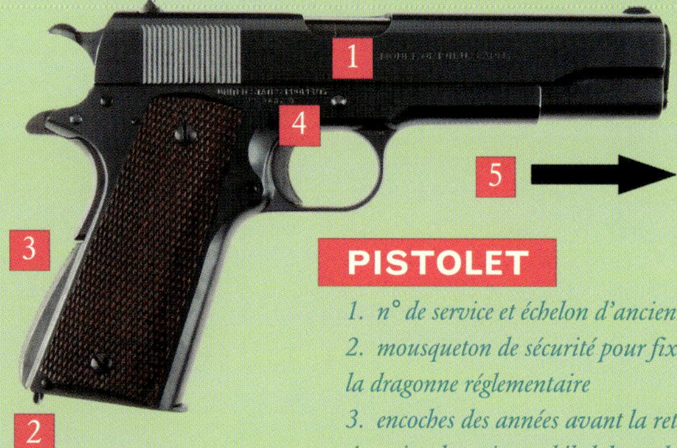

PISTOLET

1. n° de service et échelon d'ancienneté
2. mousqueton de sécurité pour fixer la dragonne réglementaire
3. encoches des années avant la retraite
4. point de graissage bihebdomadaire obligatoire (circulaire n°33B)
5. direction de l'épiderme à trouer

LA MÉCANIQUE DU COUP DE THÉÂTRE

La réapparition des émissaires de Boulounga, succombant peu après sous des balles qu'on n'attendait pas, perpétue la longue tradition narrative du *coup de théâtre*, sans lequel le récit de fiction serait aussi épicé qu'un yaourt au bifidus. Procédé utilisé depuis que l'homme a trouvé un intérêt à raconter des histoires inventées, initié dans sa forme actuelle par les grands auteurs classiques, de Racine à Molière, son nom vient de son lieu d'origine : la scène théâtrale, où, de l'intérêt du public dépendaient les moyens d'existence de ceux qui y évoluaient. Le coup de théâtre a constitué une denrée surabondante dans le mélodrame du XIXe siècle, où auteurs et public n'étaient pas très exigeants sur la vraisemblance. Son unique impératif : être inattendu, et ainsi forcer les protagonistes à faire rebondir l'action.

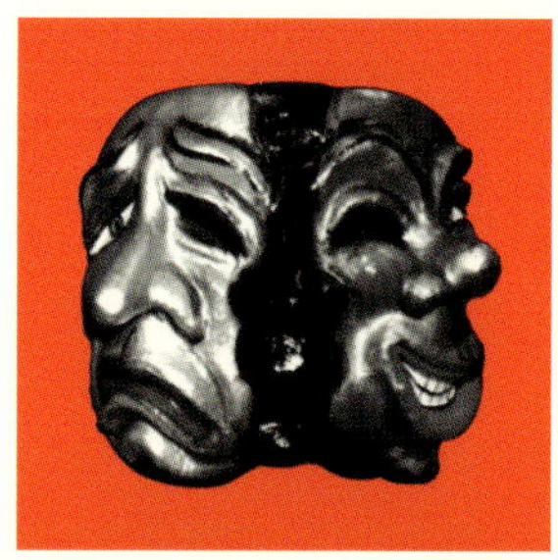

Il recourt toujours aux mêmes ingrédients :

• un ou plusieurs personnages, soit qu'on a perdus de vue depuis le début du récit, soit qui débarquent de nulle part : un oncle d'Amérique, le mari trompé, le fils disparu, la réincarnation de Jeanne d'Arc, un messager extraterrestre bègue…
• une révélation qui bouleverse la situation : le fiancé a déjà trois épouses, le SDF devant la porte est le fils de l'émir du Qatar, Dieu est une femme, le baron a placé toute sa fortune en actions Eurotunnel…
• un événement totalement imprévu : assassinat, bombe, révolution, cyclone, résorption du déficit de la Sécu…

Mais le coup de théâtre est un ingrédient délicat à doser : plus il prend sa source dans le récit même ou une action connexe, plus il semble vraisemblable voire justifié, plus il est efficace. Plus il est forcé, plus il paraît artificiel, plus son effet est médiocre. Et, coup de théâtre : la pièce géniale se termine en queue de poisson !

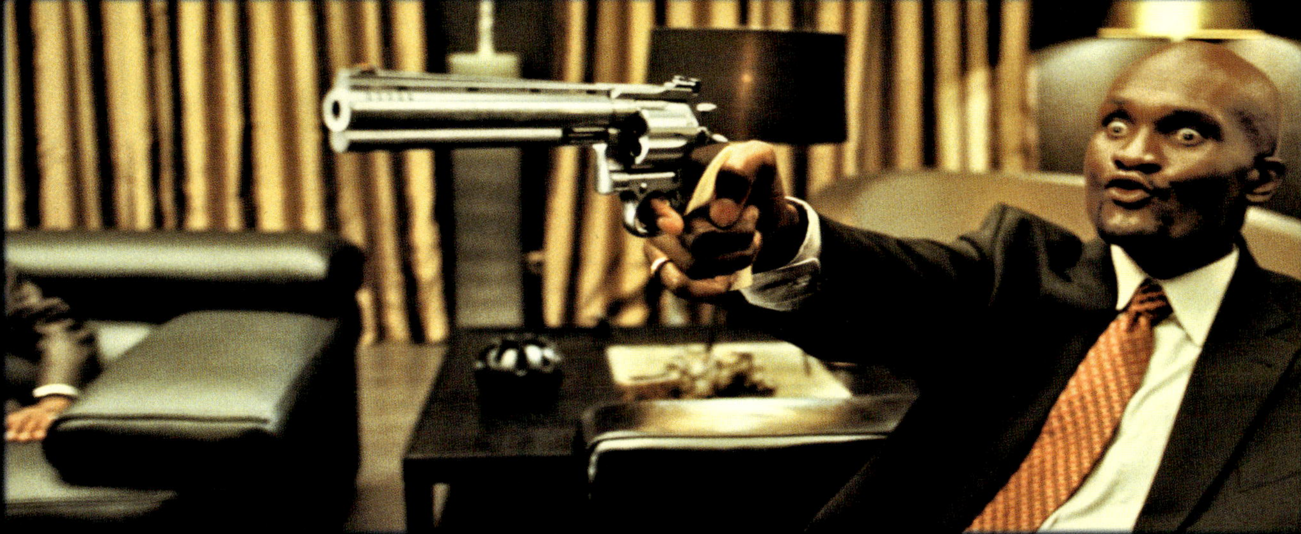

Au troisième : ...

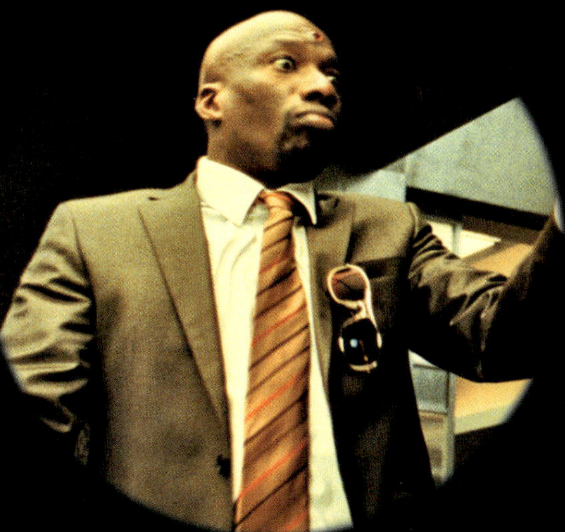

Impact n° 1

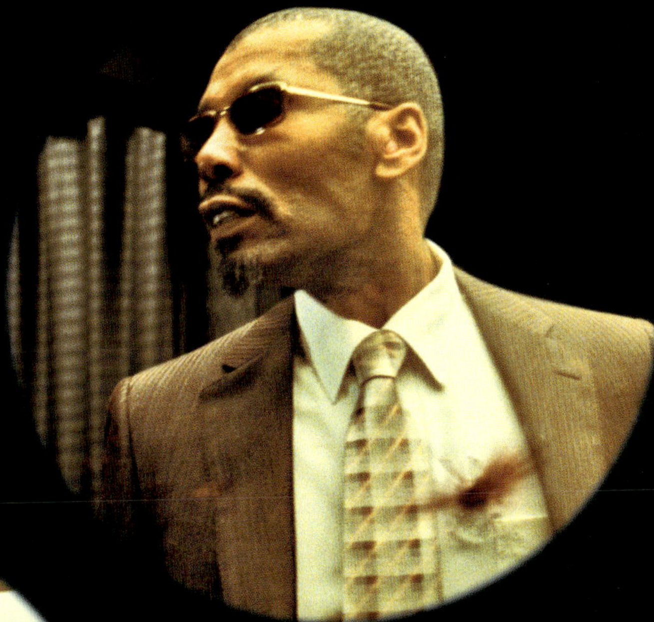

Impact n° 2

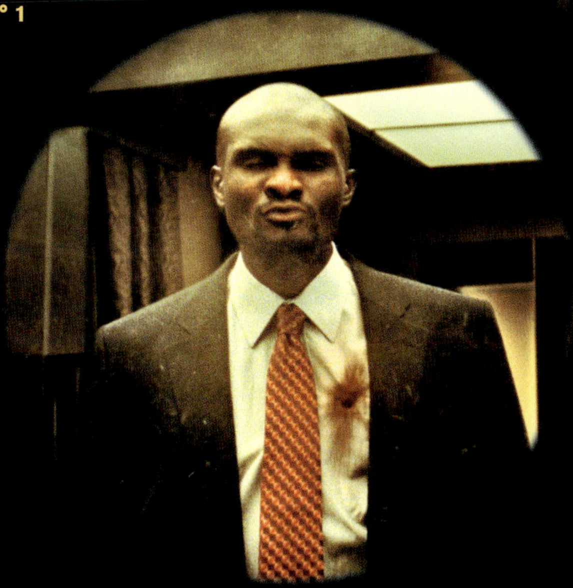

Impact n° 3

Bizarre... Ces trois impacts-là ne viennent pas du revolver qu'on attendait...

... et les sauveteurs ne sont pas du meilleur augure.

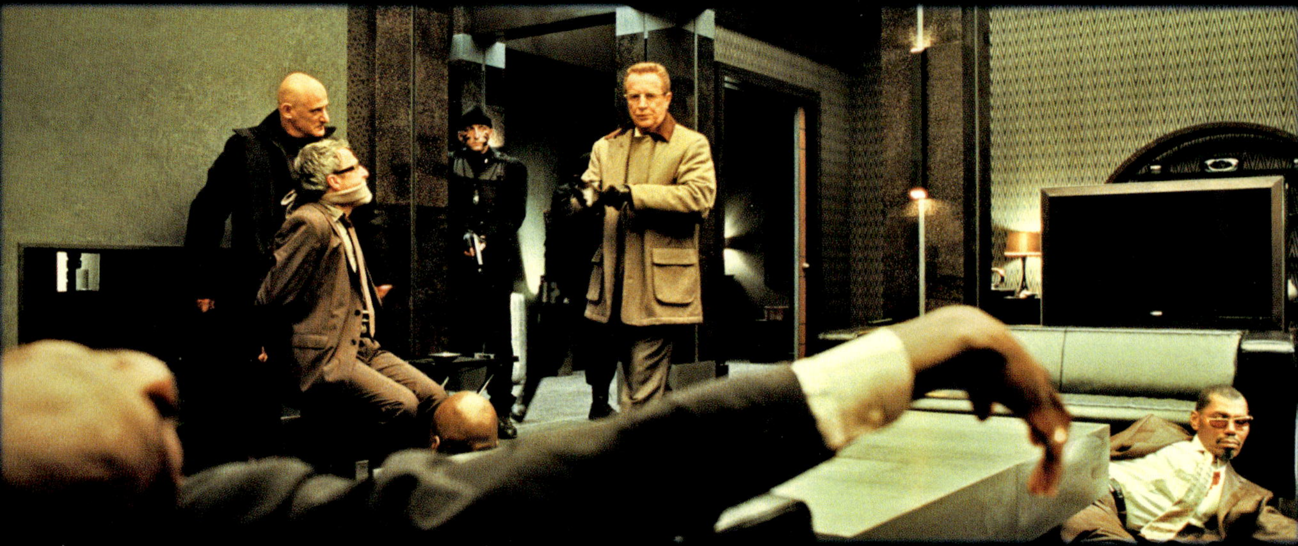

– Tu vois, j'étais venu pour te donner une petite leçon mais ces gugusses m'ont donné une autre idée.

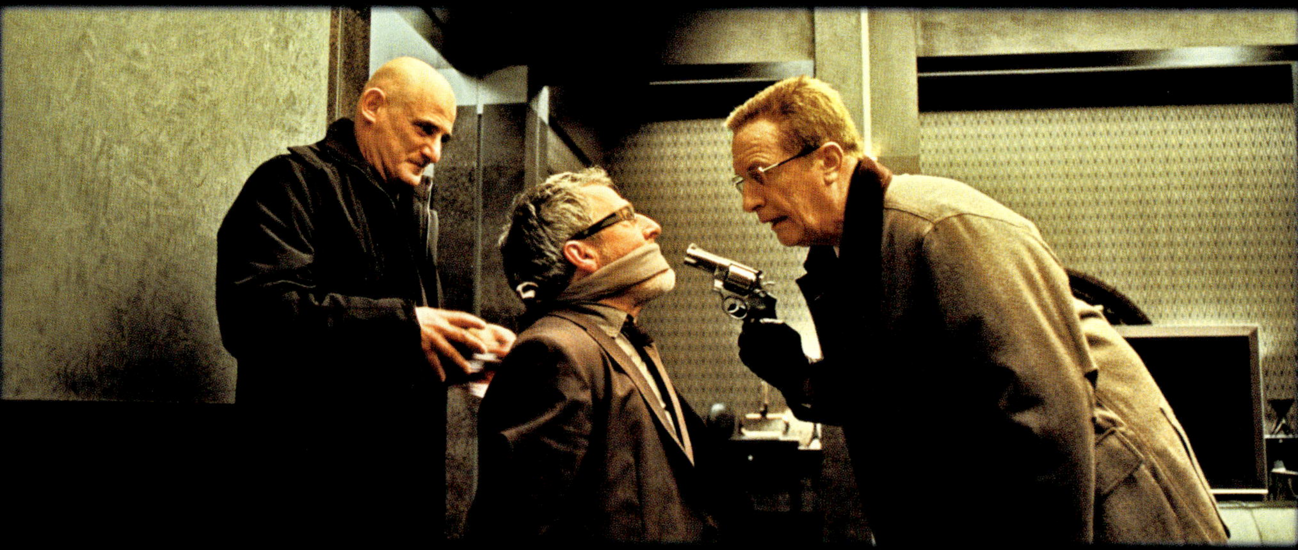

– Nous avons tous deux refusé de vendre nos armes à des rebelles. Pour se venger, ils ont posé une bombe aux Arsenaux, avant de venir s'en prendre à toi...
– On est juste arrivés un poil trop tard...

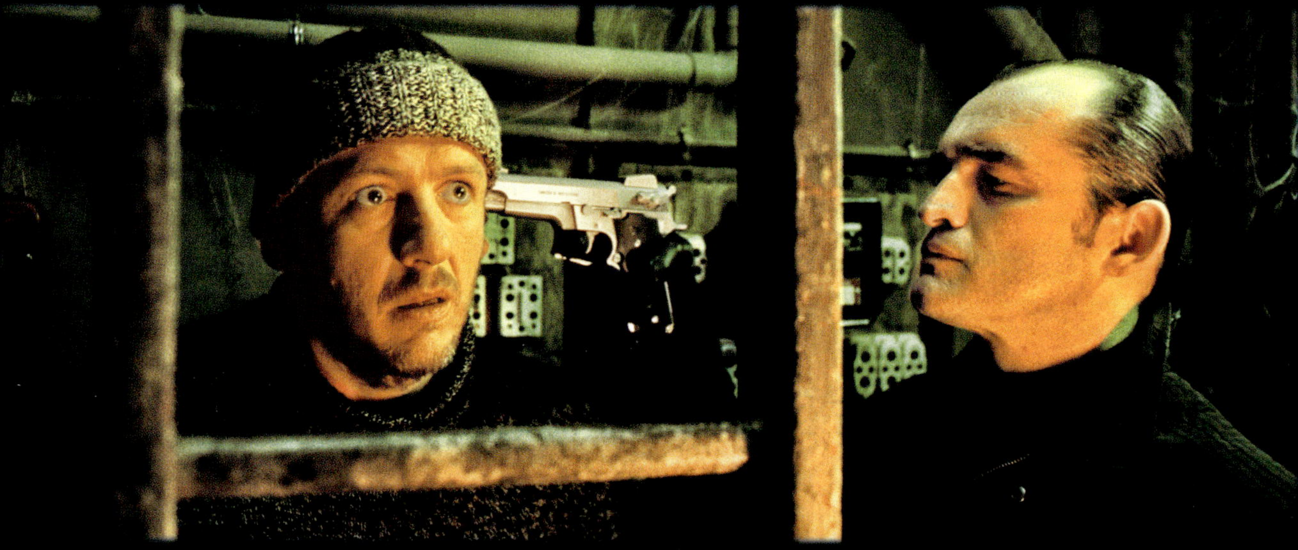

Sur le toit, Bazil n'en peut plus. Tant pis pour les risques : il saute au secours de sa belle, mais le valeureux chevalier est vite interrompu dans son élan.

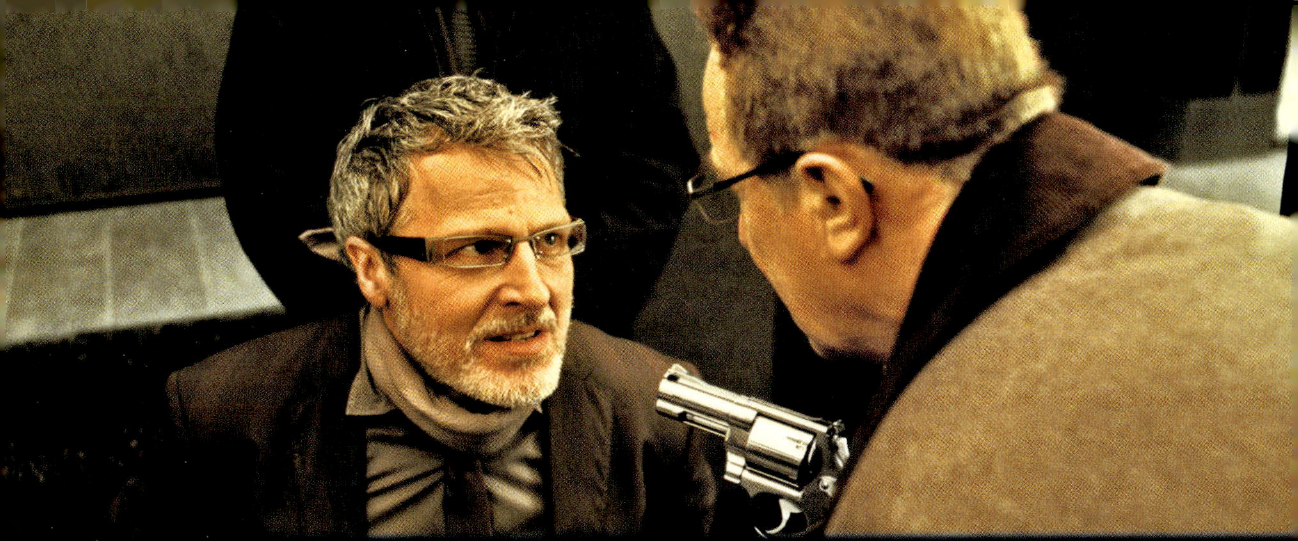

– Ah, ça va ! J'aurais pas dû saboter ton usine ! Et pour les obus que tu m'as volés, je retire ma plainte !

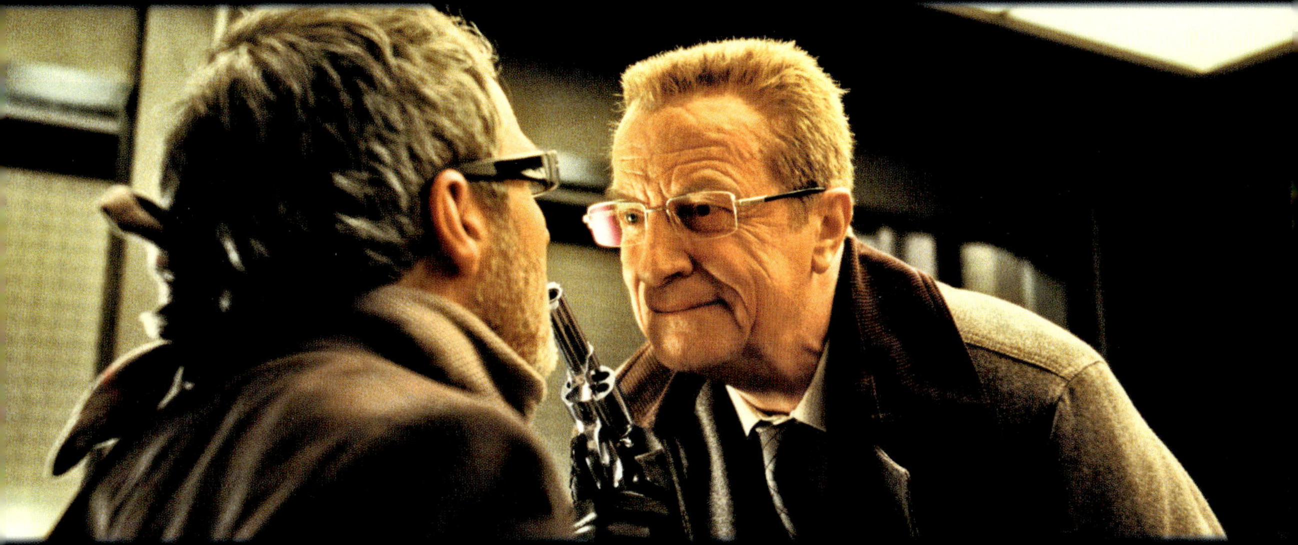

– Quels obus ? Il s'est fait voler des obus ! Ah non, les obus, c'est pas moi.
– Ce serait pas les hommes de Boulounga ?

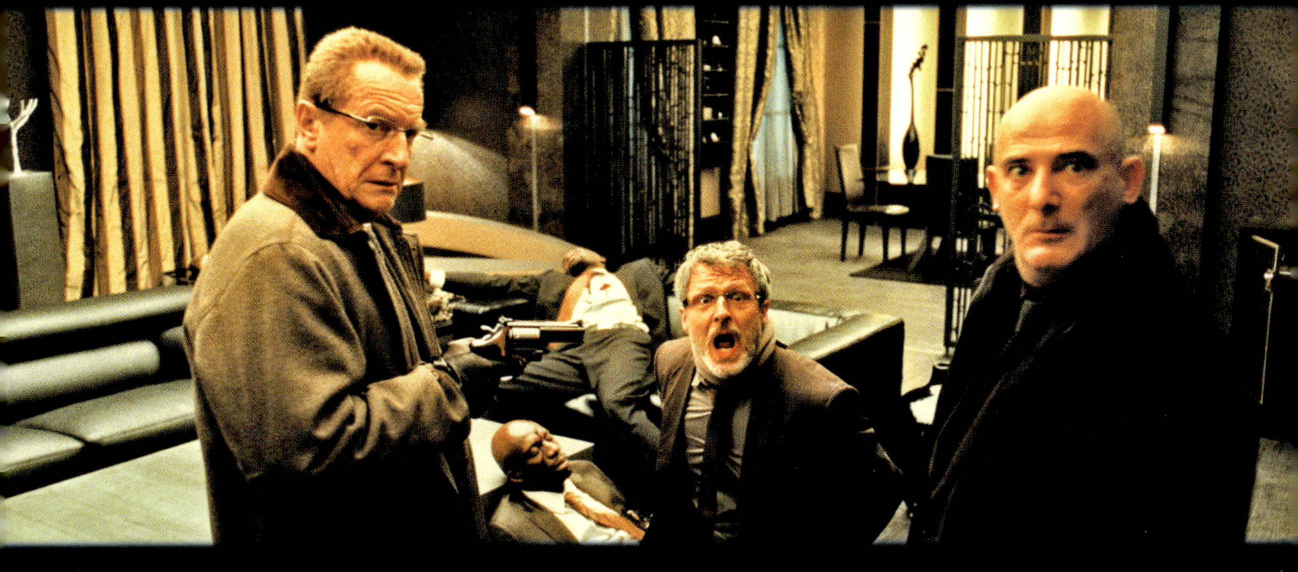

– Non ! C'est lui ! C'est lui !

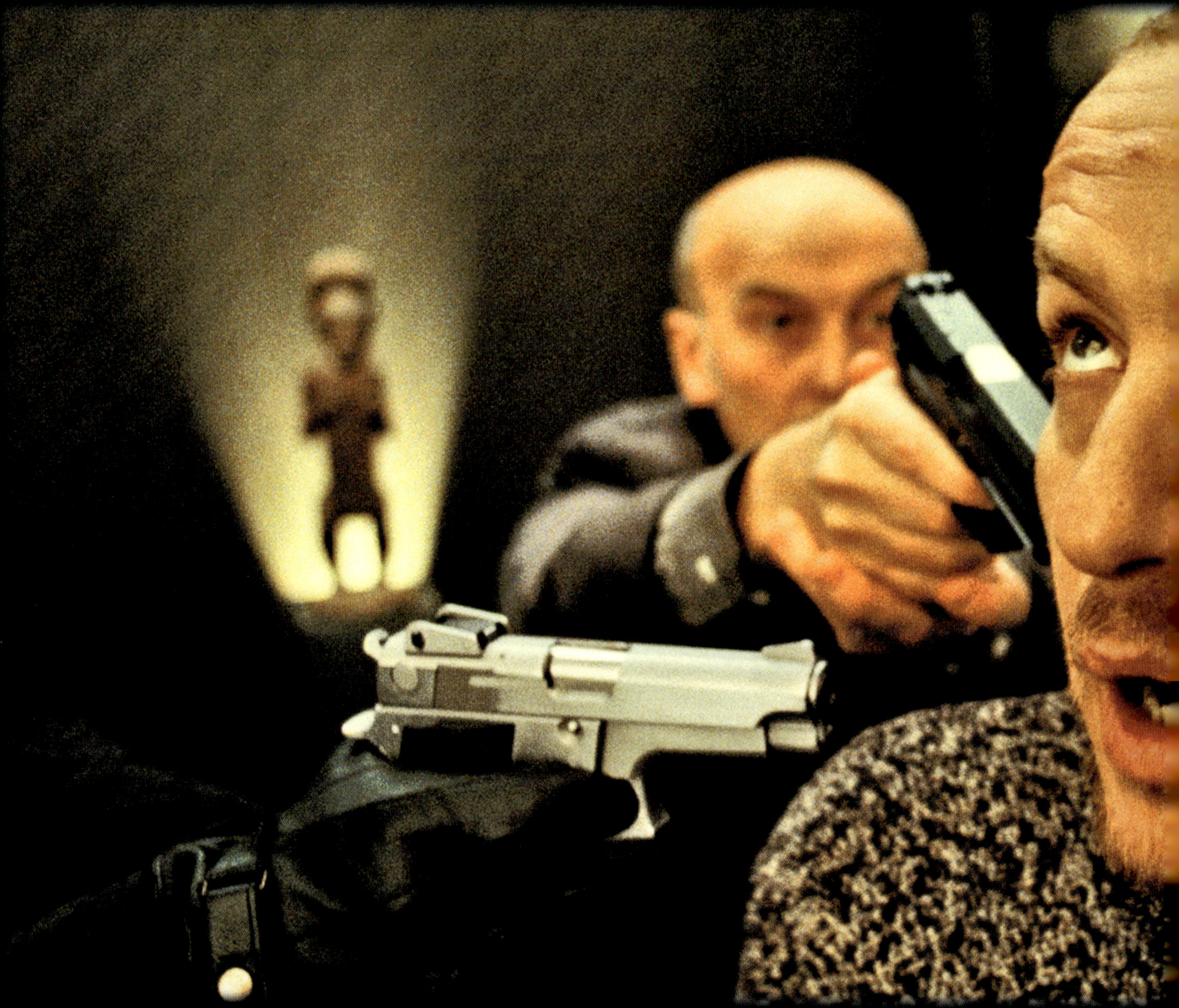

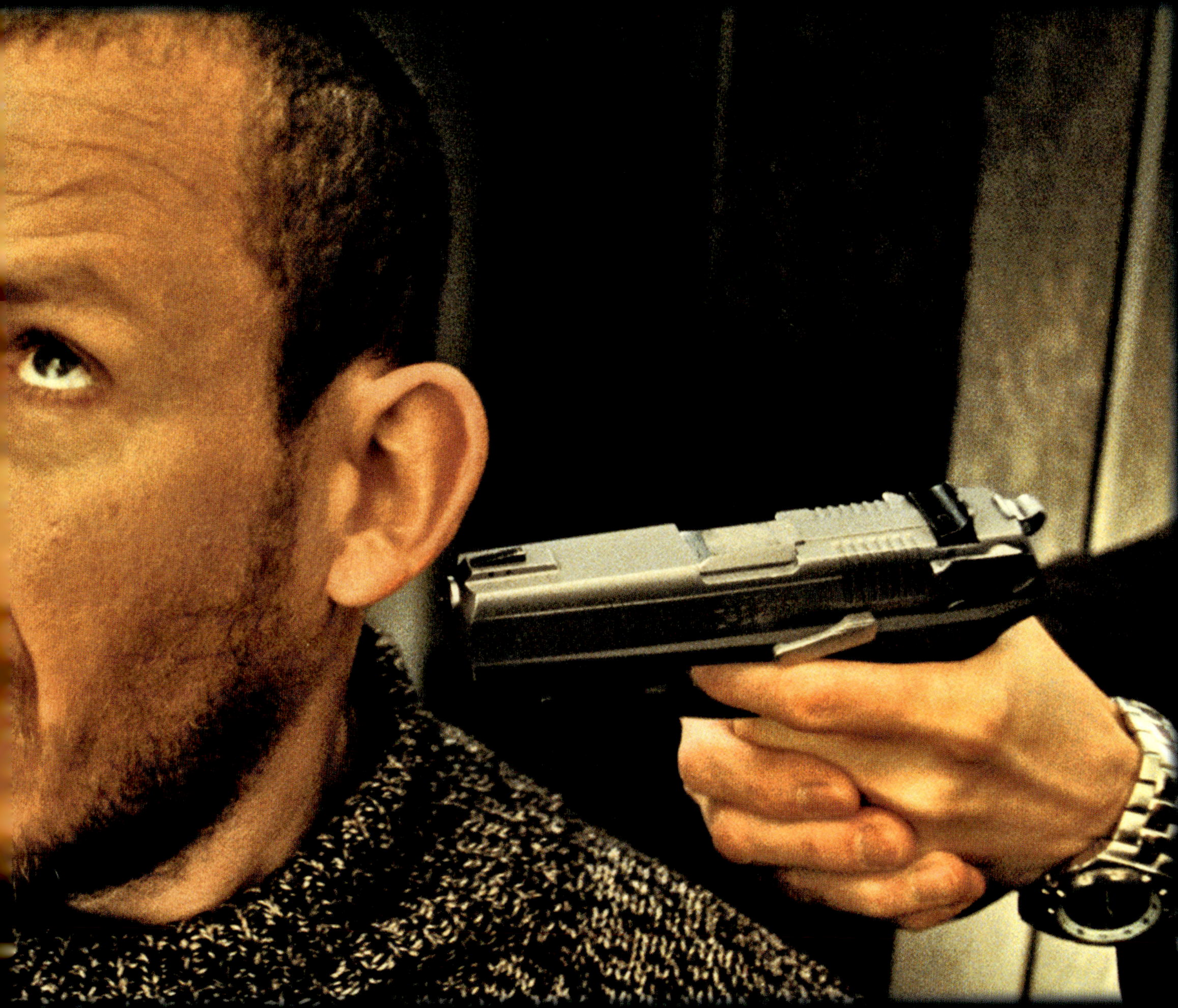

Et voilà… Eschyle est mort en recevant une tortue sur la tête…
… et moi, je vais mourir bêtement de peur comme le pauvre type que je suis…

LES MORTS STUPIDES DES GENS CÉLÈBRES

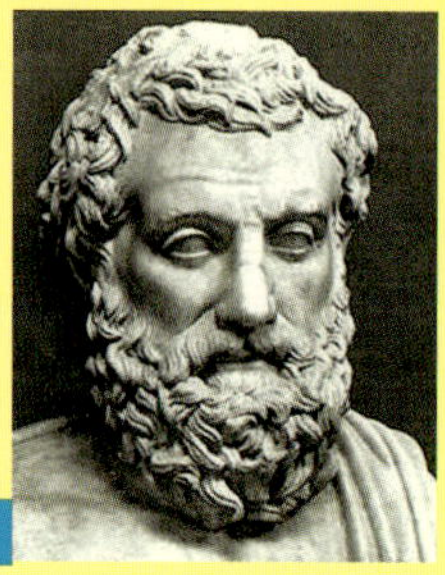
1

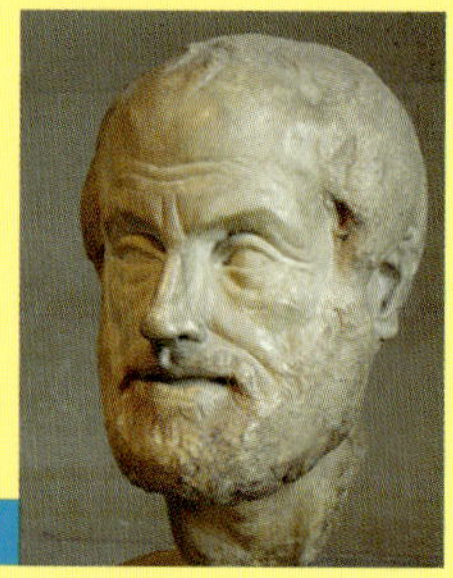
2

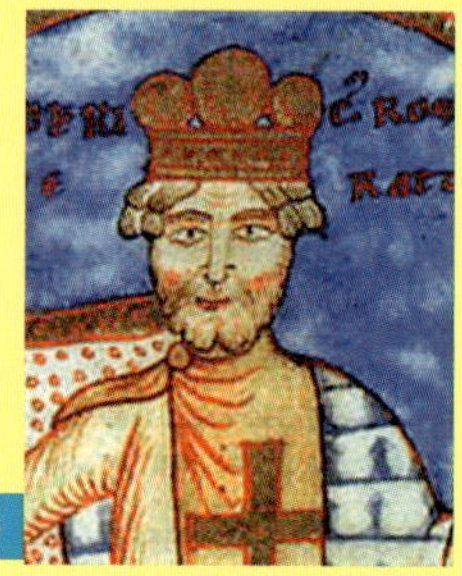
3

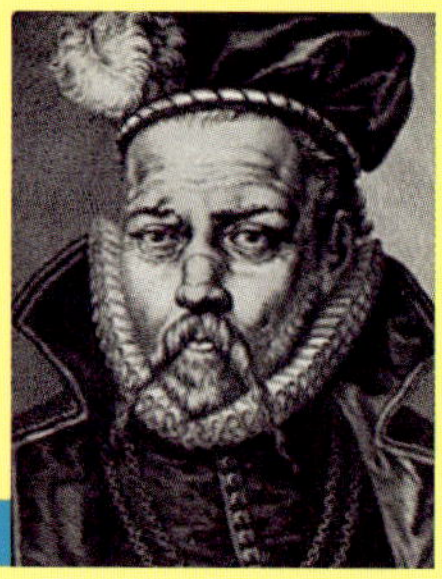
4

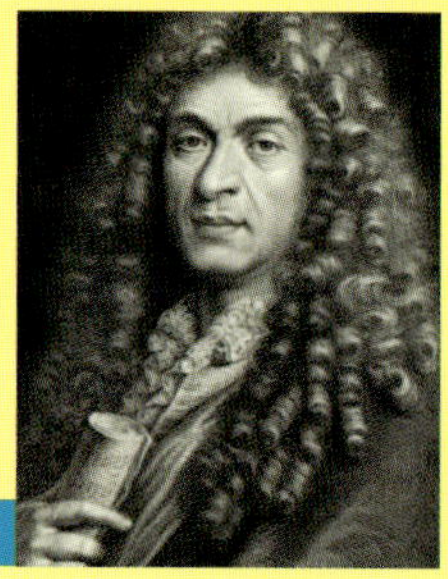
5

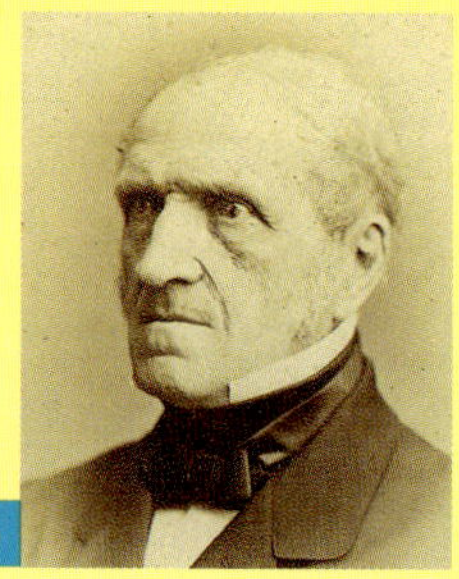
6

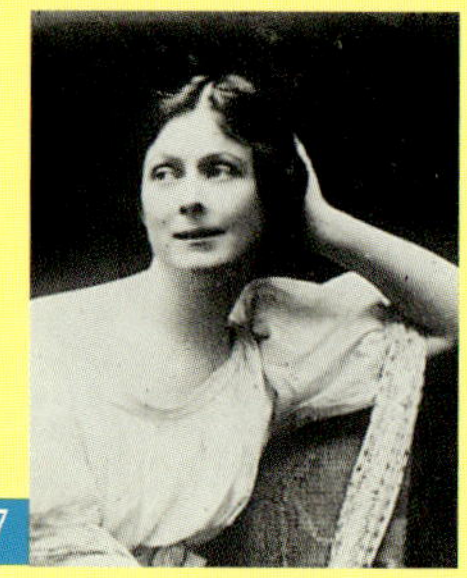
7

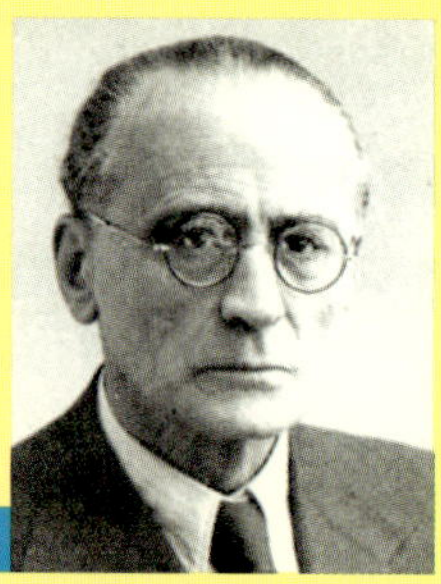
8

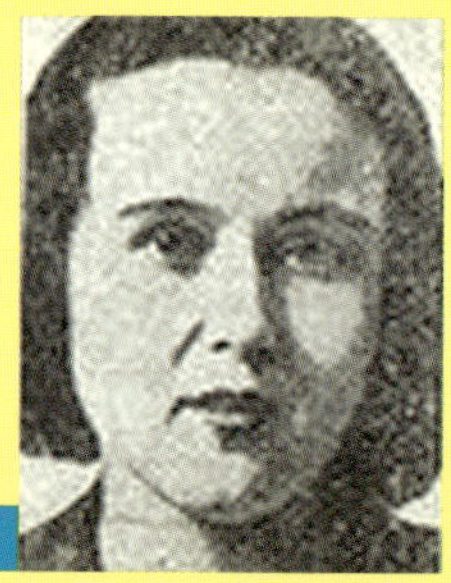
9

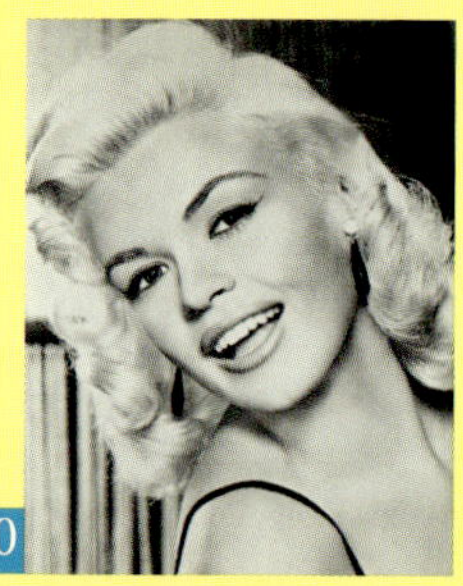
10

1. Eschyle, le père de la tragédie grecque, est mort dans la campagne sicilienne en 457 av. J.-C., en recevant sur le crâne une tortue lâchée par un épervier.

2. Chrysippe de Tarse, philosophe stoïcien, compagnon d'Aristote, est mort de rire en 205 av. J.-C., étouffé par les hoquets d'hilarité que lui provoqua un âne mangeant une figue sur un plat d'argent.

3. L'empereur Frédéric Ier, dit « Barberousse », en route pour faire la guerre à Saladin en 1190, est mort noyé à la traversée d'un gué, car il avait négligé le poids de son armure.

4. L'astronome danois **Tycho Brahe** est mort en 1601 d'une occlusion de la vessie pour ne pas avoir eu l'audace de demander un arrêt-pipi au carrosse de l'empereur Rodolphe II de Habsbourg dont il était le passager.

5. Jean-Baptiste Lully, compositeur et chef d'orchestre de Louis XIV, est mort de la gangrène en 1687, après s'être frappé le pied de la lourde canne dont il se servait pour battre la mesure.

6. Le mathématicien **Michel Chasles**, célèbre pour la relation qui porte son nom, est mort en 1880, étouffé en mangeant une guimauve.

7. La danseuse américaine **Isadora Duncan** est morte en 1927, étranglée par son écharpe dont l'extrémité s'était prise dans le moyeu de la roue de sa voiture.

8. Le compositeur autrichien **Anton Webern** a été abattu de nuit par une sentinelle américaine en 1945 parce qu'il venait d'allumer une cigarette.

9. La femme de l'écrivain **William Burroughs** est morte en 1951 d'un coup de feu tiré par son mari qui visait la pomme placée en équilibre sur sa tête.

10. L'actrice américaine **Jane Mansfield** est morte en 1967, décapitée par une tôle tombée du camion qu'elle venait de percuter avec sa décapotable.

Dans l'appartement enfin vide, la Môme Caoutchouc peut sortir de sa deuxième cachette…
tandis que, dans la rue, un sinistre convoi emmène notre héros vers son destin.

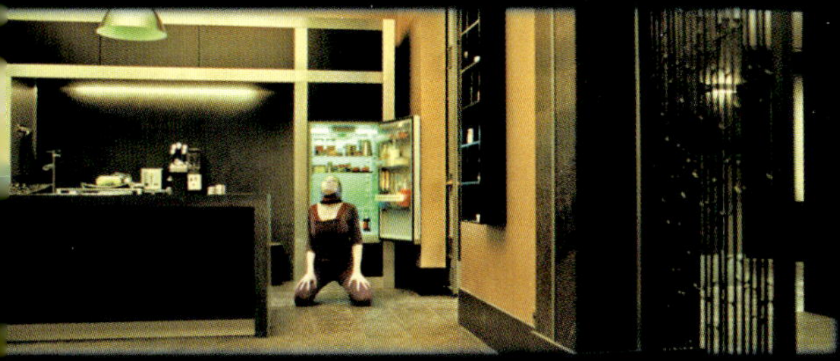

À peine dégivrée, l'espionne saute sur un téléphone :
– Placard ? Plan B ! D'urgence !

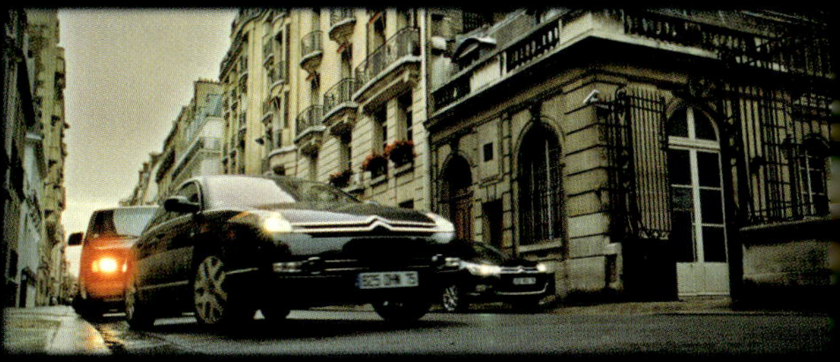

Véhicule n° 1 : La limousine des deux présidents réconciliés devant l'ennemi.

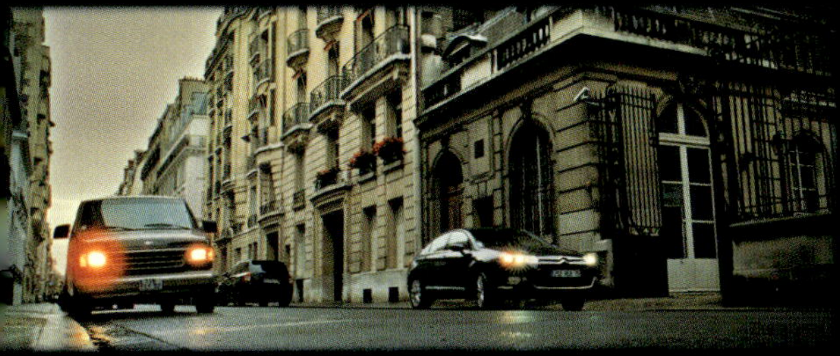

Véhicule n° 2 : La voiture des gardes du corps et porte-flingues de l'un et de l'autre.

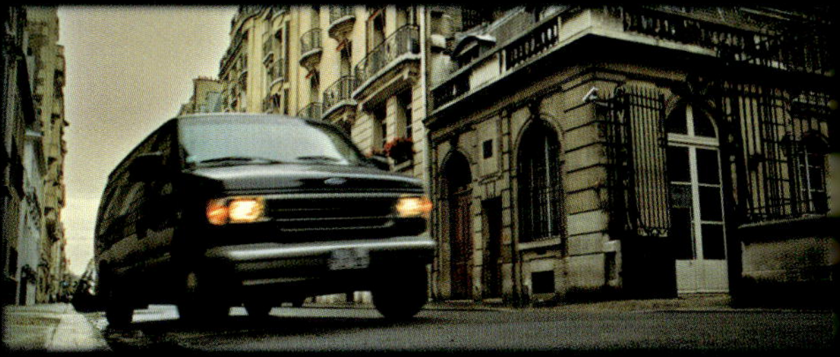

Véhicule n° 3 : La camionnette des membres du commando.

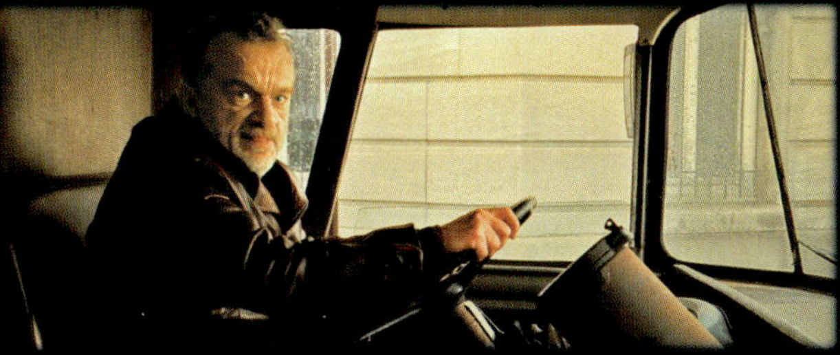

Tout est prêt : Fracasse est à son poste, au volant d'un camion de déménagement.

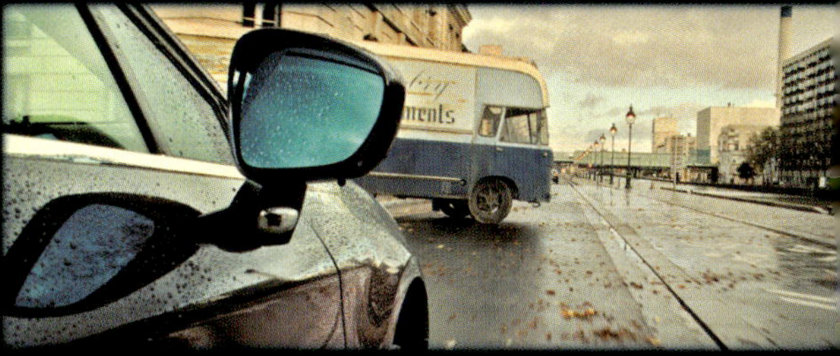

Le camion déménage…

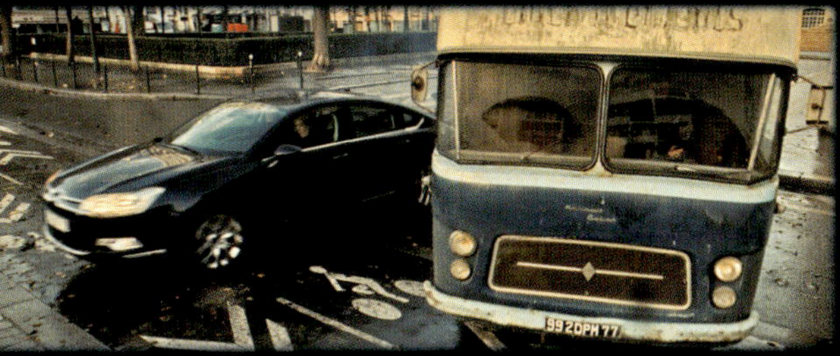

… la voiture des gardes du corps le prend mal…

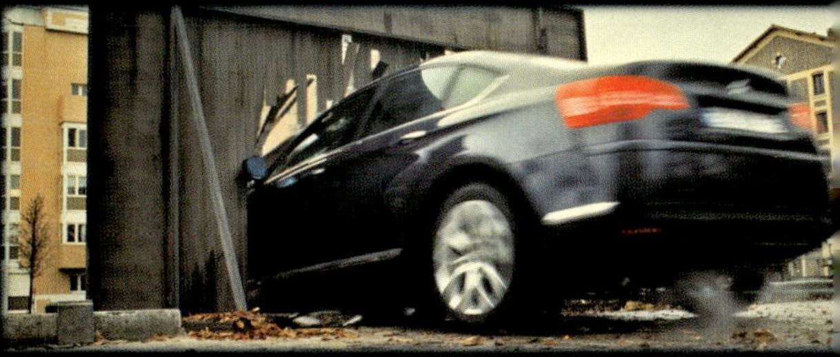

… et finit sa course dans un panneau.

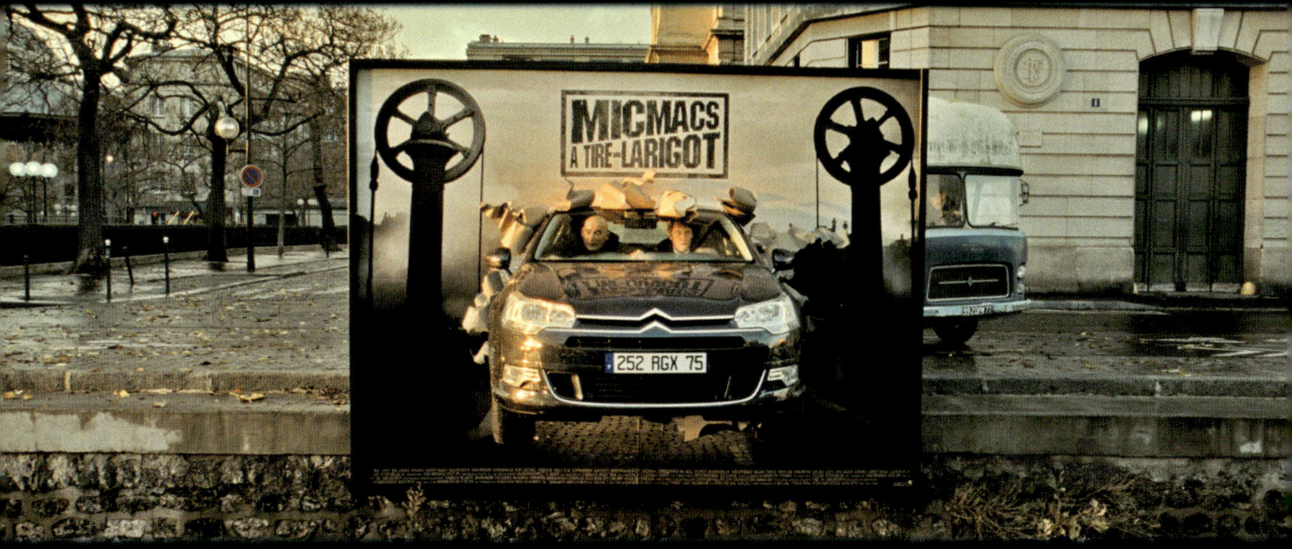

Véhicule n° 2 neutralisé. Mission accomplie.

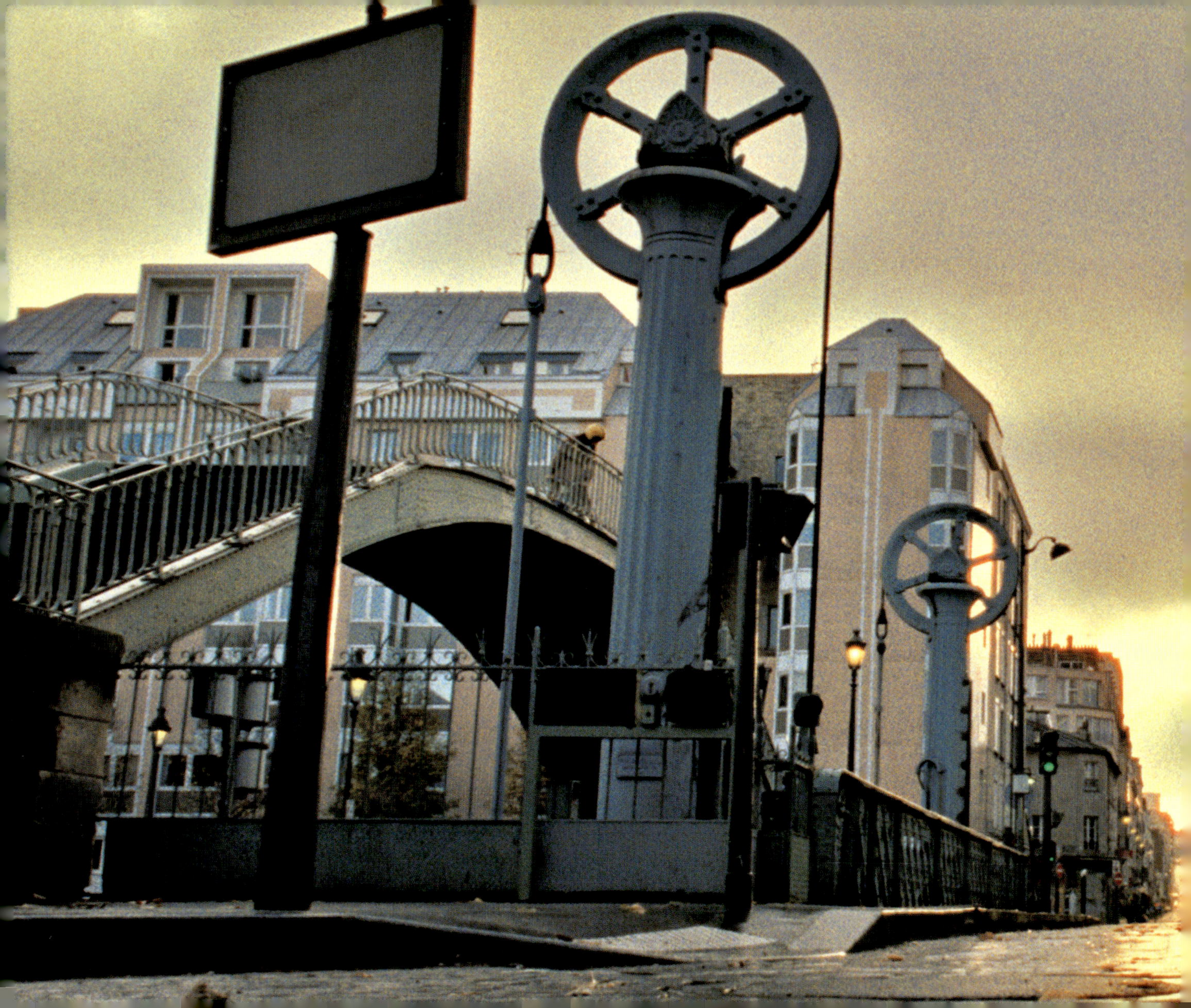

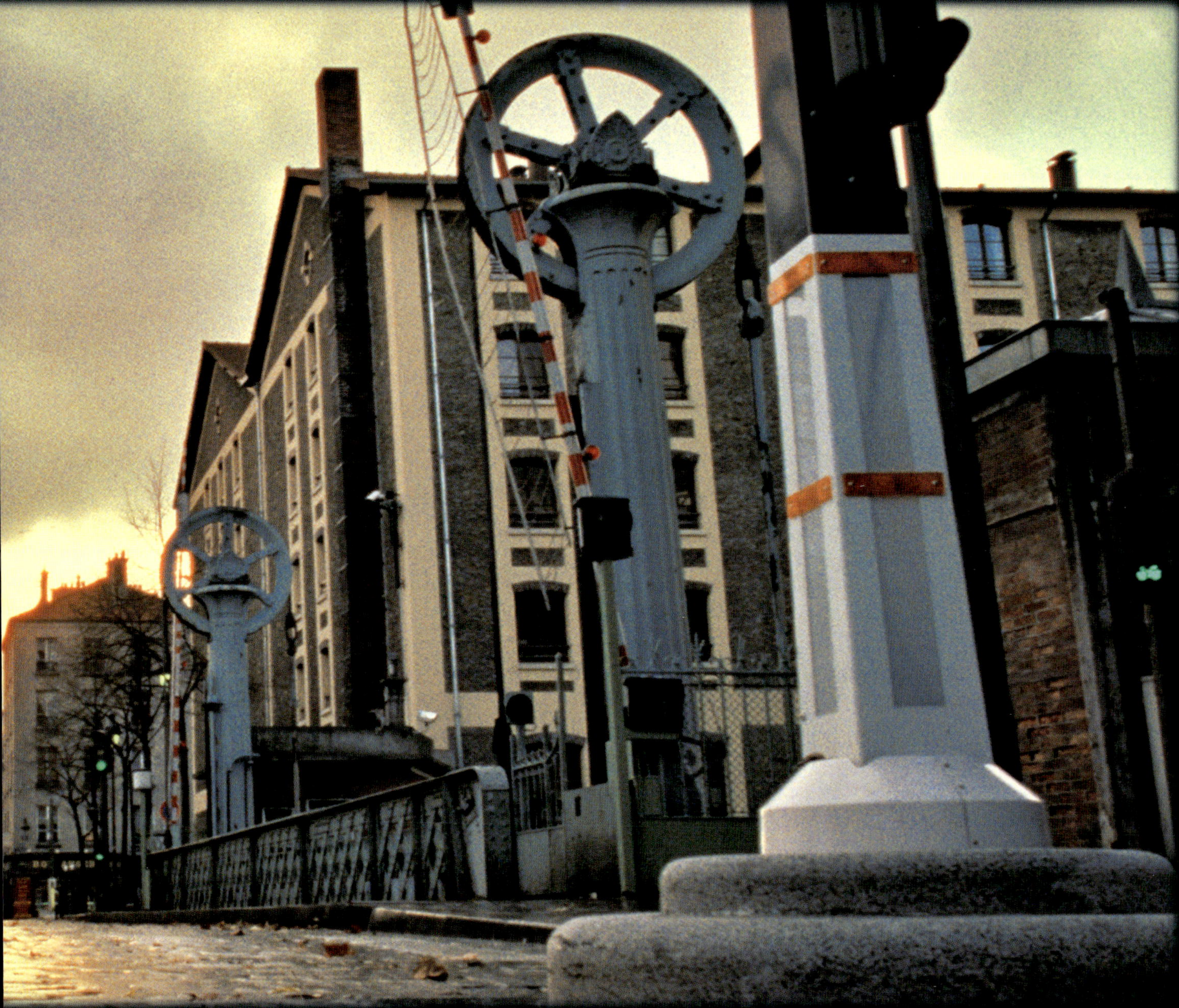

Le pont levant de la rue de Crimée attend patiemment dans l'aube naissante. Sur la passerelle, un guetteur casqué.

LE PONT LEVANT DE LA RUE DE CRIMÉE

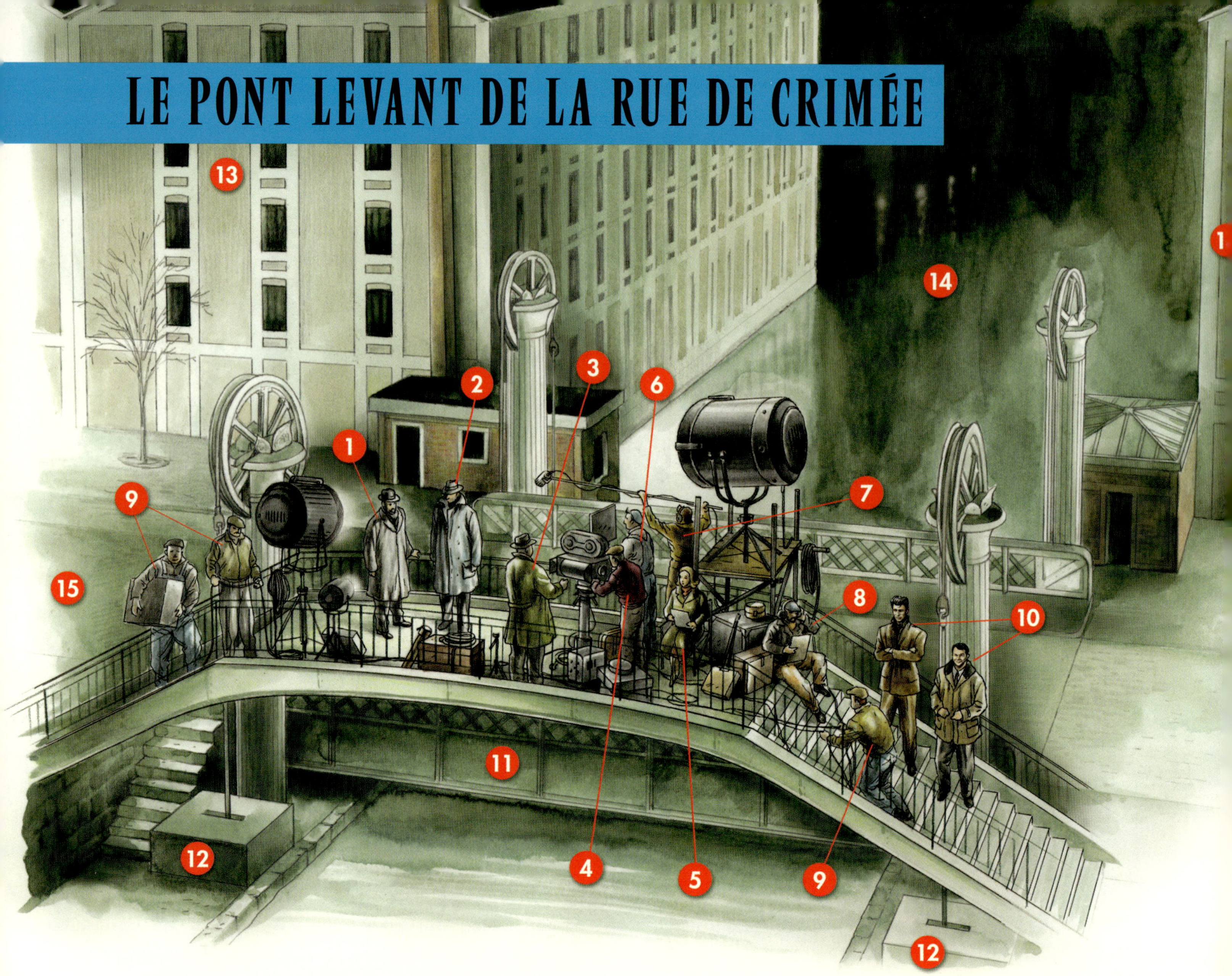

RECONSTITUTION DU TOURNAGE DES *PORTES DE LA NUIT* SUR LA PASSERELLE DU PONT DE CRIMÉE – 1946.
1 • Carette (comédien). 2 • Jean Vilar (comédien). 3 • Marcel Carné (réalisateur). 4 • Opérateur. 5 • Script-girl (prise d'un léger coup de barre, profite temporairement du fauteuil du réalisateur…) 6 • Régisseur lumière. 7 • Perchman. 8 • Ingénieur du son. 9 • Machinistes. 10 • Yves Montand et Serge Reggiani, vedettes masculines du film (non prévus dans le tournage de ce plan, de passage pour discuter le coup). 11 • Pont levant dit « de Crimée ». 12 • Sortie des câbles de levage. 13 • Magasins généraux. 14 • Canal de l'Ourcq. 15 • Rue de Crimée.

Le pont levant dit « de Crimée » (parce que la rue de Crimée, XIXe arrondissement, passe dessus et qu'il n'a pas de nom officiel, ou que tout le monde l'a oublié) est un de ces endroits magiques de Paris, apprécié de tous les promeneurs. Avec les vénérables bâtiments des Magasins généraux qui l'encadrent dans une symétrie irréprochable[1], la vaste étendue du bassin de la Villette qui lui offre un panorama, il a servi plusieurs fois de décor pour le cinéma ou la télévision. Il faut dire que c'est le seul pont levant de ce type à Paris. Contrairement à une rumeur insistante qui l'attribue à Eiffel, c'est la société Fives-Lille qui l'a construit (c'est pas compliqué, c'est marqué dessus), il a été inauguré en 1885. Accolé d'une passerelle surélevée qui permet la traversée des piétons quand il livre passage aux péniches, il fonctionnait à l'origine avec un système hydraulique utilisant uniquement la pression de l'eau de la ville. Mais l'adjonction au réseau du quartier des eaux de source de la Dhuys en 1930 fit baisser ladite pression et imposa l'énergie électrique. De même, les chaînes qui le soulevaient dans les premières années, guidées par les grandes roues si décoratives, furent remplacées par des câbles métalliques quand, en 1889, la rupture de l'une d'elle, blessa gravement un enfant de 9 ans nommé Georges Joannès, lequel bénéficia par la suite d'une rente à vie votée par le Conseil de Paris – on peut pas être plus précis. Toujours en fonction, toujours vaillant, le pont levant est de plus en plus intensivement fréquenté depuis que le réaménagement du quartier en a fait une promenade touristique prisée.

1. Plus si irréprochable que ça : un des deux entrepôts a brûlé en 1990, celui qui a été reconstruit à la place n'en respecte que le volume.

D'un culte l'autre

Une péripétie qui n'a pas peu contribué à la réputation légendaire du pont levant de Crimée, c'est le choix que fit Marcel Carné en 1946 d'y tourner quelques scènes de son film culte *Les Portes de la nuit*, dont toute l'action se situait dans le quartier. Si le quai du bassin de la Villette et la maison des secours aux noyés furent reconstitués par Trauner en studio, les deux séquences où l'on voit le pont levant furent tournées en extérieur dans les décors réels. Et si plusieurs films ou téléfilms y ont été tournés par la suite, seul *Micmacs à tire-larigot* utilise le pont levant comme protagoniste à part entière en lui faisant jouer son rôle, le seul qu'il connaisse à la perfection : monter et descendre.

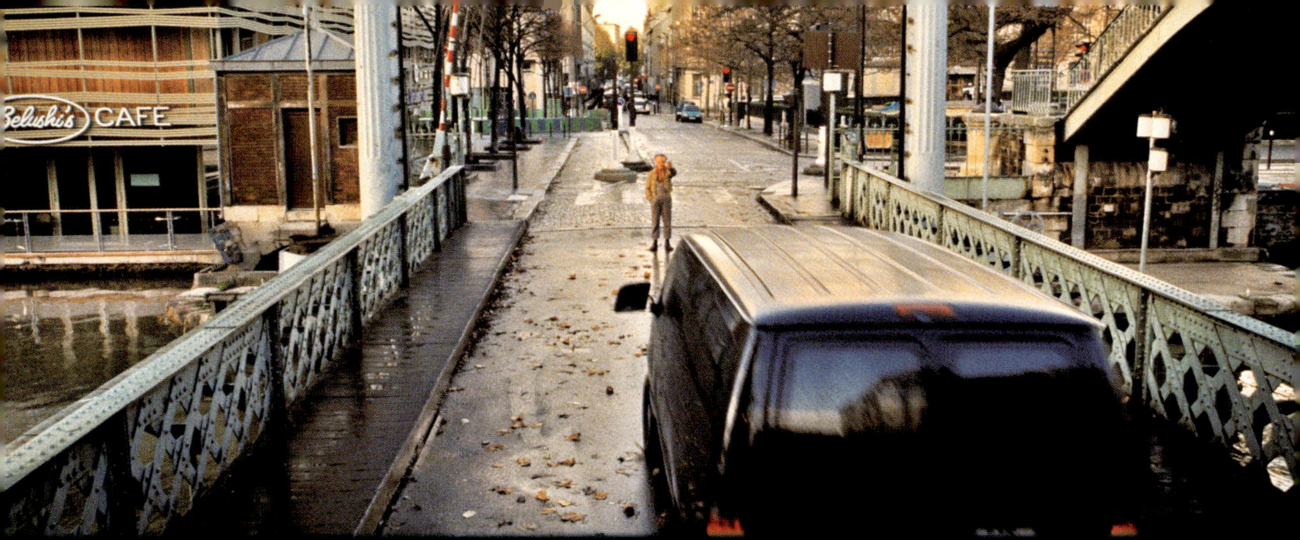

Petit Pierre est à son poste. D'un seul geste, il arrête la camionnette du commando.
D'un deuxième geste, il commande le levage du pont.

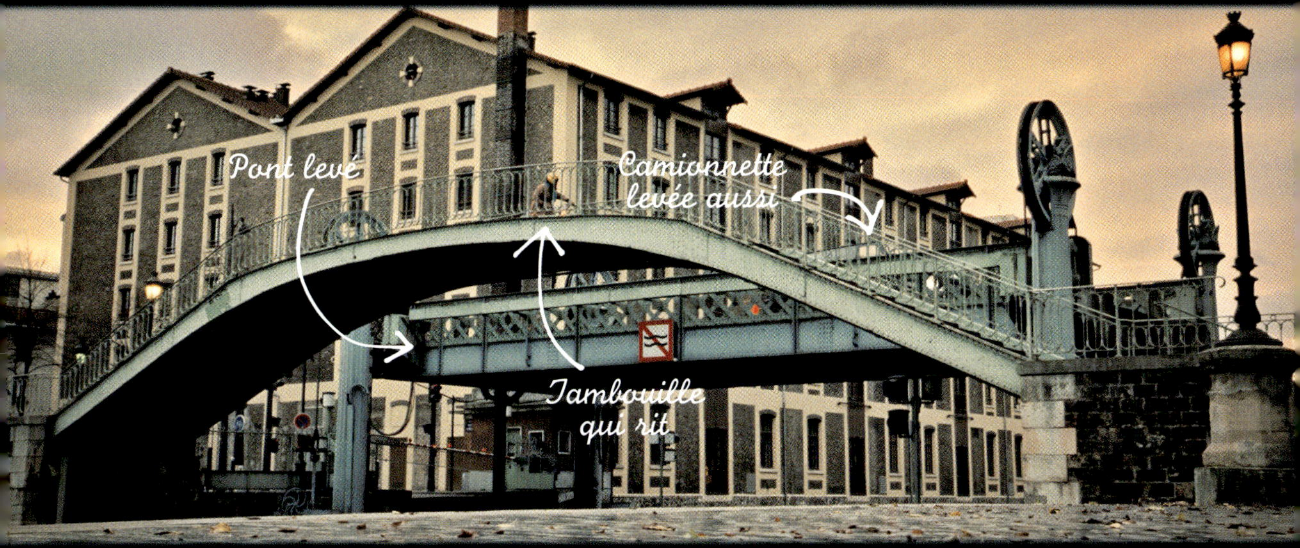

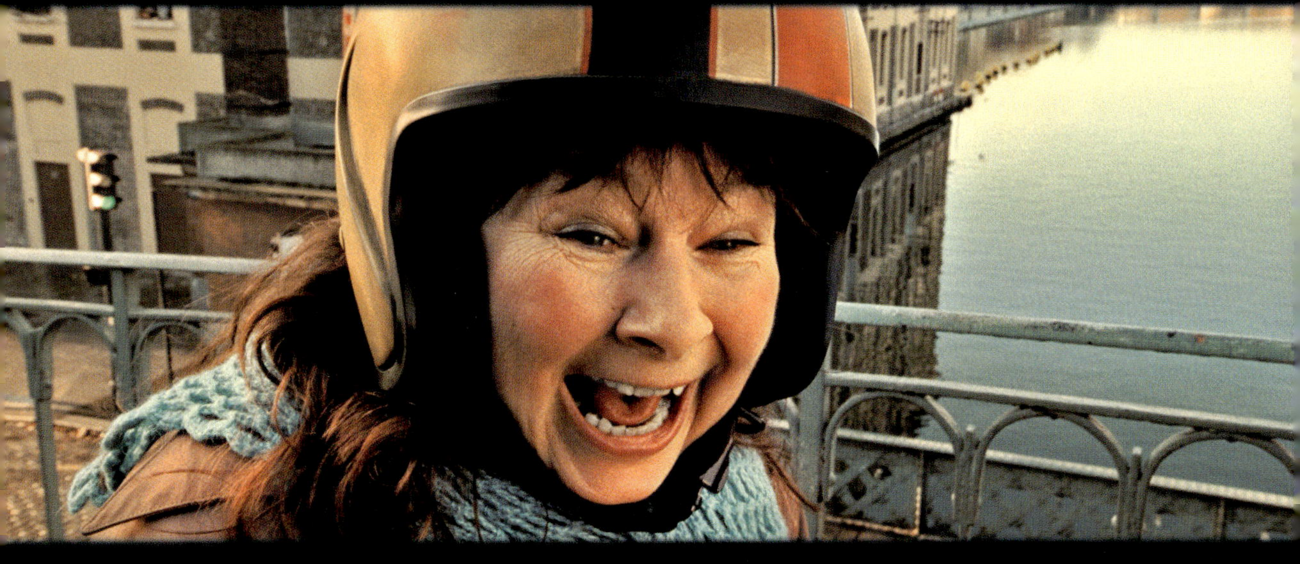

Véhicule n° 3 neutralisé. Mission accomplie.

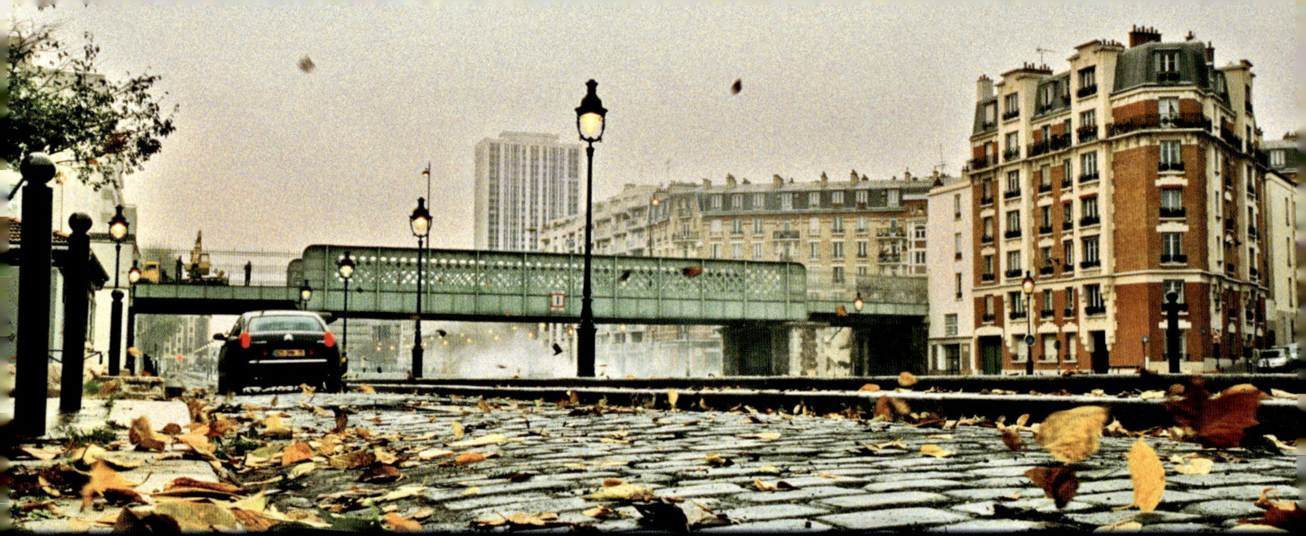

Les feuilles volent sur le quai du canal. Tout là-bas sur le pont, une grue à électroaimant attend son heure.

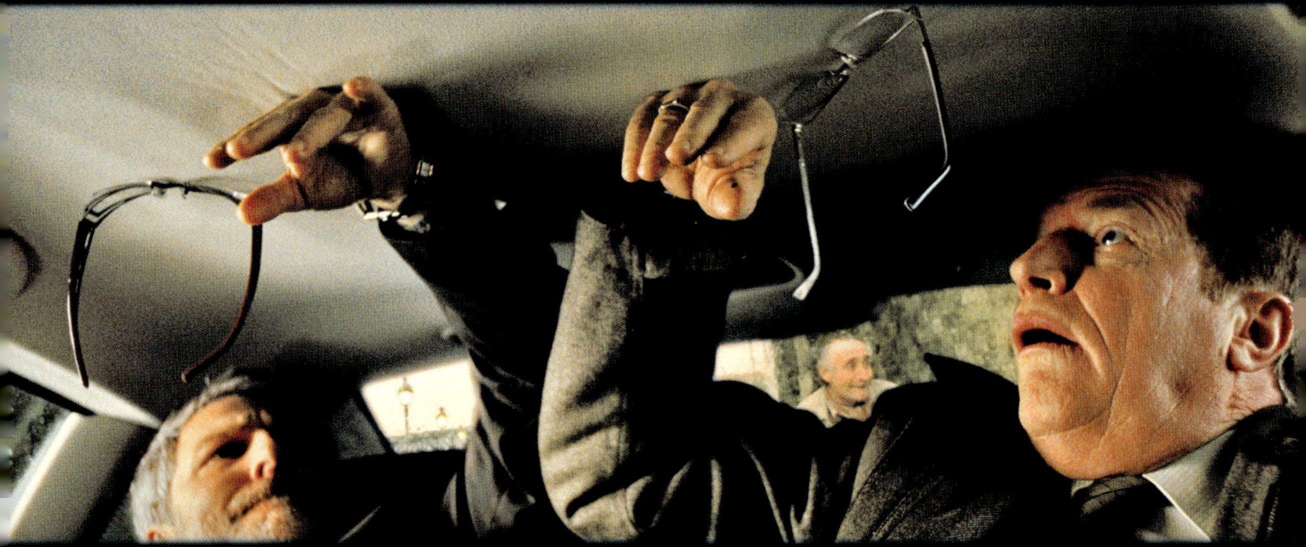

L'heure est venue : Placard jette l'hameçon dans l'onde pure du champ magnétique à haute énergie.

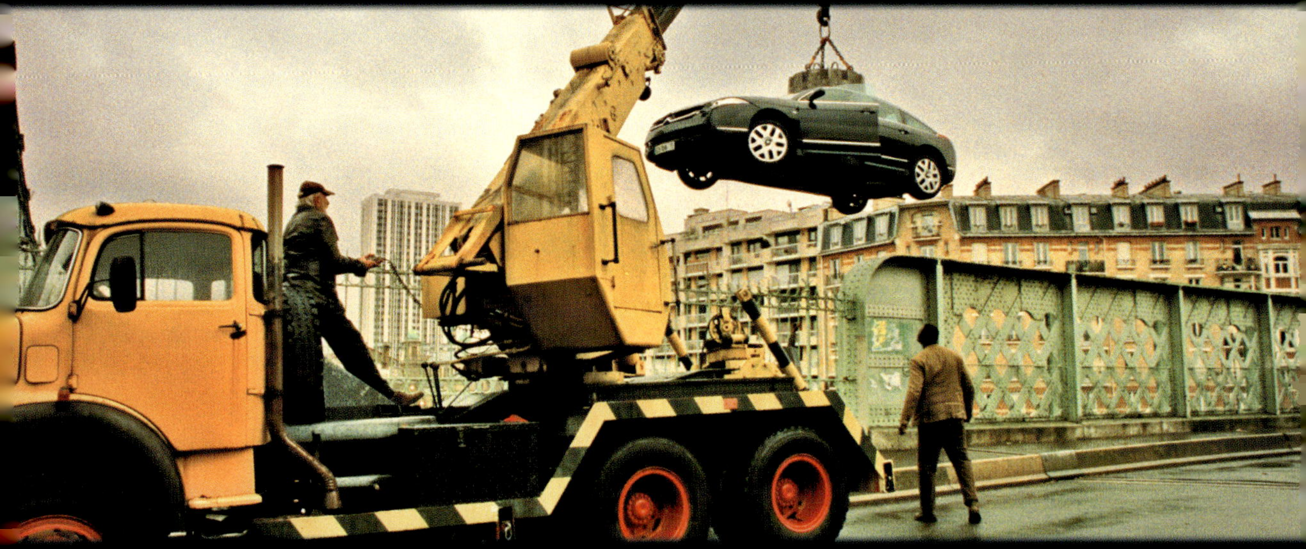

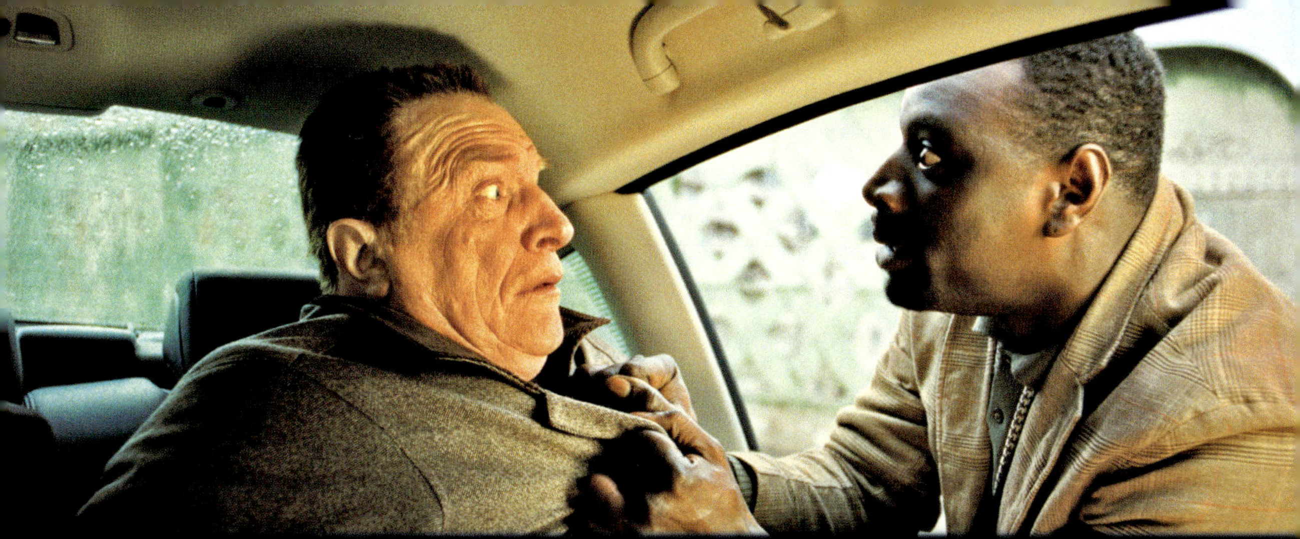

- Tu commences à nous courir sur le haricot, mon ami… On t'emmène au soleil.

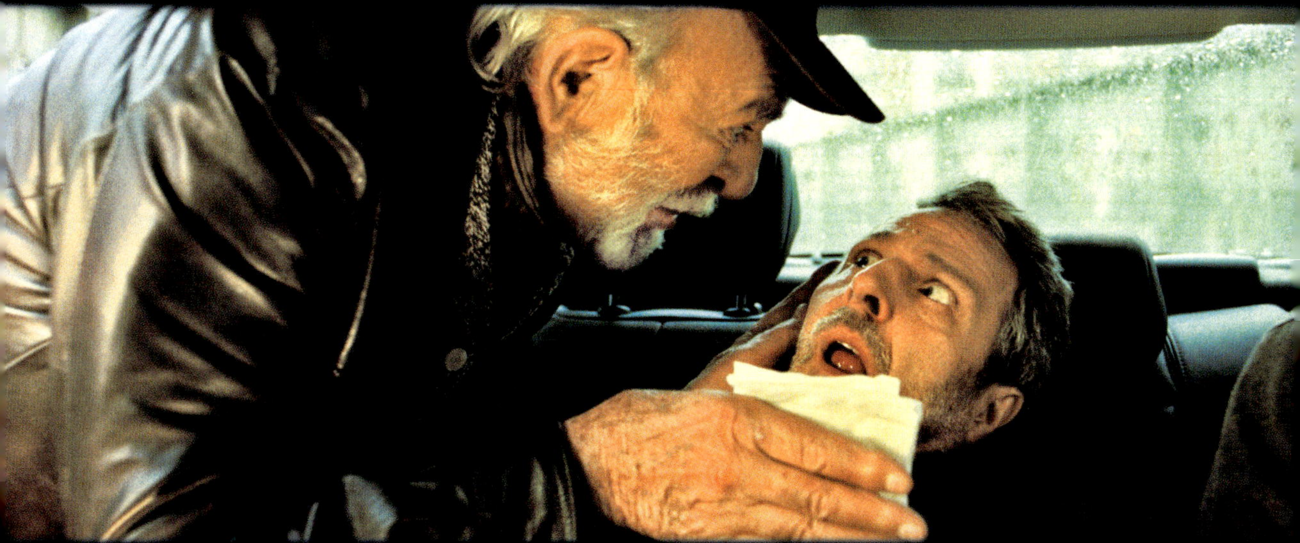

- On te paie des vacances… au Maghreb !

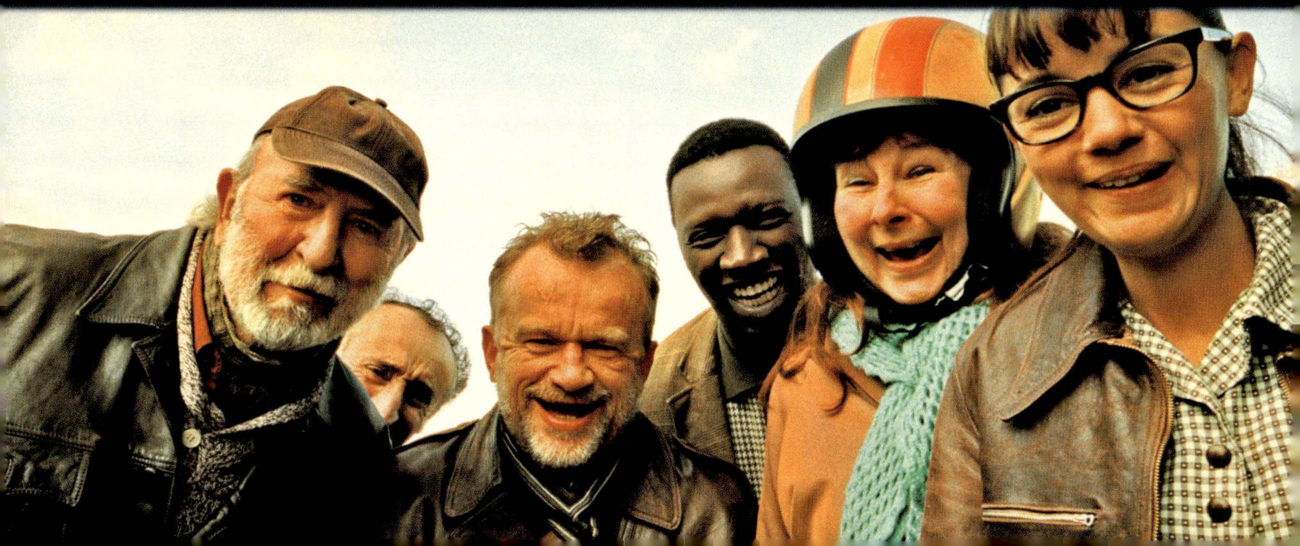

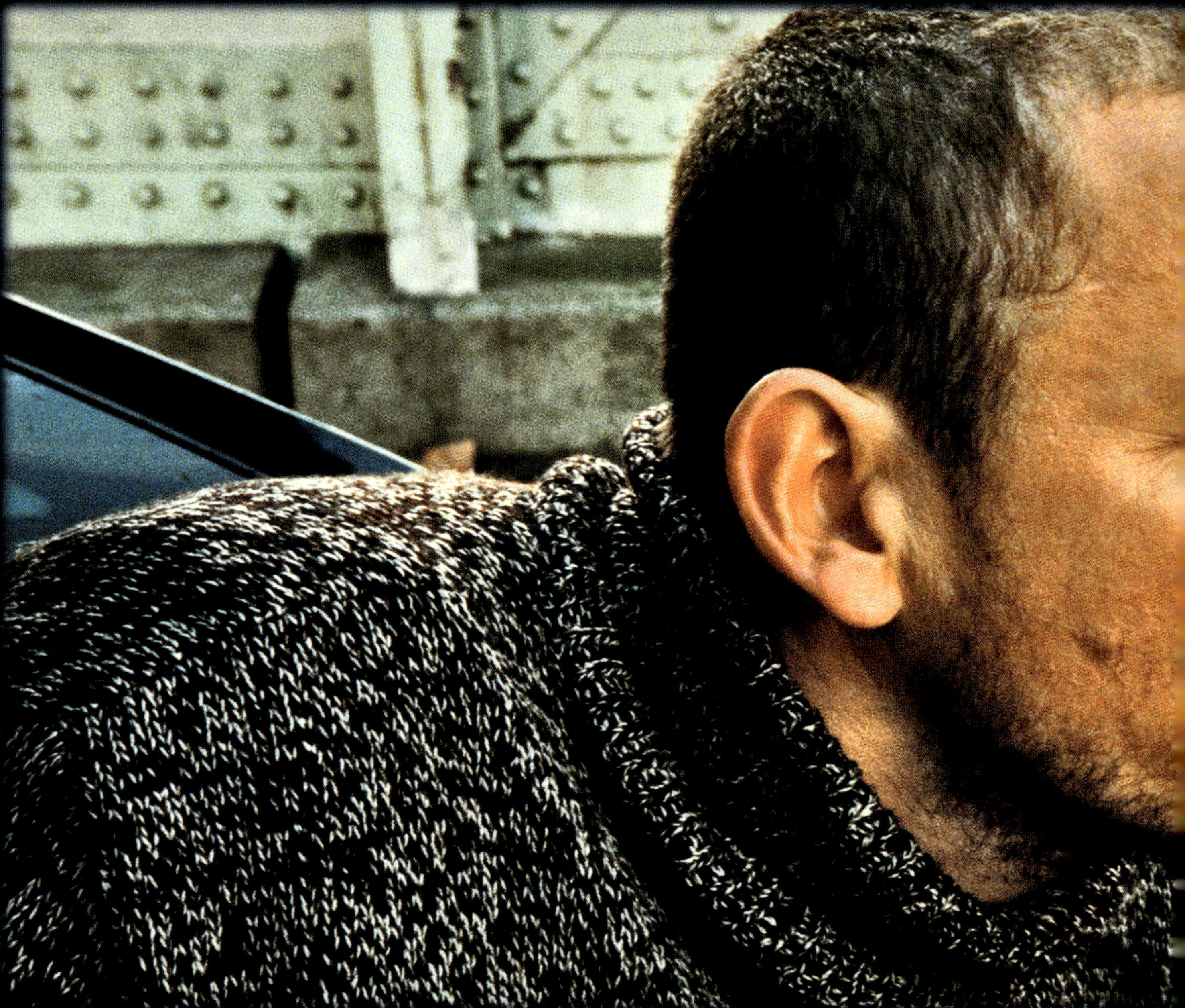

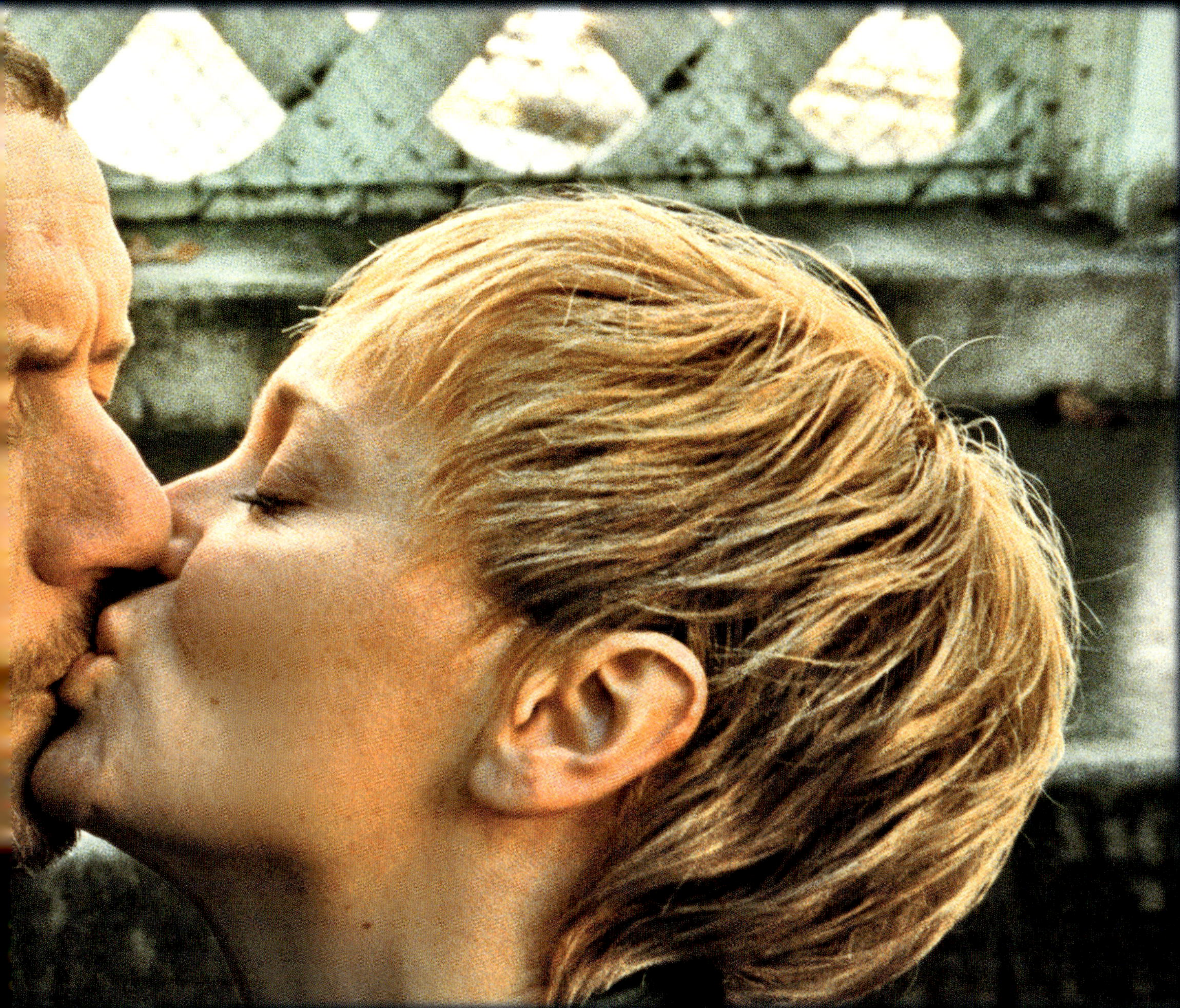

L'INGÉNIEUR KALACHNIKOV

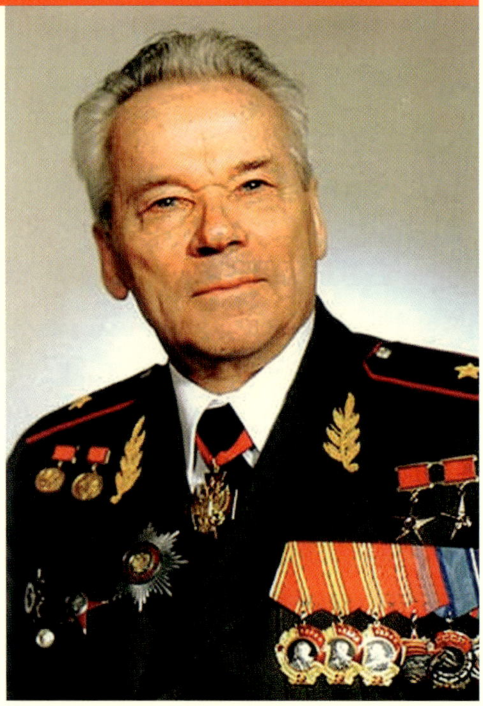

Le Michel-Ange de la seringue…

… et sa chapelle Sixtine calibre 7,62. ►

Une arme qui soit *à la fois* pas chère, résistante sous tous climats, et performante, c'est à dire qui vous troue la couenne avec le maximum d'efficacité pour un minimum d'effort, il n'en existe à ce jour qu'une seule : le fusil d'assaut AK47, dit « kalachnikov », dit « kalach », du nom de son concepteur, le Russe Mikhaïl Timofeïevitch Kalachnikov, né en 1919 et toujours vivant (contrairement à beaucoup de ses clients).

Premier tube au hit-parade des sulfateuses, star toutes catégories de la machine à abréger les conversations, plus célèbre arme à feu du monde, l'AK47 détient le record de succès, de vente, de copie, de sous-copie doublement triplement indirecte, fabriquée dans douze pays à la fois, elle équipe tout ce que la Terre compte de tirailleurs chichiteux, de soldats braves mais pauvres, de bataillons nécessiteux, de guérillas endettées, de terroristes fauchés, de rébellions indigentes ou d'armées régulières trop pléthoriques. On estime à cent millions le nombre d'AK47 fabriquées à ce jour dans le monde et de ce Niagara d'acier, Mikhaïl Timofeïevitch, son inventeur, n'a pas vu le moindre petit kopeck. Enfin jusqu'à récemment.

C'est que, ingénieur de l'armement du temps de l'Union soviétique, ses succès professionnels lui avaient apporté à l'époque de sa gloire les avantages que les cadres méritants de son niveau pouvaient attendre : une Lada dernier modèle, un F4 dans un HLM avec ascenseur en état, et deux cent cinquante kilos de médailles dorées à rubans infroissables. La chute du Mur lui fut funeste. L'industrie de l'armement se disperse chez les oligarques, Mikhaïl se retrouve au chômage, oublié dans son HLM alors que son invention anime joyeusement les guerres du monde entier. Furax, qu'il était. Quand les journalistes arrivaient à le localiser, le bienfaiteur de l'humanité défouraillante déversait son amertume. Mais le néo-capitalisme l'a vite rattrapé, le privé lui a rendu les honneurs qu'il méritait, argent, admiration, hommages, statues. Une salle lui est consacrée au musée de la Guerre à Moscou. Mais, farouche stalinien, il fait la fine bouche : c'était tellement mieux avant.

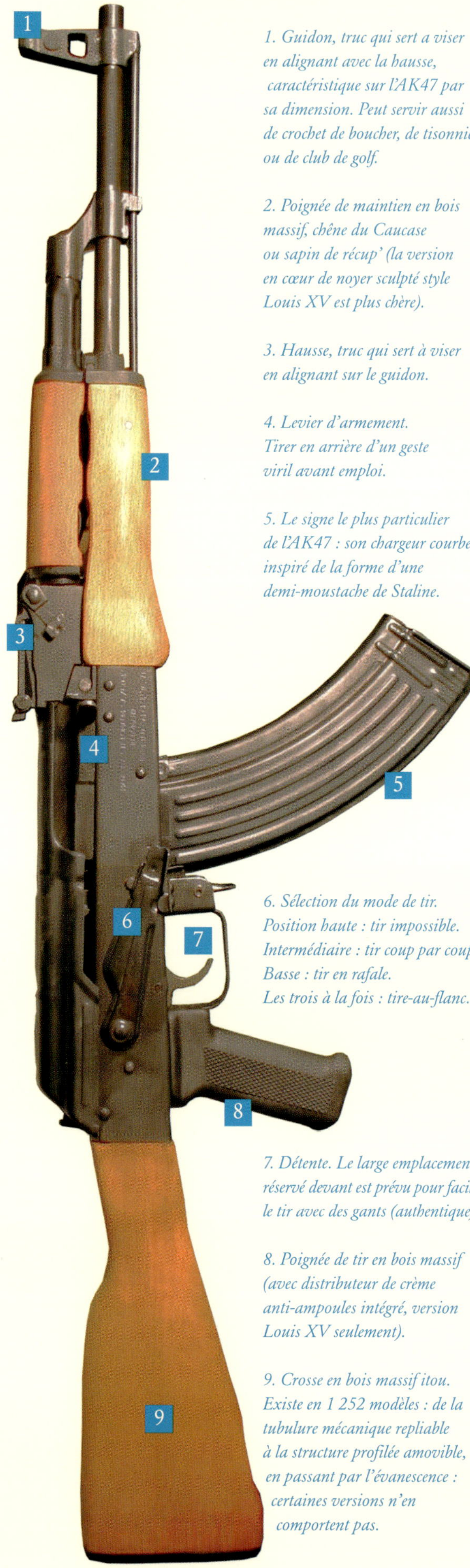

1. Guidon, truc qui sert a viser en alignant avec la hausse, caractéristique sur l'AK47 par sa dimension. Peut servir aussi de crochet de boucher, de tisonnier ou de club de golf.

2. Poignée de maintien en bois massif, chêne du Caucase ou sapin de récup' (la version en cœur de noyer sculpté style Louis XV est plus chère).

3. Hausse, truc qui sert à viser en alignant sur le guidon.

4. Levier d'armement. Tirer en arrière d'un geste viril avant emploi.

5. Le signe le plus particulier de l'AK47 : son chargeur courbe, inspiré de la forme d'une demi-moustache de Staline.

6. Sélection du mode de tir. Position haute : tir impossible. Intermédiaire : tir coup par coup. Basse : tir en rafale. Les trois à la fois : tire-au-flanc.

7. Détente. Le large emplacement réservé devant est prévu pour faciliter le tir avec des gants (authentique).

8. Poignée de tir en bois massif (avec distributeur de crème anti-ampoules intégré, version Louis XV seulement).

9. Crosse en bois massif itou. Existe en 1 252 modèles : de la tubulure mécanique repliable à la structure profilée amovible, en passant par l'évanescence : certaines versions n'en comportent pas.

Un siège d'avion sous leurs fesses, le bruit des réacteurs, des ceintures de sécurité, l'accélération, le jet qui décolle.
Où les emmène-t-on ?

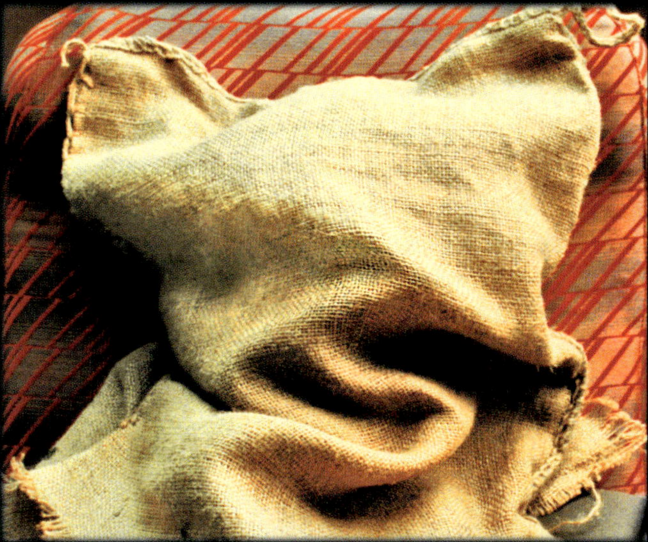
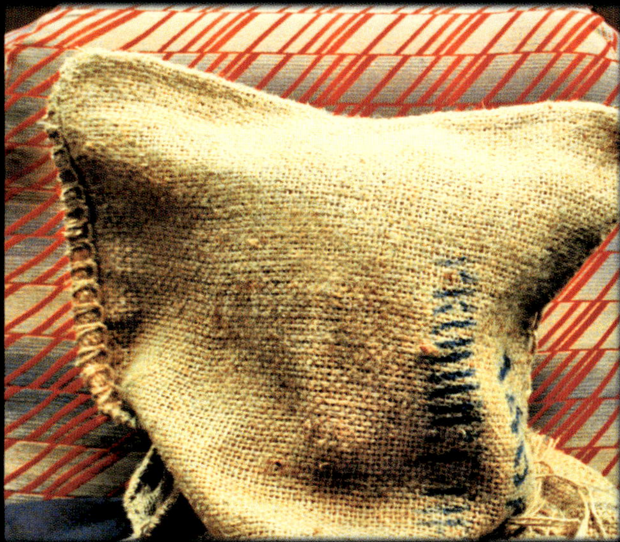

Tarmac brûlant ?… Échos de minarets ? Les producteurs iraient-ils à la rencontre du consommateur ? …
Dans un pays où l'on fait un usage intensif et assidu des produits de leurs usines ?

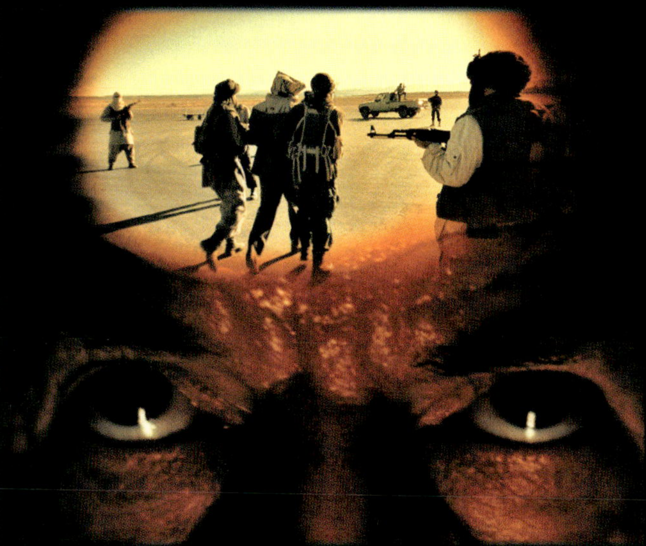
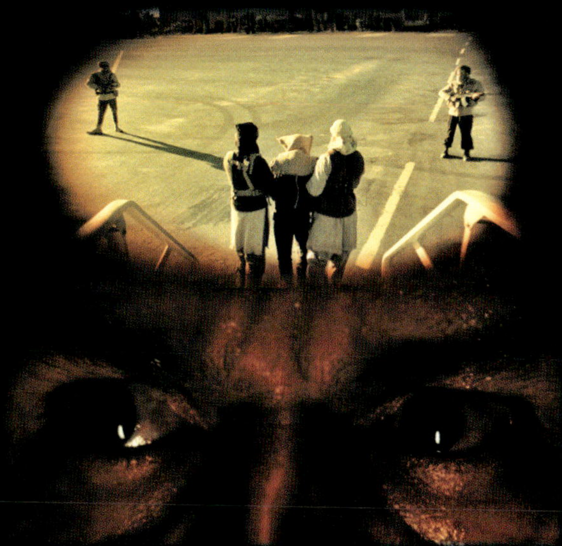

4 x 4 déchaînés sur une piste défoncée ?… Un pays où les marchands d'armes de tous horizons vibrent
dans la fièvre stimulante des grands supermarchés ?

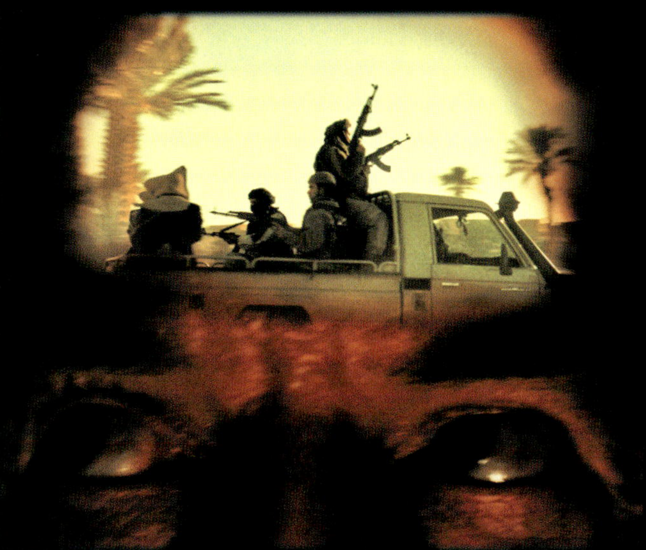
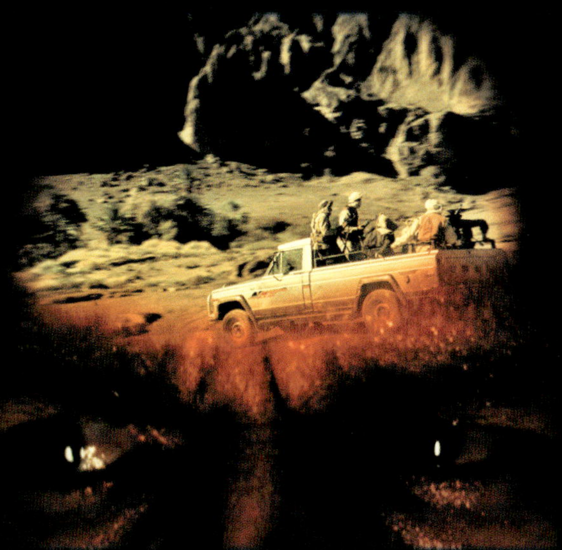

Grenades, mines, fusils d'assaut, lance-roquettes, munitions de tous calibres… Un pays où tout trouve preneur ?
Promos, discounts, clients à la pelle ? Les présidents vont-ils enfin voir de près leurs débouchés ?

LA GRENADE - PRINCIPE ET FONCTIONNEMENT

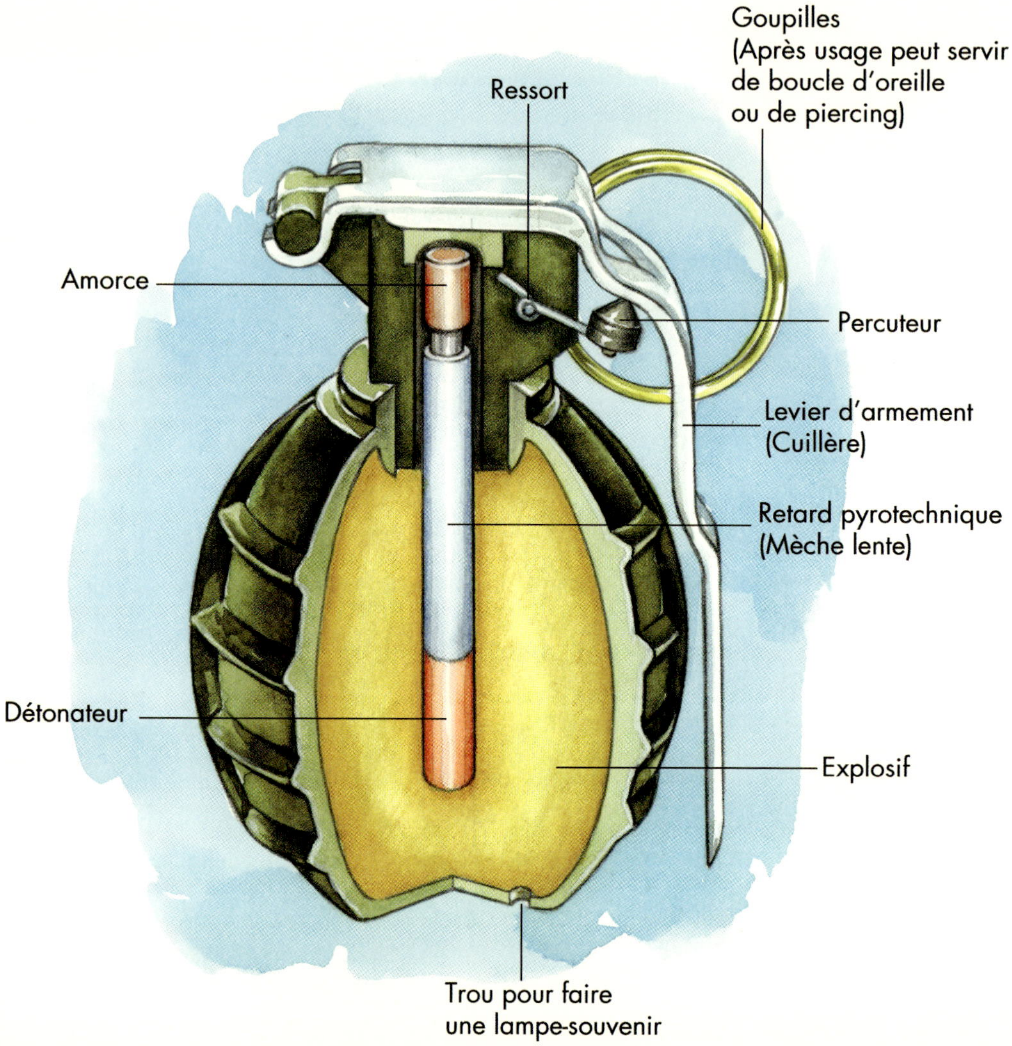

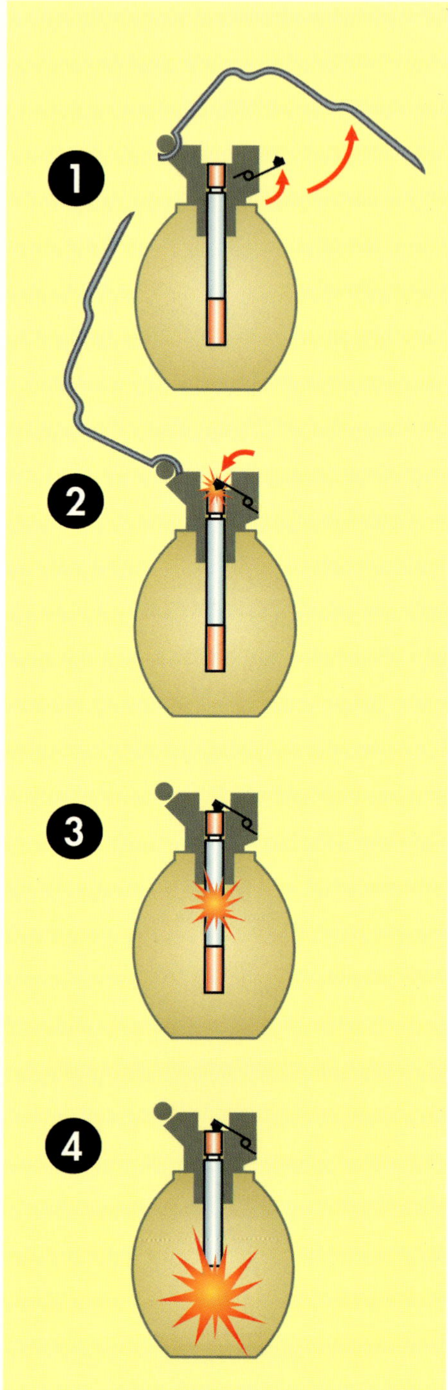

La grenade fonctionne exactement sur le même principe que les mines et, tout comme elles, n'a quasiment pas évolué depuis la seconde guerre mondiale. Sa différence étant d'être lancée au lieu de posée, pour un résultat comparable : une exposition de tripes et de viscères à l'air et à la lumière ambiante. Actuellement, quatre types de grenade se partagent les faveurs des grenadiers dans le monde : la F1 russe, la MK2 américaine, la M75 yougoslave, et la MILLS anglaise. Toutes les quatre marchent selon le même principe.

Démonstration : saisissez la grenade, tenez-la en serrant les doigts autour du levier d'armement, appelé parfois cuillère. Ôtez la goupille de sécurité, le petit anneau, là. Popopop ! Aaattendez avant de la jeter, que je vous explique. Quand vous allez la balancer en l'air (ou bien dans la meurtrière du bunker où la mitrailleuse d'un nazi diabolique retarde tout votre bataillon), le levier d'armement se lèvera, poussé par le ressort du percuteur **(1)**, lequel, libéré, viendra frapper l'amorce **(2)**. Celle-ci éclatera, allumant une petite charge de poudre qui enflammera une mèche lente **(3)**. Ce sera le moment de baisser la tête ou de vous carapater. Selon sa longueur, la mèche va mettre une dizaine de secondes pour atteindre la deuxième charge de poudre, celle qui fait péter l'explosif **(4)**. Avec l'explosion, le corps de la grenade en fonte se dispersera selon les fragments prémoulés, et les mitraillleurs allemands seront éjectés du bunker dans un beau mouvement chorégraphique, et vous crierez à votre bataillon : « Go ! Go ! Go ! » Bon, maintenant que je vous ai expliqué, c'est peut-être plus la peine de la jeter, votre grenade. Comment ? Vous avez balancé la goupille de sécurité ? Ah ben fallait pas. Tant que vous la tenez, ça va, si vous lâchez, ça pète. Vous avez l'air malin, maintenant. Démerdez-vous, mon vieux.

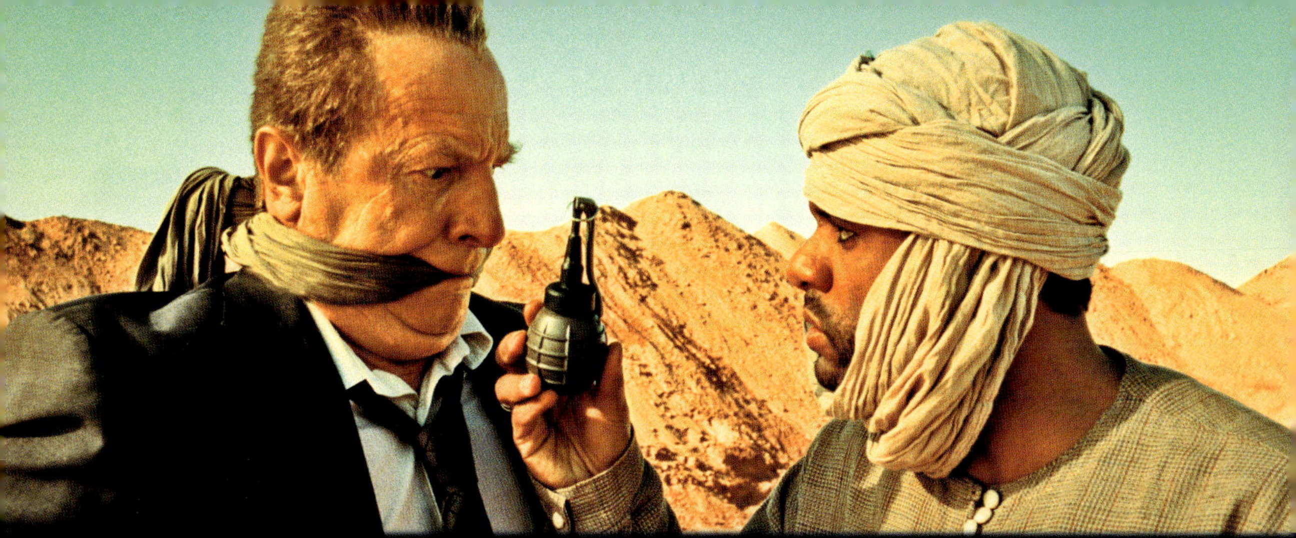

- Tu connais ?

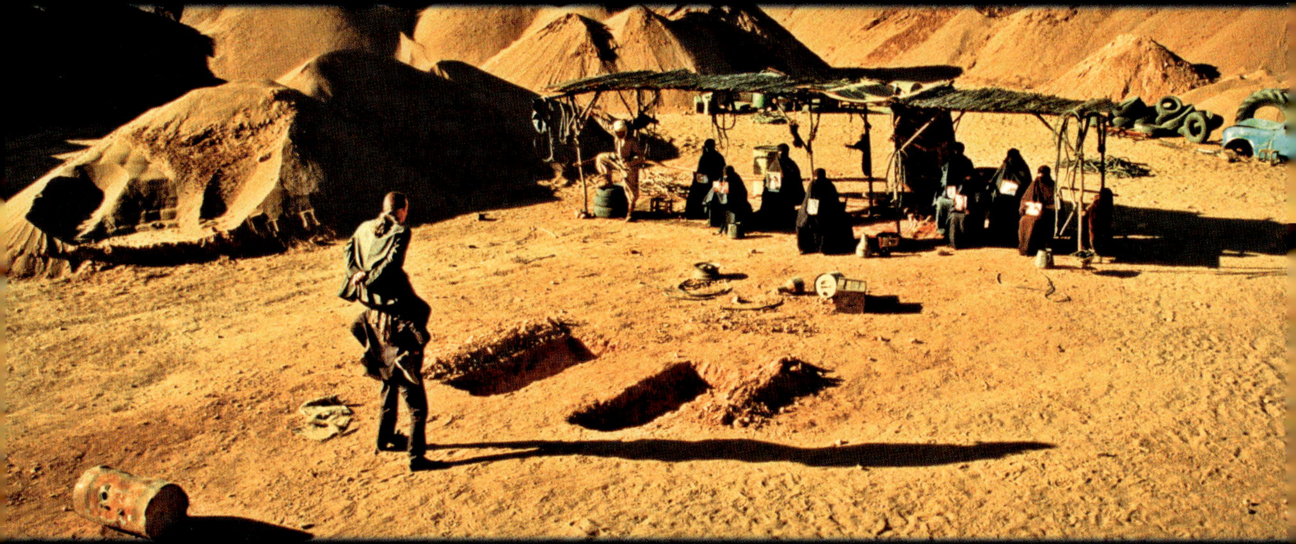

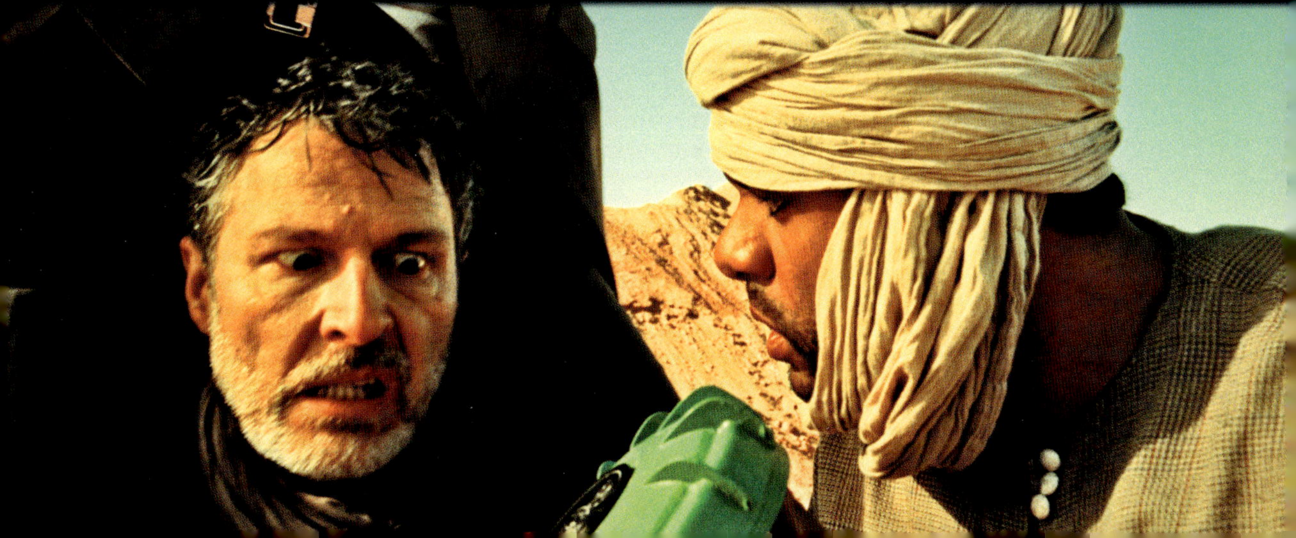

LES DÉGÂTS DES MINES ANTIPERSONNEL DANS LE MONDE

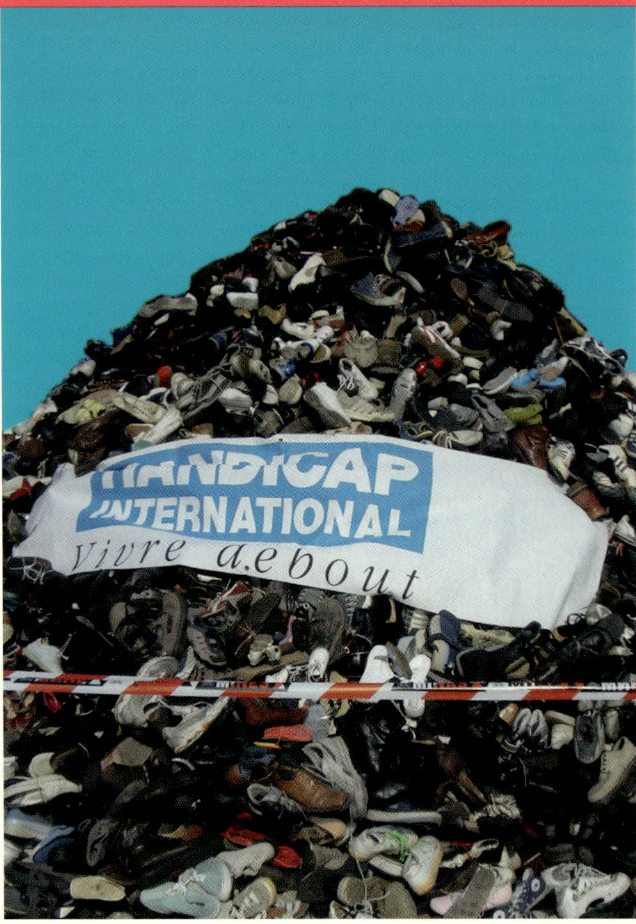

Non, ceci n'est pas l'installation d'un artiste contemporain à Beaubourg, mais une pyramide de godasses, érigée par Handicap International, pour rappeler que partout dans le monde, des gens n'ont plus besoin de trouver chaussure à leur pied après avoir malencontreusement posé le leur sur une mine.

Liste des pays où il faut faire attention où on pose les pieds quand on se promène, par ordre décroissant

Europe : Kosovo, Bosnie, Croatie, Albanie, Serbie, Monténégro, Macédoine, Moldavie, Ukraine, Biélorussie…

Asie : Irak, Afghanistan, Cambodge, Sri Lanka, Pakistan, Viêt-nam, Iran, Laos, Liban, Israël, Syrie, Géorgie, Azerbaïdjan, Arménie, Russie, Malaisie, Thaïlande, Birmanie, Corée du Nord, Tadjikistan, Turkménistan…

Afrique : Angola, Soudan, Mozambique, Congo-Kinshasa, Somalie, Rwanda, Tchad, Éthiopie, Érythrée, Côte d'Ivoire, Congo-Brazzaville, Mauritanie, Namibie, Liberia, Egypte…

Amériques : Colombie, Guatemala, Pérou, Bolivie, Honduras…

MALINS

Quand elles explosent, les mines antipersonnel blessent mais tuent rarement. Il ne s'agit pas d'un défaut de fabrication, mais d'un calcul délibéré, méthodiquement et mathématiquement concocté par les ingénieurs de l'armement qui ont conçu les modèles les plus courants. Le raisonnement est imparable : prenez dix soldats qui passent à un endroit miné. Si une mine tue l'un d'eux, il en reste neuf pour monter à l'attaque sans être retardés 1 seconde. Mais si la mine ne fait que le blesser, pas n'importe comment, hein, juste en provoquant une blessure invalidante, disons qui l'empêche au moins de marcher, les probabilités sont fortes pour que ses compagnons ne l'abandonnent pas. Et trimballer un blessé, ça, c'est un vrai handicap. Il faut le temps de le soigner sommairement, une ou deux personnes pour le transporter, une ou deux personnes pour protéger la progression des porteurs, une personne pour appeler des secours, ce qui fait six soldats à capacité de combat réduite, il n'en reste que quatre prêts pour l'attaque et de toute façon leur vitesse de progression est divisée par 3 ou 4 s'ils doivent rester groupés. D'une pierre sept coups. C'est pourquoi la charge explosive des mines est faite pour arracher le pied mais pas pour pulvériser le bonhomme.

C'est pas cher, c'est léger, on en a des sacs pleins, ça se sème comme des confettis, ça se cache sous les gazons et les feuillages et on rigole bien en pensant à la tête du crétin d'en face quand il va marcher dessus, il fera moins le mariole à caracoler avec sa mitrailleuse toute neuve sur sa Toyota pick-up au moteur gonflé. Et puis les choses changent, les années filent, on a moins de raisons d'en vouloir au crétin d'en face, et des fois, on ne sait même plus pourquoi on lui en voulait. Alors la paix arrive, la vie reprend, les haines passent.
Mais les mines restent.

Le paysan qui part à son champ, l'enfant qui va à l'école, la mère de famille qui revient du puits, l'ado qui revient de boîte, c'est eux qui font une drôle de tête, des mois ou des années après. La mine enterrée arrache de préférence les pieds, mais peut blesser aux jambes, au sexe, à l'abdomen ; la mine aérienne provoque des lésions au torse, aux bras, au visage. Statistiques du CICR : six mille tués ou blessés civils en 2007, 60 % de victimes sont des enfants et, parmi eux, 80 % de garçons. Pourquoi ? Parce que les petits garçons, c'est con, c'est remuant, ça court partout un peu plus que les filles, ça va dans tous les coins, c'est curieux, ça gratte, ça trouve des trucs, ça déterre des machins, ça a envie de jouer avec comme tous les mammifères mâles jeunes et cons. Et ça saute. Quand ils ne sont pas mortels à court terme, les handicaps sont pour la vie. Pire que tout, c'est souvent le papa, ou l'oncle ou le grand-père aimant ou bien quelqu'un des siens, qui l'a enfouie là, la mine, du temps où il portait l'uniforme de ceux qui posaient des mines pour de bonnes raisons.

Des guerres propres ? Sans mines ? Mais alors, pas que les mines ! Sans toutes les autres saloperies aussi vicieuses ? Qui tuent les bébés ours, les mamans ours, mais aussi les papas ours ? Mmmmh ? T'y crois, toi ? En tout cas, ça fait de mal à personne de faire semblant, faut bien commencer quelque part.

www.handicap-international.fr

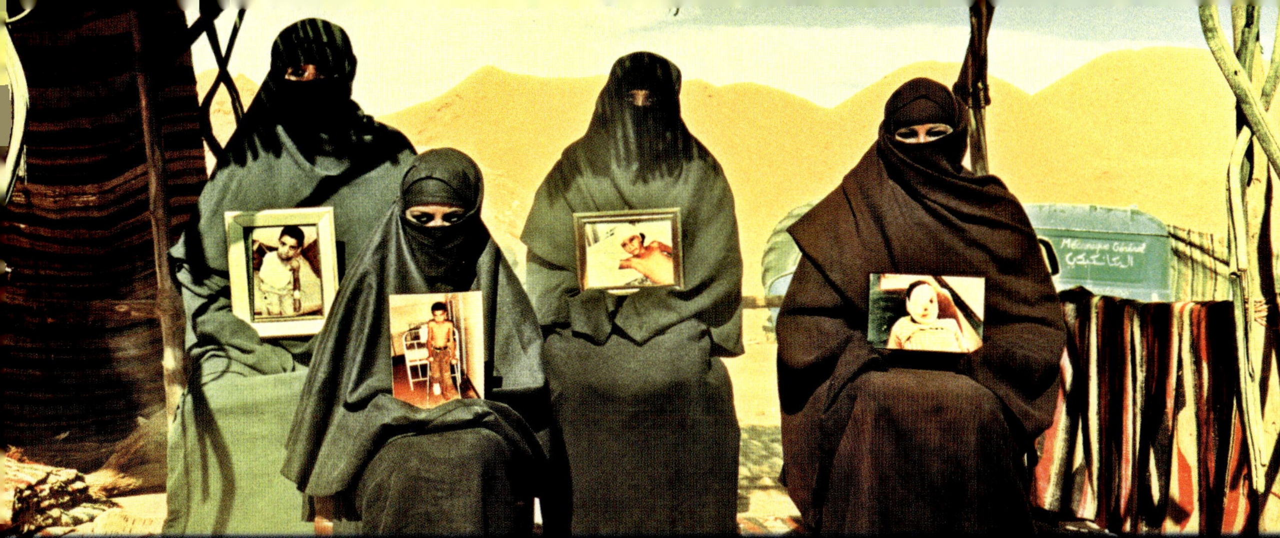
Mécanique Général

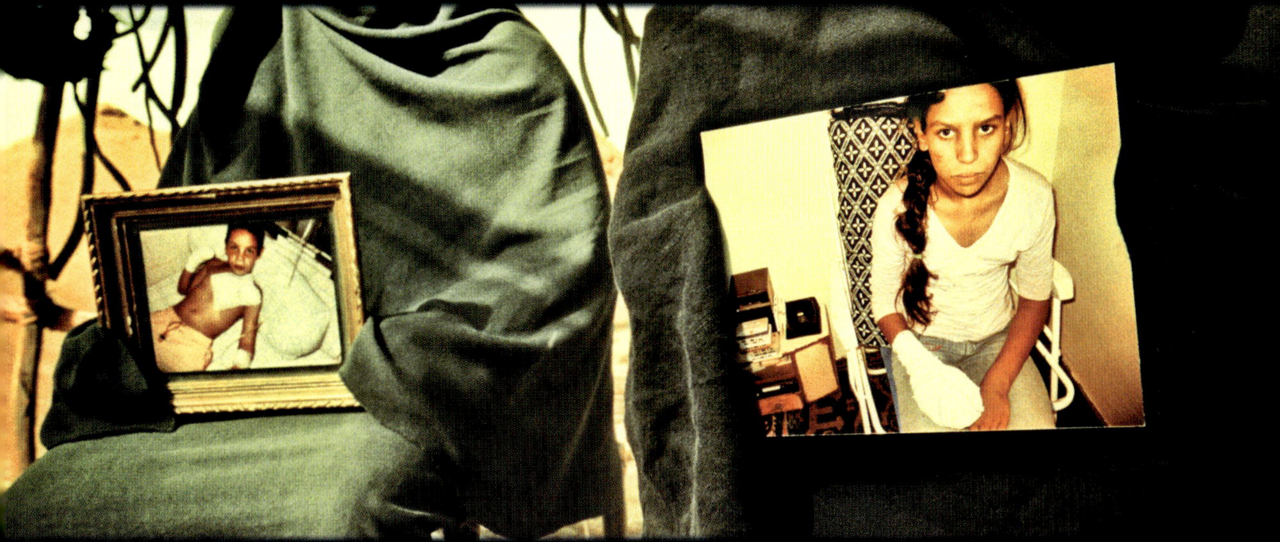

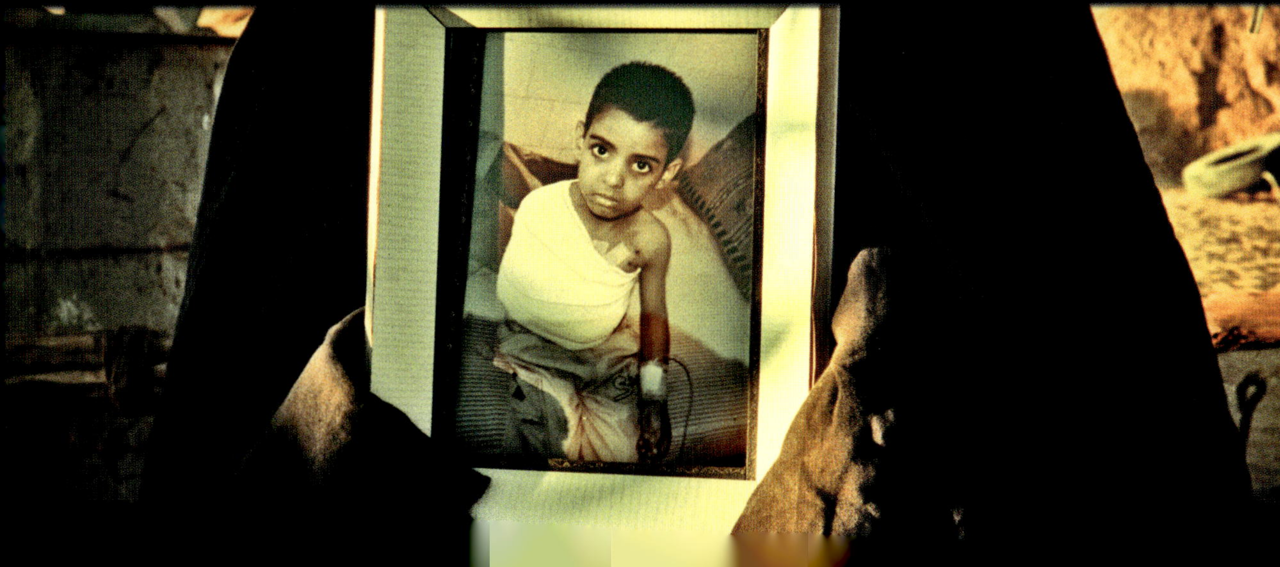

LA MORALE ET LES ARMES

Contrairement à ce qu'on se plaît à imaginer, les gens qui bossent dans l'armement ne sont pas des va-t'-en-guerre sanguinaires. Généralement, ce sont même plutôt des amoureux : amoureux de leur patrie, amoureux du travail bien fait… D'ailleurs, ils vous expliquent toujours qu'ils travaillent pour le ministère de la Défense, pas pour celui de l'Attaque.

PAROLES DE FABRICANTS D'ARMES

« Évidemment, une arme, c'est fait pour tuer. Est-ce que les gens qui les conçoivent sont des gens immoraux ? Pas du tout. J'ai toujours fait attention à donner des armes à des gens qui étaient dûment formés, qui allaient tirer là où il fallait, contre qui il fallait. Par exemple, je n'ai jamais donné d'armes aux Libyens. La France n'exporte plus de mines, pas de Famas. Je suis pour qu'on ne puisse pas exporter d'armes individuelles, légères, automatiques. La Russie en exporte à la pelle. Nous sommes très nombreux contre ça. Ça crée des discussions. Dans tous les pays d'Afrique, ils demandent des canons, on va pas leur en fourguer, ni des mitrailleuses lourdes ou des armes de destruction massive – pour ça, il faudrait que le pouvoir politique en donne l'autorisation. »

Ancien ingénieur de la DGA

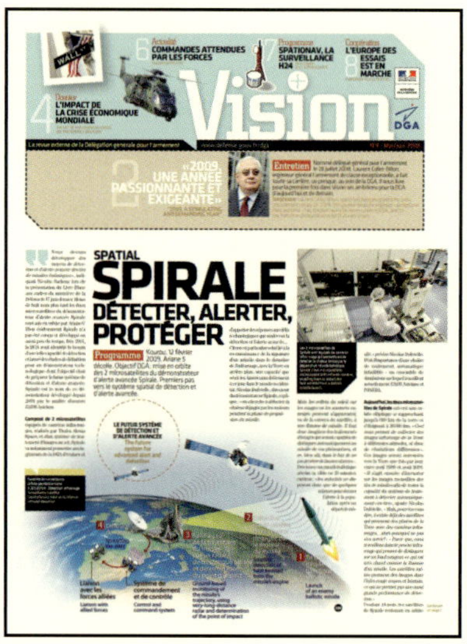
Vision
2009 UNE ANNÉE PASSIONNANTE ET EXIGEANTE
SPATIAL
SPIRALE
DÉTECTER, ALERTER, PROTÉGER

Vision, *le fanzine de la DGA.*

« Mes collègues ont une conception morale de leur métier. Les types qui travaillent dans la haute technologie sont des gens hautement responsables et qui savent ce qu'ils font. Des pères tranquilles, des gars corrects… Évidemment, les munitions, balles explosives, traçantes, ou la tête d'un missile, ça fait boum et ça peut péter tout un avion avec des gens dedans, mais si vous faites une arme sans munitions, ça n'est pas la peine. Par contre, si vous exportez une arme avec un paquet de munitions, de quoi détruire une ville entière, vous êtes un salaud. Les Américains sont douteux du point de vue moralité, douteux sur les sous-munitions. Ils vous disent : "Ce sont des dommages collatéraux, ça fait partie de la guerre." »

Ancien ingénieur de la DGA

« Moralement, je dirais qu'il y a quatre catégories de types :
• Le technicien, qui fait ça comme il ferait des transistors, qui ne se pose pas de problèmes moraux, qui refuse de se faire des nœuds au cerveau.
• Le convaincu, persuadé de remplir une mission, à la limite du mystique.
• Et puis le type logique, qui estime que c'est un mal nécessaire.
• Enfin il y a le type qui aime ça, qui aime son métier, ce qu'il fabrique. Ça se rencontre plus dans l'armement civil que militaire, dans les armes de chasse. Par exemple, le fusil Merkel, fabriqué à la main, qui vaut la peau des fesses, 9 000 €, gravé au burin, c'est de l'art. Même sur une arme toute simple, il peut y avoir une qualité de finition qui touche à l'art. »

Ancien technicien de l'armement

Propos recueillis par Phil Casoar et Jean-Pierre Jeunet

ARGUMENTAIRE-TYPE À PORTER DANS SA POCHE QUAND ON TRAVAILLE DANS L'ARMEMENT.

• On doit défendre son pays. Celui qui vous agresse ne se pose pas de questions.
• La frontière entre le mal et le bien ne passe pas entre tuer et ne pas tuer, mais entre se laisser faire et se défendre.
• Il y a toujours eu des guerres et il y en aura toujours.
• Un pays doté d'armes puissantes est un pays respecté en tous domaines.
• Faire commerce des armes permet d'en améliorer la qualité et d'enrichir le pays.
• On peut faire du commerce en veillant à ce que certains principes soient respectés.
• Si ce n'est pas moi ce sera un autre.
• Les scrupules des rêveurs affaiblissent la détermination des citoyens.
• Les scrupules des rêveurs leur permettent de laisser à d'autres le sale travail.
• Oui, mais vous avez vu les performances du nouvel alliage alu-téflon-zirconium ?
• Qu'est-ce qu'il y a à la télé ce soir ?

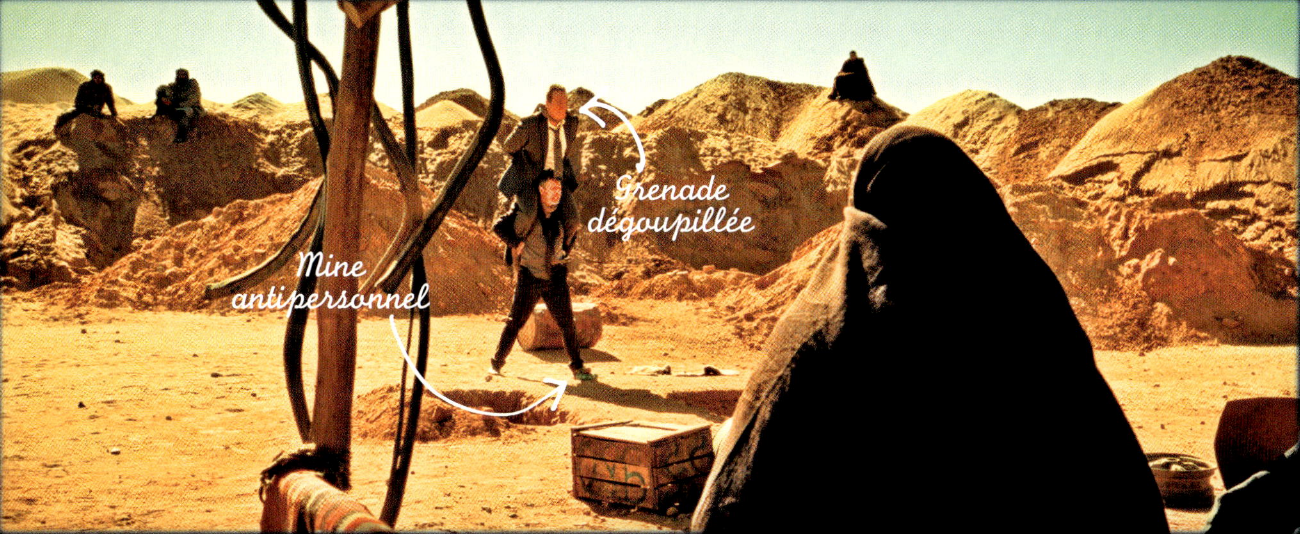

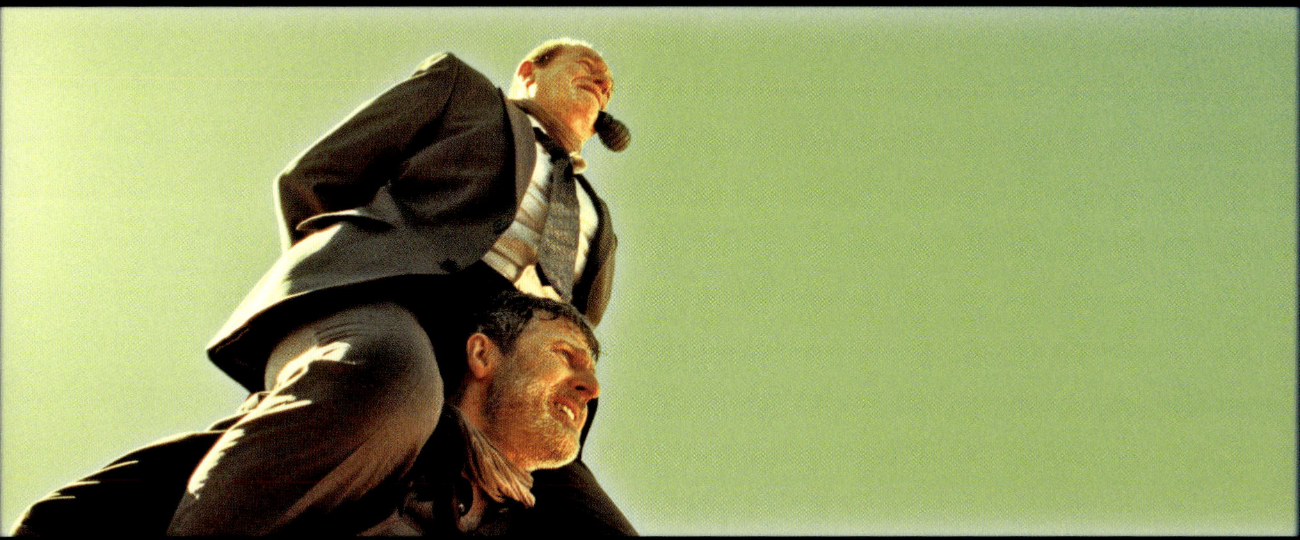

– Vous voulez une rançon ? C'est ça ?
Allez-y, annoncez un prix ! On a les moyens…
– Je suis ami avec le président de la République !
Enlevez-moi cette grenade… On va l'appeler ensemble…
– Mais vous voulez quoi ?
– Pardon… Pardon pour vos enfants…
– Pardon pour toutes les femmes qui se font violer dans des guerres pas propres…
– Moi, je ne vends des armes qu'à des gens qui font des guerres propres !
– Tu parles ! Toi qui vends encore des mines antipersonnel sous le manteau !
– Je vous comprends tellement, les amis.. Je vais vous faire un aveu : je suis pour le terrorisme.
– C'est ça… ça favorise le commerce.
– Tu te crois cynique, mais je peux te dire que t'as toujours été un enfant de chœur, à côté de moi ! … Les trois cents morts du Boeing d'Ankara… l'explosif, c'était moi !
– Tu parles ! T'étais encore en culottes courtes que je fournissais déjà la moitié des armes de l'ETA et de l'IRA.

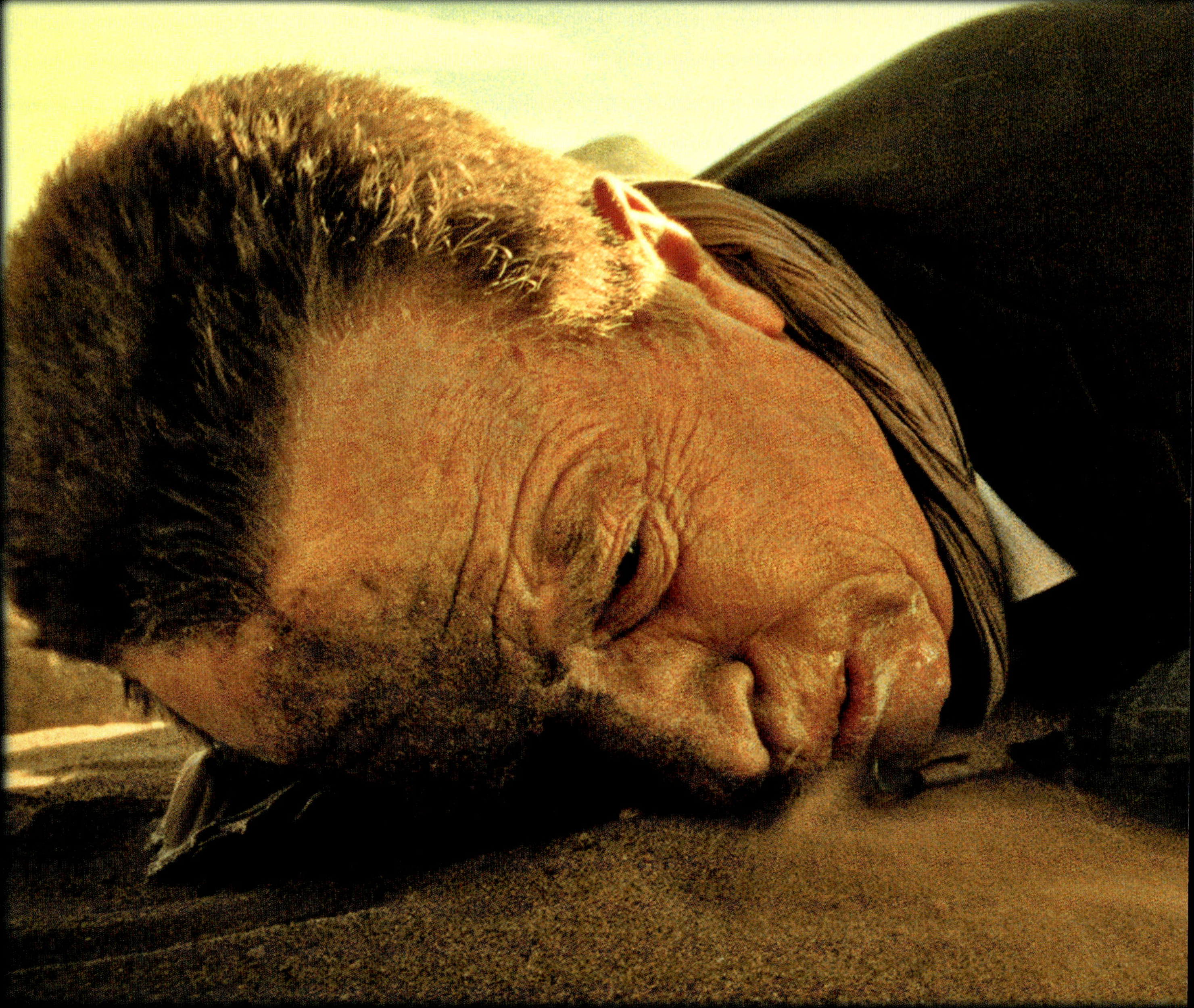
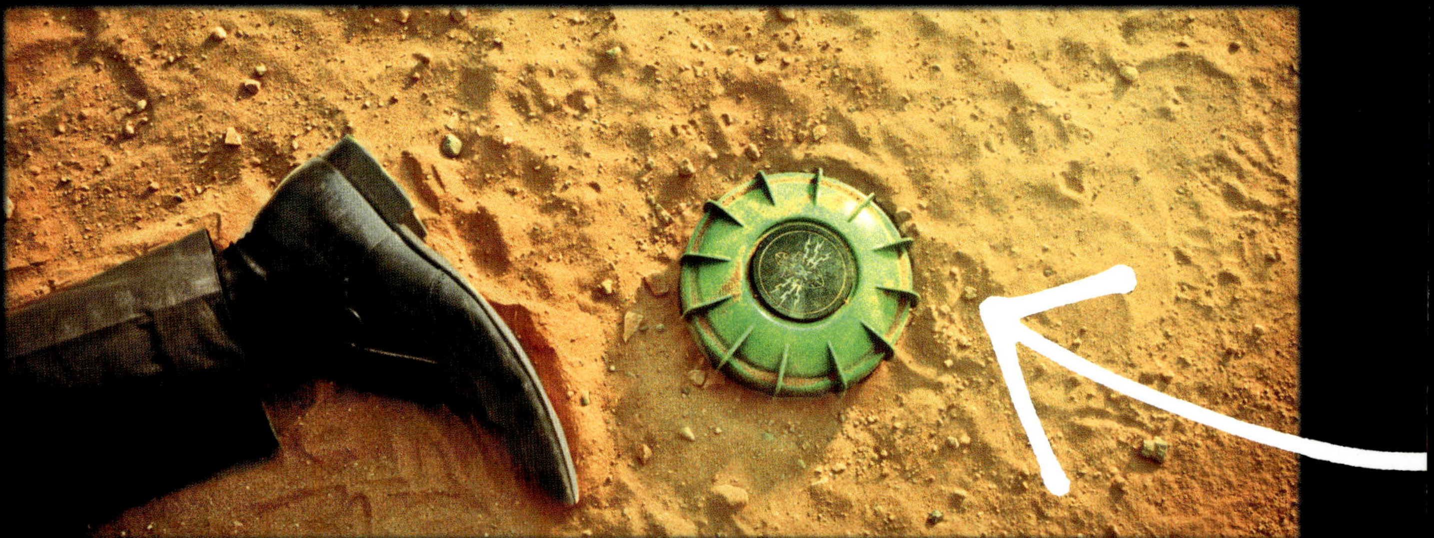

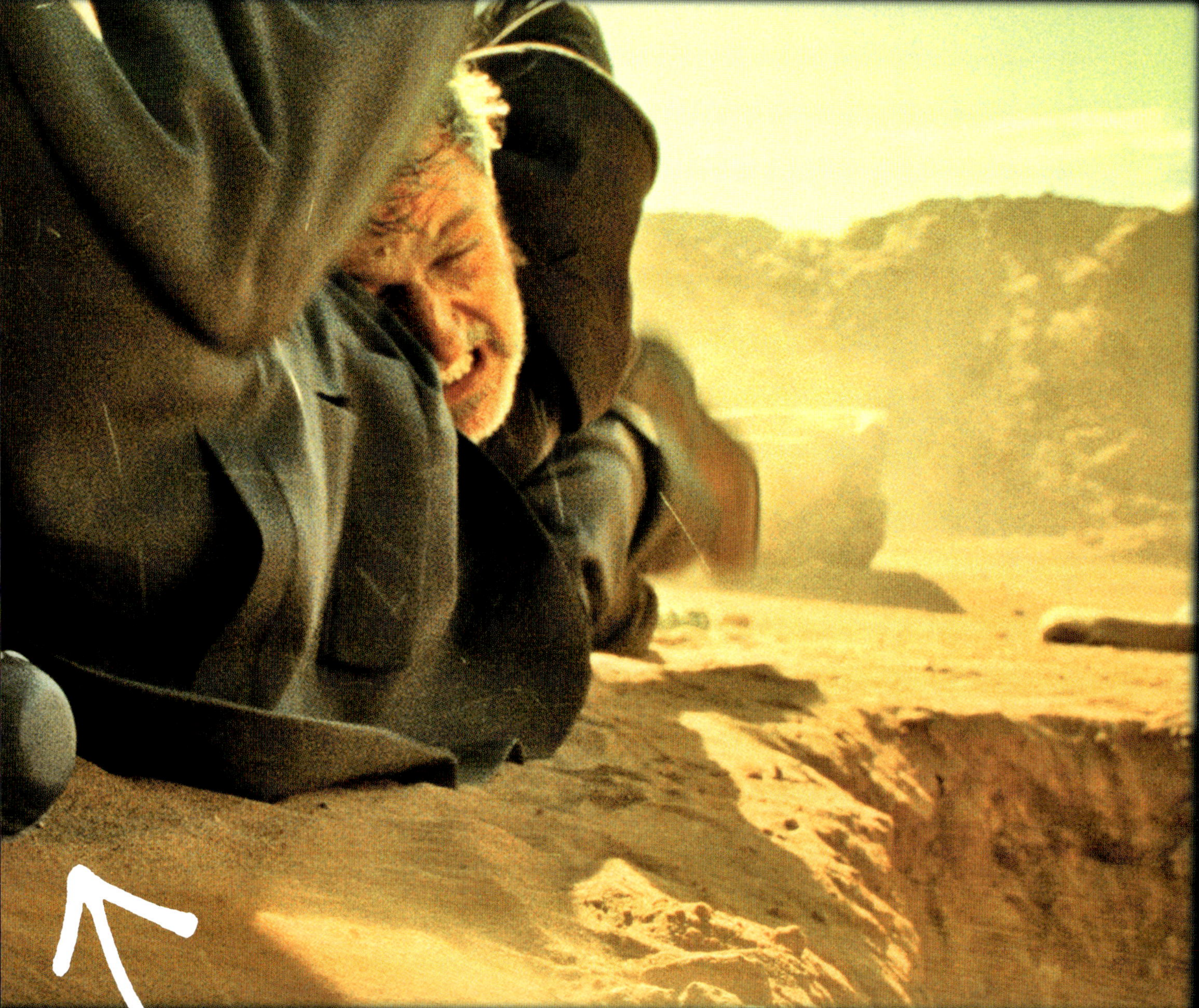

Pssschiiiiit...

Ptoiiiiing !

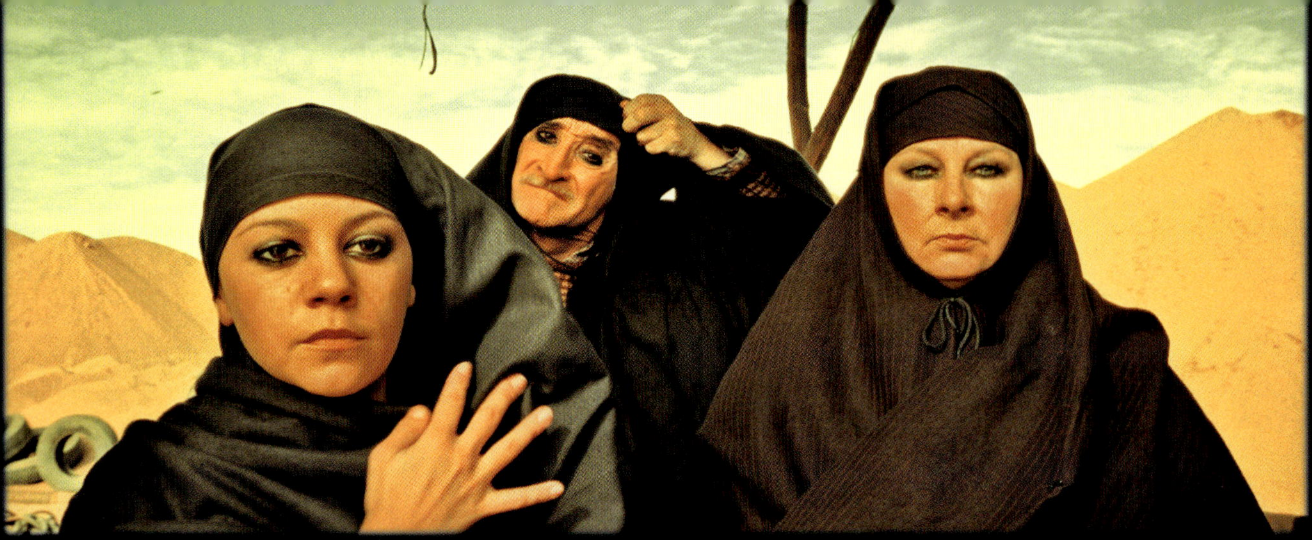
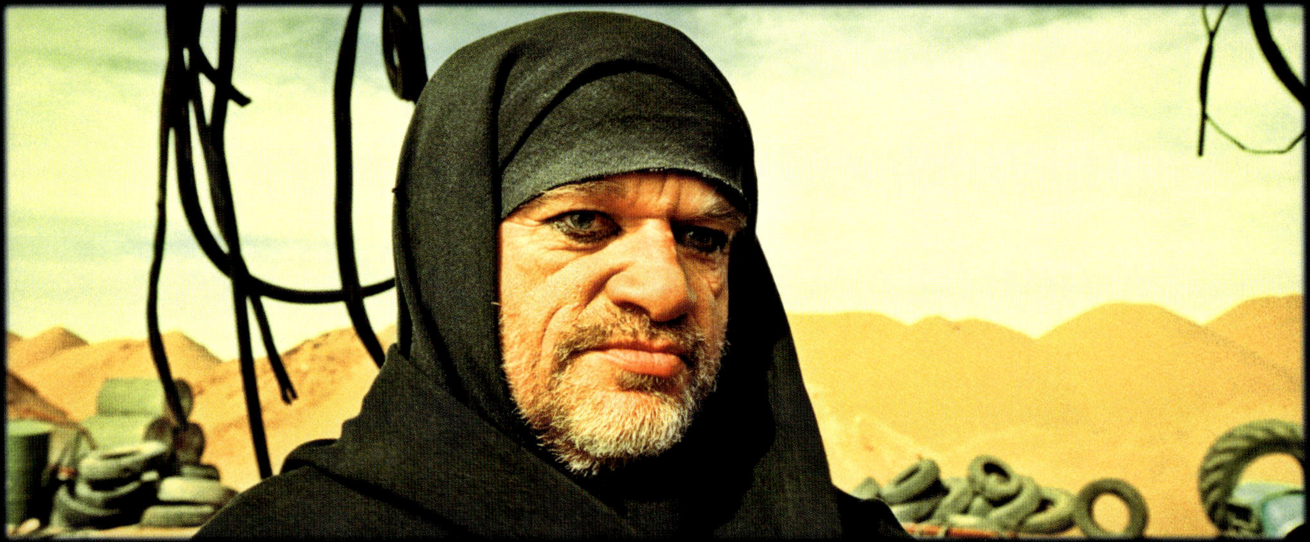
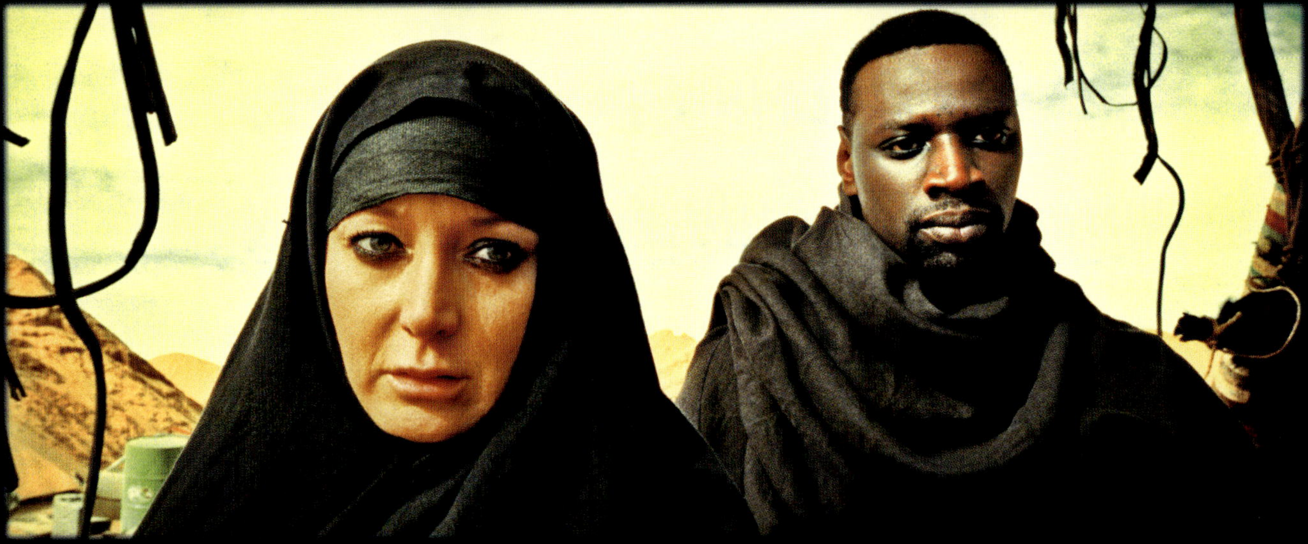

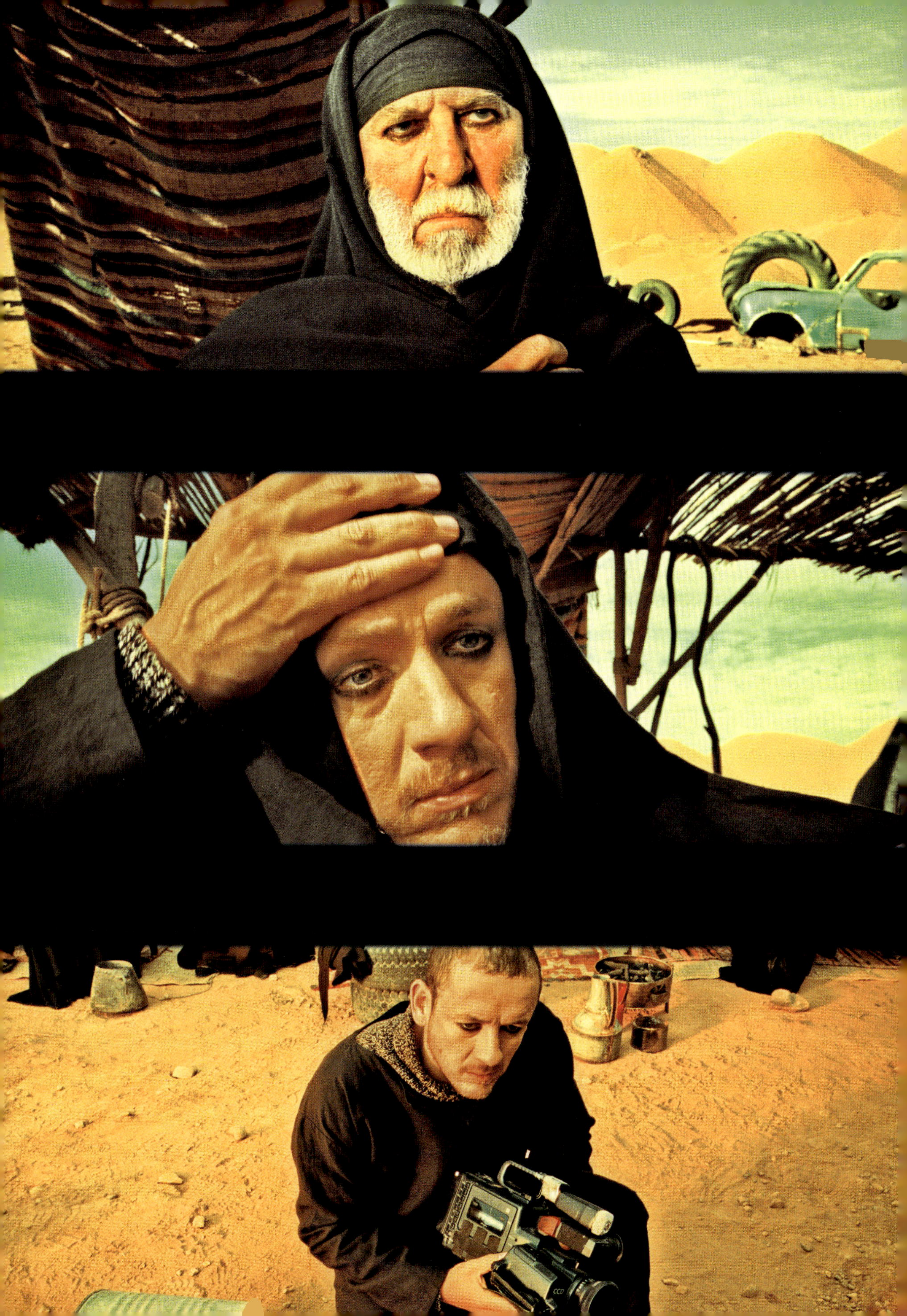

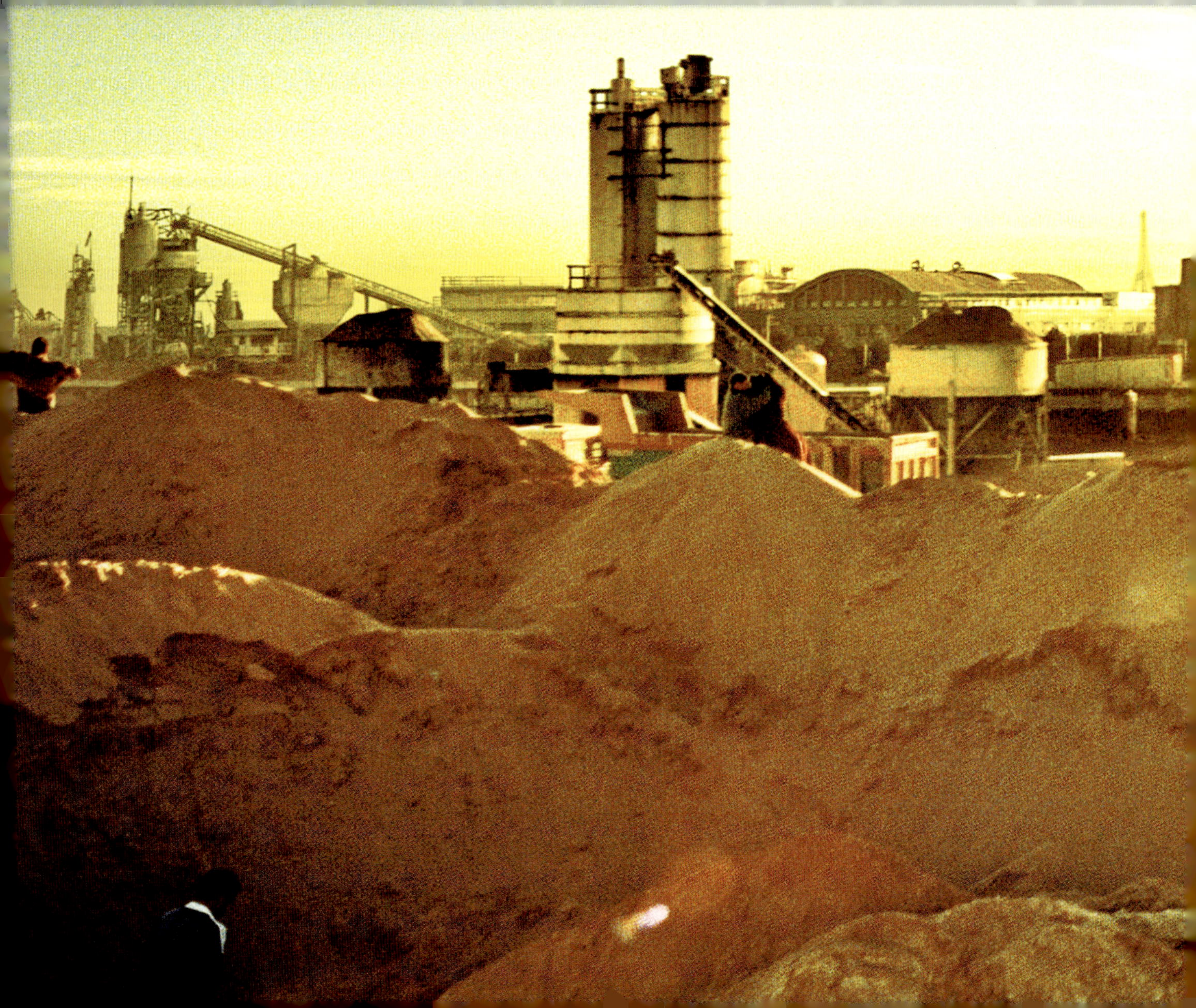

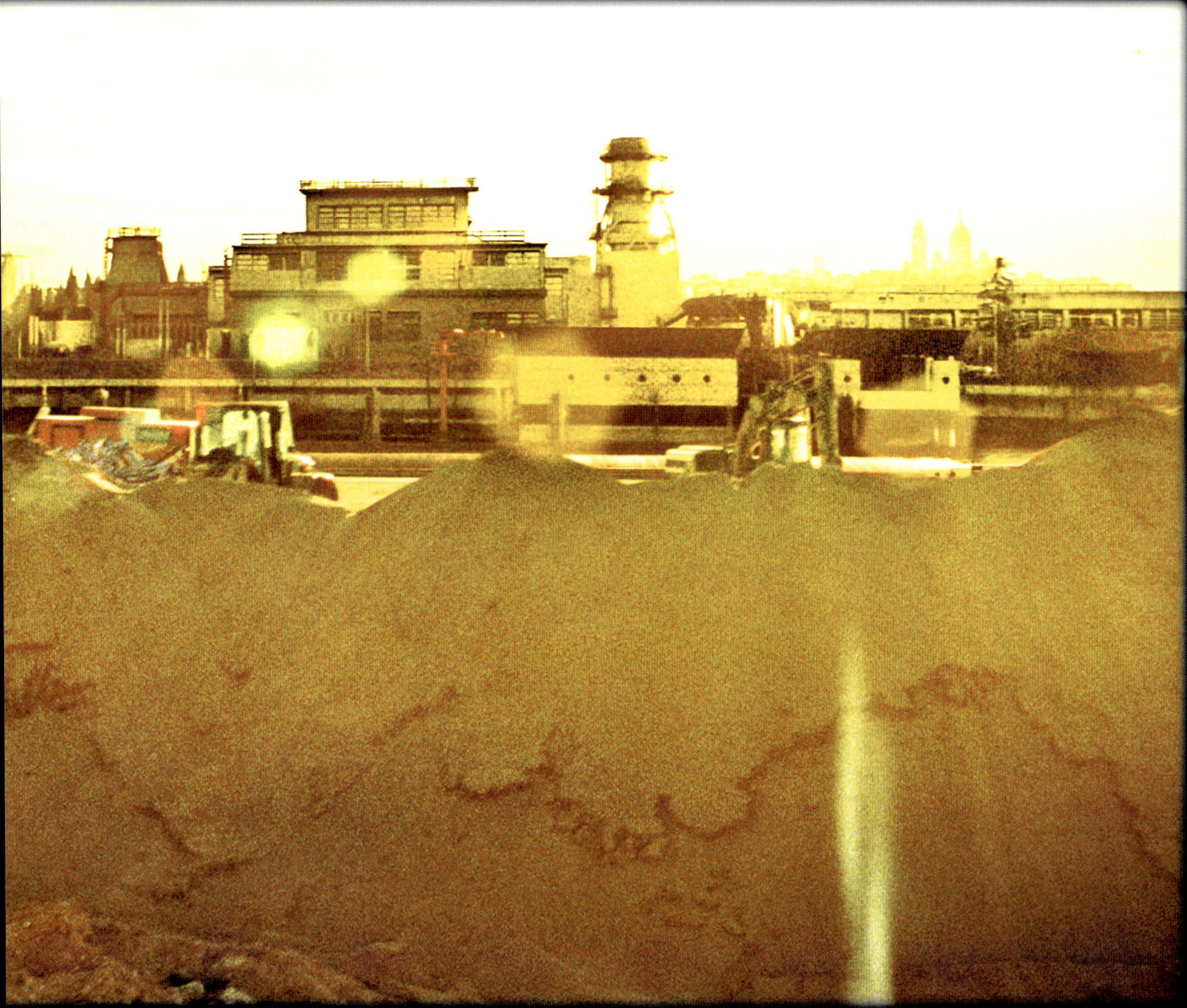

Les dunes brûlantes se révèlent tas de sable, la vallée, friche industrielle,
le désert-champ de bataille a tous les aspects d’une banlieue parisienne en été,
le seul derrick qui pointe ressemble à la tour Eiffel et, en fait de minaret, c’est le Sacré Cœur
qui se découpe sur l’horizon…

ILLUSIONS SONORES ET PERCEPTIVES

Dans la hiérarchie des sens, une fois la vue hors de service, c'est le son qui transmet le plus gros des informations sur l'environnement, le toucher vient en deuxième (selon les possibilités de mouvement) et l'odorat n'est qu'une force d'appoint. Tous les professionnels de l'illusion, escrocs ou magiciens, le savent bien, une position de faiblesse, même légère, permet de tromper plus facilement les sens de la victime et de lui faire acquérir une conviction fausse. La neutralisation temporaire de la vue par exemple rend vulnérable la traduction des autres perceptions. Une fois la conviction ou la complaisance acquises, les bruiteurs professionnels le constatent tous les jours, le cerveau corrige de lui-même les petites imperfections pour faire correspondre ce qu'il perçoit à ce qu'il croit.

Le truc de la chaise est un gag de clubs de vacances ou de noces & banquets, qui met en évidence ce principe de manière aussi simple que spectaculaire, et qui vous permet de jouer chez vous un remake de *Micmacs à tire-larigot* pour pas cher. Le meneur de jeu choisit une victime dans le public, la fait asseoir sur une chaise placée entre deux compères, lui bande les yeux et recommande à l'assistance de ne pas faire de bruit. Les deux assistants saisissent la chaise et la soulèvent avec son occupant, pas plus de 5 cm, en tremblotant plus que nécessaire. Tout en expliquant que les deux costauds sont en train de soulever la chaise, le meneur de jeu se baisse progressivement jusqu'à s'accroupir : sa voix parvient à la victime d'un point de plus en plus bas. À ce stade, un troisième larron s'approche sans faire de bruit et vient poser doucement une plaque de bois ou une assiette sur le crâne de la victime, tandis que le meneur de jeu s'esclaffe : attention au plafond ! Et il demande à la victime de sauter. 98 % des gens dans cette situation sont absolument convaincus qu'ils se trouvent à 1m - 1,50 m du sol et hésitent (les 2 % restant sont le 1 % qui connaît déjà le tour et le 1 % qui s'est endormi) voire refusent. Puis, quand ils se décident à sauter, ils prennent leur élan avec la tension musculaire de celui qui se prépare à un petit choc : lorsque leurs pieds rencontrent le sol à 5 cm au lieu de 2 m, ce même élan les déséquilibre et les fait s'étaler par terre sous les tornades de rires du public, même la petite demoiselle du premier rang se marre, vous voyez qu'on s'ennuie pas avec moi et qu'est-ce que vous faites après le spectacle ?

L'ILLUSION DE LA CHAISE

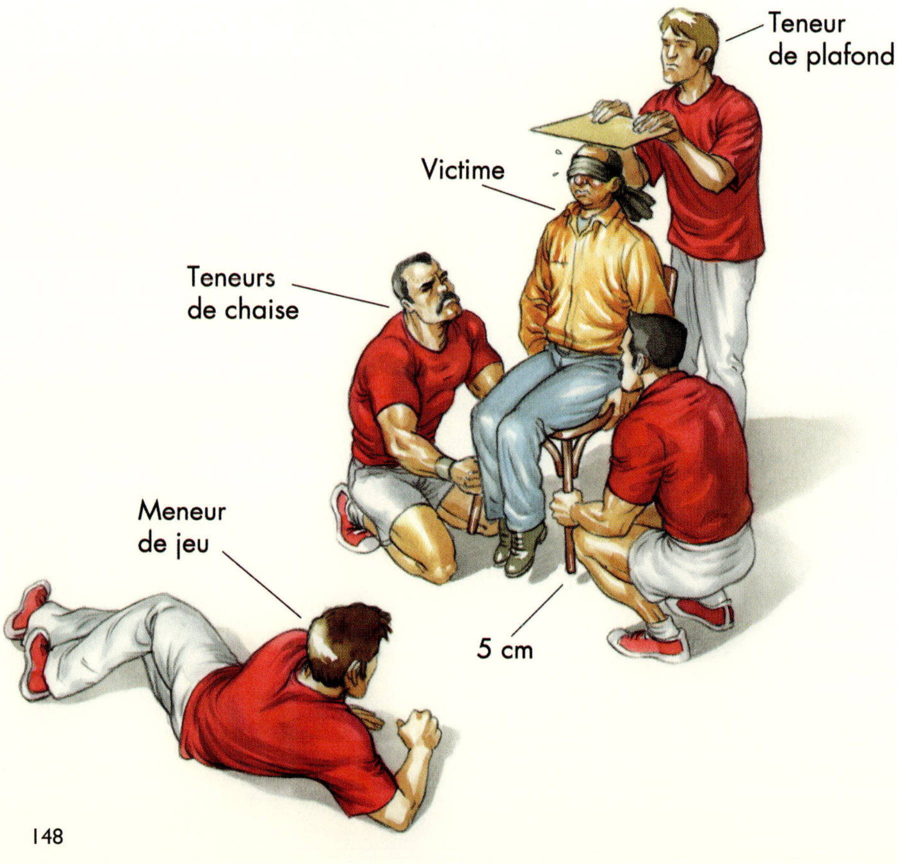

QUAND LE CERVEAU PREND DES INITIATIVES TOUT SEUL

Deux petits tests permettent de prendre le cerveau en flagrant délit de manipulation. Le premier est visuel. Demandez à des gens de lire à haute voix le texte ci-contre :

IL TOMBE DANS LA LA MER

90 % des lecteurs ne perçoivent pas le redoublement de l'article qui donnerait un énoncé fautif, « il tombe dans LA LA mer », parce que le cerveau a automatiquement corrigé l'erreur sans demander l'avis de son propriétaire. Prolongement tout aussi spectaculaire : demandez la même chose à un enfant ; il ne se trompe jamais, et lit sans exception le redoublement de l'article. Son cerveau n'a pas encore acquis le réflexe de correction.

Le deuxième test demande un accessoire : une bille. Faites-la tourner sous vos doigts comme sur la photo 1. Fermez les yeux, entrecroisez vos doigts et faites-la tourner comme sur la photo 2. Le cerveau perçoit la présence de DEUX billes sous vos deux doigts. On ne peut faire confiance à personne, même pas à soi-même.

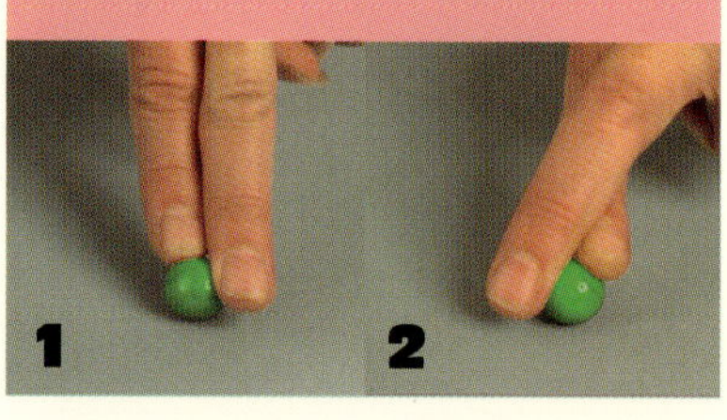

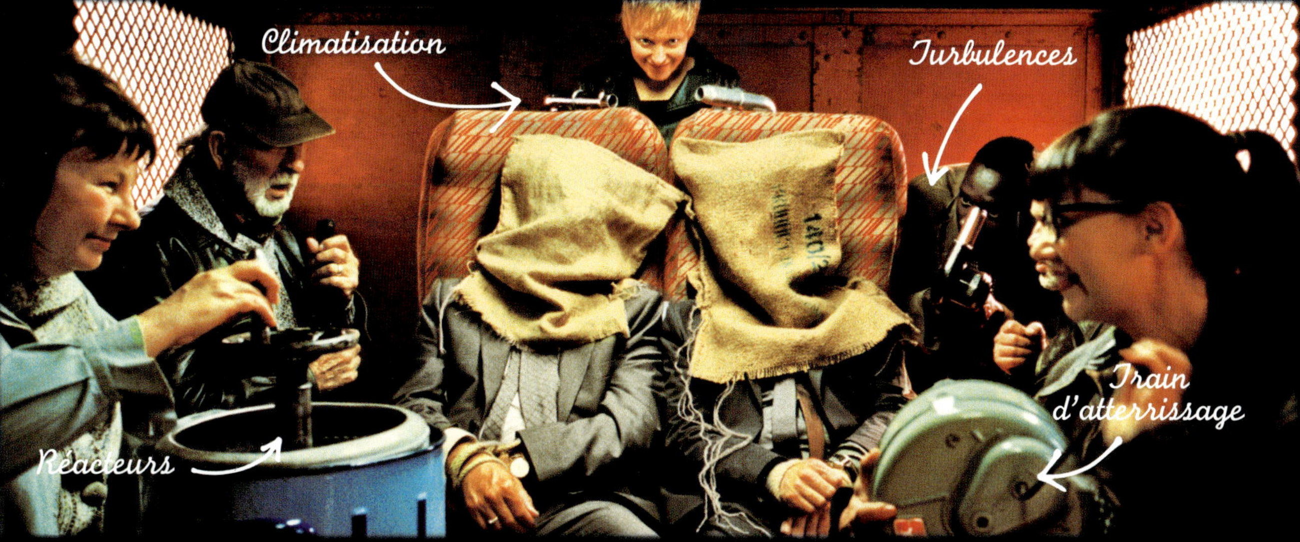

Explication avec petit retour en arrière : en guise d'avion, nos présidents ont testé un simulateur sonore, olfactif et sensitif d'un nouveau genre.

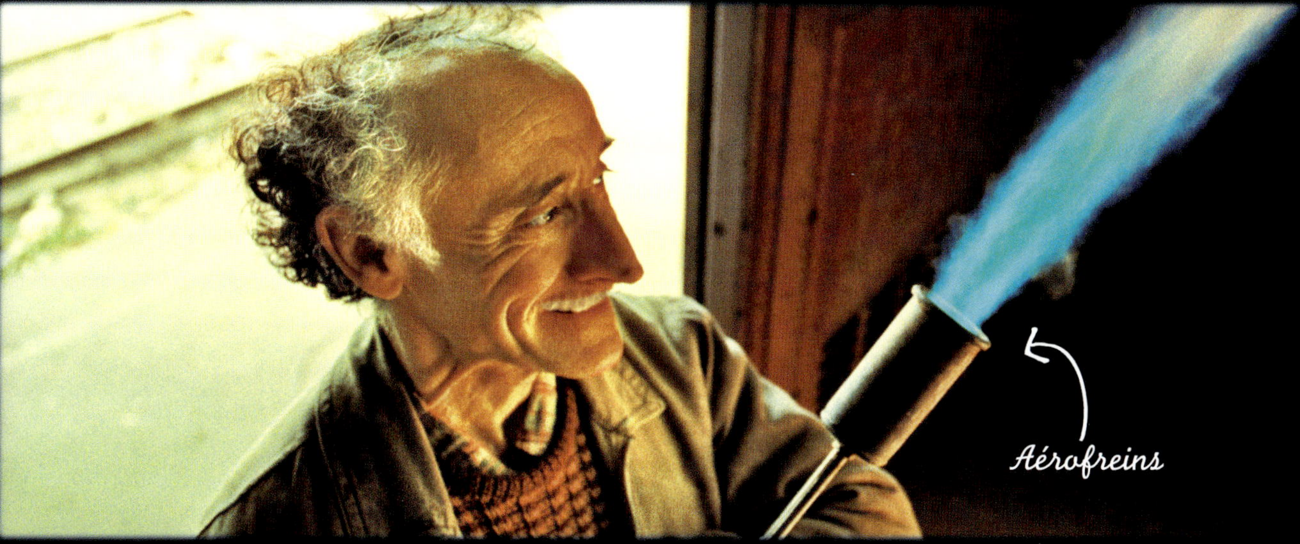

C'est que la peur donne des ailes, surtout pilotée par des illusionnistes, dont l'amateurisme enthousiaste…

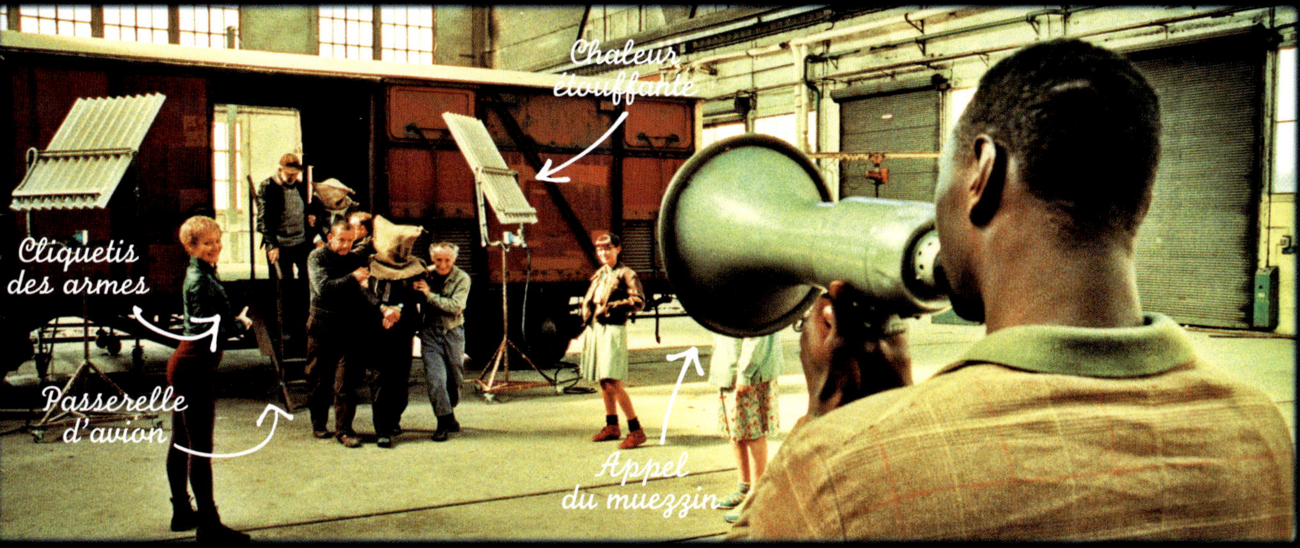

… n'a d'égal que l'ingéniosité.

LA DIFFUSION PAR INTERNET

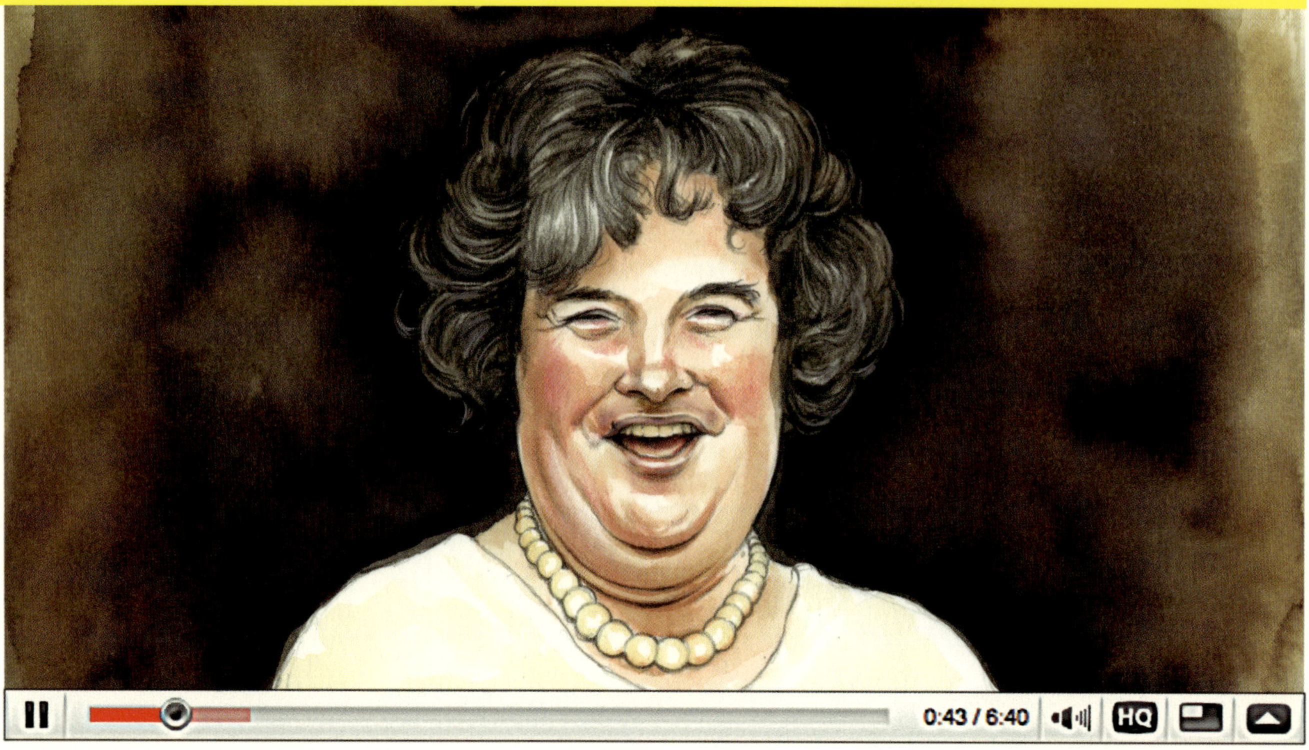

Elle s'appelle Susan Boyle. Le monde entier connaît son histoire. On la répète, pour l'effet de plume : pas gracieuse, un peu enveloppée, médiocrement habillée, Susan ressemble à votre voisine, à votre belle-sœur, à votre concierge dont le mari est parti, qui a eu des ennuis de santé, qui fait souvent la gueule mais qui a le cœur sur la main. Un soir d'avril 2009, elle participe à un concours de chant qui passe sur une télé britannique. Le public ricane jusqu'à ce qu'elle ouvre la bouche : il en sort une voix que les commentateurs auront du mal à habiller des superlatifs appropriés. Le public en larmes anéanti d'émotion lui fait une standing ovation, autant pour sa prouesse que pour le conte de fées qui est en train de naître, les présentateurs pleurent, les journalistes pleurent, tout le monde pleure. L'histoire est si belle que tous ceux qui ont filmé ou copié le film n'ont qu'une envie : faire partager ce moment d'émotion. Les doigts courent sur les claviers, en l'espace de quelques minutes, les images de la bignole à la voix d'or arrachant des larmes à un public hostile font le tour de la planète. Inconnue à 21 h, la chanteuse amatrice est une star mondiale à 21 h 30, on entend les sanglots terriens jusqu'à l'orbite de Neptune. Ce soir-là, le record de diffusion d'une même séquence sur Internet a été battu.

Le prodige d'Internet tient en deux lettres : IP. Elles symbolisent ce qui a été le plus difficile dans l'élaboration d'un réseau mondial : se mettre d'accord. D'accord sur un code et une procédure valables pour tous les ordinateurs, pour tous les intervenants, dans tous les pays. Les générations qui ont essuyé les plâtres en portent témoignage, du temps où l'informatique explosait, chaque fabricant avait ses normes, les ordinateurs n'échangeaient que des boulettes de papier, la seule chose que pouvaient partager les informaticiens néophytes était les antidépresseurs. L'Internet Protocol, utilisé n'importe où par n'importe quelle machine, peut être lu n'importe où ailleurs par n'importe quelle autre machine, et c'est ce consensus planétaire qui a permis la communication informatique planétaire. Les petits ordinateurs reliés par téléphone à des gros reliés entre eux ont vite suscité la métaphore pratique mais fausse de la toile d'araignée : une toile arachnéenne a un centre, Internet n'en a pas. Il faudrait plus parler de l'embrouillamini infect d'une énorme pelote bordélique aux contours indistincts, où tout est attaché n'importe comment, où seuls des spécialistes extrêmement spécialisés comprennent à peu près ce qu'il s'y passe, même s'ils ne peuvent que très difficilement contrôler, dominer, ou seulement canaliser.

Le reste est une question de technique, les données qui passent par petits paquets d'un ordinateur à l'autre via les serveurs et les routeurs jouissent de la quasi-instantanéité qui caractérise un flux d'électrons le long d'un conducteur dès que rien ne vient contrarier sa course, circuits intégrés raplaplas, logiciels mal foutus, installations insuffisantes ou factures impayées. Finalement, Internet n'est qu'un miroir assez fidèle de la société humaine : un foutoir a priori sympathique qui contient en lui-même toutes les raisons de devenir horripilant.

Internet : encore une affaire de militaires...

Allez râler contre l'industrie des armes. Si tant est qu'on puisse jeter un œil bienveillant sur les progrès de la technique, on n'en finirait pas d'énumérer les avancées mécaniques, chimiques, biologiques dues à la guerre et à la dévorante consommation de matière grise que fait le monde militaire. Les galonnés américains ont été les premiers à utiliser à haute dose l'informatique enfin fiable, c'est donc un militaire américain qui s'est posé le premier la question : si ces sales cafards rouges de Russkoffs mal lavés et alcooliques nous assaisonnent et détruisent nos centres de communication, comment on fait pour leur balancer la sauce dans l'autre sens si on peut plus transmettre les ordres ? En connectant entre eux les ordinateurs de tous les militaires sans passer par un centre névralgique toujours vulnérable, voilà comment. Quand un militaire, surtout américain, veut quelque chose très fort, il l'a. En quelques mois est né le réseau ARPANET, opérationnel courant 1969, exclusivement militaire au départ, qui avait déjà d'Internet le principe, la technique et la syllabe déterminante. Susan Boyle avait 8 ans.

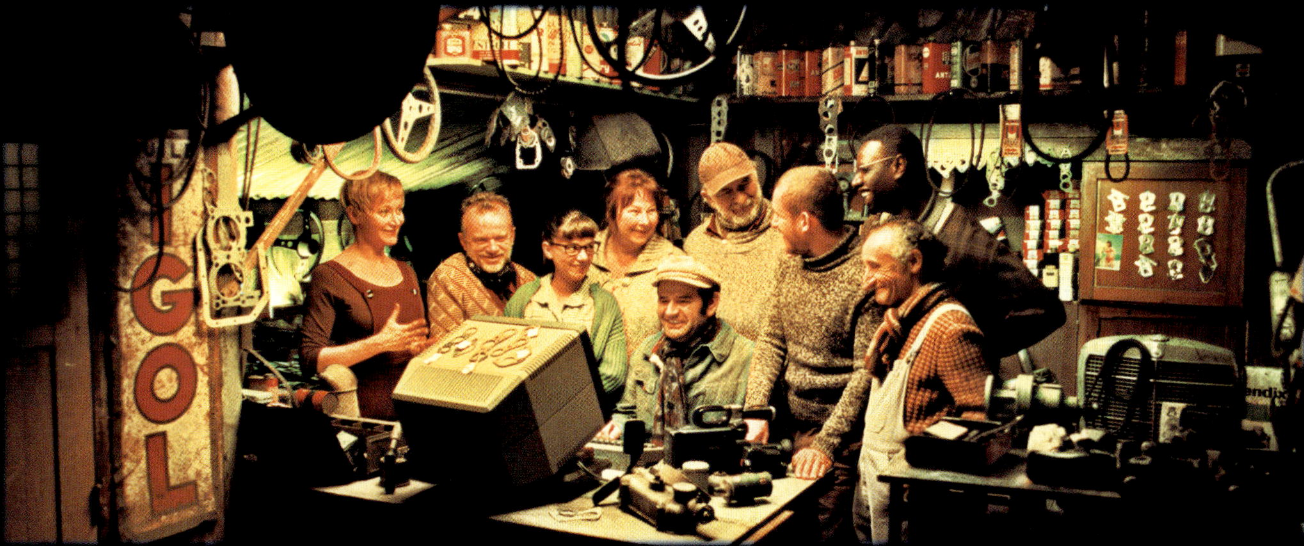

Le recyclage a aussi ses magiciens du microprocesseur.
D'un seul geste d'un seul, un bricolo du clavier peut inonder la Toile d'un clip original, inédit, émouvant et instructif.

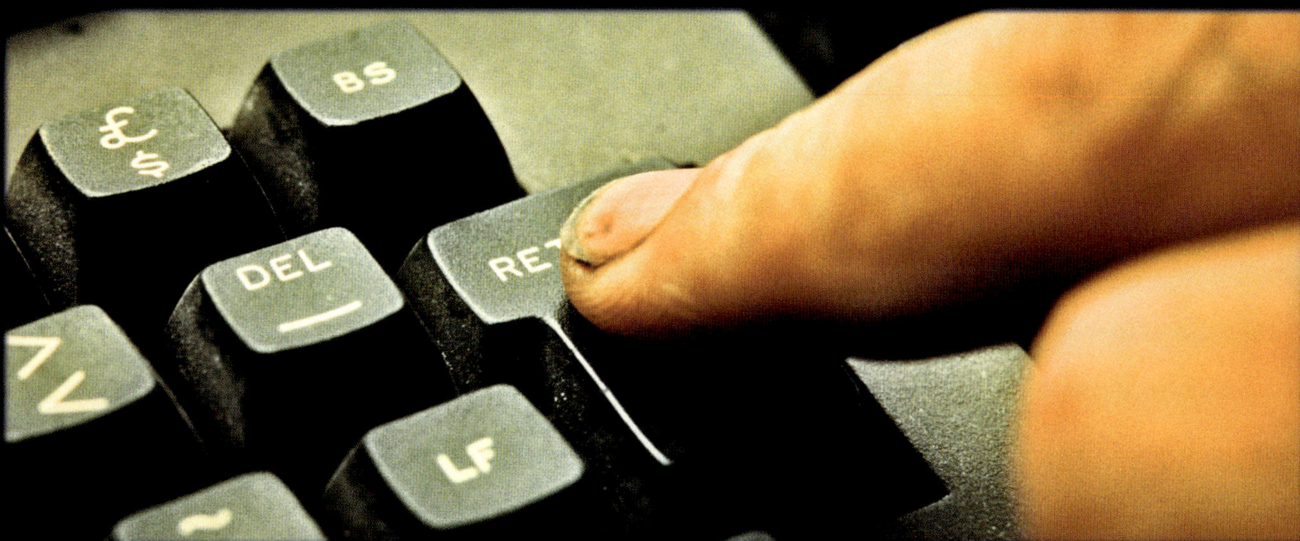

Internet lui obéit au doigt…

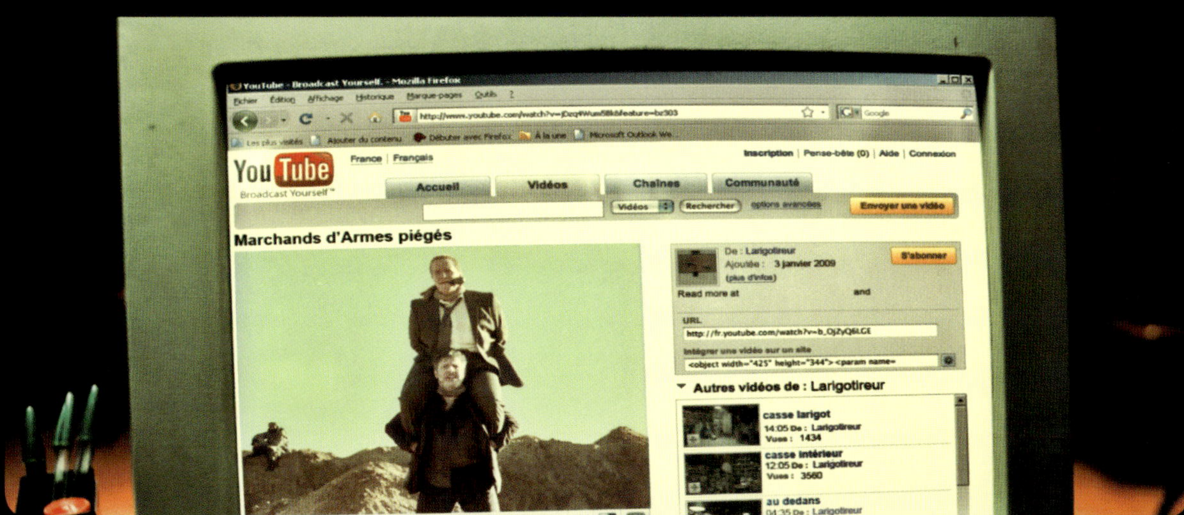

… et à l'œil.

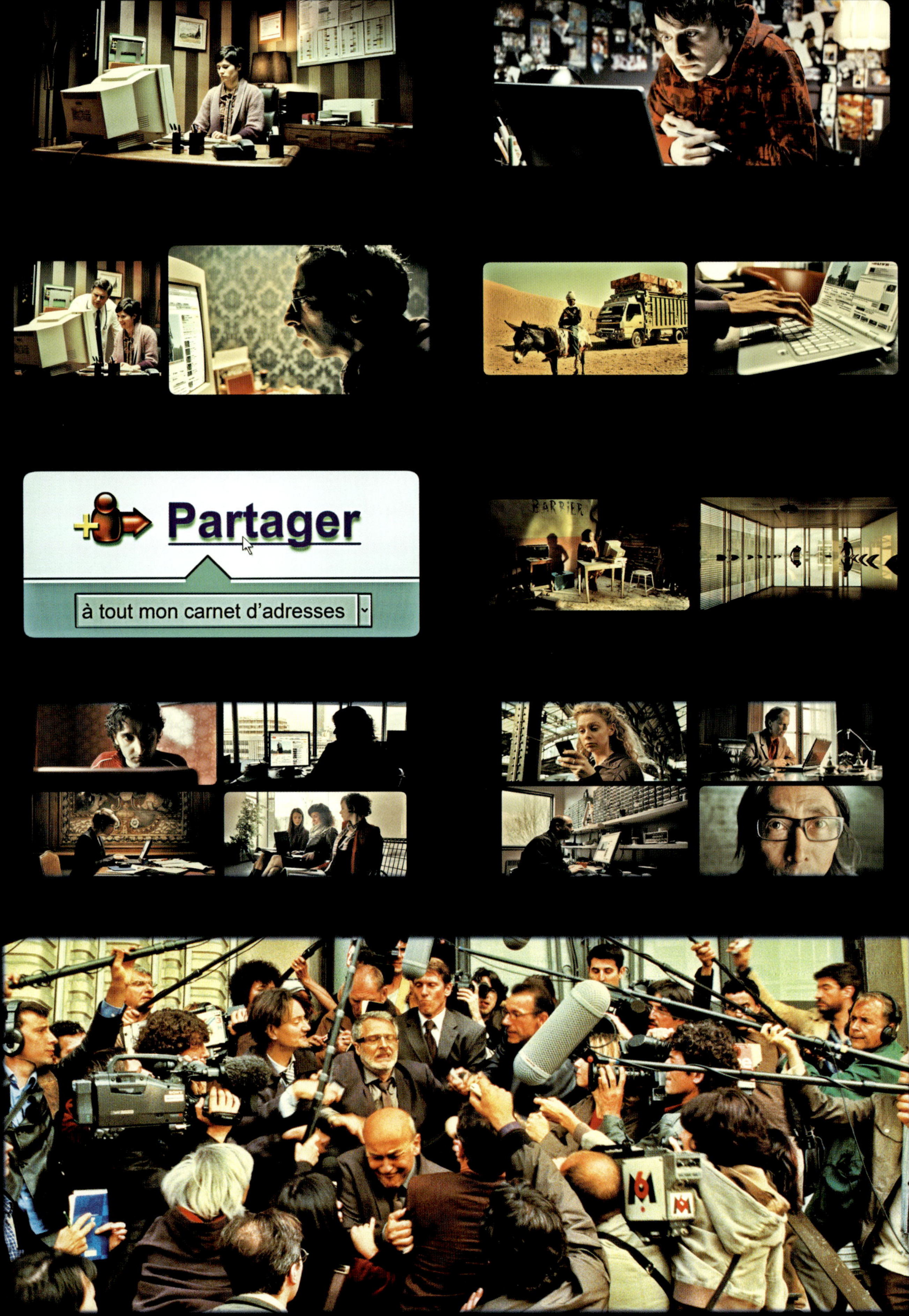

– Monsieur Marconi, le cours de vos actions s'est effondré… Qu'allez-vous…
– On dit que vous risquez quinze ans ferme…
– Monsieur Marconi, la garde de votre enfant vous a été retirée…

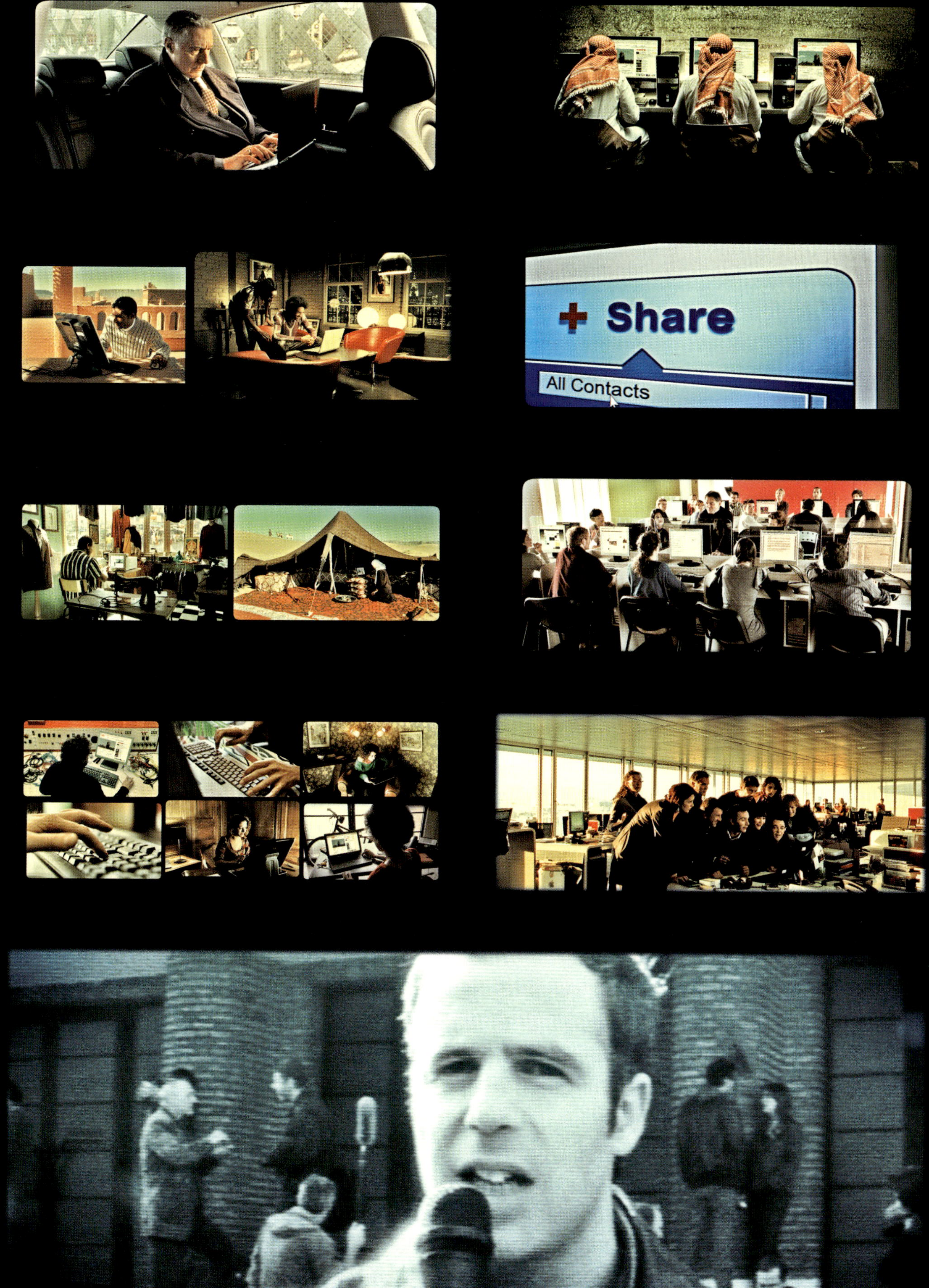

... De Fenouillet, aujourd'hui lâché par ses anciens amis politiques, par le président de la République lui-même, est en fuite vers une destination inconnue. La fermeture des Arsenaux d'Aubervilliers devrait être effective d'un jour à l'autre...

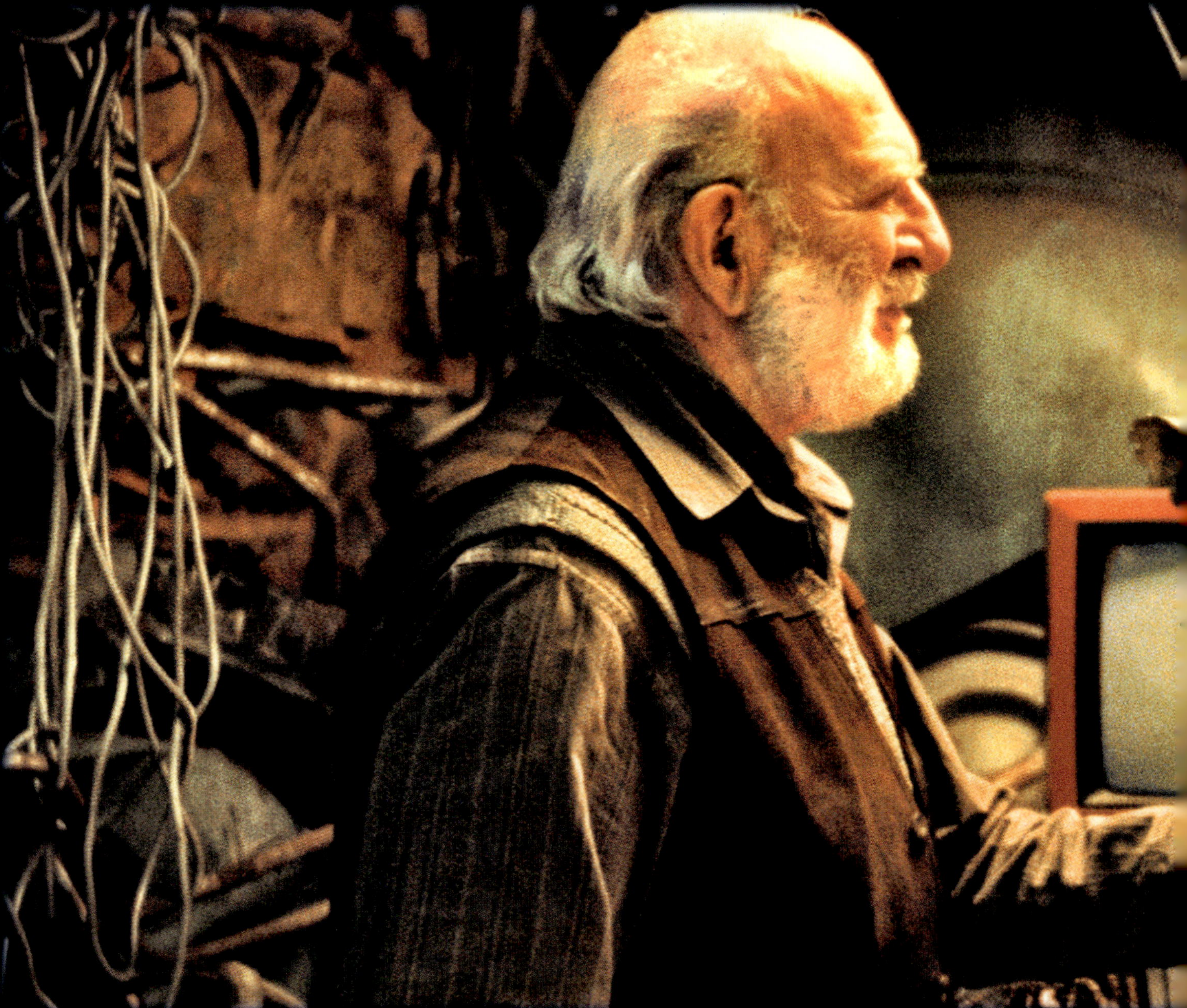

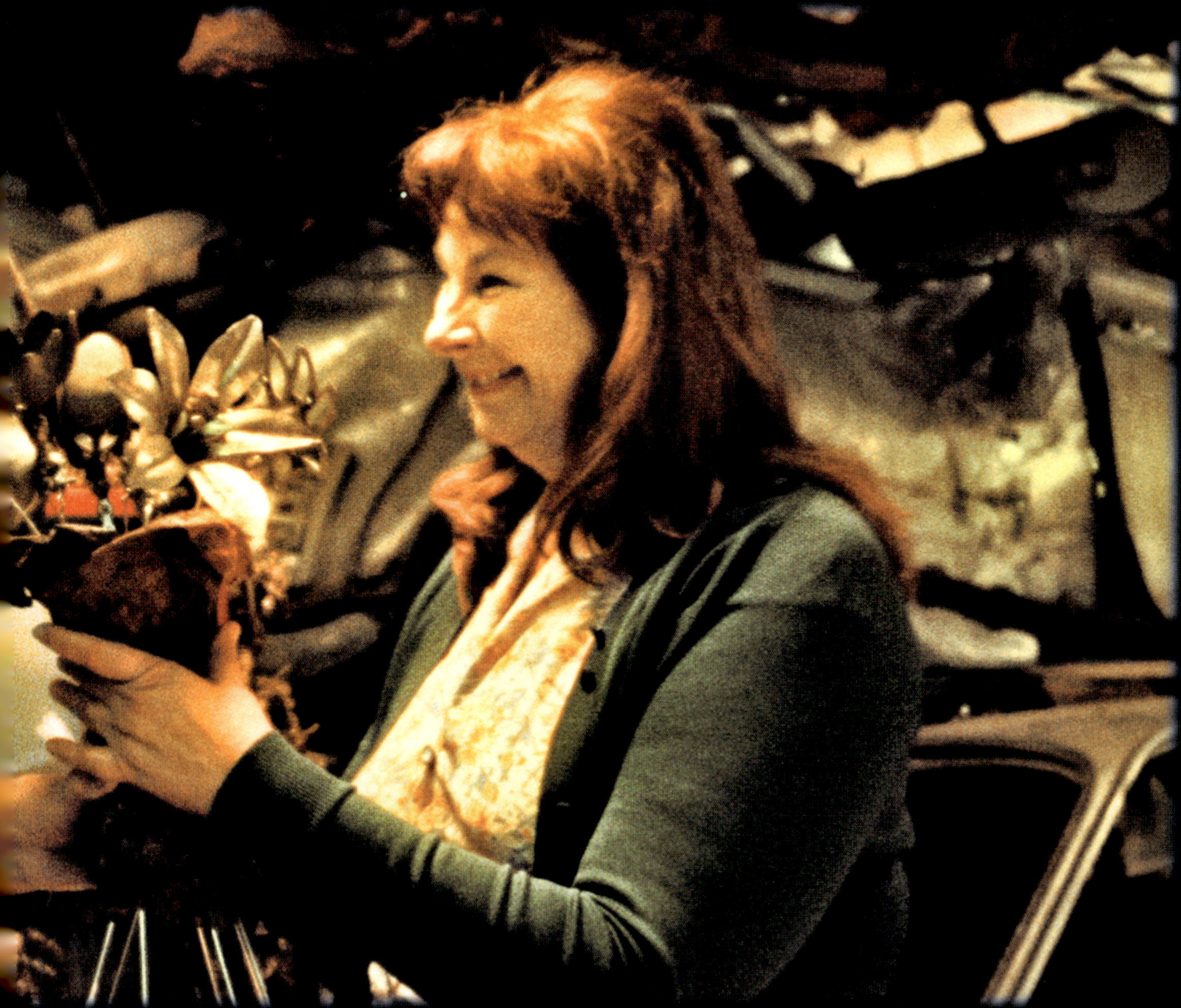

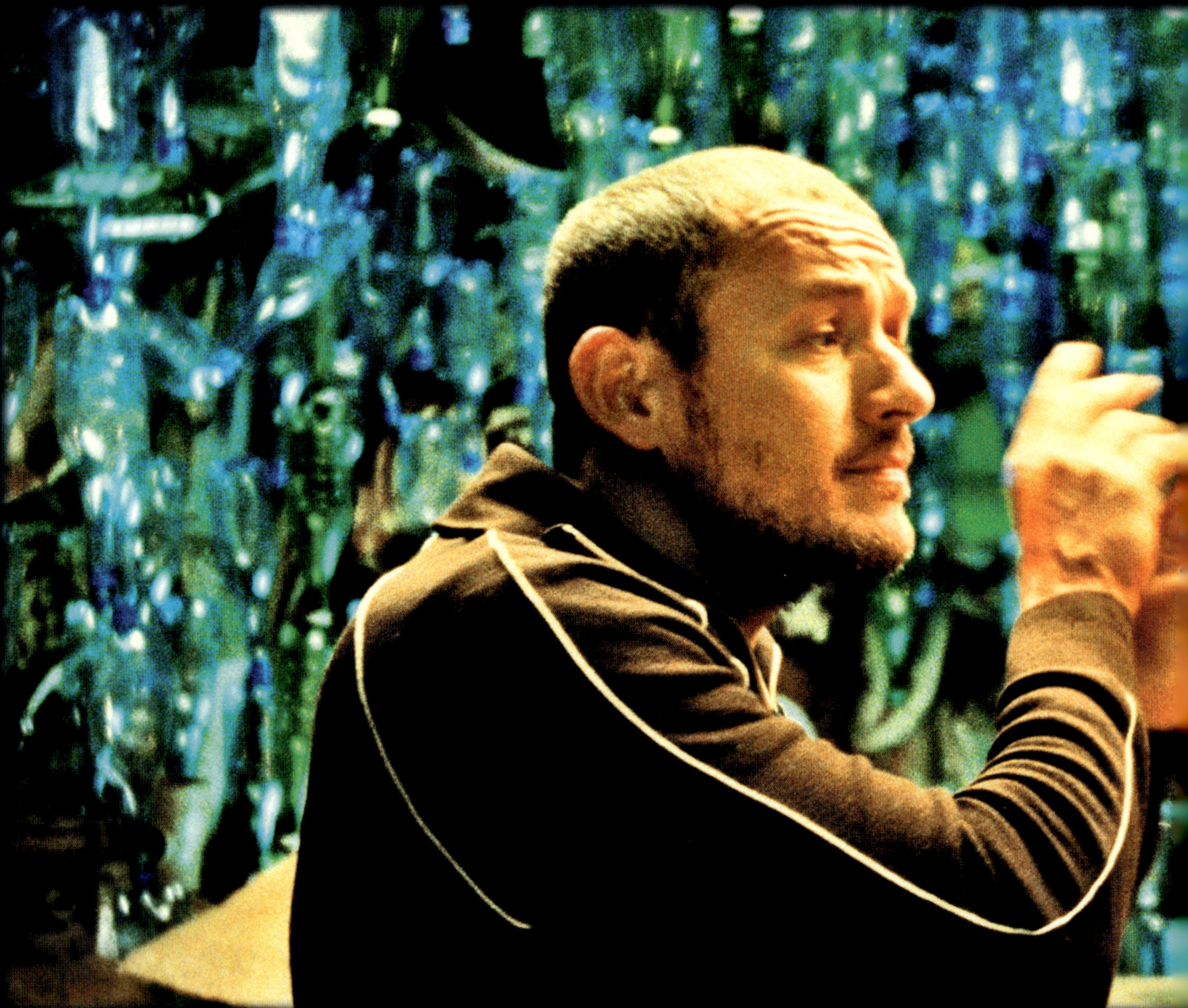

– Sitôt les deux marchands de mort sur le carreau, Bazil, fier comme Artaban, battit sa coulpe et fit amende honorable, tandis que la Môme cessait de lui chercher des noises et de monter sur ses grands chevaux…

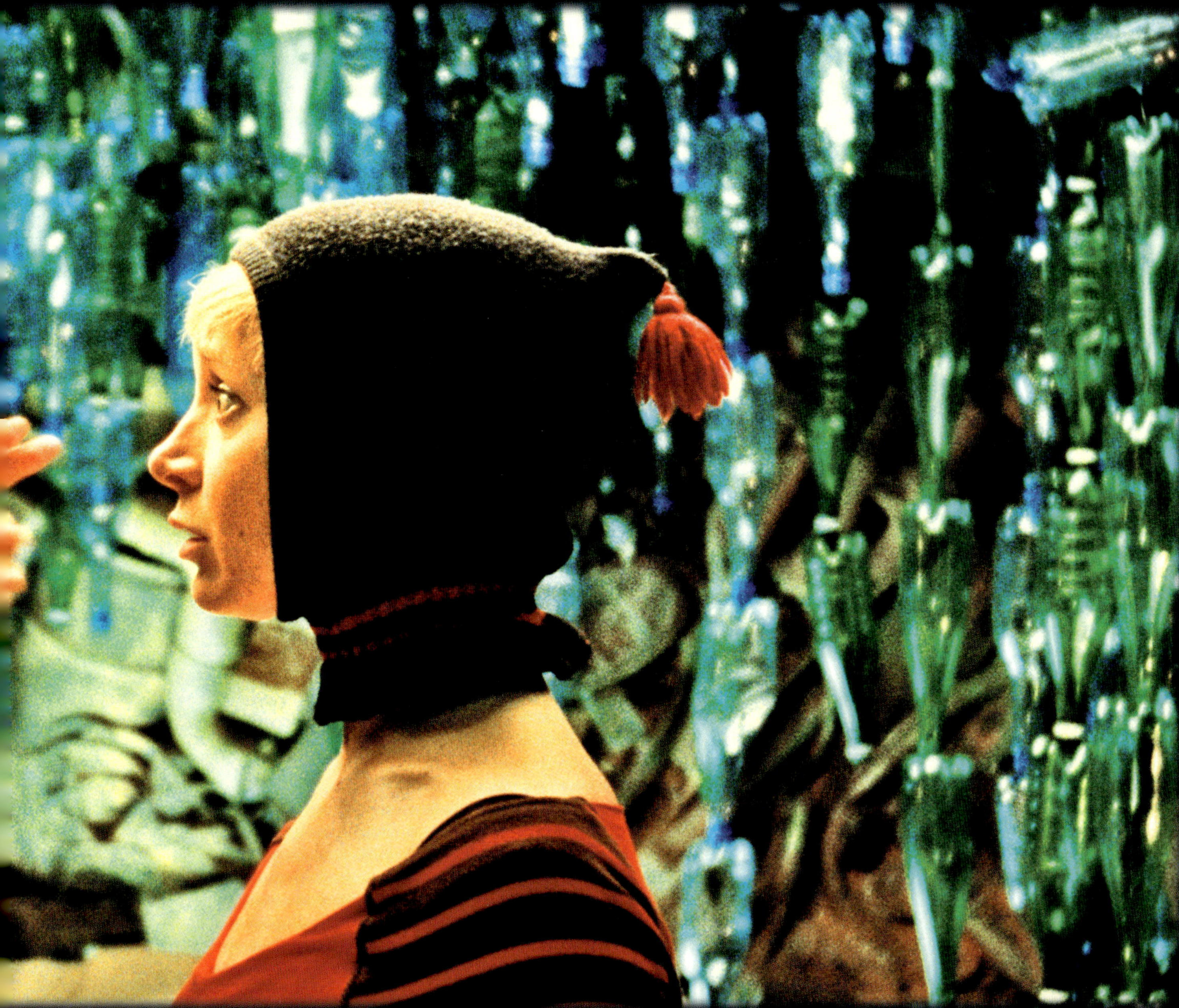

... Il n'y avait pas besoin d'être grand clerc pour comprendre qu'ils se regardaient à présent avec les yeux de Chimène, et c'était secret de Polichinelle qu'ils s'entendaient désormais comme larrons en foire.

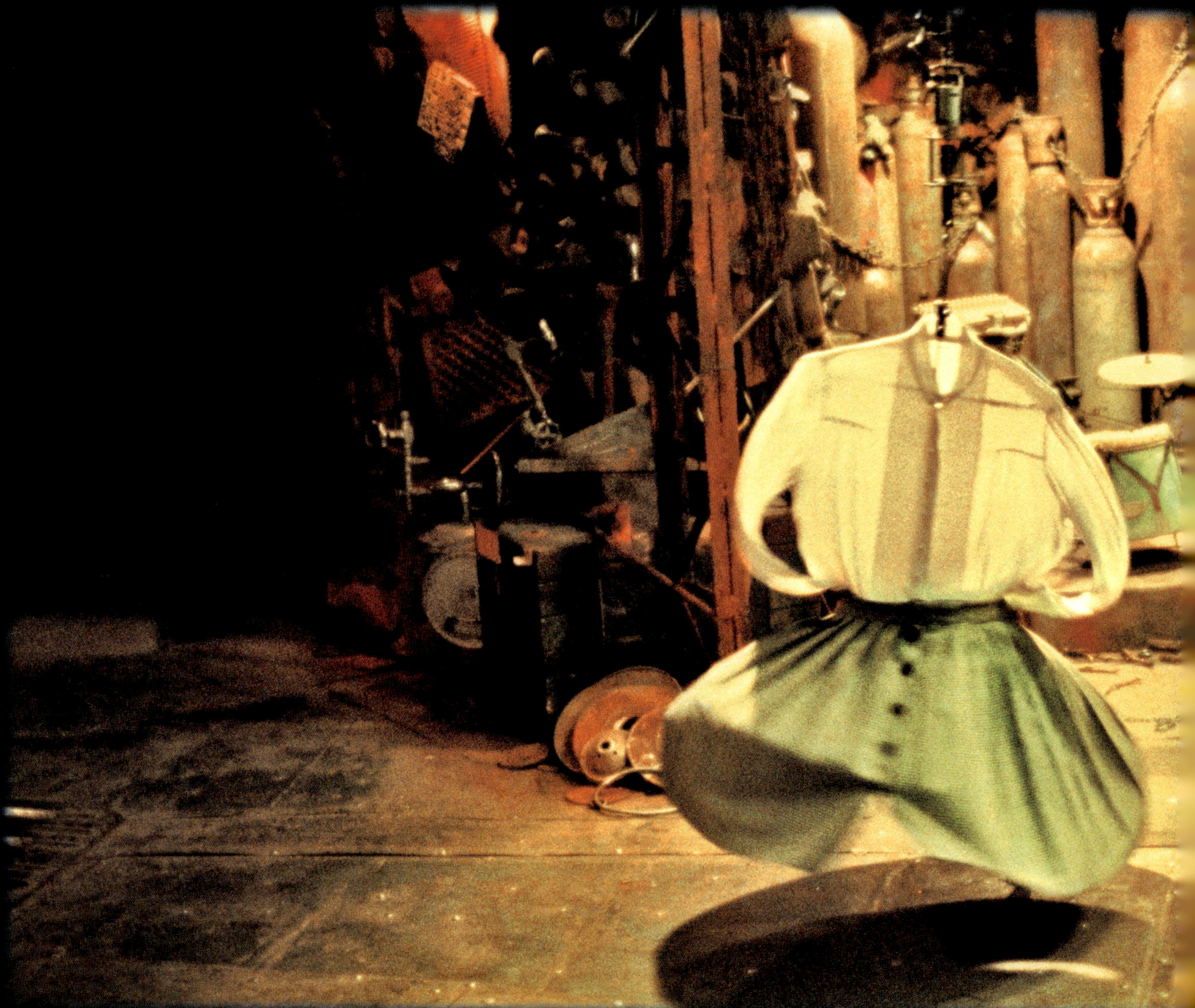

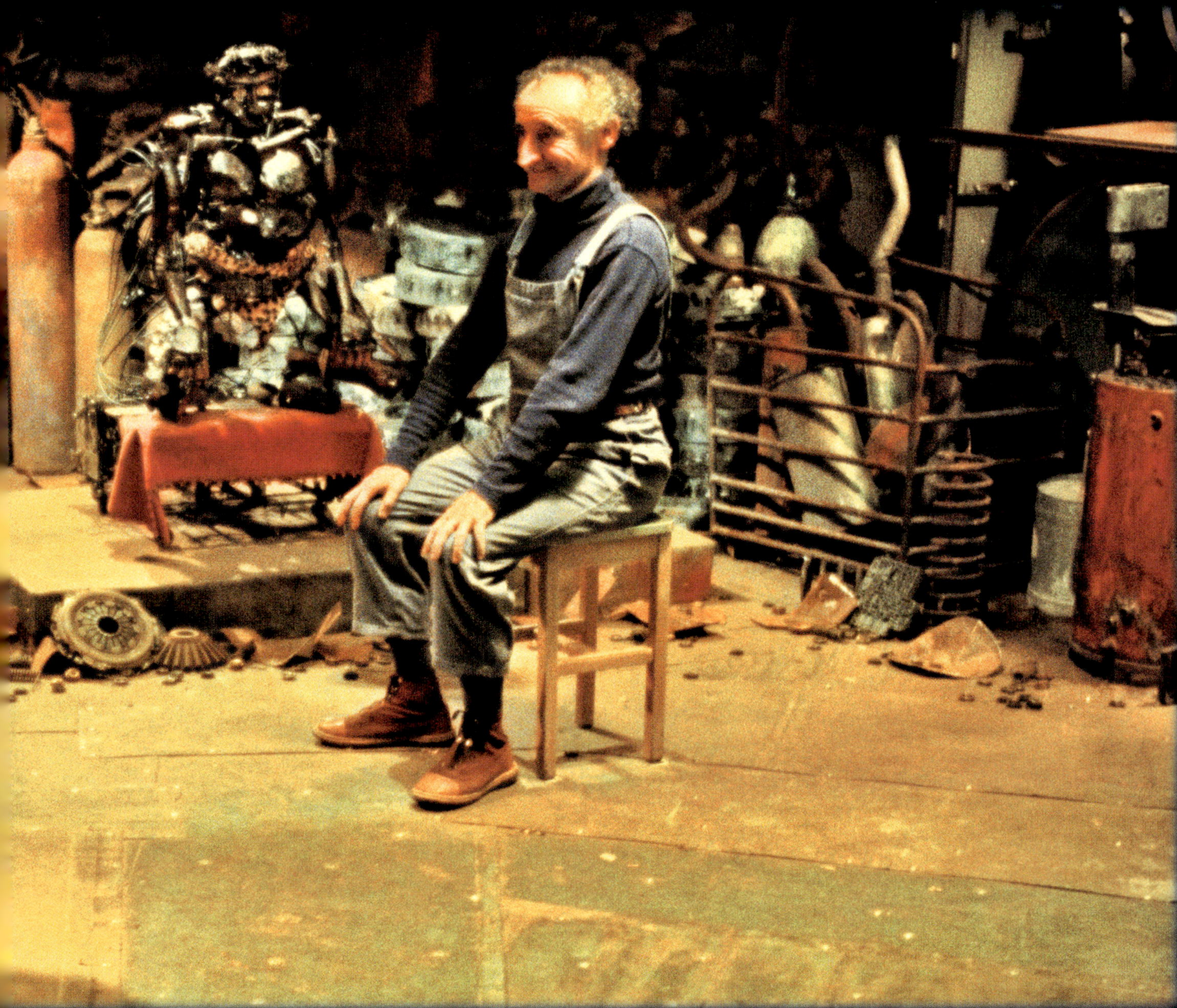

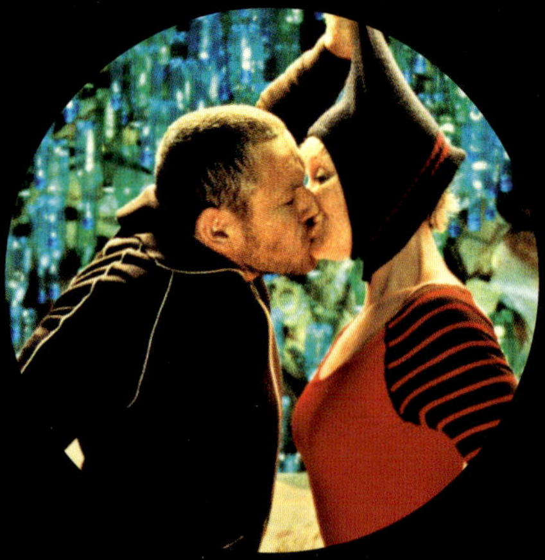

MICMACS ENCYCLOPÉDIQUES À TIRE-LARIGOT

D'APRÈS LE FILM DE JEAN-PIERRE JEUNET
SCÉNARIO : JEAN-PIERRE JEUNET ET GUILLAUME LAURANT
ADAPTÉ PAR BRUNO LÉANDRI ET PHIL CASOAR

TEXTES ENCYCLOPÉDIQUES : BRUNO LÉANDRI
LÉGENDES DES CATALOGUES : BRUNO LÉANDRI ET PHIL CASOAR

ILLUSTRATIONS DE L'ENCYCLOPÉDIE : BRUNO VACARO ET DOMINIQUE BERTAIL
ILLUSTRATIONS DES CATALOGUES :
ARSENAUX D'AUBERVILLIERS : DIMITRI PLANCHON
VIGILANTE DE L'ARMEMENT : PLONK & REPLONK

JAQUETTE : LAURENT LUFFROY
DESSIN DE COUVERTURE : BRUNO VACARO D'APRÈS LAURENT LUFFROY
MAQUETTE : PHILIPPE GHIELMETTI & SERGE BILOUS

DOCUMENTATION : BRUNO LÉANDRI ET JEAN-BAPTISTE BOURRAT, ASSISTÉS DE HÉLÈNE BÉNARD
RÉVISION DES TEXTES : LILIANE CRAPANZANO

PHOTOGRAVURE : TAÏGA MEDIA, PARIS

REMERCIEMENTS

Que soient ici remerciés pour leur aide ou leurs informations

Jacques Alexandre, mécanicien cinéma; Émilien Bouglione, directeur de cirque; Benoît Bourrat, président d'association; Sandra Buteau-Besle, Secrétariat général SNCF; Philippe Charlier, médecin légiste; Rémy Demantes, conservateur de musée; Gilbert Desnous, spécialiste travaux de grande hauteur; Michel Folco, écrivain; Raymond Gili, architecte; Laure Monteiro, agent sono SNCF; Frédéric Munier, officier; Alain Plumey, conservateur de musée; Matthieu Recarte, journaliste; Hervé This, chimiste; Thierry Vareilles, ancien démineur; Taiga Media, photograveur activiste; Catherine Vendendegen - Mairie de Paris - service des canaux; Service de presse ACER-France; Service communication Emmaüs-France.

CRÉDITS PHOTOS & ILLUSTRATIONS

Pages 8, 10, 22, 24, 48, 52, 58, 72, 80, 94, 98, 100, 108, 112 : Léandri • Pages 28, 98, 104 : Jeunet et Casoar
Page 14 (bas gauche) : Huu-An Pham • Page 36 : Jérôme Tabet
Pages 10, 14, 22, 34, 42, 44, 50, 67, 72, 94, 112, 118, 124, 134, 138 : collections particulières et droits réservés
Pages 6, 20, 24, 26, 42, 44, 58, 68, 74, 76, 80, 84, 96, 100, 110, 128, 136, 148, 150 : Vacaro
Pages 28, 40, 88, 116 : Bertail • Page 94 : RMN.

TOUS DROITS RÉSERVÉS POUR TOUS PAYS
© LES ARÈNES – ÉPITHÈTE FILMS – TAPIOCA FILMS, PARIS, 2009
ISBN : 978-2-35204-096-5
3, RUE ROLLIN, 75005 PARIS
TÉL. : 01 42 17 47 80
FAX : 01 43 31 77 97
E-mail : arenes@arenes.fr
www.arenes.fr

la vigilante de l'armement

L'esthétique high tech
au cœur du brasier

Catalogue automne-hiver 2009-2010

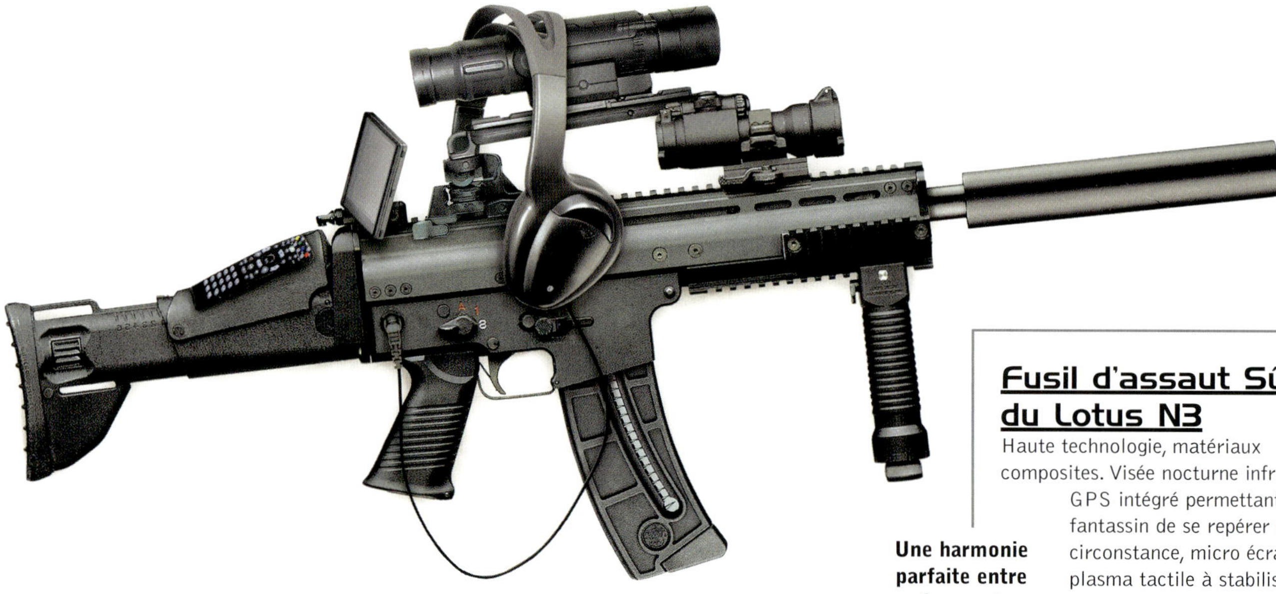

Fusil d'assaut Sûtra du Lotus N3

Une harmonie parfaite entre forme et matériaux.

Haute technologie, matériaux composites. Visée nocturne infrarouge, GPS intégré permettant au fantassin de se repérer en toute circonstance, micro écran plasma tactile à stabilisateur d'image et liaison permanente avec drone télécommandé pour repérage de la cible. Module de communication écouteurs HF avec ambiance musicale en MP3. Crosse en teck gravée de ce vers de Rimbaud : «Tout à la guerre, à la vengeance, à la terreur».

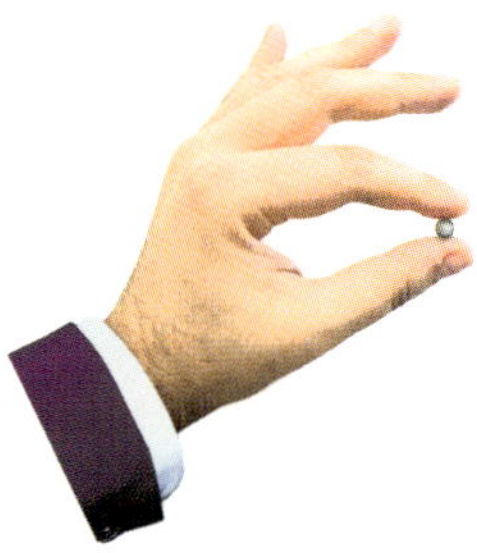

Nouveau ! le top du home-striking ! LA MICRO-MINE DE BUREAU

Chef d'œuvre des nano-technologies !

2g d'hexogène à détonateur électronique. À cacher sous stylos, sous-main, ou souris d'ordinateur, dans les bureaux de l'ennemi. Un chef d'œuvre de miniaturisation. Peut durablement handicaper l'index d'un chef d'État-major.

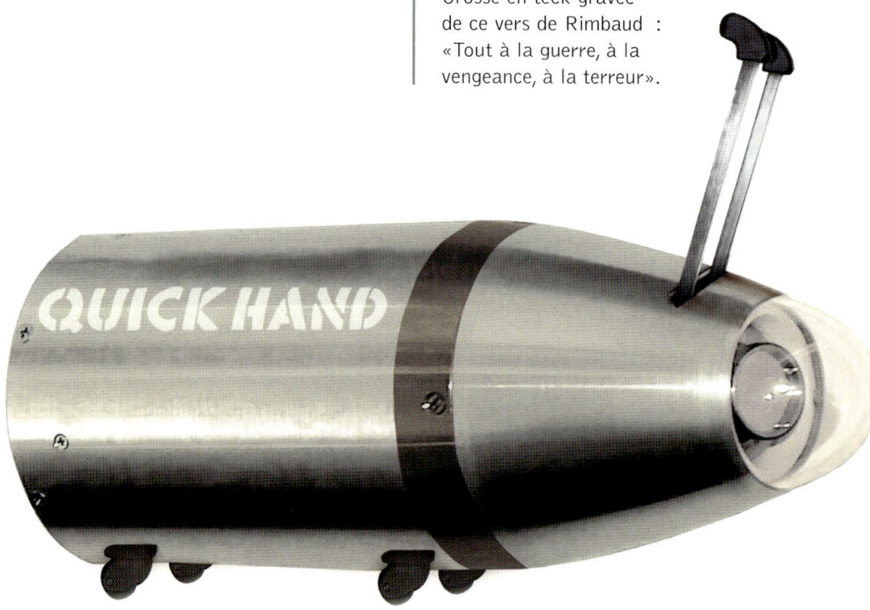

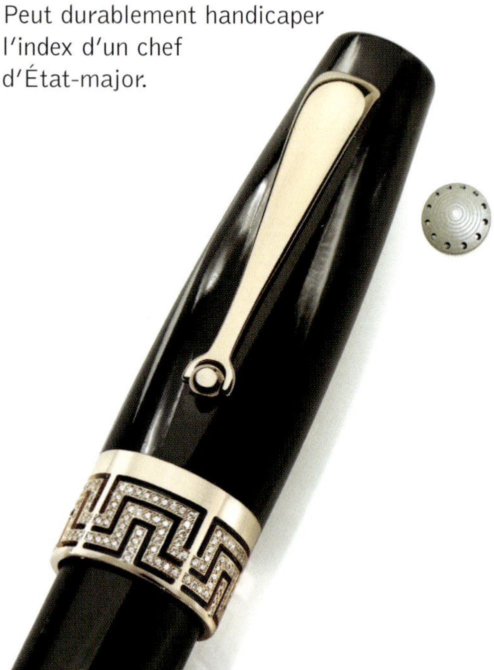

Obus de marine spinner à roulettes «Quick hand»

La puissance au bout du bras

Équipé de quatre roulettes multidirectionnelles pivotant à 360° dans la douille et d'une poignée rétractable logée dans l'ogive, l'obus Prestige Quick hand ne nécessite qu'un seul artilleur pour le manipuler. Il peut être transporté sans effort sur de grandes distances. Recommandé artillerie de marine et artillerie de siège. Moderne et pratique. Existe du calibre 200 au 350.

LA GAMME ARTY

Une exclusivité VIGILANTE DE L'ARMEMENT

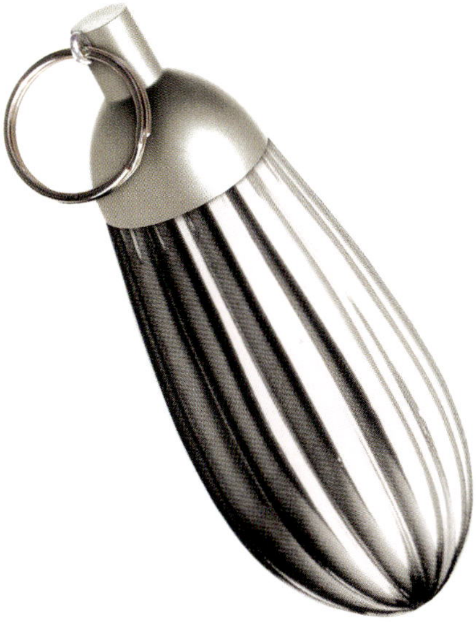

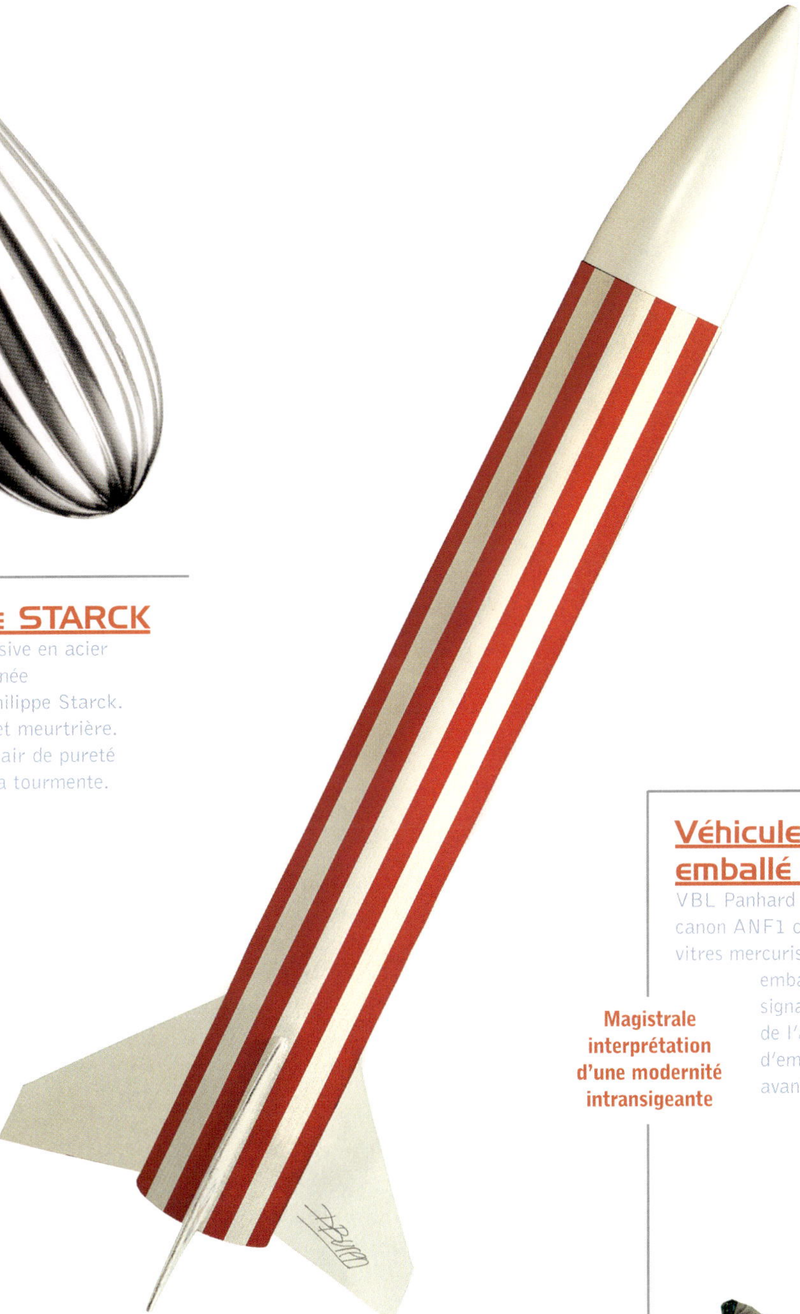

Grenade STARCK

Grenade offensive en acier chromée designée par Philippe Starck. Belle et meurtrière. Un éclair de pureté dans la tourmente.

La perfection des formes au creux de la main.

Véhicule blindé léger emballé par Christo

VBL Panhard série Vigilante, équipé canon ANF1 cal. 7.62 de chez MAS, vitres mercurisées, peinture métallisée, emballé par Christo, avec signature et croquis manuscrits de l'artiste. (livré avec mode d'emploi pour déballage rapide avant utilisation)

Magistrale interprétation d'une modernité intransigeante

Missile Buren à tirage limité

Missile sol-air courte portée, charge pré-fragmentée à gerbe focalisée. Carénage acier inox stylisé par Daniel Buren. Chaque exemplaire signé numéroté par l'artiste. Un choix raffiné et tendance qui allie la délicatesse de l'art à la force guerrière.

L'élégance froide et naturelle du plus noble des matériaux.

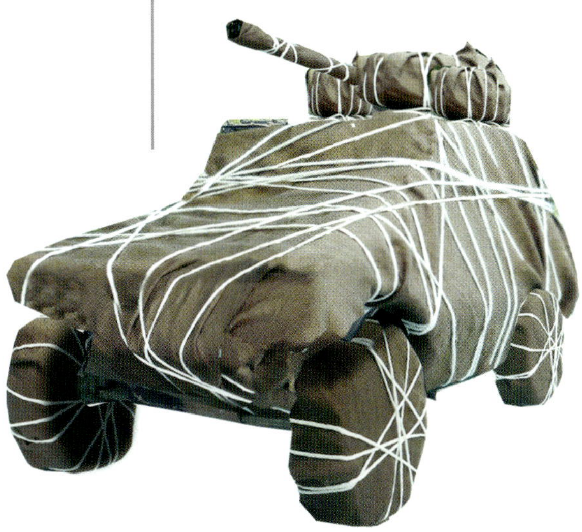

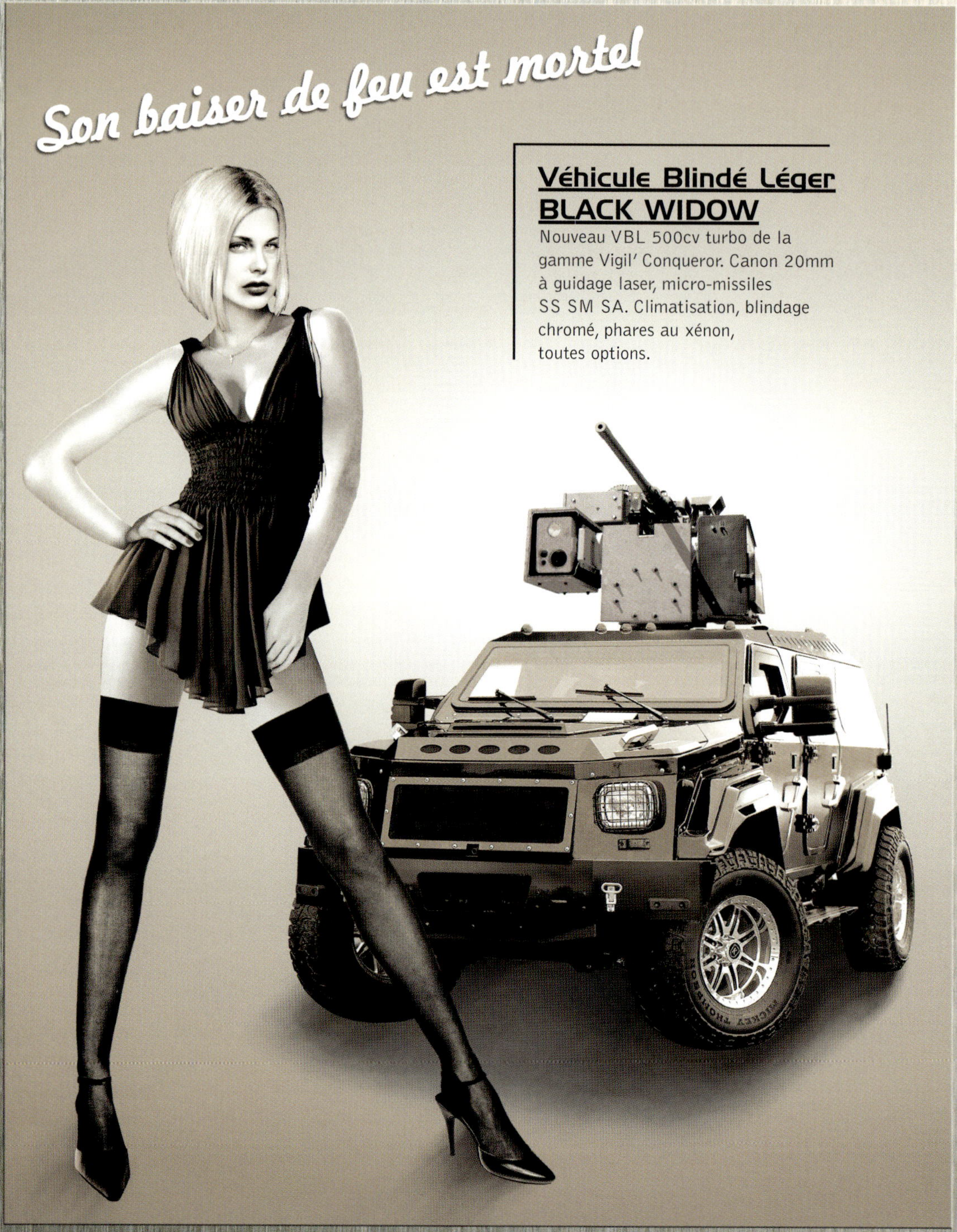
Son baiser de feu est mortel
Véhicule Blindé Léger
BLACK WIDOW
Nouveau VBL 500cv turbo de la gamme Vigil' Conqueror. Canon 20mm à guidage laser, micro-missiles SS SM SA. Climatisation, blindage chromé, phares au xénon, toutes options.

LES ARSENAUX D'AUBERVILLIERS

Tradition, terroir, qualité française

CATALOGUE DES ARMES & MUNITIONS

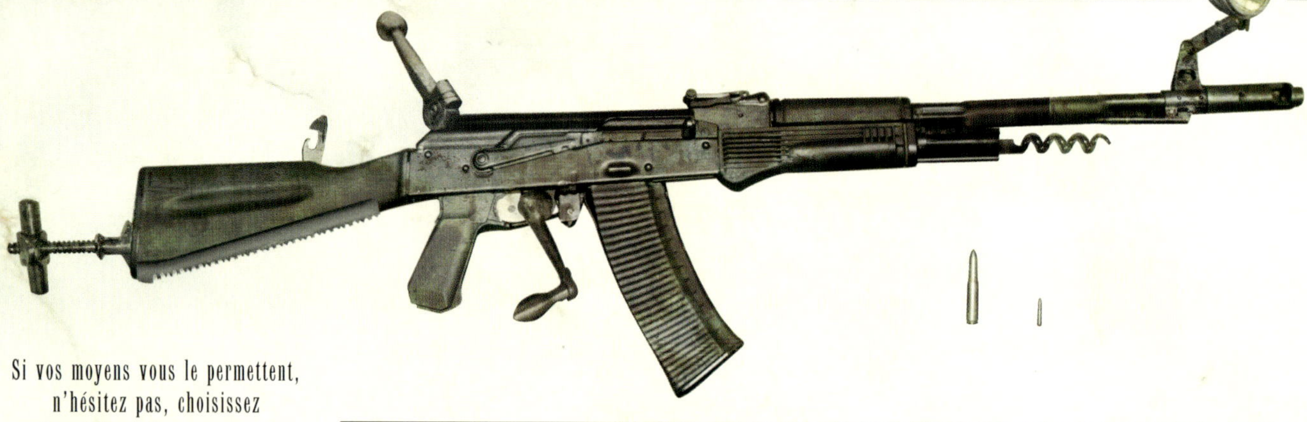

Si vos moyens vous le permettent, n'hésitez pas, choisissez **« Le Foudroyant »**, c'est le plus parfait fusil d'assaut du monde : sa hausse et son tir sont inégalables. En option, ses tire-bouchons intégrés amovibles permettent au fantassin français de se réconforter d'un coup de jaja en toutes circonstances.

Un modèle qui bénéficie du savoir faire centenaire de notre entreprise. Des millions sont en service, et il est presque impossible d'en trouver un d'occasion.

L'essayer c'est l'adopter !

Disponible en 18 calibres !

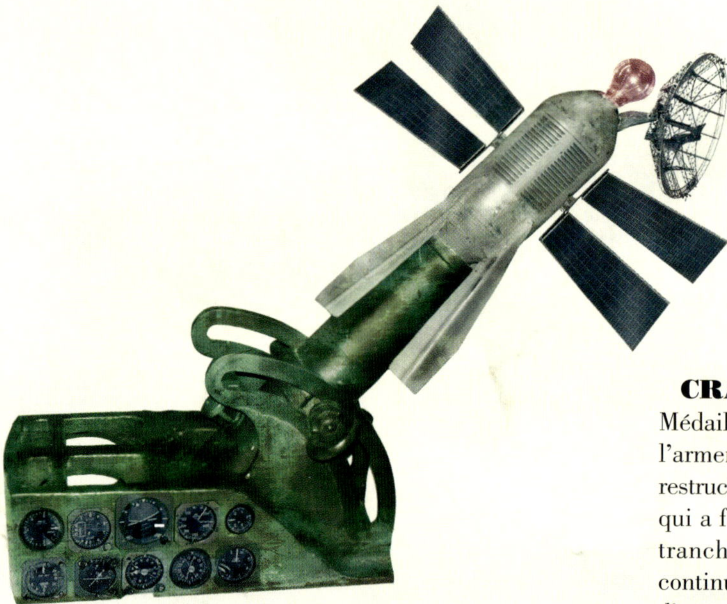

INDÉMODABLE !
L'incarnation
du savoir faire
français
Demandez notre
inusable
CRAPOUILLOT©®.

Médaille de bronze au salon de l'armement 1916. Modernisé, restructuré, retrouvez le modèle qui a fait ses preuves dans les tranchées de Verdun, et qui continue dans sa version 2007 d'arrêter la barbarie aux portes de la civilisation, de Bagdad à Kaboul.

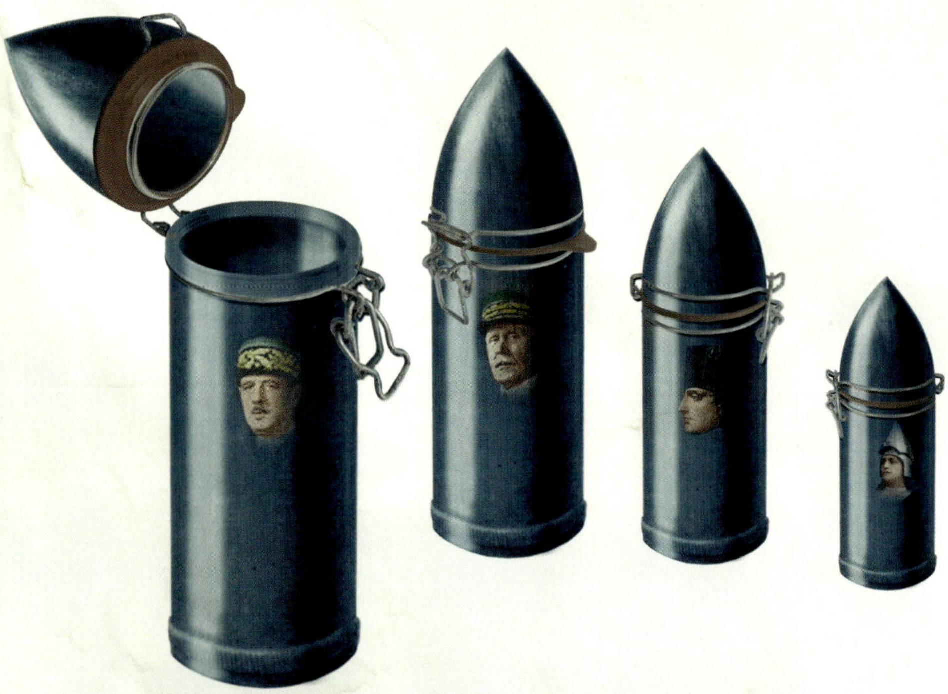

Sans oublier notre
collection
d'obus gigognes,
du 155 mm au 25 mm, à l'effigie des grands soldats de la nation française : De Gaulle, Pétain, Napoléon, Jeanne d'Arc, Bayard…

Notre grenade en porcelaine de Limoges
trois cuissons qui disperse des éclats hautement contondants. Et qui peut constituer en attendant son utilisation, un élégant objet de décoration pour votre appartement.

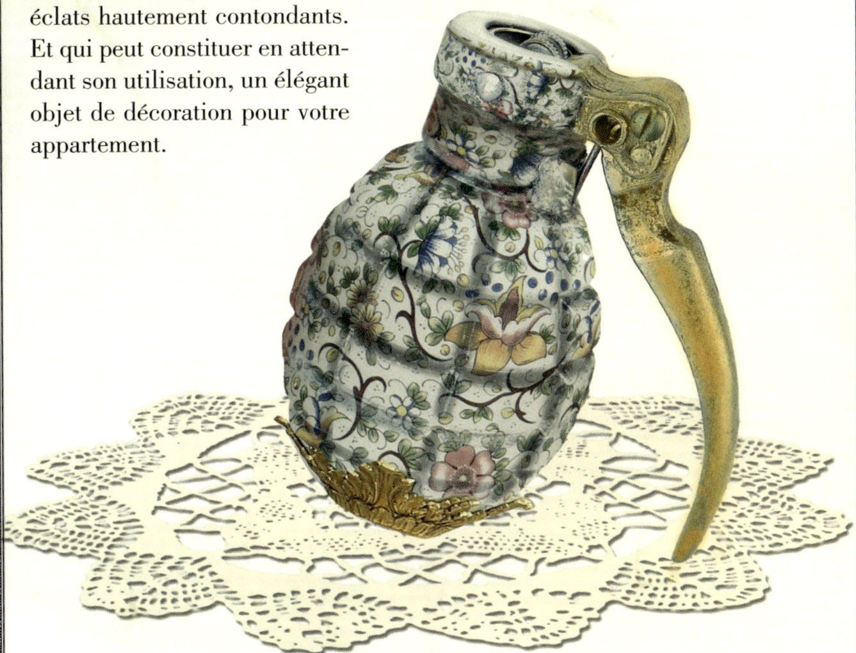

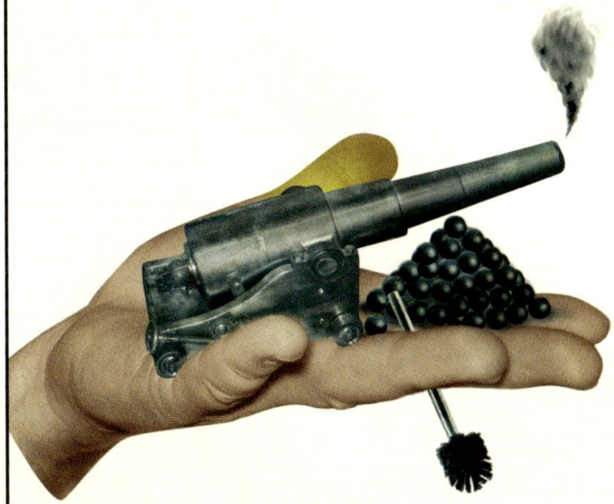

Cadeau

avec toutes commandes groupées ! Essai gratuit de notre nouveau prototype :
La petite Bertha, notre canon de poche qui tient dans le creux de la main et permet d'aveugler les généraux déjà borgnes.

Commandez
« La Robuste »,
notre mine à l'ancienne. Equipée des meilleurs explosifs sélectionnés par nos soins. Discrète, légère, et surpuissante, la mine Robusta laisse depuis toujours le plus mauvais souvenir à l'ennemi ! Pour une plus grande facilité de dissimulation opérationnelle, demandez notre nouvelle gamme de coloris de camouflage :
- feuilles mortes - gazon - sable - parquet au point de Hongrie
- dallage marbre - Nouveau ! camouflage gâteau d'anniversaire

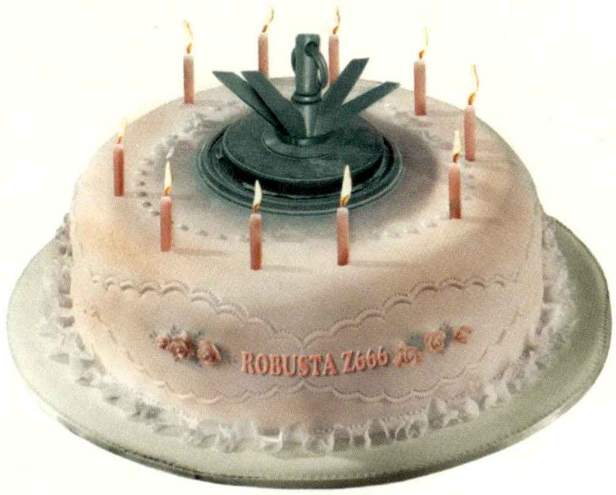

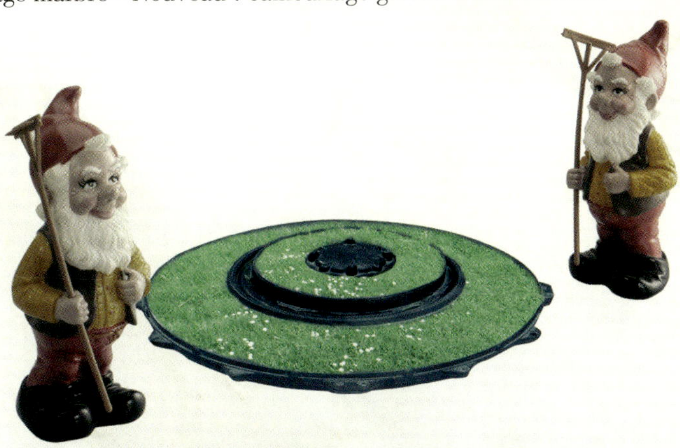

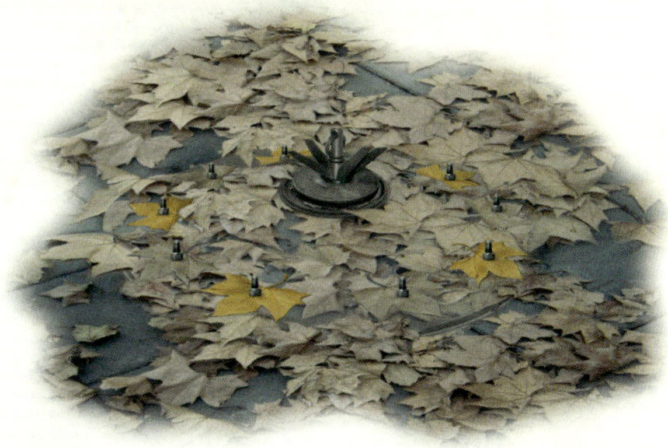

Toutes nos **munitions** sont tournées à la main et vérifiées une à une ; les douilles sont polies par des pupilles de l'Orphelinat de la Légion d'honneur.

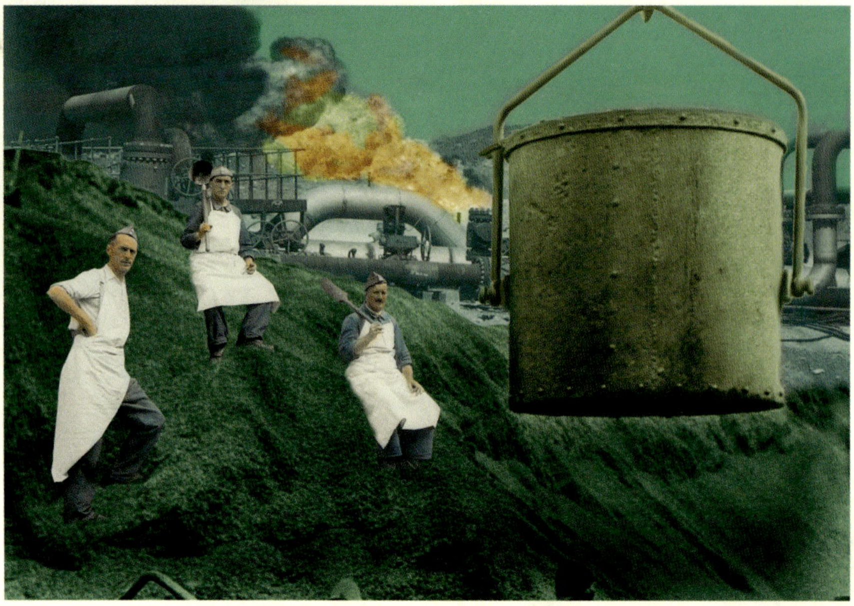

Nos chimistes au travail.

La poudre d'origine garantie Label Noir, est soigneusement tamisée par des chimistes émérites diplômés de l'Institut de Chimie d'Ypres.

Témoignages de satisfaction

UNE CLIENTÈLE UNANIME !

Depuis le premier empire, nous nous fournissons de père en fils aux *Arsenaux d'Aubervilliers*. Chez eux, pas de sous-traitant slovaque ni de modernisme superflu. La vieille efficacité française à l'état brut. Pour rien au monde je ne changerai de fournisseur, je préfère perdre une bataille avec un armement *Arsenaux d'Aubervilliers* que de la gagner avec des sous-produits d'importation asiatique. Affirmatif !

Colonel de cavalerie de La Roche de Moulin Quignon. Cadre de réserve.

Nous avions cerné les rebelles dans leur cache des montagnes de l'est. Déjà éprouvés par de lourdes pertes, cernés dans leur repaire, il ne leur restait plus que quelques combattants valides que nous nous apprêtions à achever sans faiblesse. C'est alors qu'au moment ou j'allais mettre hors de combat un commandant rebelle avec mon « Foudroyant » modèle 72 des *Arsenaux d'Aubervilliers*, l'homme me supplia de lui dire quelle était cette arme si parfaite et m'implora de le laisser l'examiner avant de mourir. Dans la grande mansuétude qui doit être celle du vainqueur, l'accédai à sa demande. Après son examen, il m'affirma être fier d'être tué par une arme d'aussi bonne qualité.

Capitaine Mauffret Force d'intervention extérieure

Depuis plusieurs mois, le moral des fantassins de mon bataillon était au plus bas. Ils défilaient chez moi pour se plaindre de fatigue, de dépression, de perte d'appétit, les exercices étaient sinistres et les entraînements mollassons. C'est alors que nous avons eu la dotation d'armes des *Arsenaux d'Aubervilliers*. En quelques jours, avec un vrai matériel d'une qualité aussi remarquable, les pauvres loques du bataillon comprirent qu'on les considérait enfin comme des vrais soldats, indignes des chochoteries informatiques, et ils redevinrent des combattants, virils, agressifs et conquérants, fiers de leur drapeau.

Annette Levreau-Guimard, Infirmière en Chef, 2e bataillon de parachutistes.

Je très professionnel mercenaire suis. Ich habe essayé tutti les armes del mundo. Aber maintenant that I have découvert der armement von der *Arsenaux d'Aubervilliers*, ich voudrais en changer pour nada au monde. Sie sind the best in the world ! Donnerwetter et viva la muerte.

Caporal Hans Jorg Alfonso - Légion étrangère

Grand et très cher Nicolas Thibaut de Fenouillet, Qu'Allah te récompense, Mon cœur déborde de satisfaction et de reconnaissance à l'égard du prodigieux savoir-faire de tes Arsenaux. Tes obus ont décimé les rangs de mes ennemis, ces fils de chiens galeux, ces petits-fils de chacals pelés, ces arrière-petits-fils de vautours déplumés, que Satan les emporte, et m'ont permis de reconquérir mon trône et de chasser l'envahisseur de mon royaume. Que ta journée soit de miel.

Emir Ben Kalish Ezab